21世纪高等医学院校教材

（供临床医学、护理学、预防医学、口腔医学专业使用）

医学影像学

王德杭　厉申儿　主编

科学出版社

北　京

内 容 简 介

本书为 21 世纪高等医学院校系列教材之一,本书分总论、骨骼与肌肉系统、中枢神经系统与头颈部、胸部、腹部、超声诊断与介入放射学七篇。书后附有影像学图片 400 余幅,方便了学生学习,本书编写过程中力求文字简明,图像清晰,强调实用性和对临床工作的指导性。本书不仅适合医学院校 5 年制及 7 年制学生使用,也适合于专升本学生及综合性医院的广大临床医生阅读。

图书在版编目 (CIP) 数据

医学影像学/王德杭,厉申儿主编 . —北京:科学出版社,2002.8
21 世纪高等医学院校教材(供临床医学、护理学、预防医学、口腔医学专业使用)
ISBN 978-7-03-010583-7

Ⅰ. 医…　Ⅱ.①王…②厉…　Ⅲ. 影像-诊断学-医学院校-教材
Ⅳ. R445

中国版本图书馆 CIP 数据核字 (2002) 第 051943 号

科 学 出 版 社 出版
北京东黄城根北街 16 号
邮政编码:100717
http://www.sciencep.com
北京九州迅驰传媒文化有限公司 印刷
科学出版社发行　各地新华书店经销
*
2002 年 8 月第 一 版　　开本:850×1168 1/16
2017 年 8 月第九次印刷　印张:19 1/4 插页:32
字数:388 000
定价:59.80 元
(如有印装质量问题,我社负责调换)

成人专升本系列教材编委会

《医学影像学》编写人员

主　　编　王德杭　厉申儿

副 主 编　(以姓氏笔画为序)

　　杨小庆　庞　昱　祖茂衡　郭　亮

　　黄　健

编　　者　(以姓氏笔画为序)

王德杭(南京医科大学)	王小宁(南京医科大学)
孔繁福(南京医科大学)	厉申儿(南京医科大学)
付引弟(苏州大学医学院)	李　均(徐州医学院)
陈明祥(扬州大学医学院)	陈祖培(东南大学医学院)
吴飞云(南京医科大学)	吴献华(南通医学院)
沈海林(苏州大学医学院)	杨小庆(东南大学医学院)
征　锦(扬州大学医学院)	庞　昱(扬州大学医学院)
郑凯尔(东南大学医学院)	胡春洪(苏州大学医学院)
胡淑芳(南京医科大学)	俞同福(南京医科人学)
祖茂衡(徐州医学院)	郭　亮(苏州大学医学院)
徐　浩(徐州医学院)	诸　伟(苏州大学医学院)
黄　健(苏州大学医学院)	谢道海(苏州大学医学院)
潘溪江(南京医科大学)	

序

随着我国改革开放和经济建设的深入发展,我国的高等教育事业也取得了迅猛发展。与此同时,我国的高等教育体制、教育思想、教育管理模式也正在经历着深刻的变革。变精英教育为大众教育,变知识教育为素质教育,变青春教育为终身教育这些新的教育理念已经或正在逐步为人们所理解、所接受、所实践。

成人教育事业随着我国整个高等教育事业的发展,已经有了长足的进步。它已成为我国高等教育体系的重要组成部分,是实践大众教育和终身教育的重要途径之一。在今天,它已经不仅仅是普通全日制高等教育的重要补充,而且在实现大众教育、终身教育,提高全民族科技文化和思想品德素质方面具有独特的优势。今后它必将取得更大的进步。

专升本教育是成人高等教育向更高层次发展的重要内容,也是成人教育所独具的特色。必须承认,专升本教育对我国的高等教育工作者是一个挑战。它既不同于专科教育,又不同于"零起点"的普通本科教育;它有其自身的教育、教学规律。我们必须认真研究专升本的教育、教学规律,并在教学实践中充分尊重和反映这些规律,才能把专升本教育办好。

高等医学的专升本教育已开办多年。遗憾的是至今尚未有一套专门供其使用的配套教材。许多院校大多沿用了普通全日制医学本科生的教材。然而,专升本学生在自己的专业学科领域里已经具备一定的基本知识;而专升本教育的学制又限制了教学时数的膨胀。因此,在教学过程中一方面学生反映老师在教学中常常重复大专层次所学内容;另一方面教师和学生都反映学时太少,以致本科教材学不完。这种矛盾是专升本教学中特有的,反映了成人教育专升本层次的教材建设的滞后。这既与成人高等医学教育蓬勃发展的形势不相称,也影响了成人高等医学教育本身的教育质量。为此,我们在科学出版社的大力支持下,联合部分兄弟院校,编写了这套成人高等教育临床医学、护理学、预防医学、口腔医学专业专升本层次系列教材。

本套教材在编写过程中从在职人员继续教育、进一步深造的实际出发,突出体现专升本层次教育特点,形成了较为鲜明的自身特色:

1. 在保证反映知识结构的系统性、完整性的前提下,以突出的篇幅用于加深和拓展原有的专科层次的知识基础,而对原有的专科层次的知识采取略写的方法简要带过,以避免重复和篇幅膨胀。

2. 在立足于基本理论、基本知识、基本技能教育的同时,充分反映近年来生物医学领域的最新科技进展,一方面对学生进行知识更新,另一方面引导学生直接面向21

世纪科技新进展。

3. 在充分重视完整反映每门学科理论体系的同时,注意理论紧密结合实际,努力避免繁琐的理论推导与验证,突出理论知识的实际应用,加强对临床工作的指导和对实际工作能力的培养。

尽管编著者们付出了极大的辛勤劳动,努力把本套教材编写成新颖实用、特色鲜明、质量上乘的佳作,但限于自身水平仍免不了有不当和错误之处。我们真诚地欢迎广大师生和读者批评指正,以便再版时改进。

陈 琪

2001 年 4 月 20 日

前　言

　　近年来临床医学有了日新月异的发展,对从事该专业人员的要求也越来越高。过去由于历史条件的限制,有不少基层从事医学专业的人员没有获得大学本科教育,他们在工作中深感知识面不够广泛,基础不够扎实,对新的知识掌握得更少,很需要进行继续教育,提高学历层次,掌握更多新的知识,以便更好地为人民服务。

　　医学影像学在临床医学中属于发展最快的学科之一,超声、CT、MRI、介入放射等都是近三十年才用于临床,近十年才普及使用的检查手段,目前在临床诊断和治疗中起着重要作用。而过去在基础医学教育中,这部分内容都很少涉及。

　　本教材的主要对象是成人教育的本科学生,他们多数已受过医学大专教育,并有多年临床工作实践经验。本教材的目的是提高他们临床医学知识的深度和广度,了解近年来医学影像领域中的新技术、新进展,适当减少最基本的或在临床上已不太常用的内容,增加病例图片,重视各种医学影像检查手段的比较,使学生将来在工作中能正确选择使用。对一些目前尚未成熟,但有一定前景的新技术、新方法,将做简要介绍。

　　本书共分为七篇:即总论、骨关节与肌肉系统、胸部、腹部、中枢神经系统与头颈部、超声诊断与介入放射学。

　　X 线诊断学是影像诊断学的基础,目前临床上应用很普遍,所以仍是本教材的主要内容,但已作了适当删减。CT 诊断价值很大,使用很普遍,故增加了这部分内容。MRI 诊断发展很快,临床上应用越来越多,因而也适当地增加了这部分内容。

　　由于目前在国内大部分医院,超声诊断是相对独立的,为了便于教师讲解和学生学习,特作为单独一篇列出,可单独讲解。

　　介入放射近年来发展很快,以微创的特点和肯定的治疗效果,已经成为和内科、外科并列的三大治疗学科之一,临床上应用十分广泛,在本教材中自成一篇,也可单独讲解,使学生对介入放射学有更深的了解。

　　为便于学生学习,本书所附 400 余幅病例影像图片以插页形式附于书后,在正文中以"图××"表示,为示区别,正文中的线条图以"线图××"表示。

　　本教材由于编写时间紧,未能广泛征求意见,加上编者水平有限,书中缺点、错误、遗漏在所难免,希望广大使用本教材的教师、医师和学生不吝指教。

王德杭　厉申儿

2002 年 3 月

目　　录

第一篇　总　论

第二篇　骨关节和肌肉系统

第三篇　胸　部

第四篇　腹　部

第五篇　中枢神经系统与头、颈部

第六篇　超声诊断学

第七篇　介入放射学

第一篇　总　论

自德国物理学家伦琴(W. C. Roentgen)1895 年发现 X 线以后,X 线被广泛地应用到医学临床工作中帮助诊断,形成了放射诊断学(diagnostic radiology),奠定了医学影像学(medical imaging)的基础.现代医学影像学就是使人体内部结构和器官成像,借以了解人体解剖和生理功能状况及病理变化,以达到诊断和治疗的目的。近年来,随着计算机等高科技的发展,医学影像学也飞速发展,20 世纪 50～60 年代开始应用超声和核素扫描进行人体检查,出现了超声成像(ultrasonography,USG)和 γ 闪烁成像(γ-scintigraphy)。70 年代后又相继出现了 X 线计算机体层成像(x-ray computed tomography,CT)、磁共振成像(magnetic resonance imaging,MRI)、单光子发射体层成像(single photon emission computed tomography,SPECT)和正电子发射体层成像(positron emission tomography,PET)等新的成像技术。近年来,用计算机数字化处理图像的技术得到广泛的运用,除上述的体层成像以外,普通 X 线图像的数字化也得到很大的发展,如直接数字化 X 线成像(direct digital radiography,DR)、计算机 X 线成像(computed radiography,CR)、数字减影血管造影(digital subtraction angiography,DSA)等,这些技术可以对图像进行后处理,还有利于图像的储存和传输。这些发展大大扩展了医学影像学的应用范围,使之成为医疗工作中的重要支柱。

20 世纪 70 年代以来迅速兴起的介入放射学(interventional radiology),即在影像技术的监视下采集活体标本检查或进行各种疾病的治疗,更大地扩展了医学影像学的范围,成为有别于内科治疗、外科治疗的第三种治疗领域,有着广泛的发展前景,本书将在专门一篇论述。

超声成像临床上应用很广,目前在我国大部分医院是独立的科室,在本科教学中讲授不充分,本教材将作为专门一篇论述。核素扫描不包括在本教材内。

近年来,随着医学分子生物学的发展,分子影像学也开始起步了,人们已不能满足用医学影像学的手段来反映人体组织学的变化,还希望用医学影像学的手段来了解人体细胞内及分子水平的变化。这将给医学影像学提出更高的要求,带来更大的发展。

学习医学影像学应该注意以下几点:

(1)了解不同成像技术的基本成像原理及其图像特点,并能由影像表现推测其组织学性质。

(2)掌握图像的观察与分析方法,了解异常表现的病理基础及其在诊断中的意义。

(3)了解不同成像手段在不同疾病诊断中的作用与限度,以便选择恰当的检查方法用于临床。

(4)影像学检查价值很大,但有限度,需结合临床资料,因此,临床的病史、体检和实验室检查是很重要的。

本教材是为临床医学专业专科升本科编写的,有些很基本的知识将略写,增加一些典型图像,有利于自学。

第一章

X 线成像

第一节　X 线成像基本原理

(一) X 线的产生

X 线是真空管内高速行进的电子流轰击钨靶时产生的。X 线机主要部件及线路见线图 1-1。X 线产生必须有三个条件：①自由活动的电子群；②电子群的高速运行；③高速运行的电子群突然受阻。

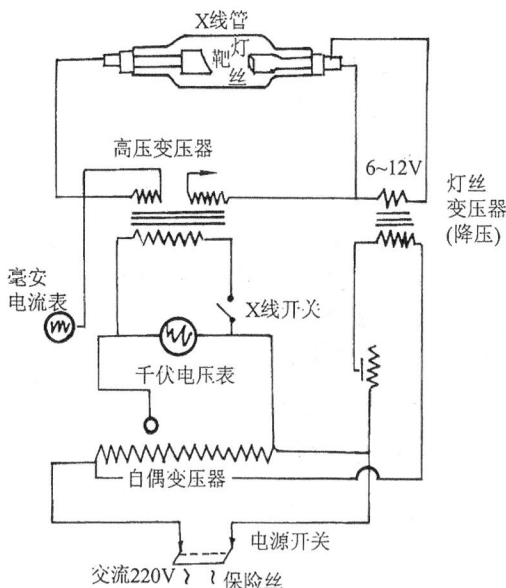

线图 1-1　X 线机主要部件示意图

(二) X 线的特性

1. 穿透性　X 线波长很短 (0.0006～50 nm)，具有很强的穿透性，在穿透过程中 X 线被部分吸收而发生衰减。穿透力与 X 线波长有关，管电压越高，波长越短，穿透力越强。穿透力还与被照物体的密度与厚度有关，密度大或厚度大，X 线相对不易穿透。

2. 荧光效应　X 线能激发荧光物质，产生可见光，是透视检查的基础，也是摄片时使用增感屏的原理。

3. 感光效应　涂有溴化银的胶片经 X 线照射后可以感光，产生潜影，经显影、定影处理后形成灰阶度不同的 X 线照片，这就是 X 线摄影的基础。

4. 电离效应　X线穿过物体时,能产生电离作用,可通过测量空气电离的程度来检测X线的剂量。电离效应可引起人体生物学方面的改变,是放射治疗的基础,也是要充分重视X线防护的原因。

(三)X线成像的基本原理及图像特点

X线成像的基本原理一方面是基于X线的特性,即其穿透性、荧光效应和感光效应;另一方面是基于人体组织之间有密度和厚度的差异。由于这种差异,当X线穿透人体时被吸收的程度不同,产生了黑白对比不同的影像。这种由组织自然结构差异而形成的对比,称为自然对比。

人体组织结构是由不同的元素所组成,各种组织单位体积内总元素量不同而有不同的密度。人体组织结构的密度可归纳为三类:属于高密度的有骨组织和钙化灶等,X线不易透过,在X线片上呈白色;属于中等密度的有软骨、肌肉、神经、实质器官、结缔组织和体液等,在X线片上呈灰色;属于低密度的有脂肪组织以及存在于鼻旁窦、胃肠道和肺内的气体等,X线透过量最多,在X线片上呈灰黑色或黑色。

除了组织的密度外,厚度也可影响图像的灰阶度。厚的部分,吸收X线量多,透过X线量少,薄的部分则相反。密度与厚度在成像中所起的作用取决于谁占优势,图像的黑白是综合两者的因素。例如,在胸部,肋骨密度高但厚度小,心脏密度稍低但厚度大,综合两者的因素后,在X线片上心脏的影像反而比肋骨的影像更白。

当人体某处发生病变时,组织结构发生变化,密度或厚度发生改变,引起X线图像的变化,医生根据这些变化进行分析,结合临床资料,对疾病做出诊断。

人体中有些部位的组织与器官缺乏自然对比,为扩大检查范围,我们可将某些吸收X线多或少的物质引入人体的生理管腔或管道内,与周围器官产生对比,又称人工对比。这种方法称造影检查,引入人体产生对比的物质称造影剂。

X线图像由于是X线束穿透某一部位不同密度和厚度的组织结构的投影总和,因而形成的图像是穿透路径上各层投影的叠加像。另外,由于X束是从X线管向人体做锥形投射,因此,产生的X线图像比实物有一定程度的放大;若物体偏离中心线,形成的图像还会有一定程度的变形或有伴影。这些特点在诊断中都应引起足够的注意。

第二节　X线检查技术

(一)普通检查

1. 透视(fluoroscopy)　为常用的检查方法,现在多采用荧光增强电视系统进行隔室透视。透视的优点是可以转动病人的体位进行观察;可以实时了解器官的动态变化,如心脏的搏动、膈肌的运动、胃肠蠕动等;费用低廉。其缺点是图像的分辨率较差,不能保存,缺乏客观记录,而无法前后对比,X线剂量也相对较大,现在临床上应用越来越少。

2. 摄影(radiography)　不用造影剂所摄照片称为平片,常需做互相垂直的两个方位的摄影,如正位和侧位。其优点是分辨率高,可以观察微小的病变;能保存,有客观记录,便于会诊和复查对照。缺点是不能观察器官动态变化,费用较高。目前数字化X线摄影(DR、CR)已广泛应用于临床,由于有计算机的帮助,摄影条件的宽容度大,X线剂量减少,图像可由磁带或光盘储存,并可进行传输。

(二)特殊检查

1. 体层摄影(tomography) 普通X线检查有一个很大的缺点是影像的重叠,使部分结构不能看清。体层摄影是通过特殊的装置和操作,获得某一层面上的组织结构的影像,而不属于该层面的结构在投影过程中被模糊掉。由于CT的广泛使用,临床上体层摄影已很少使用。

2. 软线摄影 用能发生软X线的钼靶X线机,用于检查乳腺。

3. 高千伏摄影 用高千伏(120~140 kV)摄影,穿透力强,组织不易互相遮盖。

4. 放大摄影 采用微焦点并增加人体与胶片的距离,使影像直接放大,可以观察细微的病变,如骨的细微结构等。

(三)造影检查

1. 造影剂的分类 按密度高低分为高密度造影剂和低密度造影剂两类。

(1)高密度造影剂:又称阳性造影剂,为原子序数高、比重大的物质,常用的有钡剂和碘剂。

钡剂为医用硫酸钡粉末,加水和胶配成不同类型的混悬液,主要用于食管和胃肠造影。

碘剂种类很多,有油剂、片剂和水剂三种。油剂如碘化油,含碘40%,主要用于支气管造影和子宫输卵管造影。目前还有超液态碘化油,用于介入手术中。片剂如碘番酸,是口服胆道造影剂,目前由于B超的广泛使用,已很少用于临床。水剂的种类很多,应用也最广泛,分无机碘和有机碘两类。无机碘水溶液因刺激性较大,只能做尿道和膀胱逆行造影,目前已很少用。有机碘水溶液可以注入血管内显示器官和大血管,广泛应用于临床,可分为离子型和非离子型两类。离子型造影剂由于渗透压高,毒副作用较大,过敏反应发生率相对较高,但价格便宜。非离子型造影剂由于具有相对低渗、低黏度、低毒性的特点,使毒副反应大大降低,临床应用广泛,但价格较贵。

(2)低密度造影剂:又称阴性造影剂,最常用的有二氧化碳、氧气和空气等。目前临床上应用较少。

2. 造影方式

(1)直接引入:有口服法(钡餐检查)、灌注法(钡灌肠等)、穿刺注入或导管法(心血管造影、经皮肝穿刺胆道造影等)。

(2)间接引入:依据人体的正常生理过程,把造影剂引入人体的特定部位,然后有选择地聚集于要造影的某一器官内,使之显影。如静脉尿路造影、口服胆囊造影等,这类检查不仅可以显示这些器官的形态,还可以了解他们的功能状态。

3. 造影前的准备及造影不良反应的处理 必须重视造影前的各项准备工作,保证检查效果和病人的安全。造影前的准备可分为以下几类:①病人的心理准备,向病人解释造影检查过程和可能出现的情况,消除病人恐惧心理,必要时可用镇静剂;②有关脏器的准备,有的需要空腹,有的需要做肠道准备,有的需要服脂肪餐等;③有关造影剂的准备,了解病人有无严重的心、肝、肾疾患,有无过敏史。认真做碘过敏试验,对高危病人可谨慎使用非离子造影剂。必须指出的是,尽管碘过敏试验阴性,在造影时仍可出现不良反应。另外,用非离子造影剂也可出现不良反应,但与离子型造影剂相比,毒性较小,反应较轻而已,有报道认为两者过敏死亡率相差不大。

造影剂的不良反应可分为轻、中、重度。轻度为皮肤潮红、恶心、轻度呕吐、轻度荨麻疹等,可不作处理,但需注意观察。中度为反复呕吐、荨麻疹、面部水肿、轻度喉头水肿和暂时性血压下降等,需用皮质激素和抗组胺药物处理,必要时还可用其他抢救药物,需密切注意观察。重度不良反应为休克、喉头水肿、支气管痉挛、昏迷甚至死亡,需紧急抢救和住院治疗,包括使用各种抢救药品和抢救器械。

第三节 X线的防护

X线穿过人体能产生电离和生物效应,若接收的剂量过大,则可能发生放射反应或放射损伤。应尽量避免不必要的X线照射,在做X线检查时应注意防护,包括医生和病人。在工作中应采取多种措施,如用遮盖、屏蔽、远距离、高千伏、高速增感屏、高速感光胶片、荧光增强技术、数字化技术等,来减少X线照射量。尤其应重视对孕妇和婴幼儿的保护。应认真执行国家的有关放射线保护条例,定期监测放射工作人员所接受的剂量,定期体检,以保障工作人员的身体健康。如果X线照射量在安全范围内,则一般没有影响,因此,也不应对X线检查产生恐惧心理。

（王德杭）

第二章

计算机体层成像

　　Hounsfield 在 1969 年发明了计算机体层成像(computed tomography，CT)，1972 年用于临床，目前在全世界已广泛应用。它是用 X 线束对人体进行扫描，取得信息，经计算机处理而获得的重建断面图像，其密度分辨率明显优于 X 线图像。因而扩大了医学影像学的检查范围，提高了病变的检出率和诊断的准确率，大大地促进了医学影像学的发展。Hounsfield 因此获得了 1979 年度的诺贝尔奖。

第一节　CT 成像的基本原理与设备

一、CT 成像的基本原理

　　CT 是用 X 线束对人体某部一定厚度的层面进行扫描，由探测器接收通过该层面衰减后的 X 线，转变为可见光后，由光电转换器变为电信号，再经模数转换器转为数字，由计算机进行处理。把选定的层厚分为若干个体积相同的长方体，称为

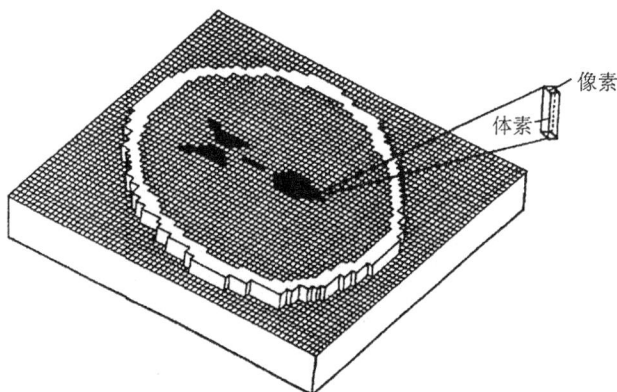

像素

体素

线图 2-1　CT 扫描层面像素和体素

体素(线图 2-1),体素的高度即为层厚,通过计算得到每个体素的 X 线衰减值(CT值),再经数模转换器把数字矩阵中的每个数字转为许多黑白不等灰度的小方块,即像素,按矩阵排列构成 CT 图像(线图 2-2)。像素的大小是由矩阵的大小所决定,矩阵越大,像素越小。

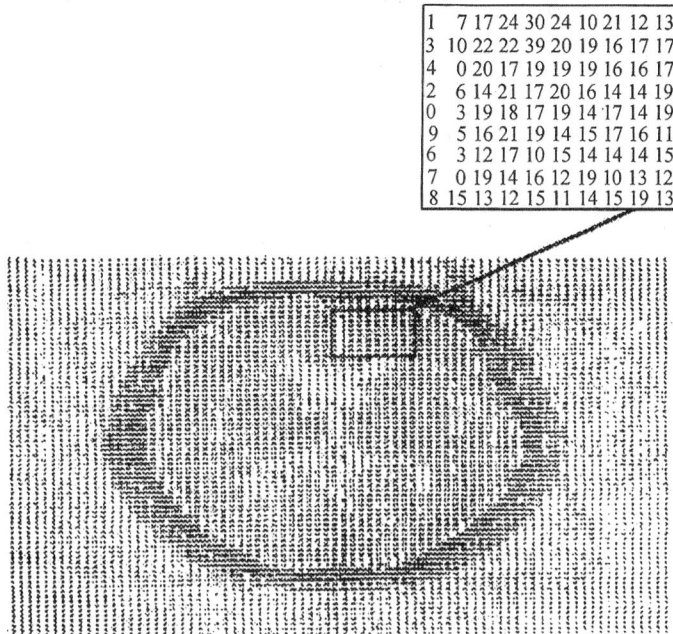

1	7	17	24	30	24	10	21	12	13
3	10	22	22	39	20	19	16	17	17
4	0	20	17	19	19	19	16	16	17
2	6	14	21	17	20	16	14	14	19
0	3	19	18	17	19	14	17	14	19
9	5	16	21	19	14	15	17	14	15
6	3	12	17	10	15	14	14	14	15
7	0	19	14	16	12	19	10	13	12
8	15	13	12	15	11	14	15	19	13

线图 2-2　数字矩阵

二、CT 设 备

　　CT 的设备主要有三个部分,扫描部分由 X 线管、探测器和扫描架组成,控制及数据处理部分由计算机系统负责,图像显示和存储部分由显示器和照相机或磁带、光盘刻录仪组成。CT 成像流程图如线图 2-3。

　　1.普通 CT　又称常规 CT,扫描方式有旋转式或旋转/ 固定式(线图 2-4)。X线管为 CT 专用 X 线管.探测器为单排,有数百至数千个。能做一般 CT 扫描和动态扫描、高分辨率扫描,也能做多幅重建和三维重建等。

　　2.螺旋 CT　螺旋 CT 是利用滑环技术(线图 2-5)使 X 线管和探测器一起不停地旋转并进行连续扫描,同时扫描床连续平移,使 X 线扫描的轨迹呈螺旋状而得名(线图 2-6)。由于扫描没有间隔时间,使扫描速度大大加快,高档螺旋 CT 一个层面的扫描时间已缩短到亚秒级(<1 秒),持续扫描时间可达 100 秒。随着计算机的发展,图像重建时间也缩短到 1 秒以内,几乎达到实时成像的水平。这种快速的容积扫描采集的数据进行连续成像,可达到近乎透视的效果,即所谓 CT 透视。这对开展 CT 介入技术很有意义。螺旋 CT 可开展许多新的检查,如双期增强扫描、增强自

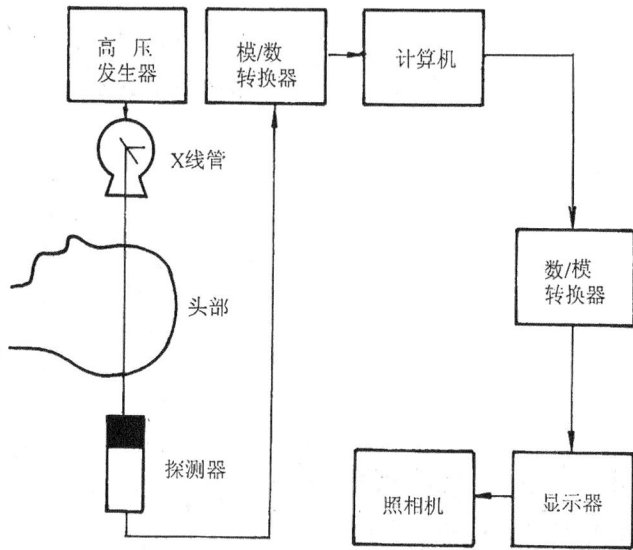

线图 2-3　CT 装置示意图

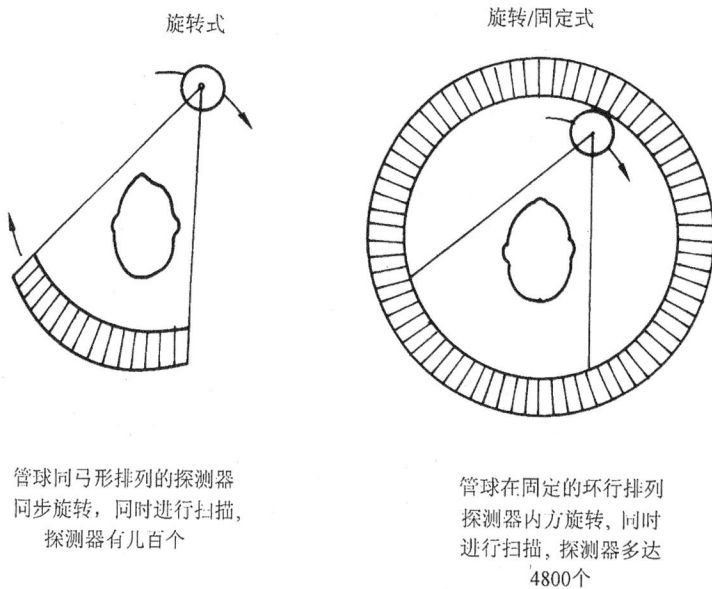

旋转式

旋转/固定式

管球同弓形排列的探测器
同步旋转，同时进行扫描，
探测器有几百个

管球在固定的环行排列
探测器内方旋转，同时
进行扫描，探测器多达
4800个

线图 2-4　旋转与旋转固定式扫描

动跟踪、CT 血管造影、仿真内镜(virtual endoscopy，VE)、三维成像等技术。

　　3. 多层螺旋 CT(multiple slice computed tomography，MSCT)　这是在螺旋 CT 的基础上增加了探测器 Z 轴上的排数，使机器旋转一圈可得到 4～16 层图像，层厚最薄可达 0.5 mm，速度最快每圈可达 0.5s，每幅图像重建时间可达 0.5s。这样扫描速度更快，覆盖范围大，层厚薄，分辨率更高，多平面重建时可达各向同性，

可开展许多过去不能开展的工作。如心脏冠状
动脉造影检查、CT 灌注成像、实时三维容积再
现技术、超长度或超精度的 CT 血管造影
（CTA）、仿真内镜、高精度多幅重建和三维重
建、肺功能检测等。

4. 电子束 CT（electronic beam computed
tomography，EBCT） 又称超高速 CT，是由电
子枪发射电子束轰击环靶所产生的 X 线进行扫
描，一个层面的扫描时间可短到 50 ms，可行
CT 电影观察和螺旋 CT 一样可行容积扫描，不
间断地采集扫描范围内的数据。由于扫描速度
快，可行心脏和冠状动脉造影检查，可了解心脏
的血流灌注和血流动力学情况，借以评价心脏
功能。另外，对不能配合普通 CT 检查的小儿、
老年人和急诊患者可做 EBCT 检查。但 EBCT
昂贵，检查费用较高。

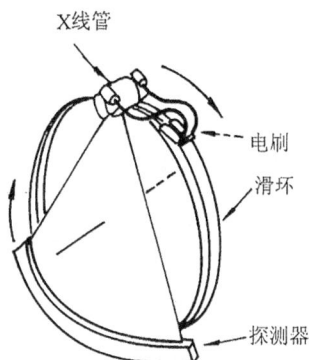

线图 2-5 螺旋 CT 的滑环技术
X 线管两极通过两个短电缆与电
刷相连，电刷在滑环上滑动，使 X
线管可以不停地旋转，电流由滑环
经电刷与电缆向 X 线管供电，X 线
管在连续旋转中产生 X 线并作连
续扫描

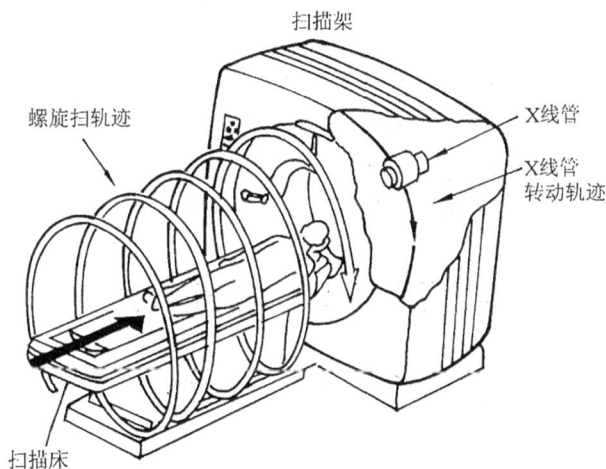

线图 2-6 螺旋 CT 示意图
X 线管顺一个方向不停旋转，扫描床连续移动，扫描轨迹呈螺旋状

第二节 CT 图像特点

CT 图像是横断面图像，是由一定数目从黑到白不同灰度的像素按矩阵排列所
构成的。这些像素反映的是相应体素的 X 线吸收系数，矩阵越大，像素越小，图像越
细腻，空间分辨率越高，但总不如普通 X 线片的空间分辨率高。CT 图像的密度分
辨率高，X 线吸收系数的大小与组织密度有关，水的吸收系数为 1.0，CT 值定为

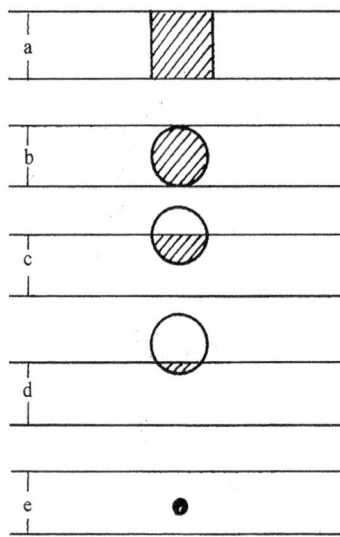

图 2-7　部分容积效应示意图

0 Hu(Hounsfield unit)，人体中密度最高的骨皮质 CT 值定为＋1000 Hu，密度最低的空气 CT 值为－1000 Hu，这样把体内各种组织的 CT 值分成 2000 个档次。可用 CT 值来说明某种组织密度高低的程度，有了量的概念。人体内软组织的密度差别虽小，由于密度分辨率高，也可以很好地区分如脑、肝、胆、胰、脾、肾等。但如果不用特殊处理，把所有组织反映到一张片子上，则与 X 线平片没有什么差别。由于有计算机，可以把需要的部分用一定的 CT 值范围取出，按从黑到白不同灰度在显示屏上显示，这样只要 CT 值有较小差别也可以在图像中看出。这个范围就是窗宽的概念，要看什么组织，就把该组织的 CT 值放在该范围的中心位置，这就是窗位的概念。可根据要观察的组织及其周围组织结构的密度差的大小来确定窗宽的大小，窗宽越大，需观察的组织的密度差就要大，但能看到的各种组织的范围就大。

由于每个体素相当于一个立方体，它的高度就是扫描的层厚，若层厚较厚，某种组织只占据了该层厚的一部分，但每个体素的 X 线衰减系数及 CT 值是这个体素所有组织密度的平均值，则这个像素的 CT 值不能真实地反映该组织的 CT 值，这叫部分容积效应(线图 2-7)，在诊断时应引起足够的注意。

第三节　CT 检查技术

一、基本 CT 扫描技术

1. 平扫　指不用造影剂的普通扫描。大都用横断面(只有头颅根据需要可用冠状位)，层厚用 5 mm 或 10 mm，也可选用薄层。胸腹部扫描时要屏气。做腹部扫描前可口服造影剂(配制成 2%～3%的泛影葡胺)或水，使胃肠道充盈。

2. 增强扫描　经静脉快速团注(3 ml/s)水溶性有机碘水剂如 60%泛影葡胺或非离子型有机碘水剂 75～100 ml，使器官与病变内碘的浓度根据血供不同产生差别，形成密度差，更有利于显示病变，并有助于病变的定性诊断。螺旋 CT 还可行双期或三期扫描。

3. 造影扫描　先作器官或结构的造影，然后再进行 CT 扫描的方法，目前临床上应用不多。如 CT 脊髓造影、CT 胆道造影等。

二、高分辨率CT扫描

高分辨率CT扫描(high resolution CT, HRCT)用于提高CT图像的空间分辨率,可清楚显示微小的组织结构,如肺间质、肺的小结节、听小骨等。用薄层扫描(1~2 mm),较大的矩阵,并用骨算法重建图像。

三、三维重建技术

三维重建技术是用CT连续扫描所得的数据在计算机上进行三维重建。有表面遮盖法重建(surface shaded display, SSD)、最大密度投影重建(maximum intensity projection, MIP)、最小密度投影重建(minimum intensity projection, MinP)、容积再现(volume rendering, VR)、CT血管造影(CT angiography, CTA)、仿真内镜技术(virtual endoscopy, VE)等,使许多组织器官显示得更加逼真,有空间感,并能随意旋转方向进行观察。因为是无损伤性检查,无痛苦,易为病人所接受。又因三维图像较直观,临床医生十分欢迎。

四、多平面重建和曲面重建

此技术是把扫描所得多层横断平面叠加,再根据需要重建任意平面的二维图像,甚至包括根据需要所画定的曲面进行重建的二维图像。可清楚了解病变及其周围组织的关系,来克服单纯横断面图像的不足。

五、CT灌注成像

此技术是通过静脉快速注射造影剂来了解局部组织的血流量、血容量、造影剂通过毛细血管的平均通过时间和造影剂峰值时间,以上参数可以通过伪彩色处理得到有关图像,以便于观察和对比。可用以诊断早期脑梗死,判断肿瘤治疗的效果等。

六、CT骨密度测定

此技术是与对照样本共同扫描,把椎体的骨密度与对照样本进行比对,判断有无骨质疏松。

(王德杭)

第三章

数字减影血管造影

一、数字减影血管造影成像基本原理

血管造影时,由于血管与骨骼和软组织影像重叠,致使血管显影不清。将X线图像数字化,用1帧造影前血管内不含对比剂的图像作为蒙片,和1帧造影后血管内含对比剂的图像相减,使图片中代表骨骼和软组织的数字相抵消,只剩有对比剂的血管显影清晰。在同一部位可摄取不同时相的血管造影片,用同一蒙片的数据相减,可得到不同时相的数字减影血管造影(digital subtraction angiography,DSA)血管图像,有助于诊断和做各种介入手术。

二、DSA 检查技术和临床应用

1. 动脉 DSA 将导管插入动脉后,注入肝素使全身肝素化,将导管尖插入要查的动脉开口,摄取蒙片,然后注入造影剂,摄取不同时相的血管造影片,经计算机处理,得到 DSA 血管图像。

2. 静脉 DSA 将导管插入静脉内,进行静脉造影,经计算机处理,得到 DSA 静脉血管图像。

3. 经静脉 DSA 经外周静脉注入较多的造影剂,摄片,经计算机处理,得到不同时相的 DSA 血管图像。因图像质量不满意,造影剂用量大,目前临床上很少使用。

4. 旋转 DSA 摄片时 C 臂旋转,可获取更多的信息,经计算机处理,得到三维立体图像。

5. 平板 DSA 用非晶硅平板检测器将 X 线转换为可见光,再转换为电信号,送计算机处理成像。图像的空间和密度分辨率均可与胶片媲美,X 线曝光量可减少60%,但成像速度相对较慢。

（王德杭）

第四章

磁共振成像

第一节　MRI 成像基本原理与设备

一、MRI 成像基本原理

磁共振成像(magnetic resonance imaging，MRI)是利用人体组织的氢原子核在强磁场中产生磁矩，接受特定频率的射频脉冲的能量发生共振，使磁矩的方向发生改变。射频脉冲停止，磁矩恢复到原状并释放能量。由于人体各组织的结构不同，磁矩恢复到原状的时间和释放的能量也不同，把它们转变为不同的信号送入计算机处理，形成黑白灰阶度不同的磁共振图像。

1. 纵向磁化与 T_1 弛豫时间　把人体放在 MR 机磁体内，人体可产生一个沿着外磁场纵轴(Z 轴)方向的总磁矩(线图 4-1)，称为纵向磁化。发射射频脉冲以后，纵向磁化消失为零。停止射频脉冲，纵向磁化逐渐恢复至原磁化量的 63%，所需时间就是 T_1 弛豫时间。

2. 横向磁化与 T_2 弛豫时间　发射的射频脉冲还使进动的质子做同步同速运动，处于同相位，这样，质子在同一时间指向同一方向，形成横向磁化。停止射频脉冲，进动的质子处于不同的相位，横向磁化逐渐消失至原磁化量的 37%，所需时间就是 T_2 弛豫时间(线图 4-2)。

3. 自旋回波脉冲序列与加权像　两个 90° 射频脉冲的间隔时间为重复时间(repetition time，TR)，90° 脉冲与产生回波之间的时间为回波时间(echo time，TE)。使用 90° 脉冲，产生横向磁化，中止脉冲，横向磁化开始消失，质子失去相位一致性。在一定时间内，例如 1/2 回波时间，施加一个 180° 脉冲，使质子改向相反的方向上进动，再等 1/2 回波时间，质子再次接近同相位，又引起较强的横向磁化，再次出现较强的信号，这个强信号叫做自旋回波。

在自旋回波脉冲序列中,选用短 TR(< 500 ms)和短 TE(<30ms)时,组织间的 T_1 信号强度的差别最大,形成的图像为 T_1 加权像(T_1WI)。选用长 TR(>1500 ms)和长 TE(>80 ms)时,组织间的 T_2 信号强度的差别最大,形成的图像为 T_2 加权像(T_2WI)。选用长 TR 和短 TE,所得信号既非 T_1,也非 T_2,反映了组织间质子密度上的差别,形成的图像为质子密度加权像(PdWI)。

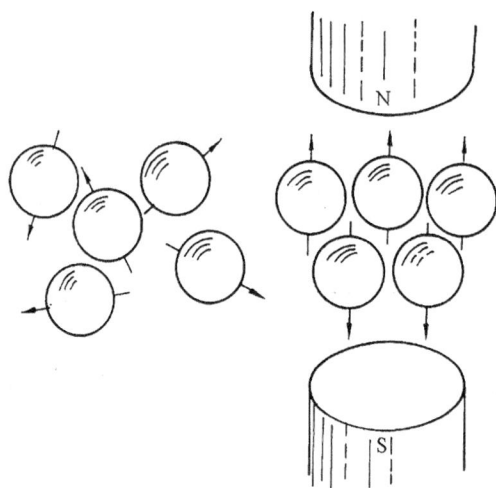

线图 4-1 质子进入强外磁场前后的排列状态

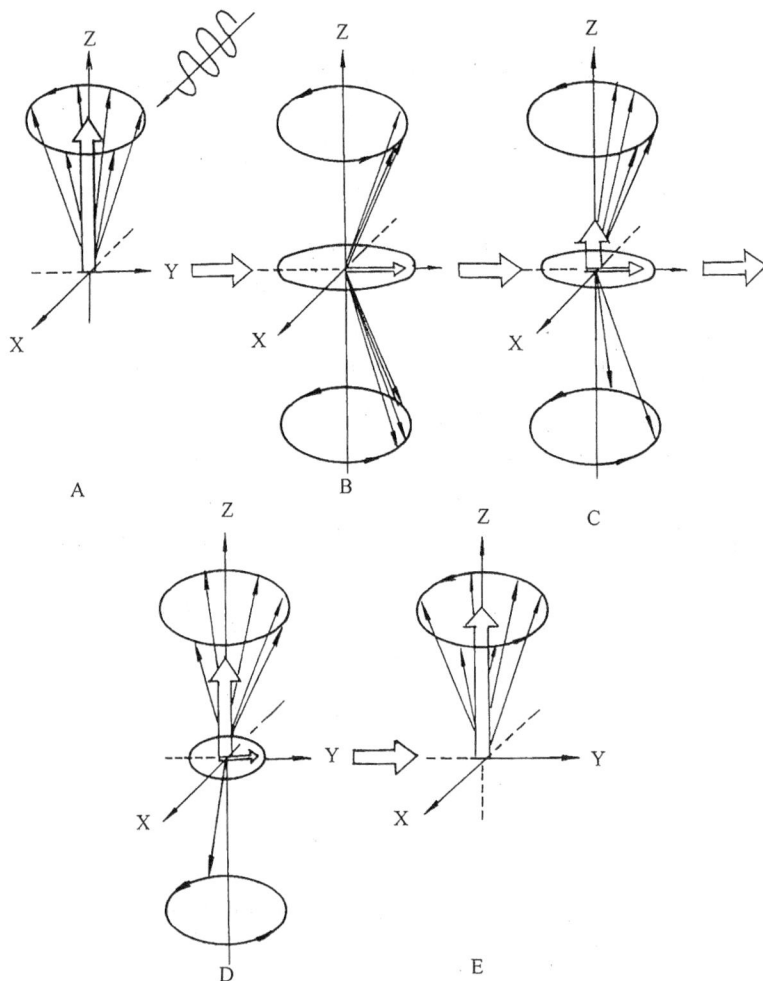

线图 4-2 纵向弛豫和横向弛豫

二、MRI 设备

MRI 设备包括主磁体、梯度线圈、各种发射射频和接收信号的线圈以及计算机和控制台等。根据主磁体的结构可分为永久磁体、常导磁体和超导磁体。根据磁场强度(单位为 Tesla，T)可分为低场(<0.5 T)、中场(0.5~1.0 T)、高场(1.5 T 以上)。低场多为永久磁体，中高场多为超导磁体，需用液氦冷却。目前 MRI 设备磁场的强度向两极发展，低场多为开放式或专用机型，高场扫描速度更快，分辨率更高，还可以做功能检查。

梯度线圈改变主磁体场强，形成梯度场，有三套相应的梯度线圈，形成三维梯度场，用作选层和信息的空间定位。

多数线圈既作为发射射频脉冲之用，又作为接收线圈。线圈越接近感兴趣区图像质量越好。

第二节　MRI 图像特点

一、多参数成像

MRI 是多参数成像，可以用 T_1WI，T_2WI 和 PdWI 等序列来显示各种组织间的 T_1、T_2 和质子密度的差别。表 4-1 列举了一些正常组织和病理组织在 T_1WI 和 T_2WI 上的信号强度表现。

表 4-1　人体正常组织和病理组织 MRI 信号强度

组织	T_1WI	T_2WI	组织	T_1WI	T_2WI
脑白质	稍高	低	骨髓质	高	稍高
脑灰质	低	稍高	水	低	高
软组织	中等	中等	肿瘤	低	高
脂肪	高	稍高	亚急性血肿	高	高
骨皮质	低	低	气体、钙化	低	低

二、多方位成像

MRI 可直接获得人体的横断面、冠状面、矢状面及任何方向断面的图像，有利于病变的定位和更好地了解病变与周围组织之间的关系。

三、流动效应

流动效应又称流空效应,在 SE 序列中,对一个层面施加 90°脉冲时,该层面的质子受到了激发。停止脉冲后接收该层面信号时,血管内血液被激发的质子因流动离开了受检层面,因而接收不到信号,这称为流空现象。流空的血管腔呈黑影,使血管不用造影剂就能显影。

四、对比增强

一些顺磁性和超顺磁性物质可缩短局部质子弛豫时间,这使 MRI 也可以做对比增强检查。前者缩短 T_1,在 T_1WI 上表现为高信号,后者缩短 T_2,在 T_2WI 上表现为低信号。

对比增强能表现一些病变的特征或使一些病变更容易发现。

第三节 MRI 检查技术

一、脉冲序列

MRI 的脉冲序列很多,有 SE 序列、梯度回波序列、回波平面成像等,现在有越来越多的快速回波序列,需根据病情的需要选择合适的序列。

二、脂肪抑制

将图像上高信号的脂肪抑制下去,使其信号强度降低,而非脂肪成分的高信号保持不变,用以验证是否脂肪组织,并可使被脂肪高信号干扰的病变信号更易显示。

三、MR 血管造影

MR 血管造影(MR angiography,MRA)使血管显影的技术,可用造影剂,也可以不用造影剂,而用时间飞跃(time of flght,TOF)或相位对比法(phase contrast,PC)。临床上多用于头颈部或体部大血管病变的检查。

四、MR 水成像

MR 水成像(MR hydrography)采用长 TE 技术,获得重 T_2WI,突出水的信号,同时应用脂肪抑制技术,使含水器官显示清晰。在水成像技术中,MR 胰胆管造影

(MR cholangiopancreatography，MRCP)可显示肝内胆管、胆总管和胰管,对梗阻性黄疸的原因和梗阻部位有很大的诊断价值。MR 尿路造影(MR urography，MRU)对肾盂积水,肾功能差的病人有很大的诊断价值,可了解肾盂积水的病因,显示梗阻部位。此外,还有 MR 脊髓造影、MR 涎管造影、MR 内耳迷路成像等,有一定的临床诊断价值。

五、功能性 MR 成像

功能性 MR 成像(functional MRI，fMRI)是在病变尚未出现形态变化之前,利用局部功能变化来形成图像,达到早期诊断的目的。包括弥散成像(diffusion imaging，DI)、灌注成像(perfusion imaging，PI)和皮质激发功能定位成像等,均已用于临床。属分子影像学范畴。

六、临床 MR 波谱分析

临床 MR 波谱分析(MR spectroscopy，MRS)是从 MR 图像所标示的体积内提取代谢产物的相对水平,用以了解疾病的生化改变。结合 MRI 所得到的解剖和病理学的改变,使我们对疾病的了解有了一个新的手段。属分子影像学范畴。

第四节　MRI 检查应注意的问题

因为 MRI 检查必须在强磁场中进行,安装了起搏器的病人绝对不能作 MRI 检查。体内有金属异物如弹片、动脉瘤夹、人工关节等,也不宜作 MRI 检查。危重病人需要使用生命监护和生命维持系统的也不能做这种检查。虽然目前认为 MR 对人体没有伤害,但对孕妇,尤其是早期妊娠时应慎重对待。射频线圈的电流,在组织内可产生热,高热和散热功能障碍患者应慎用。进入强磁场区应去除身上所有金属物品和磁卡。

第五节　MRI 诊断与临床应用

MRI 的优点在于扫描参数多,提供的信息多;可以直接多方位成像;软组织分辨率高;可反映某些脏器的功能;可不用造影剂显示心血管的影像;MRS 可显示组织的生化改变等。在诊断时应注意综合分析 MRI 各序列的影像特点,观察病变的位置、大小、形状、边缘、轮廓、与周围脏器的关系以及信号的强弱与均匀性。MRI 临床应用广泛,在各个系统中许多病变有特征性的表现,有的是其他检查所做不到的。但是 MR 设备昂贵,检查费用高,检查所需时间长,对某些疾病的诊断还有限度,需要掌握检查适应证。

(王德杭)

第五章

不同成像技术的临床应用和
图像的分析与诊断

    各种成像技术和检查方法都有优点和不足,任何一种检查方法都不可能适用于人体所有器官的检查和疾病的诊断,一种成像技术也不可能完全取代另一种成像技术,各种成像技术是相辅相成、互相补充和印证的。在选用时应权衡利弊,进行选择和综合利用。在能正确诊断的前提下,应选用简单方便,对患者安全、痛苦少的无创或微创性和检查费用低的成像技术与检查方法。但有时需综合采用几种成像技术和检查方法才能明确诊断。应该在充分了解、掌握各种影像检查技术和方法的优势、适用范围、价值与限度的基础上,结合患者的症状、体征及其他临床检查中得出的初步诊断,本着有效、安全、经济、简便的原则,提出影像检查的程序。

    对于各种图像的正确分析是十分重要的。这种分析取决于对各种影像的特点及其解剖、病理基础的认识,对各种疾病的临床表现及其实验室检查是否熟悉,诊断思维方法正确与否。为了做出正确的影像学诊断,在分析和诊断中应遵循一定的原则和步骤。

    在观察与分析图像时,首先应注意各种技术条件是否使用妥当,如 X 线照片的位置和曝光程度,CT、MRI 扫描的层厚,采用的窗宽、窗位,各种扫描参数是否合适,有无增强等。

    为了不遗漏各种信息,在观察图像时,应遵循一定的顺序,全面而系统地进行观察。如分析胸片时,应分部位观察,应注意胸廓、肺、纵隔及胸膜等。看肺时,应从肺尖到肺底,从肺门到肺周依次观察,分析多幅图像时,也应一幅幅地顺序观察。在看骨关节片时,要注意骨皮质、骨松质、骨髓腔、关节面、关节间隙、软组织等部位的变化。有时需把特别明显的病变放到最后分析,可避免忘记或忽略观察其他部分,这些部分有时恰好会给最后的诊断带来极大的帮助。

    在观察分析时,应注意区分正常与异常,因而首先应熟悉正常影像学解剖和变异,还要熟悉各种技术因素引起的伪影。

    在分析异常影像学表现时,要注意密度或信号的变化,了解这些变化的病理基础。发现病变后,应注意分析下列要点:①病变的位置和分布:有些病变有一定的好发部位,如肺结核常发生在肺尖。有些病变则呈弥漫性分布,如粟粒性肺结核。②病变的数目:有些病变为单发,有些病变常为多发,如转移性肿瘤等。③病变的形状:有的病变为片絮状,多为炎性病变;有的病变呈结节状;有的病变呈肿块状;有的病变有分叶,常为恶性肿瘤的征象。④病变的边缘:有的边缘模糊;有的边缘清楚;有的有毛刺。⑤邻近器官和组织的改变:有无受压移位;有无萎陷变形;有无破坏。⑥器官功能的改变:心脏搏动、膈肌运动、胃肠道蠕动等是否正常。⑦若做了增强扫描,还要观察病变有无增强,增强的变化和特点如何,将有助于诊断。

在做影像学诊断时,还必须结合临床资料(包括临床病史、体征、治疗过程、实验室检查、年龄、性别、职业史和接触史、生长和居住地区等)进行综合分析,故检查申请单应详细书写有关资料。因为病变具有特征性影像学表现的并不多,许多疾病可以表现为类似的甚至完全相同的影像,即所谓"异病同影";也有一些疾病可因发展阶段不同或类型不同,虽是同一种疾病,却表现为不同的影像学表现,即所谓"同病异影"。此外,还有一些病变因种种原因而不能在某些影像学检查中显示,或由于该种检查方法的限制而使某些病变不能得到准确诊断,因而若检查无阳性发现并不能排除某些病变。以上情况均需引起足够的重视。

医学影像检查的诊断可以有以下三种情况:①肯定性诊断,即经过医学影像学检查基本可以确诊;②否定性诊断,即经过医学影像学检查排除了某些疾病;③可能性诊断,即经过医学影像学检查发现了某些异常,但又不能明确病变性质,只能列出几种可能性。这需要进一步结合临床,或做其他一些检查,或随访观察,或进行试验性治疗来明确病变的性质。

临床医生与放射科医生一起讨论病人的诊断和治疗方案是十分必要的,对病人也是有益的,同时还能丰富临床医生的医学影像学知识和放射科医生的临床知识,可提高医疗质量和医疗水平。

(王德杭)

第六章

数字化 X 线成像、图像存档与传输系统、信息放射学

一、数字化 X 线成像

CT、MRI、DSA 等现代化成像技术,图像都是数字化的,而传统的 X 线成像则是用模拟信号,跟不上现代化技术的发展,特别是图像的储存和传输以及图像的处理,都遇到了困难。因而很需要将传统的 X 线成像技术改变为数字化 X 线成像(digital radiography, DR)。20 世纪 80 年代开发出了计算机 X 线成像(computed radiography, CR),90 年代又开发出直接数字化 X 线成像(direct digital radiography, DDR)。推动了图像处理、存档、传输和远程放射学以及信息放射学的发展。

1. CR 的基本原理和临床应用 CR 是将透过人体的 X 线影像记录在影像板(imaging plate, IP)上,而不是在胶片上。IP 板是采用辉尽性荧光物质制成的,可以把最初受到的光刺激(X 线激发)记录下来,当再次受到光刺激(激光扫描)时,可释放出最初受到光刺激相似的信号。用高精度的激光扫描,将读出的荧光信号转换为数字化信号,再根据不同要求用计算机进行图像处理。得到的图像可以通过荧光屏直接读片;也可以用照相机摄取在胶片上;还可以把图像储存在磁带或光盘上。CR 产生数字化图像,储存到磁带或光盘上可长期保存,可在网络上传输。由于辉尽性荧光物质对 X 线敏感性强,用 CR 可减低病人接受 X 线的辐射量。CR 系统的工作方式与传统 X 线摄影类似,可利用原有设备,各种普通摄影、体层摄影、特殊造影、床边摄影均可使用,灵活性较其他方式好。设备较 DDR 便宜。缺点是需使用 IP 暗盒,图像处理速度较 DDR 慢,IP 板有一定的寿命期限。

2. DDR 的基本原理和临床应用 DDR 是不用中间载体,X 线信息直接转换为电子信息。目前有多种方式形成该过程。有用气体漂移室探测器,使 X 线直接转换为电信号。也有用碘化铯和非晶硅薄膜晶体管(TFT)制成的间接数字化平板探

测器,将 X 线所致可见光直接转换为电信号。还有用硒鼓探测器或由硒及 TFT 组成的直接数字化平板探测器,将 X 线光子直接转变为电信号,而不产生可见光。由于 X 线信息直接转换为电子信息,因而 DDR 图像质量更好,所用 X 线剂量更低,拍片速度更快,使用更方便,运行成本低,平板探测器使用寿命可达 5～10 年。

二、图像存档与传输系统

由于现代影像学的发展,图像越来越多,存片、借片、保管片子占用了很大的人力物力,而且经常出错。近来由于图像的数字化及计算机、存储装置和通信技术的发展,逐渐形成了图像存档与传输系统(picture archiving and communicating system,PACS)(线图 6-1)。PACS 是存放和传输图像的设备,不是成像装置,它由图像信息的获取、图像信息的传输、图像信息的存储与压缩和图像信息的处理所组成。

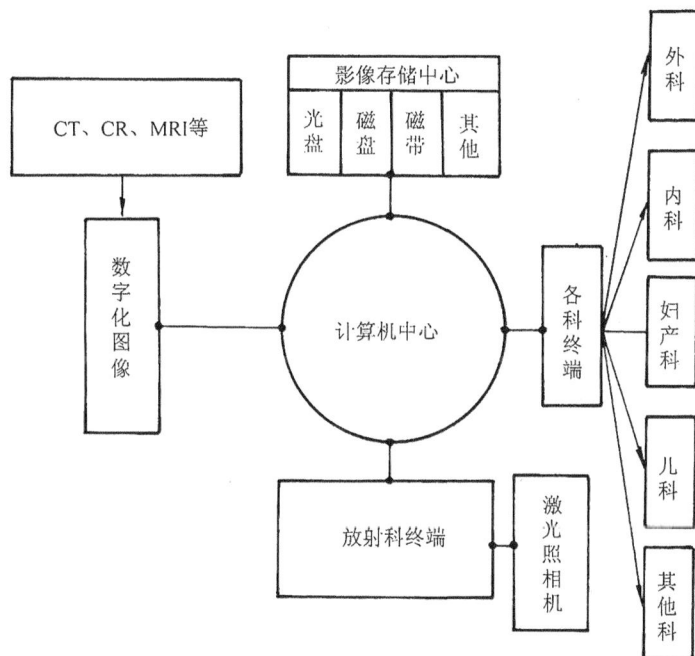

线图 6-1　小型 PACS 结构示意图

PACS 可根据联网范围分为微型、小型、中型和大型。PACS 使医生在远离放射科的地方及时看到图像,提高工作效率和诊治水平;可避免照片的借阅手续和照片的丢失错放;减少照片的存放空间和延长图像的存放时间并保证质量;减少胶片的使用量;便于图像后处理;便于远程会诊等。PACS 虽然投资较大,但却是现代医学影像学的发展方向。

三、信息放射学

信息放射学是继 CT、DSA、ECT、MRI、DR 等数字化图像之后,计算机技术使用于放射科的一个新领域。它以放射学信息系统(radiology information system,RIS)、PACS 和互联网为基础。RIS 是通过网络进行放射科的管理,如影像检查的预约、登记、书写报告、质量控制和质量保证、工作量统计、检索等。PACS 使 RIS 的功能趋于完善。互联网络宽带化,使图像传输更快。信息放射学可提高医疗、教学、科研的工作效率与质量,给教学改革也提供了物质基础。

(王德杭)

第二篇　骨关节和肌肉系统

　　骨关节病变众多,影像学表现复杂多样,除外伤、炎症和肿瘤等疾病外,营养代谢和内分泌等全身性疾病也可引起骨骼的改变。由于骨骼肌肉系统组织结构的特点,各种医学影像成像手段都能反映这些疾病的一定病理变化。X线检查在骨关节疾病的诊断中应用相当普遍,目前仍是临床诊治首选的检查方法;CT检查由于密度分辨率高,无影像重叠,对骨内病灶和软组织的观察优于X线;MRI可三维成像,对软组织和骨髓病变的分辨率优于常规X线和CT,故可根据病情需要,选择使用。

第七章

骨骼系统

第一节　检查技术

一、X 线检查

骨骼的主要成分是含有大量的钙盐,密度高,同其周围的软组织有鲜明的自然对比。而在骨骼本身的结构中,骨皮质密度高,骨松质和骨髓比骨皮质密度低,也有鲜明的对比,因此,一般 X 线摄影即可使骨关节清楚显影,而骨关节疾病也容易在 X 线片上得到显示,经观察、分析可作出诊断。

X 线检查能显示病变的范围和程度,结合临床大部分能作出定性诊断。必须指出,有少部分骨关节疾病,X 线表现晚于临床表现,因此,早期拍片阴性,不能除外病变的存在。例如,早期的炎症和肿瘤仅在骨髓内浸润就可能无阳性发现,应密切结合临床,根据不同疾病的发展规律,短期复查或进一步做CT、MRI 检查,才有可能发现病变。也有病例初次 X 线检查发现病变但不能确诊,经复查比较而作出定性诊断。

还需强调,不少骨关节疾病缺乏特异的 X 线征,需结合临床特点及相关的检查资料,综合分析才能明确诊断。

(一) X 线平片

骨与关节的 X 线拍片应注意下列几点:①摄片位置,对四肢长骨、关节、脊柱的摄片,都要用正侧位两个位置,这在检查外伤性病变尤为重要。某些部位还可摄斜位、切线位和轴位等。②摄片范围,各部位的摄片,必须包括周围的软组织。四肢长骨摄片,必须将邻近的关节包括在内。③与健侧对比,在人体两侧对称的骨关节中,如果病变的 X 线征象较轻微而难以确诊或疑为发育变异时,应摄对侧相应部位 X 线片以利比较。

（二）血管造影

血管造影多采用介入的方法进行肢体的动脉或静脉造影，主要用于血管性疾病的诊断及骨良、恶性肿瘤的鉴别。

二、CT 检 查

骨与软组织疾病首选平片检查，以发现病变及其范围，并推测病变的性质。当临床和 X 线诊断有困难时可选用 CT 做进一步检查。CT 的主要优点是密度分辨率高，且能显示组织结构横断解剖的空间关系，故能提供更多的诊断信息，如在平片上难以发现的细微病理骨折、骨质破坏。CT 对钙化非常敏感，可以明确钙化的范围与类型。CT 增强对原发骨内病变的诊断有一定的价值。当骨病变侵犯到软组织时，CT 增强有助于区别软组织病灶与正常结构。CT 三维重建图像对于明确关节及关节周围病变很有帮助，可以显示关节结构及骨骼与病变的关系，为临床制订治疗计划提供资料，CT 的不足之处在于对评价骨髓浸润性病变，早期的骨膜反应有一定的局限性，对软组织病变的区别也有一定的限度。

三、MRI 检 查

MRI 也是检查骨与软组织病变的重要手段，对各种正常软组织如肌肉、韧带、肌腱、脂肪、软骨、骨髓等，病变如肿块、出血、坏死、水肿等都能很好显示，常优于 X 线平片和 CT 检查。但 MRI 对钙化及较小的骨化，显示不如 X 线和 CT。

第二节　影像观察与分析

一、X 线平片

（一）骨骼系统的正常 X 线表现

1. 骨的结构与发育

（1）骨的结构：骨组织分为两种，即骨松质和骨密质。骨松质由多数骨小梁组成，小梁间充满骨髓组织，骨松质分布于长骨的干骺端、骨骺、扁骨和不规则骨的中央部分。长骨的骨皮质和扁骨的内外板为骨密质，主要由多数骨单位（又称哈弗斯系统）组成。中央管（又称哈弗斯管）与骨的长轴平行，管间有穿通管（又称福尔克曼管）相互沟通，并与骨表面和骨髓腔相通。长骨骨干中央骨皮质厚而致密，两端的骨皮质比较薄而光滑，形成关节面。长骨骨皮质的内外面（除关节端外）均有结缔组织膜，在骨外面的叫骨外膜，在骨髓腔内面的叫骨内膜。骨外膜的内层和骨内膜均有造骨功能。正常情况下，骨膜在 X 线片上不显影。

（2）骨的发育：人类的骨骼起源于胚胎时期的中胚层间充质，由结缔组织和软骨组织转化为骨组织叫做骨化。人体骨骼的骨化有两种方式:即膜内成骨和软骨内成骨。膜内成骨是由间充质细胞分裂繁殖形成的结缔组织膜,经过钙化后直接转化为骨质。颅盖骨、面骨和下颌骨均属膜内成骨;软骨内成骨是先由间充质转变为软骨雏形,继之在软骨雏形中心出现骨化点(即原始骨化中心),而后逐渐被骨质代替。颅底骨、脊柱和四肢骨均属软骨内成骨。

随着骨骼的发育,管状骨两端的软骨内以同样的方式形成继发骨化中心,也称二次骨化中心。骨化中心不断扩大,最后全部骨化和融合,完成骨骼的发育。

在骨骼生长中,管状骨的长径生长主要依靠骨骺板的骨干侧软骨不断成熟和骨化,随着年龄的增长,骨骺板逐渐变薄,最后骨骺骨质与干骺端骨质出现骨性联合,骺板消失,骨的增长遂停止。横径生长则通过骨外膜以膜内成骨的方式生长而完成的。扁骨的生长仍按膜内成骨的方式不断长大和变厚。

骨骼在发育生长过程中逐渐增大,根据生理功能的需要,通过破骨细胞对骨质进行吸收而改建塑形。骨质的吸收过程称为破骨,骨髓腔的形成就是在骨发育过程中骨皮质内面骨质吸收所形成的。骨骼的发育、生长主要是以成骨和破骨的方式进行的。

(3)影响骨发育的因素:在骨骼的发育过程中,由于成骨细胞的作用而形成了细胞外的有机质,以后成骨细胞埋置其中,即形成了类骨质。钙盐在类骨质内沉积而形成了骨组织。因此,凡能抑制成骨细胞的活动和钙盐沉积,以及诱发破骨细胞活动的因素,都可以影响骨的生长和发育。

2. 长骨

(1)小儿骨骼:长骨是软骨雏形经骨化形成的,属软骨内成骨,一般有3个以上的骨化中心,一个在骨干,另外的在两端。前者称为初级骨化中心(又称骨干骨化中心),后者称为次级骨化中心。最早的初级骨化中心在胚胎第5周出现在骨干中央。出生时,长骨骨干已大部骨化,而两端仍为软骨,即骺软骨。骺软骨的骨化起始于中心部位,称为骨骺骨化中心或骨骺核,属于次级骨化中心。大部分次级骨化中心都在出生后的不同时期相继出现。因此,小儿长骨的主要特点是:骺软骨且未完全骨化,可分为骨干、干骺端、骺和骺板等部分(图7-1)。

1)骨干:管状骨周围由骨密质构成,即骨皮质。骨皮质含钙多,在X线上表现为密度均匀的致密影,外缘清楚,在骨干的中部最厚,越近两端越薄。骨干中央为骨髓腔,含造血组织和脂肪组织,X线表现为由骨皮质包绕的无结构的半透明的管状区。在骨一侧的骨皮质内可见一斜行的半透明线影,为骨滋养动脉影。生长期骨干不断增粗、增长。骨膜属软组织,在正常情况下,骨膜不显影。

2)干骺端:干骺端为骨干两端较粗大的部分,由骨松质形成,骨小梁彼此交叉呈海绵状,周围为薄的骨皮质。干骺端的密度较低,其顶端为一横行的线状致密影(骺线),即骨骺软骨板的临时钙化带,是骺板软骨基质的钙化。临时钙化带随着骨骼的生长,不断向骨骺侧移动。骨干与骺端间无明显分界线。

3)骺:为长骨未完成发育的末端。在胎儿和婴儿时期多为软骨,即骺软骨,X线片上不显影,骺软骨有骨化功能。在骨化初期,骺软骨中央出现一个或几个次级骨化中心,X线表现为小点状骨性致密影。骺软骨随着骨骼的生长不断增大,其中的骺核也随之增大,形成骨松质,其边缘由不规则变为光整,X线上,将这样的骺核称为骨骺,其周围仍有薄层软骨。

4) 骺板:当骨骺与干骺端不断骨化,两者间的软骨逐渐变薄而呈板状,则称为骨骺板。骨骺板是软骨,所以在X线片上显示为横行的透明线,故也称为骺线。随着骨骺的不断增大,骨骺板逐渐变薄,最后消失,骨骺与干骺端出现骨性联合,完成骨的发育。X线表现为骺线消失。此时,骨骼已达到成年阶段,不再有骨骺、骺线和干骺端,只有骨干和骨端。

(2) 骨龄:在正常骨骼的发育过程中,骨骼的初级骨化中心和次级骨化中心出现的时间,骨骺与干骺端骨性联合的时间及其形态的变化,都有一定的规律性。这种规律即骨龄。骨龄是根据大量正常男女、儿童和青年各骨骨化中心的出现和骨骺与干骺端骨性联合时间制订的。但是,同一骨化中心的出现和骨性联合时间在个体间有相当大的差异,由几个月到几年不等。因此,用这种方法估计骨的发育情况,即骨龄判断,虽然简便易行,但不够精确。

判断骨龄是以被检儿童X线照片上显示的骨的发育情况与正常儿童骨龄标准对照,以估计被检儿童的实际骨龄是否与年龄相符。如骨龄与年龄不符,常提示骨发育过早或过晚,对诊断内分泌疾病和其他骨骼发育障碍疾病有一定的价值。手和腕部为测定骨龄的适合部位。

(3) 成年骨骼:成人长骨的外形与小儿骨骼相似,但骨发育完全,骨骺与干骺端联合,骺板消失。因此,成人长骨只有骨干和骨端。成人长骨骨干的皮质较厚,致密度较高。骨干中部皮质较厚,向两端逐渐变薄,长骨骨端由骨松质组成,骨端的皮质明显变薄,包围宽大的骨端。骨端的顶端有一薄层骨板,即骨性关节面,表面光滑。骨端各部所承受重力、肌肉张力以及功能活动均不相同,故其骨小梁分布的比例和排列方向也不相同。这种现象以股骨颈部表现最为明显。此外,在关节附近,肌腱中常有光滑的圆形或类圆形小骨块,即籽骨。籽骨的位置及数目常有差异,以手和足部多见。

3. 脊柱 脊柱由脊椎和其间的椎间盘组成。一般颈椎有7个,胸椎12个,腰椎5个,骶椎5个和尾椎4个。颈、胸、腰椎各椎骨间都可活动,而骶椎和尾椎则分别连成骶骨和尾骨。除第1颈椎外,每个脊椎由椎体和椎弓两部分组成。椎弓由椎弓根、椎板、棘突、关节突和横突组成。同侧上下两个关节突组成椎间关节,有关节软骨和关节囊。

脊椎顺列曲度在婴儿时只有一个后突的弯度,能站立时,脊柱显示4个弯曲,接近于成人的曲度。成年人,颈椎段前突,胸椎段后突,以第7胸椎最明显,腰椎段前突,以第4腰椎最明显;骶椎及尾椎则明显后突,尤其女性为甚。

成年脊椎椎体肥厚,呈短圆柱状,上下面平直。椎弓由两个椎弓根和两个椎板构成,椎板后方联合成棘突。每侧椎弓都附有一个横突及上、下关节突。各椎体和椎弓围成椎管,容纳脊髓。椎间盘居椎体之间。椎体上下面各附有一层纤维软骨板,即纤维盘软骨板。椎间盘中心为胶液样、富有弹性的髓核,其周围为一纤维环包绕。椎间盘弹性强,有缓冲压力、保护椎体和支持脊椎活动的作用。

在正位上,椎体呈扁长方形,从颈椎至腰椎依次增大,主要由骨松质构成,纵行骨小梁比横行的骨小梁明显,周围为一层致密的骨皮质。椎体两侧各有一横突影。椎体两侧缘的内侧各有一椭圆形环状致密影,为椎弓根横断面影像,简称椎弓环。各椎体的椎弓环间距不相等,但有一定的规律:上部颈椎之椎弓环间距最窄,向下行逐渐依次加大,第5、6颈椎处最大;再向下行又逐渐依次减小,至第6、7胸椎处最窄;再向下行又逐渐依次加大,至第5腰椎处最大。在椎弓根的上、下方为上、下关节突的影像。椎板由椎弓根向后内延续,于中线联合成棘突,投影于椎体中央的偏下方,呈尖端向上的类三角形的线状致密影。第12胸椎以下,腰椎两旁各有一向外的斜行的软组织影像,直达髂骨,为腰大肌影像。正常腰大肌影像外缘平直或略向内凹。

在侧位片上,椎体居前方,也呈长方形,其上、下缘与后缘成直角。椎弓居后方。在椎体后面的椎管显示为纵行的半透明区。椎板位于椎弓根与棘突之间,棘突在上胸段斜向后下方,不易观察,于腰段则向后突,易于显示。上、下关节突分别起于椎弓根与椎板连接处的上、下方,上关节突在前方,下关节突在后方。这样,两关节突构成椎间关节,可保持脊椎的稳定,椎间小关节间隙为匀称的透明影。颈、胸椎椎间关节在侧位上显示清楚。腰椎椎间关节在正位上显示清楚。椎间盘的软骨板、髓核和纤维环均系软组织密度,为宽度匀称的横行透明影,称为椎间隙。椎间孔居相邻椎体、椎弓、关节突和椎间盘之间,为类圆形半透明影。颈椎椎间孔在斜位上显示清楚,腰椎的则在侧位上显示清楚(图7-2)。

(二) 骨骼系统病变的基本 X 线表现

骨骼系统病变很多,X 线表现复杂多样。我们把这些不同的病变所具有的基本相似的 X 线表现称为基本病变,认识和掌握这些基本表现,并进一步推断其病理学基础,则对疾病的诊断具有重要意义。

(1) 骨质疏松(osteoporosis):是指在一定的单位体积内骨量的减少,即骨组织的有机成分和无机成分都减少,而钙化骨的化学成分并无变化。其病理改变是骨皮质变薄,中央管扩大和骨小梁的变细与数量减少。

骨质疏松的 X 线表现为骨松质骨小梁数目减少,骨小梁变细,间隙增宽;骨干表现为骨皮质变薄,骨髓腔增宽,因而造成骨的密度明显减低。在脊椎,椎体内结构呈纵形条纹,周围骨皮质变薄,严重时,椎体变扁,椎体内结构消失,其上下缘内凹,而椎间隙增宽,致椎体呈鱼脊椎状。有时可呈楔状压缩。骨骼疏松后易发生骨折。

引起骨质疏松的原因比较复杂,从病变的范围上,一般分为广泛性与局限性两种。广泛性骨质疏松主要是由于成骨减少,常见于老年、绝经期后妇女、全身性疾患、营养不良、代谢障碍、内分泌失调等。局限性最常见的是废用性骨疏松,如骨折后、关节炎、关节结核、关节化脓性感染、恶性骨肿瘤等。只根据骨质疏松,难于对病因做出诊断。

(2) 骨质软化(osteomalacia):是指骨骼代谢过程中钙化不足,即骨的有机成分正常而无机盐减少,因此,单位重量的骨组织含钙量减少。由于不能钙化或钙化不足,使骨骼失去了正常的硬度而发生软化。

骨质软化的 X 线表现与骨质疏松有很多类似之处,如骨质密度减低,骨小梁变细,骨皮质变薄,但其本质不同,是单位含钙量减少所致,所以与骨质疏松相比主要有下列不同之处:骨小梁边界模糊不清,呈所谓的"绒毛状",这是由于骨小梁钙化不完全引起;支重的骨骼因受重力影响而变形,如骨盆内陷,椎体呈双凹形,长骨骨干弯曲而发生各种畸形。

在成骨过程中,类骨质中的钙盐沉积发生障碍,使骨基质和软骨基质不能钙化,即可引起骨质软化。造成钙盐沉积不足的原因可能是维生素 D 缺乏,肾排泄钙磷过多和碱性磷酸酶活力减低,以及肠道吸收功能减退。常见于维生素 D 缺乏病(又称维生素 D 缺乏性佝偻病)、骨质软化症、某些代谢病等。

(3)骨质破坏(destruction of bone):由于种种原因,骨组织被病理性肉芽组织、脓液、肿瘤浸润或其他组织所代替,使局部骨质结构溶解、吸收、骨小梁破坏消失;亦可由病理组织本身或由它引起破骨细胞活力增强所致,骨密质或骨松质均可发生破坏(图 7-3)。

骨质破坏的 X 线表现早期为局部骨密度减低,以后破坏范围扩大,产生形态不定的骨质缺损,其间骨结构消失,该范围可广泛或局限,边缘可清楚或模糊,破坏区周围骨质的密度可以正常,增高或减低。

破坏区的不同表现对决定疾病的性质有一定帮助。良性骨肿瘤或肿瘤样病变的破坏区,边缘光滑整齐,境界分明,多呈囊状骨破坏;急性骨髓炎和恶性骨肿瘤,多呈弥漫浸润性破坏、斑片状破坏、溶骨性破坏,其边缘模糊,界限不清。炎症和肿瘤侵犯骨皮质,可使骨皮质中央管周围发生骨质破坏,则表现为筛孔样改变或斑点状骨破坏;病变侵犯骨皮质内外时,则显示虫蚀样改变。

必须指出,任何骨破坏都是原有骨结构的消失,观察破坏区必须把部位、数目、大小、形状、边界和邻近骨质、骨膜、软组织的反应等,进行综合分析,才有可能认识骨质破坏的性质。

(4)骨质增生硬化(hyperostosis osteosclerosis):是指一定单位体积内骨量的增加,也就是指骨的形成增多。组织学上可见骨皮质增厚,骨小梁增粗增多,这是因成骨增多或破骨减少,或两者同时存在所致。绝大多数都是通过疾病影响成骨细胞的活动,而形成新生骨或者软骨内成骨。只有少数病理细胞自己成骨(如骨肉瘤的肿瘤骨形成)。

骨质增生的 X 线表现为骨质密度增高,骨小梁粗密,骨髓腔变窄甚至消失,皮质可增厚,明显者则难于分清骨密质与骨松质(图 7-4)。

骨质增生多数为局限性,见于各种骨疾患,如骨感染修复期在骨破坏周围形成骨质增生硬化;骨外伤后形成的骨痂;骨肉瘤或成骨性转移瘤所形成的瘤骨。少数为普遍性骨增生,如石骨症、氟中毒等。

(5)骨膜增生:正常骨膜在 X 线上不能显示,但是当骨膜受到某些原因刺激以后,骨膜内层的成骨细胞活动增加,并进一步骨化,形成骨膜新生骨,这在 X 线上称为骨膜增生,又称骨膜反应(periostealreaction)。

骨膜增生的 X 线表现多种多样,其类型有①平行型(成层型)骨膜反应:即骨膜的新生骨与骨干平行,可以是单层,也可以是多层,如洋葱皮样;②花边型骨膜反应:即骨膜的新生骨,包绕骨干,轮廓不规则形成波浪状起伏;③垂直型骨膜反应:即新生骨如针状与皮质相垂直,可呈针刺状,日光线状或放射状。

骨膜反应一般意味着骨质有破坏或损伤,常见于炎症、肿瘤、外伤、骨膜下出血等。只根据骨膜增生的形态,不能确定病变的性质,需综合其他征象作出判断(图7-5)。

(6)骨内与软骨内钙化:原发于骨的软骨类肿瘤可出现肿瘤软骨内钙化,软骨钙化真实反映了瘤软骨的存在;少数关节软骨或椎间盘软骨退行性变也可出现软骨钙化,骨梗死所致的骨质坏死可出现骨髓内钙化;X 线表现为颗粒状或环形、半环形的致密阴影,可大可小,小者有 1 mm,大者可达 2~3 cm。

(7)骨质坏死(necrosis of bone):是局部骨质丧失新陈代谢能力,坏死骨称为死骨(sequestrum)。形成死骨的主要原因是血液供应中断,组织学上是骨细胞死亡、消失和骨髓液化、萎缩。在早期骨小梁和钙质含量无任何变化,此时X 线上可无异常发现,一般骨质坏死1~2 个月后X 线片上才能表现出来,主要表现为死骨密度相对增高。当血管丰富的肉芽组织长向死骨,则出现破骨细胞对死骨的吸收和成骨细胞的新骨生成。这一过程延续时间很长。

死骨的 X 线表现是骨质局限性密度增高,其原因:一是死骨骨小梁表面有新骨形成,骨小梁增粗,骨骼内亦有新骨形成即绝对密度增高。二是死骨周围骨质被吸收,或在肉芽、脓液包绕衬托下,死骨显示为相对密度高。死骨的形态因疾病的发展阶段而不同,随时间而渐被吸收,但大块死骨不易吸收。骨质坏死多见于慢性化脓性骨髓炎,也见于骨缺血性坏死和外伤骨折后。

(8)矿物质沉积:某些矿物质(如铅、磷等)进入人体,大部沉积于骨内,多集中在正处于生长发育中的干骺端,表现为多条横行的带状致密影,互相平行,厚薄不一。氟可刺激成骨细胞活跃,使骨质增生;氟与骨基质中的钙质结合称为氟骨症。

(9)骨骼变形:大多数骨骼病变都伴有不同程度的大小和形态改变,大小改变主要表现为骨的增大或缩小,增长或缩短,可累及一骨、多骨或全身骨骼。局部病变或全身性病变均可引起。骨肿瘤大多表现为局部凸出膨大,发育畸形,可使一侧骨骼增大;脑垂体功能亢进使全身骨骼增大;肢体的弯曲变形可见于骨软化症、成骨不全、畸形性骨炎和骨纤维异常增殖症等疾病。

(10)周围软组织病变:许多骨骼疾病可引起或伴有周围软组织改变,而软组织病变也可导致骨骼改变。外伤和感染引起软组织肿胀时,X 线表现为局部软组织肿胀,密度增高,软组织的正常层次模糊不清。开放性创伤,产气菌感染软组织内可见气体。软组织肿瘤或恶性骨肿瘤侵犯软组织时,可见软组织肿块。各种原因引起的肌萎缩,X 线表现为肌肉萎缩变薄。外伤后发生骨化性肌炎,可见软组织内钙化与骨化。

二、CT

骨骼系统在 CT 图像上,通过骨窗显示骨皮质或骨小梁,前者表现为致密线状或带状影,后者表现为细密的网状影。骨髓腔为低密度影。在软组织窗上骨皮质和骨小梁均为致密影不能区分,肌肉、肌腱、关节软骨为中等密度。

脊柱 CT 横断像上,可显示由椎体、椎弓根和椎板构成的椎管,硬膜囊居椎管中央,呈低密度影,黄韧带为软组织密度,附着在椎板和关节突的内侧,厚度为 2~4 mm。侧隐窝呈漏斗状,前后径不小于 3 mm,隐窝内有神经根穿出。椎间盘密度低于椎体。

骨骼系统病变的基本 CT 表现的病理基础和临床意义,与其基本 X 线表现相同,但由于 CT 是断面图像以及高分辨力,能显示 X 线平片上所看到的所有表现,而且反映更敏感、准确。CT 能区分骨松质和骨皮质破坏。骨松质破坏的表现为斑片状缺损区;骨皮质破坏为虫蚀状,致骨皮质变薄或缺损。CT 显示肿瘤内的钙化和骨化较敏感,甚至平片未能发现的钙化和骨化,CT 也能很好显示。

CT 对软组织病变的显示明显优于 X 线平片。水肿表现为局部肌肉肿胀、肌间隙模糊,密度正常或略低,邻近皮下脂肪层密度增高并可出现网状影。血肿表现为高密度影边缘可清楚或不清楚。

CT 能清楚显示软组织肿块,并能明确病灶内的液化坏死及出血等情况,以及与周围的关系。脂肪瘤因其密度的特点易于诊断。

CT 增强扫描能够有利于区分肿瘤的良恶性。实质性肿瘤往往有强化,而囊变及坏死区则无强化。增强后较大的血管常因密度增高,还有利于了解病变与邻近血管的关系。另外,动态增强扫描对骨及软组织的良恶性肿瘤判定也有一定的帮助。

三、MRI

MRI 可很好显示骨骼及软组织的解剖形态。骨组织在任何扫描序列图像中均表现为低信号,但在骨髓及骨外软组织衬托下仍可清楚显示其形态和结构。韧带、肌腱、纤维软骨均呈较低信号,肌肉和透明软骨呈中等偏低信号。骨髓在 T_1WI 和 T_2WI 均呈高信号。MRI 能清楚显示脊柱、椎管、椎间盘以及椎管内的结构,且优于 CT。

MRI 对骨及软组织内的钙化和骨化不敏感。对软组织病变和骨髓病变 MRI 较 CT 有较明显优势。软组织水肿在 T_1WI 呈低信号,T_2WI 呈高信号。出血和血肿在 T_1WI 和 T_2WI 上均为高信号。大多数肿瘤在 T_1WI 呈低信号而 T_2WI 多为不同程度高信号。MRI 能清晰显示病变累及的范围及肿块的边界。肿瘤坏死和囊变区在 T_1WI 呈低信号,T_2WI 呈高信号。脂肪成分在 T_1WI 和 T_2WI 均为高信号,脂肪抑制可证实。MRI 增强扫描在骨骼系统的作用和意义与 CT 相同。

骨骼系统疾病影像与检查手段较多,应根据疾病性质,临床诊治的要求,选择使用。一般来说,四肢骨骼外伤、感染、良性肿瘤和瘤样病变、全身性骨病,X线平片表现特征明确,与临床表现及化验结果相符即可确诊。如诊断有困难则应进一步做CT或MRI检查。脊柱外伤因解剖结构复杂,应做CT检查。如有脊髓压迫症状则应做MRI检查。恶性骨肿瘤在X线平片基础上应尽量做MRI检查,以观察软组织和骨髓受侵的情况。软组织疾病应首选MRI检查。

第三节 疾病诊断

一、骨骼与软组织的创伤

骨或骨小梁的完整性或连续性发生断裂称为骨折。所有疑有骨折的病例均需做影像学检查,常规照片包括正位和侧位,特殊部位可加斜位和切线位,髌骨和跟骨还应加照轴位片,怀疑膝关节或踝关节侧韧带的撕裂则应加内或外翻位照片或做MRI检查。

（一）骨折

骨折以四肢及脊椎骨骨折较为常见

1. 长骨骨折

【临床与病理】

患者有明确的外伤史,局部有肿胀、疼痛、功能障碍,开放性者还伴有出血,严重者出现肢体局部畸形。骨折后在断端之间及其周围形成血肿,为骨折的修复,骨痂的形成打下基础。

【影像学表现】

（1）X线平片:

1）骨折的X线表现:骨皮质的断裂和连续性丧失,X线片上呈密度减低的线形阴影,称骨折线;嵌入或压缩骨折表现为密度增加的线形阴影;骨松质骨折表现为骨小梁纹理的扭曲和紊乱;关节附近韧带撕脱性骨折表现为碎骨片脱落。

2）骨折的类型:根据骨折线的形状分为横形、纵形、斜形、螺旋形、线形、星形、"T"形、凹陷形、粉碎形、压缩形和青枝形等。根据骨折的程度可分为完全性和不完全性。

3）骨折的对位与对线的关系:完全性骨折,要注意骨折断端的移位。确定移位时,在长骨以骨折近段为准,借以判断骨折远段的移位方向和程度。

骨折段相互平行侧方移位称横移位;骨折段以沿骨纵轴移位,表现为断骨的上下分离或重叠或断骨嵌入称纵移位;两断端形成角度,可从片上测量角度大小称成角移位;骨折段的沿骨的纵轴旋转称旋转移位。

骨折端的内外、前后和上下移位称对位不良,而成角移位则称为对线不良。骨折的对位对线情况要认真分析观察,因与预后关系密切。在骨折复位后复查时,应注意骨折端对位与对线的关系。

4) 骨折断端的嵌入:骨折断端可能相互嵌入,称嵌入骨折。要注意的是,X线片显示的不是透亮的骨折线,而是密度增加的条带状致密线,系相互嵌入的骨断端重叠所致,骨皮质与小梁连续性消失,断端相错。由于嵌入断端移位多不明显,而多表现为骨骼的缩短与变形。嵌入骨折多见于股骨颈。

5) 儿童骨折的特点:儿童长骨发生骨折,由于骨骺与干骺端尚未结合,外力可经骺板达干骺端引起骨骺分离,即骺离骨折。由于骨骺软骨骨折后不能显示骨折线,X线片上只能显示骺线增宽,骨骺与干骺端对位异常。还可以伴有干骺端小骨片的撕脱。X线上把这种从干骺端分离下来的三角形骨片称"角征"。在骨干由于柔韧性大,外力不易使骨皮质完全断裂,仅表现为局部骨皮质发生皱褶、凹陷或隆突,称青枝骨折。

6) 骨折的愈合:骨折发生后,骨组织及其周围组织遭到损伤,其修复过程是连续进行的,通常可分为三期,即血肿机化期、原始骨痂期、骨痂改造期。此三期不能截然分开,而是交织演进的。当内外骨痂会合后,骨折达到临床愈合,一般约需4~8周,此时在X线上可见到邻近骨折线的骨皮质外围,顺着骨干纵轴,通过和围绕骨折线有一个梭形骨痂影(即外骨痂)。髓内有一同一性质的内骨痂,由于骨皮质的重叠,在X线上不易显示。骨折部的原始骨痂进一步改造,骨折部位形成骨性连续,一般需要8~12周才能完成。最后骨折痕迹在组织学上或放射学上完全或接近消失,成人一般需要2~4年,儿童则2年以内。

7) 骨折的并发症:

A. 骨折延迟愈合或不愈合:一般说来,骨折愈合的变化,是与骨折部位的血供,骨髓丰富的程度,以及是否出现下列局部不利因素,如软组织嵌插、断端过度分离或大块骨质缺损、感染、骨折部位持续活动及断端对线不良等直接有关。儿童骨痂较成人骨痂生长快,骨折愈合亦快。当体弱、营养不良时,骨折愈合较慢,局部感染,脓液和微生物的代谢产物,不利于骨折的修复,故局部感染后骨折延迟愈合或不愈合率大大提高。局部血运不良可能导致骨质坏死及不愈合。骨折合并周围神经损伤,对骨折愈合极为不利。骨折不愈合X线表现为:骨痂稀少,或完全缺乏;骨折断端分离,萎缩光滑;髓腔封闭,骨质硬化;肢体活动时有假关节现象。有时断端显示为骨小梁稀疏,骨质吸收,呈尖锥状改变。

B. 骨折畸形愈合:可有成角、旋转、缩短和延长改变。

C. 外伤后骨质疏松,一般认为骨质承受的压力和负重是维持正常成骨活动的一种刺激,如这种刺激不足,而破骨细胞却依旧进行,从而造成骨质疏松。

D. 骨关节感染:创伤性骨髓炎多见于开放性损伤或闭合性骨折开放复位后。

E. 骨缺血性坏死:骨折或脱位所导致的缺血性坏死最常发生于股骨头,通常继发于股骨颈骨折、股骨头脱位或股骨头骨骺分离,其他较少见的部位如肱骨头粉碎骨折、腕舟骨骨折、距骨体部骨折和(或)脱位,第二、三跖骨头不全性骨折,髌骨横行骨折等。

F. 关节强直:多由缺乏正规锻炼使关节周围发生粘连。

G. 创伤性关节炎,当骨折断端累及邻近关节面,尤其是骨折端对位不良者,常常并发创伤性关节炎。其 X 线表现为关节边缘部有骨刺形成,关节面变得不光滑,关节间隙可变窄。

H. 骨化性肌炎:外伤性骨化性肌炎病变比较局限,在伤后不久即出现软组织肿块。经过 3~4 周在软组织肿块内可见模糊钙化阴影。伤后 6~8 周,肿块边缘为境界清楚的骨皮质所包绕,而其中部分可以发生囊性变,形成蛋壳状的钙化性囊肿,伤后 5~6 月,进一步骨化成熟,钙化性肿块收缩变小与邻近的骨皮质之间有一透亮的带状阴影,伤后一年,钙化肿块往往吸收消失,也可残留一小肿块,与骨皮质间有一透亮线分隔。

8)常见部位骨折:

A. 柯莱斯(Colles)骨折:又称伸展形桡骨远端骨折,十分常见,骨折发生在桡骨远端距桡骨关节面的 3 cm 范围以内,远侧骨折片向背侧移位。常伴有尺骨茎突骨折,下尺桡关节脱位和舟状骨骨折。X 线表现大多呈横形骨折,桡骨下端骨折片可向三个方向移位,即向背侧和桡侧移位及向背侧旋转。骨折可累及桡腕关节和下尺桡关节,约 3/5 病人伴尺骨茎突骨折(图 7-6)。

B. 肱骨髁上骨折:多见于儿童,根据产生骨折暴力的来源和方向,肱骨髁上骨折可分为伸展形、屈曲形和青枝形三类。伸展形 X 线表现为骨折远侧端多向后上方旋转移位,并向前成角畸形;屈曲型 X 线表现为骨折远端向前方移位;青枝型 X 线表现可见肱骨下端背侧骨皮质有轻度皱缩、成角,有时伴前缘骨皮质裂开。"脂肪垫征"的变化有助于对青枝型骨折的诊断。

C. 股骨颈骨折:多见于老年,骨折可发生于股骨头下、颈部或基底部。按骨折作用力的方向和着力点不同可以分为:外展型和内收型骨折两种。外展型骨折,头部在外展位,此种骨折都是无移位的线状骨折,或移位很少的嵌入性骨折,骨折比较稳定,多采用保守治疗;内收型骨折,股骨头呈内收状,此种骨折端极少嵌入,因此都有移位。此型骨折都采取手术治疗。

(2)CT:是常规摄片的重要补充,它可显示平片不易显示的骨折,如眼眶、上颌骨、髋臼等,可以了解这些解剖比较复杂部位骨折片的数目及移位方向,为临床医生处理提供可靠信息。

(3)MRI:在显示骨折线方面不及 CT,但可清楚显示软组织出血及周围结构的损伤情况,骨折后骨髓内的水肿或渗出表现为骨折线周围境界模糊的 T_1WI 上低信号而在 T_2WI 上高信号。骨骺分离 MRI 显示最好。

骨挫伤(bone bruise)是骨小梁的细微骨折,在平片和 CT 上常无异常发现。MRI 显示骨骼的轮廓仍基本保持完整,骨挫伤区在 T_1WI 上表现为模糊不清的低信号区,在 T_2WI 上表现为高信号,骨挫伤一般局限于干骺端骨松质,当愈合后复查骨内的异常信号影即消失。

【诊断与鉴别诊断】

病人有明确的外伤史,经影像学检查骨折的诊断不难。但需注意骨干骨折线与骨滋养动脉管影的区别,干骺端骨折线与骺线的区别,必要时与健侧图像比较。有的骨折线急性期不易看到,2～3天后复查可显示。

2. 脊柱骨折

【临床与病理】

病员多为坠落伤或臀部着地,由于脊柱受到突然的纵轴性外力的冲击,使脊柱突然过度前屈,发生骨折。骨折多发生在活动范围比较大的胸腰段,以单个椎体多见,外伤后病员腰背部疼痛、肿胀、活动障碍,甚至出现神经根及脊髓的压迫症状。

【影像学表现】

(1) X线平片:椎体压缩骨折,最明显的 X 线征象是椎体受压变扁。前缘压缩明显,后缘压缩轻微,椎体呈楔形变。随外力强弱不同,压缩程度有所差异。从轻度楔形变到椎体压缩 1/2 以上(图 7-7)。严重时常并发脊柱的后突成角,甚至发生椎体脱位,造成脊髓的横断性损伤。也可并发棘突撕脱骨折。横突也可发生骨折。

(2) CT:由于 CT 有良好的密度分辨率,横断面图像能清楚显示脊柱的骨质、椎管、脊膜囊、脊髓、神经根诸结构及其相互关系,能显示碎骨片、小关节紊乱、旋转性半脱位、骨性椎管狭窄及椎管内血肿。通过矢状和冠状面 CT 重建图像有可能发现常规 X 线检查所漏诊的椎板骨折、关节突骨折和(或)半脱位。由此不仅为临床制订正确治疗方案,也为术后了解骨质情况与合并症等提供丰富资料。

(3) MRI:MRI 成像技术能准确揭示脊柱的解剖结构及各种病理改变,与 CT 相比,其软组织分辨力强,能区别脊髓与脑脊液,并能直接显示脊髓损伤,但对骨细微结构的显示不如 CT 清晰。

【诊断与鉴别诊断】

脊柱外伤性骨折应注意与椎体病理性压缩变形区别,后者常见椎体特别是椎弓根骨质破坏;炎症或结核常波及椎间盘,可见椎间隙狭窄,椎旁可见脓肿或软组织肿块形成等。需密切结合临床相关检查。

对于脊柱外伤病例,X 线平片绝大多数能解决诊断问题,但由于其前后结构重叠,有些征象观察受到限制。因此,特别是爆裂性骨折和第1、2颈椎骨折,在普通检查的基础上应进一步做 CT 检查,必要时再做 MRI 检查。

(二)椎间盘突出

【临床与病理】

椎间盘突出(prolapse of intervertebral disc)好发于体力劳动者,常有外伤或反复慢性损伤史,也可以是退行性改变,可发生在颈椎、胸椎与腰椎,但以下腰椎最为常见。椎间盘由于不同程序的变性或髓核突出,压迫神经根,产生神经根的刺激症状。

【影像学表现】

(1) X线平片:①椎间隙狭窄或椎间隙不等宽现象,尤其是椎间隙后宽前窄,对诊断有一定意义。②相邻椎体缘结节样凹陷,边缘有硬化,系椎间髓核向椎体脱出形成施莫尔(Schmorl)结节。③向椎管内疝出的髓核碎裂片偶尔发生骨化,形成"游离"骨块,对诊断有肯定意义。应该强调的是,椎间盘突出的 X 线平片,必须结合临床资料综合诊断。如果临床症状典型，同时有上述 X 线变化，可符合诊断；临床可疑，而 X 线征象较明显，可疑似诊断；相反如果没有明确的腰椎间盘突出的症状，即使 X 线平片有些类似征象，也不能贸然诊断椎间盘突出。

（2）CT：根据椎间盘变形的程度，可分为椎间盘膨出、椎间盘突出。纤维环普遍性向周围膨隆者，称椎间盘膨出；髓核自纤维环的最薄弱点突出及局部纤维环破裂，称为椎间盘突出。

椎间盘膨出 CT 表现为椎间盘边缘普遍性、均匀性、对称性超过椎体终板，膨出部分 CT 值至少 60 Hu 以上，膨出边缘常环绕椎体周缘；其后缘多呈轻度弧形膨隆，也可在正中部保持轻度凹陷。硬脊膜囊或前缘可轻度变平或呈浅压迹。偶有神经根受压并且一侧硬脊膜外脂肪间隙消失。膨出的椎间盘边缘可钙化；相邻椎体边缘花边状或丘状骨质增生。椎间盘中央气体聚积（CT 值常 < -500 Hu）即椎间盘真空征，为椎间盘变性的表现。

椎间盘突出 CT 表现为：①椎间盘后缘局限性突出，是确诊的直接征象。局限性弧形突出的软组织影边缘锐利，CT 值 60～90 Hu。②硬脊膜囊受压变形；硬脊膜囊受压可呈新月状或不对称性压迹及偏移，且硬脊膜外脂肪间隙变窄或消失。椎管造影 CT 扫描显示该征象更明确。③神经根受压移位，见于旁中央型外侧型突出的病例，受压移位的神经根常难以和髓核区分，呈所谓神经根鞘淹没征（图 7-8）。

（3）MRI：MRI 成像技术是对椎间盘病变进行筛选检查最有效的方法。MRI 成像对软组织的分辨率高，无需做其他创伤性检查，即能分辨正常纤维环与髓核。它可显示椎间盘突出的方向与程度，了解椎间盘有无变性；并且对椎间盘变性识别上远远优于 CT 及其他检查方法。椎间盘突出的 MRI 表现：突出的髓核为扁平形、圆形、卵圆形或不规则形。于 T_1 加权像上突出髓核的信号比脑脊液高，比硬脊膜外脂肪低，T_2 加权像上突出髓核可表现为低信号。

【诊断与鉴别诊断】

椎间盘突出根据临床、CT 和 MRI 表现诊断可成立。不典型时需与椎间盘膨出鉴别，局限性或普遍性是鉴别的要点。

二、骨与软组织感染

（一）化脓性骨髓炎

化脓性骨髓炎（pyogenic osteomyelitis）包括骨炎、骨髓炎及骨膜炎。常由金黄色葡萄球菌进入骨髓所致。主要是血行感染，也可以由损伤处直接侵入或关节感染蔓延而发病。本病好发于儿童和少年，男性多见，长骨的干骺端为其好发部位。骨髓炎分急性和慢性两类。

1. 急性化脓性骨髓炎

【临床与病理】

临床主要表现为：①起病急、高热、有明显的毒血症状，血白细胞增高；②患肢活动障碍和深部压痛；③局部有红、肿、热和压痛。

血行感染时,细菌栓子经滋养动脉进入干骺端骨松质内,由于生长期干骺端末梢血管弯曲走行呈网状血窦,血运缓慢而"营养丰富",故细菌易停留在此处繁殖,形成局部脓肿。此时进一步发展蔓延方式有二:①向横方向蔓延则穿破干骺端骨皮质,使骨膜掀起,引起骨膜下脓肿,脓液再经中央管进入骨髓腔;②向髓腔方向直接延伸。炎症和细菌栓子破坏骨血运,导致较广泛的骨质破坏和大块死骨形成,甚至形成瘘管。骺软骨对化脓性感染有一定的屏障作用,在儿童,感染一般不穿过骺软骨而侵入关节。

【影像学表现】

(1) X 线表现:由于骨骼 X 线表现晚于临床表现,在发病2周内仅表现为软组织肿胀。质地良好 X 线片可显示:①肌间隙模糊或消失,皮下组织与肌肉间的分界变模糊;②皮下脂肪层内出现致密的条纹影,变化较为广泛,系软组织充血水肿所致。这些征象虽无特征性,但结合病史,对早期诊断有一定意义。

发病10～14天后,干骺端骨松质中出现限局性骨质疏松或多数分散不规则骨质破坏区,境界模糊。以后骨质破坏逐渐融合、扩大,并向骨髓腔方向扩张,可达骨干的2/3或全部骨干。骨皮质也可遭到破坏,有时合并病理性骨折。

由于骨膜下脓肿的刺激,骨皮质周围出现骨膜反应,表现为一层密度不太高的新生骨,与骨干平行。病程越长,则新生骨越明显。新生骨广泛则形成骨包壳。骨膜反应的范围一般同骨的病变范围一致。

由于骨膜下脓肿掀起骨膜和血栓性动脉炎的形成,使骨皮质血供断绝,遂有死骨形成,死骨多呈长条形,与骨周骨质分界清楚,密度较高。

总之,急性化脓性骨髓炎的骨质改变以骨质破坏为主,可伴有不同程度的骨膜反应和死骨。在骨质破坏的周围有骨质硬化表现(图7-9)。

(2) CT:CT 能较好地显示急性化脓性骨髓炎的软组织肿胀,骨膜掀起与脓肿,骨质的局限性破坏和死骨。

(3) MRI:在确定骨髓炎急性期的髓腔浸润和软组织感染范围方面,MRI 优于常规 X 线和 CT。骨髓的充血、渗出、水肿在 T_1WI 上表现为低信号,与正常的骨髓信号形成鲜明的对比。在与骨干长轴平行的矢状或冠状层面上,髓腔侵犯的范围显示良好。病变骨周围软组织肿胀,肌间隙和皮下脂肪模糊不清。在 T_2WI 上炎性水肿的病变呈高信号,增强后脓肿壁可出现明显增强。

【诊断与鉴别诊断】

急性化脓性骨髓炎的临床表现典型,影像学表现明确,诊断一般不难。但有时需注意与表现不典型的骨肿瘤如尤因(Ewing)肉瘤相区别。注意到急性起病,有典型的感染症状,可以鉴别。

2.慢性化脓性骨髓炎　大多是急性化脓性骨髓炎未得到及时有效治疗的转归。

【临床与病理】

急性期过后,有时临床可见排脓瘘管经久不愈或时愈时发,主要是因为脓腔和死骨的存在。因死骨积存有大量的病菌,抗生素不能渗入,阻碍病变的愈合,致炎症呈长期反复经过。

【影像学表现】

（1）X线平片：表现为在破坏区的周围有明显的增生硬化，在破坏区内可有大小不等的死骨。骨膜反应不断增厚，外缘起伏不平，呈多层或花边状。同时骨内膜也有明显增生，髓腔缩小或消失。这些改变使患骨密度明显增高，骨干增粗，轮廓不光整。

慢性骨髓炎愈合为骨质破坏与死骨消失，骨质硬化逐渐吸收，骨髓腔沟通。如果髓腔硬化仍不消失，经长期观察，病变已静止，但当机体抵抗力低时仍可复发。

慢性化脓性骨髓炎，有时具有一些特殊的影像表现：

慢性骨脓肿（Brodie脓肿）系慢性局限性骨髓炎，是由于细菌毒力低或机体抵抗力较强而使感染局限于长骨干骺端的骨松质中，病人多为青少年。好发部位为胫骨上、下端和桡骨远端，X线表现为长骨干骺端中心部位的圆形或椭圆形骨质破坏区，其长轴与骨干长轴平行，边缘较整齐，周围有骨硬化带。脓肿距骺软骨板较远。其中可有小死骨，但较少见，无骨膜反应。附近骨皮质可略增宽，密度也较高，无软组织肿物或瘘管。脓肿一般不穿通骺软骨板侵犯骨骺或进入关节腔。

硬化性骨髓炎又称Garre骨髓炎，是一种少见的慢性骨髓炎。多见于儿童和青年人的胫骨和股骨。X线表现为骨皮质增厚，密度增高，髓腔狭窄或完全消失，骨干增粗，呈梭形，表面不光滑。骨硬化范围相当广泛，可侵犯骨干的大部。用高电压技术投照可发现其中的小的破坏区，但无死骨或瘘管。

（2）CT：慢性化脓性骨髓炎的CT表现与X线表现相仿，骨皮质增生变厚，髓腔变窄，骨质密度增高等增生为主的表现。

（3）MRI：慢性化脓性骨髓炎的骨质增生、死骨、骨膜增生在MRI所见为T_1WI和T_2WI上均呈低信号，炎性肉芽组织及脓液在T_1WI上为稍高或低信号而在T_2WI上呈高信号，瘘管内含脓液常在T_1WI上呈稍高信号而在T_2WI上呈高信号，依层面方向不同，表现为不规则的粗细不匀索条影或斑点影，从骨内破坏区与皮肤表面相连。

【诊断与鉴别诊断】

慢性化脓性骨髓炎的影像学特点是在骨质破坏的同时有大量的骨质增生，且有死骨形成，一般诊断不难。由于抗生素的广泛应用，典型、严重和长期不愈的慢性骨髓炎已很少见。相反，却常出现多种不典型的X线表现。如感染仅限于骨膜下，只表现为骨膜增生或与其下方的骨皮质融合，使骨皮质呈局限性增厚，而无明显的骨质破坏，甚至有少数病例很难与恶性骨肿瘤或骨病区别，应注意分析、鉴别。

（二）软组织感染

【临床与病理】

软组织感染可原发于软组织或继发于骨的感染。软组织感染多数有全身发热和白细胞增多，局部有红、肿、热、痛。急性期的病理改变主要是充血和水肿，进一步发展则形成脓肿，脓肿可局限亦可沿肌间隙扩散。

【影像学表现】

X 线显示软组织感染有一定的限度,病变部位应做 CT 或 MRI 检查。

(1) CT:炎症急性期的充血、水肿在 CT 上表现为皮下脂肪层模糊,密度增高,所累及肌肉影增厚变大,肌间隙境界模糊。脓肿形成后,肿胀的软组织中可见圆形或类圆形的分叶状块影,中心部分密度较低提示组织坏死液化。增强后肉芽组织形成的脓肿壁可出现环状强化带。随着病程的发展,邻近骨骼可出现骨膜反应性增生,骨质侵犯不多见。

(2) MRI:MRI 对炎症急性期的充血、水肿较 CT 敏感,在 T_1WI 上表现为低或等信号,在 T_2WI 上表现为高信号,呈界限不清的片状或羽毛状,且有不同程度较缓慢的强化,中央的不强化区为脓腔。

(三)骨结核

骨结核(tuberculosis of bone)是以骨质疏松和骨质破坏为主的慢性进行性疾病。多见于儿童和青年。系继发性结核病,原发病灶主要在肺部。结核杆菌经血行到骨或关节,停留在长骨干骺端、骨骺、短骨、脊椎及手、足块状骨的骨松质或关节滑膜而发病。

【临床与病理】

临床上无急性发病史,经过缓慢。局部可有肿、痛、功能障碍、冷脓肿和经久不愈的窦道。实验室检查,红细胞沉降率增快。病灶多为单发性病灶。

病理改变可分为三型:①渗出性病变为主型,以多量巨噬细胞或中性粒细胞为主要表现;②增殖性病变为主型,以形成多个结核结节为特征;③干酪样坏死为主型,则以大量的组织坏死,常伴有不同程度的钙化。不同的病理改变,与临床症状和影像等表现有一定关系。

【影像学表现】

(1) X 线平片:

1) 长骨结核:骨骺和干骺端是骨结核在长骨中的好发部位。病变常发生于儿童长骨的干骺端,靠近骺软骨板。病变常超越骺软骨板侵犯骨骺。病变初期表现为骨质疏松,进一步发展在骨松质的中央出现圆形、椭圆形或类圆形骨质缺损区,边缘模糊,周围骨质无硬化现象。大约有 1/3 的病例在腔内可出现死骨。死骨为不规则颗粒,比周围骨质的密度略高,边缘模糊,大小如沙粒状。骨膜反应不多见。仅少数病例可出现骨膜反应。干骺端病变易穿通骺软骨板侵犯骨骺并侵入关节,但很少向骨干方向发展,此恰与化脓性骨髓炎相反。病变可穿通皮肤形成瘘管,有瘘管形成则易发生继发感染,可有骨质增生和骨膜增生。

短骨骨干结核又称结核性指骨炎,多发生在 10 岁以前的儿童。临床症状轻微,除局部肿胀外,可无其他症状。病变常为多发性,累及掌指骨的骨干,很少累及末节指骨。轻微病变指骨中央骨小梁吸收,指骨轻度增宽,可有清晰的骨膜增生;较严重的病变指骨骨髓结构消失,出现囊状透亮区,残留骨松质呈边缘模糊的带状影像,骨干中央膨胀,骨皮质变薄,故又称为骨囊样结核或骨"气鼓"。病变虽然可侵犯整个指骨骨干,但并不波及腕骨或指间关节。

2）脊椎结核(tuberculosis of spine)：是最常见的骨结核病,多发生在儿童和青壮年,病变好累及相邻的两个椎体,附件很少累及。

脊椎结核由血行感染,结核病灶大多数发生在椎体,且多在椎体的前方。按照病灶的发生部位,椎体结核又分为中心型、边缘型和骨膜下型(韧带下型)三种。①中心型椎体结核：多见10岁以下儿童,以胸椎为多见。病灶一般起始于椎体的前方,以骨质破坏为主,使椎体发生较快的广泛的破坏和塌陷,可穿破上、下椎间盘侵及邻近椎体。②边缘型椎体结核：是最常见的类型,多见于成年人,以腰椎多见。病灶多在椎体前缘,骨膜下以及前纵韧带下的椎间盘开始,常累及相邻两个椎体,亦可沿骨膜下或前纵韧带下向上、下蔓延,累及邻近的椎体。③骨膜下型：是一种较为特殊的脊椎结核,而且少见,病变主要累及椎旁韧带,常有椎旁脓肿形成,椎体及椎间盘改变很少。当大量脓液积聚于前纵韧带下时,可使多个椎体前缘产生凹陷形骨质侵蚀。

脊椎结核主要的临床表现有脊柱运动障碍、局部疼痛、冷脓肿、窦道及脊柱变形。脓肿或肉芽肿侵蚀或压迫脊髓,可导致脊髓压迫症状。

脊椎结核的主要 X 线表现有骨质破坏、椎间隙变窄或消失、脊椎变形、冷脓肿形成和钙化(图 7-10)。

（2）CT：

1）骨结核：CT 可显示较小的骨质破坏区,并可见其内的沙粒状死骨。病骨周围软组织有肿胀,结核性脓肿密度低于肌肉,增强后其边缘可有强化。

2）脊椎结核：CT 显示椎体及附件的骨质破坏、死骨和椎旁脓肿优于平片。椎体骨质破坏可引起椎体压缩融合后突致椎管狭窄,CT 可以了解椎管内受累情况。结核性脓肿的位置因发病部位而异,呈液性密度,增强后边缘有环形强化。CT 还可发现椎管内硬脊膜外脓肿。

（3）MRI：脊椎结核的骨破坏区及其周围骨髓因反应性水肿,表现为在 T_1WI 呈低信号,T_2WI 为高信号影,矢状和冠状图像有利于椎间盘的观察。可见椎间隙变窄。冷脓肿在 T_1WI 呈低信号、在 T_2WI 为高信号,其内可见斑点状索条状低信号影,代表脓肿内的纤维化或钙化,增强后脓肿壁可强化。

由于 MRI 可多平面成像,对脓肿的部位、大小形态和对椎管硬膜囊、脊髓压迫的显示优于平片和 CT。

【诊断与鉴别诊断】

长骨干骺端结核需与慢性骨脓肿区别,前者破坏区从干骺端跨越骺线侵犯骨骺,边界模糊、周围无骨质增生硬化等可资鉴别。脊椎结核应注意与脊椎骨髓炎区别。脊椎骨髓炎亦有骨质破坏、椎间隙变窄及椎旁脓肿形成,但脊椎骨髓炎发病急,病变进展较快,骨质硬化出现早(4～6周),而且比较明显。

三、骨与软组织肿瘤及瘤样病变

骨肿瘤包括原发性骨肿瘤、继发性骨肿瘤和瘤样病变,其种类繁多,影像学检查在诊断中占有重要地位,不仅能显示病变的部位、大小、邻近组织的改变,对多数病例还能判定良恶性、原发或转移性。骨肿瘤的表现多种多样,特征性征象不多,对确定肿瘤的组织学类型仍较困难。因此必须与临床(包括年龄与体征)及实验室检查相结合综合分析,以明确诊断。

在年龄上,多数肿瘤患者的年龄分布有相对规律性。骨肉瘤好发生在15～25岁,骨髓瘤及转移性肿瘤则多见于40岁以上。良性肿瘤很少引起临床症状,而恶性肿瘤,往往疼痛是首发症状。良性肿瘤边界清楚,压痛不明显,而恶性者则边界不清,压痛明显。良性肿瘤患者一般情况良好,恶性者则病情重,发展快,晚期多有消瘦和恶病质。良性肿瘤一般实验室检查均正常,而恶性者常有变化,如骨肉瘤碱性磷酸酶增高,尤因肉瘤血白细胞可增高,转移瘤和骨髓瘤可发生贫血及血钙增高,骨髓瘤患者尿中可有本-周(Bence-Jones)蛋白。

在诊断骨肿瘤时应注意病变部位、数目、病灶情况及周围软组织情况进行分析。

(1)部位:每一种肿瘤都有相应的好发部位,在诊断上具有重要的参考价值。绝大多数骨肿瘤好发于生长旺盛的干骺端或骨端,如骨肉瘤、巨细胞瘤等;转移性骨肿瘤及骨髓瘤则多发生于含有红骨髓和血液供应较丰富的扁骨和长骨的两端,尤因肉瘤好发于骨干。

(2)数目:原发性骨肿瘤大多为单发,多发性较少,而转移性骨肿瘤和骨髓瘤大多为多发。

(3)病灶分析:见表7-1。

表 7-1　良恶性肿瘤鉴别表

良性肿瘤	恶性肿瘤
1. 生长缓慢,不浸润邻近软组织,可引起压迫推移	生长快,易侵犯邻近组织器官,可形成软组织肿块,其内常有钙化和瘤骨
2. 一般骨膜不受累,病理性骨折后可有少量骨膜反应	骨膜常受累,不同形状的骨膜增生,且可被肿瘤破坏形成三角形骨膜反应
3. 骨破坏呈膨胀性或压迫性骨缺损,边缘清楚锐利,常有硬化边	浸润性骨破坏,病变与正常骨架界限不清,边缘不整,一般无硬化边
4. 无附近或远处转移	可发生肺及骨骼转移
5. CT 扫描:除钙化外,肿瘤组织密度均匀,强化不明显,少数形成骨壳外软组织肿块,边缘清楚	肿瘤组织密度不均,明显不均匀强化,软组织肿块边界不清

(一) 良性骨肿瘤

1. 骨巨细胞瘤(giant cell tumor of bone) 又称破骨细胞瘤,起源于骨骼非成骨性结缔组织。

【临床与病理】

临床上,骨巨细胞瘤男女发病相仿,绝大多数发生于 20～40 岁,20 岁以下和 40 岁以上少见,10 岁以下罕见。好发于骨端,以股骨下端、胫骨上端和桡骨下端常见。主要临床表现为局部疼痛、肿胀、压痛。较大的肿瘤可有皮肤发热和静脉曲张。

肿瘤可呈实质性和囊性两种。实质性肿瘤呈红色和褐色,质如肌肉,若部分纤维化或胶原化,则呈灰黄色,质较坚韧,出血时则呈红色或暗红色,质较软。囊性肿瘤为较大的囊腔或多房性空腔,所构成的囊壁为薄层膜性组织,内充满黄色或橘黄色液体。肿瘤本身为结缔组织或骨组织所分隔。镜下:肿瘤主要由单核细胞、多核细胞构成,根据肿瘤细胞分化程度不同,有良性、生长活跃与恶性之分。

【影像学表现】

(1) X 线平片:长骨巨细胞瘤的 X 线表现多较典型,肿瘤偏心生长于长骨骨端,逐渐向四周膨胀,横向扩张程度与纵向相似或超过之。随着病情进展,整个骨端和干骺端可被全部破坏,但很少穿过关节软骨面。巨细胞瘤骨质破坏可有两种类型,大多数病变区内可有数量不等、比较纤细的骨嵴,分隔成大小不一的小房;少数破坏区内无骨嵴,表现为单一的溶骨型破坏(图 7-11)。肿瘤膨胀可使骨皮质变薄,一般无骨膜反应,少数生长缓慢的巨细胞瘤边缘可有硬化,生长较快的边缘常模糊不规则。破坏区骨皮质不连,并于周围软组织中出现边缘清楚的肿块者表示肿瘤生长活跃。肿瘤边缘出现筛孔状和虫蚀状骨破坏,骨嵴残缺紊乱,侵犯软组织出现明确肿块,且边缘不清楚,则提示为恶性巨细胞瘤。

(2) CT:CT 平扫表现为骨端囊性膨胀性骨破坏区,骨皮质完整,内缘可呈波浪状为骨嵴所致,一般无真性骨性间隔。平片所显示的分房征象实为骨壳内面的骨嵴投影,破坏区内一般为软组织密度,无钙化和骨化影,肿瘤出现坏死液化可见低密度区,囊变区内偶可见液-液平面。生长活跃及恶性巨细胞瘤骨皮质往往不完整,并可见骨壳外软组织肿块影。增强扫描肿瘤组织有较明显强化,而囊变区则无强化。

(3) MRI:肿瘤在 T_1WI 上多呈低或中等信号,在 T_2WI 上多为高信号。坏死囊变区 T_1WI 较低信号,T_2WI 呈高信号。肿瘤内出血在 T_1WI 和 T_2WI 上均呈高信号。可有液-液面,在 T_1WI 上常下部信号高于上部,而 T_2WI 上则相反。

【诊断与鉴别诊断】

良性骨巨细胞瘤应与骨囊肿等鉴别,恶性巨细胞瘤应与骨肉瘤鉴别。骨巨细胞瘤有好发于长骨骨端,偏心性膨胀性骨破坏及横向生长的特征。影像诊断时除需明确肿瘤类型外,还需注意有无恶性变。

2. 骨囊肿(bone cyst) 为单发性骨的瘤样病变,原因不明,大多认为与外伤有关。

【临床与病理】

好发于 20 岁以下的青少年,尤以长骨干骺端多见。一般无症状或仅有隐痛,大多因外伤后病理性骨折而发现。病变为囊腔,内为棕色液体,外包绕一层纤维包膜,周围为薄层骨壁。

【影像学表现】

(1) X 线平片:大多表现为圆形或椭圆形,边界清楚的透明区,有时可呈多囊状,病变沿长骨纵轴发展,有时呈膨胀性破坏,骨皮质变为薄层骨壳,边缘规则,无骨膜反应。骨囊肿易发生病理性骨折,小的囊肿可因骨折后骨痂修复而消失,大的囊肿也可变小。

(2) CT:表现为圆形或卵圆形骨质缺损区,边界清楚无增生硬化,病变部位骨皮质可轻度膨胀变薄,周围软组织无肿胀,囊肿为均匀的水样密度,若囊内出血则 CT 值可升高,增强扫描无强化。

(3) MRI:信号通常与水的信号一致,即 T_1WI 呈低信号而 T_2WI 呈高信号。如果发生病理性骨折并囊内出血,则可见液-液面。

【诊断与鉴别诊断】

骨囊肿应与骨巨细胞瘤鉴别,巨细胞瘤多发生于骨骺愈合后的骨端,常为偏心性、膨胀性生长,呈多囊状或皂泡样状结构。有时鉴别较困难,发病年龄及临床症状有参考价值。

(二)原发性恶性骨肿瘤

骨肉瘤(osteosarcoma):是起源于骨间叶组织的最常见的骨原发恶性肿瘤。恶性度高,发展快,多早期发生肺转移。

【临床与病理】

多见于青年,男性较多。好发于股骨下端、胫骨上端和肱骨上端。干骺端为好发部位。主要症状为局部疼痛、肿胀和功能障碍。实验室检查血碱性磷酸酶常增高。

肿瘤在大体上依据肿瘤性成骨细胞的多少、分化程度及其内有无出血坏死而不同。分化较成熟、成骨显著者,瘤骨多呈浅黄色,质硬如象牙;成骨少者,分化较原始,易出血,质地软,呈鱼肉样。镜下:肿瘤由间变的瘤细胞、肿瘤样骨样组织及骨组织组成,有时亦有数量不等的瘤软骨。

【影像学表现】

(1) X 线平片:主要 X 线表现为不规则骨破坏和骨增生,骨皮质破坏,不同形式的骨膜增生及骨膜新生骨的再破坏,软组织肿块和肿瘤骨形成等。肿瘤骨是诊断骨肉瘤的重要依据,依据骨破坏程度和肿瘤骨的多少可分为成骨型、溶骨型和混合型三种。

1) 成骨型骨肉瘤:以肿瘤骨形成为主,为云絮状、针状和斑片状致密影,范围广泛,明显时可呈大片象牙质变。早期骨皮质完整,以后可被破坏。骨膜增生明显。软组织肿块中多有肿瘤骨(图 7-12)。

2) 溶骨型骨肉瘤:以骨质破坏为主,很少或没有瘤骨。骨破坏呈不规则斑片状或大片状,边界不清,骨皮质破坏较早,呈虫蚀状。骨膜增生易被肿瘤破坏,而边缘部分残留,形成骨膜三角。软组织肿块中多无肿瘤骨。易引起病理性骨折。

3)混合型骨肉瘤:成骨与溶骨程度大致相同。破坏区内及软组织肿块中可见肿瘤骨。常有不同程度的骨膜增生。

(2)CT:较 X 线平片能更好地显示骨肉瘤的各种表现。对小的破坏区及肿瘤骨CT较敏感。CT 能较好地显示软组织肿块情况,常偏于骨干一侧或围绕病骨生长,边缘大多不清,其内可见大小不等的坏死囊变区。此外,CT 还能清楚显示肿瘤向骨髓腔蔓延的范围,表现为低密度的含脂肪的骨髓被软组织密度的肿瘤所取代。增强扫描肿瘤的实质部分可有较明显强化,使肿瘤与周围组织区分较为清楚。

(3)MRI:显示细小骨化及钙化能力不如 CT,显示骨质破坏、骨膜反应、软组织肿块在 T_2WI 上最好。大多数肿瘤在 T_1WI 上呈不均匀低信号,T_2WI 上呈不均匀高信号。肿块外形不规则,边缘多较清楚。MRI 可以任意切面成像,从而可以清楚显示肿瘤与周围正常结构的关系,也能更准确地显示肿瘤在骨髓腔内蔓延的情况。

【诊断与鉴别诊断】

骨肉瘤主要应与骨髓炎相鉴别,骨肉瘤一般发生于青年,临床有疼痛、肿块和运动障碍三大症状,无急性感染病史,病变相对较局限,影像学上肿瘤骨的形成是诊断骨肉瘤的重要依据,此外,病灶可累及邻近的软组织形成软组织肿块,且在软组织块中可形成肿瘤骨。与骨髓炎可作鉴别。

(三)转移性骨肿瘤

转移性骨肿瘤(metastatic tumor of bone)占骨恶性肿瘤的首位,所有的癌、肉瘤和其他恶性疾病均可转移到骨骼而发病。主要途径是血行转移,少数由邻近的原发灶直接蔓延发病。

【临床与病理】

转移性骨肿瘤多发生在中年以后。原发肿瘤多为前列腺、肾、甲状腺、乳腺和肺癌等。骨转移性肿瘤可发生于全身任何骨骼,但好发于躯干骨如骨盆、脊柱、颅骨和肋骨等,长骨以膝、肘关节以上好发,其远侧较少见。主要临床表现为进行性疼痛、病理性骨折和截瘫。部分转移性肿瘤患者血清碱性磷酸酶增高。转移性骨肿瘤大体标本上无特异性,瘤结节多见于骨髓内,切面多呈灰白色,常伴有出血、坏死。镜下转移瘤的形态结构与原发肿瘤相同。

【影像学表现】

(1)X 线平片:转移瘤按病变密度分成骨型、溶骨型和混合型,以溶骨型多见。

溶骨型转移瘤表现为单发或多发斑片状、虫蚀状骨质破坏,病变可融合成大片溶骨性破坏,一般无骨膜增生。常引起病理性骨折。椎体广泛破坏后,因承重而被压变扁,但椎间隙相对完好。椎弓根多受侵犯、破坏。

成骨型转移瘤多见于前列腺癌、乳腺癌、肺癌或膀胱癌等,病变密度增高,呈斑片状或结节状,密度较均匀,骨皮质多较完整,好发于腰椎、骨盆。常多发,椎体压缩不明显。

混合型转移瘤,兼有成骨和溶骨性改变,可同时见于一骨,亦可分别见于不同骨或骨的不同部位。

(2)CT:对于转移性骨肿瘤的显示,CT远较X线平片敏感,同时还能清楚显示局部软组织肿块的情况。溶骨型转移表现为低密度骨破坏区,边缘较清楚,无硬化,常伴有软组织肿块。成骨型转移瘤为骨松质内斑点状、片状、棉团状或结节状边缘模糊的高密度影,一般软组织肿块不明显。混合型则兼有上述两型病灶改变。

(3)MRI:对骨髓中的肿瘤组织和周围水肿非常敏感,能检出X线平片、CT未能显示的转移灶,能发现未引起骨破坏的转移瘤,能准确判定肿瘤部位、大小、数目及邻近组织的情况。大多数骨转移瘤在T_1WI呈低信号,T_2WI呈不同程度高信号,脂肪抑制序列可清楚显示病变范围。

【诊断与鉴别诊断】

转移性骨肿瘤多发者诊断并不难,但应与骨髓瘤相鉴别。单发者则诊断有一定困难,应与原发性骨肿瘤鉴别,转移性骨肿瘤发病年龄高,少见骨膜反应及软组织肿块,较少侵犯膝关节及肘关节以下骨骼为其特点,可与原发肿瘤鉴别。

(四)软组织肿瘤和肿瘤样病变

X线平片对软组织肿瘤诊断价值不大,平片有时可发现范围较大的软组织肿块,但很难明确位置和性质。CT能很好显示软组织的结构及软组织肿瘤,对于有特异性密度的组织如脂肪、出血和钙化等,CT能正确辨认。MRI在不同的软组织间有良好分辨力,并可任意切面成像,是诊断软组织肿瘤首选方法。

一般来讲,良性软组织肿瘤生长较慢,边界清楚锐利,密度或信号均匀。恶性肿瘤生长较快,肿瘤较大,边界不清,密度及信号不均匀。少数软组织肿瘤可侵犯邻骨。良性肿瘤常引起压迫性骨缺损,边缘光整可见硬化边,恶性肿瘤常引起邻骨浸润性破坏及周围软组织水肿,在MRI上T_1WI呈低信号、T_2WI呈高信号。

四、全身性疾病的骨骼改变

凡能影响骨基质的形成和钙磷代谢的各种因素,均能引起骨代谢病,如营养不良、内分泌紊乱、肾功能不全、小肠功能紊乱以及遗传性代谢缺陷等。

影响骨基质代谢的主要因素有生长激素、甲状腺激素、肾上腺皮质激素、性激素和维生素等。影响骨钙磷代谢的主要因素有甲状旁腺激素、维生素D、肾功能和小肠吸收功能等。

(一)代谢性骨病

骨代谢病的基本X线表现有骨质疏松、骨质软化、骨硬化和局限性骨质缺损(如痛风石和囊性纤维性骨炎)等。虽然X线检查在骨代谢病的诊断、随访和治疗观察中占有重要地位,但有些代谢病在X线表现上极相似,因此必须结合临床全面分析判断。下面以常见的维生素 D 缺乏病(又称维生素缺乏性佝偻病)加以叙述。

维生素 D 缺乏病:是婴幼儿维生素 D 不足引起的钙磷代谢障碍,使新生的骨样组织和软骨中钙盐沉积不足,是全身性骨疾病。骨质变化主要在生长活跃的骺和干骺端。由于骨样组织钙化不足而发生骨化异常,骨质软化和变形。

【临床和病理】

主要临床表现有烦躁不安、头部多汗、方颅、双顶间径加大、囟门大、串珠肋、鸡胸、四肢骨骺处肿大(以腕部明显)和下肢弯曲畸形。血钙正常或降低,血磷降低是重要的特点。血清碱性磷酸酶升高。

在病理上,由于骨骺软骨板的软骨细胞正常生长,但因缺钙而不能钙化和退变,因此软骨细胞堆积起来,使骨骺板增宽。软骨基质不能钙化,临时钙化带不规则,干骺端受压,呈杯口状变形,并向外扩张。

【影像学表现】

维生素 D 缺乏病一般做 X 线检查即能确诊。

X 线平片:维生素 D 缺乏病的早期 X 线改变最容易在长骨生长最快的干骺端出现。如胫骨、肱骨的近端和尺桡骨远侧干骺端。①最早的 X 线改变是骨骺软骨板,临时钙化带模糊、变薄以至消失,周围骨质密度减低。②进一步发展,临时钙化带消失,干骺端凹陷,形成杯口状变形,其边缘呈毛刷状,为骨样组织不规则钙化所致。③干骺端向两侧扩张、增宽,干骺端两侧缘出现骨刺,这是由于软骨积聚,骨皮质向外伸延所致。④干骺端与骨骺之间的距离增宽。骨质普遍性密度减低。⑤肋骨前端呈杯口状变形。⑥骨骺出现晚,密度低,边缘模糊。⑦晚期病例骨干和干骺端骨小梁稀少而增粗。⑧骨干可出现青枝骨折或假性骨折。⑨下肢常出现弯曲畸形,形成"O"形腿。⑩经过正确的治疗后,临时钙化带重新出现,干骺端杯口状变形减轻或消失,骨骺密度增高。干骺端与骺的距离恢复正常。至于骨的变形,则多长期存在(图7-13)。

【诊断与鉴别诊断】

佝偻病应与可引起普遍性骨密度减低的其他全身性疾病鉴别,根据临床特点及实验室资料,注意干骺端典型的 X 线变化,区别一般不难。

(二)内分泌性骨病

人体内的内分泌腺有垂体、甲状腺、甲状旁腺、肾上腺、性腺等。这些内分泌腺各自分泌各种内分泌素。当它们的功能失调能引起机体一系列的复杂变化,也包括骨骼的变化。功能失调包括功能亢进和功能减退,此类疾病引起的骨改变,有的具有影像学特征,如垂体功能亢进,有的改变轻微又无特点。所以在实际工作中,一定要结合临床及实验室检查结果进行判断。

垂体疾病:垂体疾病按功能变化分为垂体功能亢进和减退两类。前者包括肢端肥大症与巨人症,后者包括生长激素缺乏性侏儒症(又称垂体性侏儒症)和希恩(Sheehan)综合征。

1. 巨人症和肢端肥大症　腺垂体(又称垂体前叶)嗜酸性细胞瘤或增殖如果

发生在骨骺联合以前,由于生长激素分泌过多,骨骼生长过快则发生巨人症。如发生在成年以后,此时骨骼发育成熟,骨骺已联合,虽有分泌过多的生长激素的作用也不能使长骨继续生长,而促使四肢末端骨质增大、变粗,结果形成肢端肥大症。

【临床与病理】

巨人症的形成多在青春期开始,生长突然猛增,10 岁左右儿童就已达到一般成人的高度,四肢过长,头增大,肢端肥大症多发生在 30 岁左右,病人下颌明显突出,唇肥厚,面部变形,指(趾)粗大,视力减退。女性闭经,部分患者可有血糖增高和糖尿。

【影像学表现】

(1)X 线平片:巨人症的 X 线表现为全身骨骼普遍性、匀称性粗大。骨骺出现及联合正常。蝶鞍呈球形扩大,颅骨增厚,鼻旁窦气化明显。肢端肥大症的 X 线表现为蝶鞍呈球形扩大,颅骨穹隆增厚,枕骨明显后突,颧骨隆起,上颌窦及额窦气化明显。下颌骨增长,明显向前突出。手足短骨骨端增宽,指尖端增生、扩大,呈丛毛状,足跟软组织增厚。椎体肥大并有骨质疏松。

(2)CT 与 MRI:如为垂体腺瘤的患者,可见鞍内肿瘤的相关表现。

【诊断与鉴别诊断】

巨人症与肢端肥大症的 X 线表现较为特殊,一般不难诊断。

2. 生长激素缺乏性侏儒症　又称垂体性侏儒症(pituitary dwarfism),是青春期前腺垂体功能不足引起的生长发育障碍。

【临床与病理】

本病常为颅咽管瘤所引起。此病多见于男孩,从 3～4 岁开始,体格发育较同龄儿缓慢,年龄越大,落后越明显。智育发育正常,性发育不全。后期肿瘤增大可压迫相邻结构,病人会有头痛、呕吐、嗜睡、视力障碍、多饮多尿等症状。

【影像学表现】

(1)X 线平片:蝶鞍正常或缩小,如因肿瘤所致,则蝶鞍增大或破坏,颅咽管瘤可出现钙化。上颌骨和牙齿发育不良。四肢骨短小,骨骺出现晚,骨龄较实际年龄小。骨骺联合晚或不融合。

(2)CT 及 MRI:特发性生长激素缺乏性侏儒症 CT、MRI 表现为垂体明显萎缩,体积变小,继发性垂体性侏儒,可见鞍区肿瘤或其他占位病变对垂体的侵犯和压迫。

【诊断与鉴别诊断】

本病应与其他原因所致的侏儒症鉴别,注意排除肿瘤性病变,结合临床与实验室检查,可供鉴别参考。

(黄　健　吴献华)

第八章

关　节

关节(joints)为连接两块或两块以上骨骼的结构。人体关节有三种类型:①不动关节,即纤维性关节如颅缝等;②微动关节,即软骨性关节,可有轻微活动如耻骨联合等;③活动关节,即滑膜性关节,能自由活动,具有关节腔,如四肢关节等。现以活动关节为例讲述。

四肢关节包括骨端、关节软骨和关节囊。

关节有两个或两个以上的骨端。每个骨端的骨性关节面上覆盖的关节软骨为透明软骨,表面光滑,具有较强弹性,在功能范围内滑动自如,并能承受重力,对骨性关节面的骨质有保护作用;关节边缘盂唇为纤维软骨,向外凸出以加深关节盂或臼窝;另外,尺腕关节内有三角软骨盘,膝关节内有半月软骨板。但关节软骨不能再生,一旦破坏或退行性变,活动时就产生摩擦,随后为纤维组织覆盖。关节囊是附着在关节四周的结缔组织囊,由外层致密的结缔组织和内层较薄的滑膜所组成。滑膜分泌少量的关节滑液,可润滑和保护关节软骨,同时也是关节软骨营养的主要来源。

第一节　检查技术

一、X线检查

尽管有一些新的影像诊断设备的应用,但X线平片仍然是观察关节首选的影像学检查方法,特别是从整体角度来观察关节病变有独特的优势。摄片要求与四肢骨骼相同,必须包括正、侧两个摄影位置。投照技术上要求有更好的对比度,以便对关节的软组织作初步观察。但由于除相应的骨端以外,关节其他的结构如关节囊、关节软骨等均为软组织,缺乏天然对比而无法显示,因而X线平片对关节结构的观察,有较大的限度。过去用向关节腔内注入低密度(如气体)或高密度(如有机碘水)

的对比剂,形成人工对比的方法,即关节造影(arthrography)对关节腔进行观察,以作诊断。但自 CT、MRI 在临床应用以来,X 线关节造影已很少使用。

二、CT 检 查

X 线平片检查发现关节病变诊断有困难者可进行 CT 检查,关节的 CT 检查技术,原则上与骨和软组织的 CT 检查技术相似。关节结构较为复杂,一般宜采用薄层扫描。

三、MRI 检 查

MRI 具有很高的软组织分辨率,无需对比剂就能显示 X 线平片及 CT 难以显示的结构,如肩袖、腕管、半月板、韧带、关节软骨等。为了获得满意的 MRI 图像,应尽量使用合适的射频线圈,以获得较好的信噪比。一般先作横断 T_1WI 和 T_2WI,在此基础上选作冠状和矢状扫描,必要时应行不同方向的斜位扫描,层厚要薄。

第二节　影像观察与分析

对关节的正常和病变的影像表现的观察和分析,与骨骼系统的要求相同。

一、X 线平片

(一)关节的正常 X 线表现

由于关节软骨、关节囊都是软组织密度,X 线不能显示,因此,X 线所见关节间隙包括了关节软骨及其间的真正微小间隙和少量滑液。两个相对骨端的骨性关节面光滑整齐,相距匀称,间隙清晰。关节间隙的宽度因部位和年龄而异(图 8-1)。

新生儿的关节间隙,由于骨端有骺软骨,骨化中心尚未出现或很小,因而显得很宽,随着年龄增长,骨化中心逐渐增大,则间隙逐渐变窄。待骨骼发育完成,则成为成人的宽度。

(二)关节病变的基本 X 线表现

1. 关节肿胀(swelling of joint)　常由于关节积液或关节囊及其周围软组织充血、水肿、出血和炎症所致。X 线表现都是关节周围软组织肿胀、密度增高,难于区别病变的结构,大量关节积液可见关节间隙增宽。常见于炎症、外伤和出血性疾病。

2. 关节破坏(destruction of joint)　是关节软骨及其下方骨性关节面被病理组织所侵犯、代替所致。其 X 线表现是当破坏只累及关节软骨时,仅见关节间隙狭窄,累及骨性关节面时,则出现相应区的骨性关节面模糊、毛糙、缺损,甚至骨松质也可出现骨质破坏。严重时可引起关节半脱位和变形。

关节破坏是诊断关节疾病的重要依据。破坏的部位与进程因疾病的性质而异。急性化脓性关节炎,软骨破坏开始于关节承重面,进展很快,以日计,不久可累及软骨下骨性关节面,软骨与骨破坏范围可十分广泛。关节滑膜结核,软骨破坏常开始于边缘,逐渐累及骨质,表现为边缘部分的虫蚀状破坏,进展缓慢,以月计。类风湿性关节炎到晚期才引起关节破坏,进展缓慢,以年计,一般双侧同时进行,但也可不对称,破坏从关节边缘开始,多呈小囊状。

3. 关节退行性病变(degenerating of joint) 早期改变始于软骨,为缓慢发生的软骨变性、坏死和溶解,逐渐为纤维组织所代替,广泛软骨坏死可引起关节间隙狭窄。继而造成骨性关节面骨质增生硬化,凹凸不平,并于骨缘形成骨赘。关节囊肥厚、韧带骨化。

关节退行性病变的早期 X 线表现主要是骨性关节面模糊。中晚期表现为关节间隙狭窄、软骨下骨质囊变和骨性关节面边缘骨赘形成,不发生明显骨质破坏,一般无骨质疏松。

这种变化多见于老年,以承受体重的脊柱和髋、膝关节为明显,是组织衰退的表现,称为原发性退行性骨关节病。此外,也常见于运动员和搬运工人,由于慢性创伤和长期承重所致。不少职业病和地方病可引起继发性关节退行性变。

4. 关节强直(ankylosis) 是关节破坏的后果,可分为骨性和纤维性两种。

骨性强直是关节明显破坏后,关节骨端由骨组织所连接,关节活动消失。X 线表现为关节间隙明显变窄或消失,并有骨小梁通过关节连接两侧骨端。多见于急性化脓性关节炎后遗表现。

纤维性强直是关节破坏后关节内有纤维组织粘连固定,并失去关节活动功能。X 线上仍可见狭窄的关节间隙,且无骨小梁贯穿,常见于关节结核。诊断需结合临床,不能单凭 X 线确诊。

5. 关节脱位(dislocation of joint) 是组成关节骨端的正常相对应关系的改变或距离增宽,依据程度可分为完全脱位和半脱位两种。微动关节脱位称为分离(diastasis)。

关节脱位多为外伤性,也有先天性或病理性。任何关节疾病造成关节破坏后都能发生关节脱位。

二、CT

CT 能很好显示关节的骨性关节面表现为线性高密度影。关节软骨常不能显示。在适当的窗宽和窗位时,可见关节囊、周围肌肉和囊内外韧带的断面,这些结构均呈中等密度影。正常关节腔内的少量积液在 CT 上难以辨认。

关节病变基本 CT 表现的病理基础和临床意义与其 X 线表现相同,CT 是断面显像且密度分辨力大大高于 X 线,因此关节病变基本 CT 表现的形式和内容与 X 线表现有所不同。①关节肿胀在 CT 上可见软组织密度的关节囊肿胀、增厚,关节腔内水样密度影,如合并出血或积脓其密度可较高。关节附近的滑液囊积液在 CT

上也可见到,表现为关节邻近含液的囊状影。②关节破坏包括关节软骨破坏和骨质破坏。CT 显示软骨尚有一定的限度,但软骨破坏导致的关节间隙狭窄却易于发现,尤其是与健侧对比时需三维重建。CT 可清晰地显示关节软骨下的骨质破坏。③关节退行性变的各种 X 线征象在 CT 上均可发现。④CT 显示关节强直的整体性不如 X 线平片。⑤CT 图像避免了组织的重叠,易于显示一些平片难以发现的关节脱位,如胸锁关节前、后脱位和骶髂关节脱位。

三、MRI

关节软骨位于关节骨端的最外层,MRI 显示为一厚约 1～6 mm 的弧形中等偏低信号影,信号较均匀,表面光滑,T_2WI 可显示关节软骨呈分层状改变,信号亦有差异。关节软骨下的骨性关节面为一薄层清晰锐利的低信号影。骨性关节面下的骨髓腔在 T_1WI 和 T_2WI 均为高信号。关节囊、囊内外韧带和关节盘在各种加权图像上均为低信号。关节腔内的少量滑液在 T_1WI 呈薄层低信号影,在 T_2WI 表现为高信号。

MRI 能较 CT 更好地显示关节的各种基本病变。①关节肿胀除见关节囊增厚外,在 T_2WI 上可见关节囊尤其是滑膜层的高信号,另外,关节周围软组织肿胀也可呈 T_1WI 低信号、T_2WI 高信号。MRI 对关节积液很敏感,一般积液 T_1WI 低信号、T_2WI 高信号,合并出血时 T_1WI 和 T_2WI 均为高信号。因此 MRI 不仅能够显示有无积液,还可根据积液的信号对其性质进行判断。②关节软骨破坏的早期,可见关节软骨表面毛糙、凹凸不平、表层缺损致局部软骨变薄,严重时可见关节软骨不连续、呈碎片状或者大部分破坏消失。关节骨质破坏时低信号的骨性关节面中断不连续。③关节退行性变时 MRI 显示关节软骨变薄、不规则缺损,关节间隙变窄,骨性关节面中断或局部增厚,关节面下的骨质增生在 T_1WI 和 T_2WI 上均为低信号。关节面下的囊变区呈 T_1WI 低信号、T_2WI 高信号,大小不等,边缘清晰。④关节骨性强直时关节软骨完全破坏,关节间隙消失,可见骨髓贯穿于关节骨端之间。纤维性强直时关节间隙仍可存在,但关节骨端有破坏,骨端间可有高、低混杂的异常信号。⑤MRI 不但可显示关节脱位,还可以直观地显示关节脱位的合并损伤,如关节内积血、囊内外韧带和肌腱断裂以及关节周围的软组织损伤。对解剖结构复杂部位的关节脱位的显示 MRI 有其独到之处,如矢状面成像可清楚显示寰枢关节的脱位和对颈髓的压迫。⑥MRI 可清楚显示主韧带、肌腱损伤或断裂,损伤时在 T_2WI 上为高信号,断裂时可见韧带、肌腱的连续性消失。⑦MRI 可显示关节内软骨盘的损伤,如膝关节的半月板,在 T_2WI 上低信号的半月板内可见条形的高信号影,此为半月板撕裂征象。

关节疾患病因多而复杂,临床确诊存在一定困难。X 线检查作为一种对关节骨性结构进行直观观察的手段,为临床提供了进一步的诊断信息。CT 的分辨力明显优于 X 线平片,较有利于明确关节及软组织病变的大小、范围和密度变化。CT 显示软组织结构的能力虽优于 X 线平片,但仍不如 MRI。由于 MRI 对软组织具有很高的分辨力,能直接观察关节囊、滑膜、关节软骨等结构,对病变的定位、定量作出判断,为临床诊断提供更多的信息,但对定性诊断仍有一定限度,必须结合临床表现、实验室检查结果和X线平片所见,综合作出诊断。

第三节　疾病诊断

一、关节外伤

(一)关节脱位

关节外伤性脱位大都发生于活动范围大、关节囊和周围韧带不坚强、结构不稳定的关节。在四肢以肩、肘和髋关节常见,而膝关节少见。

【临床与病理】

患者外伤后关节局部肿痛、畸形、功能障碍。关节脱位常伴有关节囊和周围肌腱韧带的撕裂,有的还有骨折。

【影像学表现】

(1) X线平片:常见的关节脱位如下。

1) 肩关节脱位:肩关节活动范围最大,肩胛盂浅,关节接触面积小,关节囊与韧带松弛而薄弱,易因外伤而脱位。肱骨头关节面与肩胛盂关节面之间的间隙不等宽是肩关节半脱位的惟一征象。肩关节完全脱位分肱骨头前脱位和后脱位两种,以前脱位为常见。肱骨头前脱位时,常同时向下移动,位于肩胛盂的下方,称为盂下脱位。也可向上移位,位于喙突下方或锁骨下方,分别称之为喙突下或锁骨下脱位。肩关节脱位常并发肱骨大结节或肱骨颈骨折。肱骨头后脱位少见,只有侧位才能发现肱骨头在肩胛盂的后方。

2) 肘关节脱位:较常见,多因肘关节过伸引起,常为后脱位。尺骨与桡骨近端同时向肱骨后方脱位,尺骨鹰嘴半月切迹脱离肱骨滑车。少数可为侧方脱位,尺、桡骨向外侧移位。肘关节脱位常并发骨折,关节囊及韧带损伤严重,甚至并发血管及神经损伤。

(2) CT、MRI:见本章第二节有关病变的基本CT、MRI表现部分。

【诊断与鉴别诊断】

大关节脱位,特别是完全性脱位,征象明确,临床不难诊断,但仍需X线检查,以了解脱位的情况和有无并发骨折,这对复位治疗是重要的。小关节脱位和骨骺未完全骨化的关节脱位,特别是不完全脱位,如X线征象不明确,诊断较难,常需加健侧摄片进行比较,才能确诊。但CT和(或)MRI检查常有助于对这类脱位的确诊。

关节脱位的影像学诊断主要靠X线平片。CT对于显示复杂结构部位关节半脱位和小撕裂骨片及隐匿性骨折具有优势。MRI不但可显示脱位,还可直接显示合并损伤如关节积血、囊内外韧带和肌腱断裂及关节周围的骨挫伤和软组织挫伤。

（二）关节软骨板损伤

膝关节、腕关节、肩锁关节和颞颌关节的关节内有软骨板（盘）。关节软骨板的损伤可导致其变性或撕裂。临床上病人除关节疼痛外，还伴有反复的关节积液、关节弹响和关节绞锁现象。

影像学表现：关节软骨板如同关节内其他结构一样为软组织密度，X线平片不能显示其结构。关节软骨板的损伤以膝关节半月板最多见，在MRI表现为细线状的异常信号影从软骨板内向表面延伸并与关节腔相通，甚至贯通关节软骨板的全层，以及关节软骨板的轮廓变形。关节软骨板的损伤以MRI显示最好。

二、关节感染

（一）化脓性关节炎

化脓性关节炎（pyogenic arthritis）是较为严重的关节急性化脓性感染，常由金黄色葡萄球菌经血液到滑膜而发病，也可因骨髓炎继发侵犯关节或直接感染而致。多见于承受体重的关节，如髋和膝关节，常单发。

【临床与病理】

儿童及婴儿多见。患者常急性发病，局部关节有红、肿、热、痛及功能障碍，并可有全身症状如寒战、发热及血白细胞增多等。病理改变为关节滑膜明显充血及水肿，关节腔内有多量渗出液，内含较多的纤维蛋白及中性粒细胞。

【影像学表现】

（1）X线平片：常见的血行感染者，急性期X线表现为关节囊肿胀和关节间隙增宽。化脓病变极易破坏关节囊、韧带而引起关节的半脱位或脱位，以髋关节最常见。常合并有邻近骨骼的骨质疏松。

在关节内脓液中蛋白质溶解酶的作用下，关节软骨被破坏，即引起关节间隙的狭窄。随着病变发展，关节软骨下骨质发生破坏，以承受体重的部分出现早和明显。严重时可发生骨骺和干骺端的骨髓炎。

愈合期，骨质破坏停止而出现修复。病变区骨质增生硬化，骨质疏松消失。如软骨与骨质破坏不甚明显，则关节间隙可部分保留，并有一部分功能，严重时则形成骨性强直。

（2）CT：可以显示化脓性关节炎的关节肿胀、积液以及关节骨端的破坏，CT可以判断病变范围，还可以进行CT引导下穿刺活检。

（3）MRI：显示化脓性关节炎的滑膜炎症、关节积液和关节周围软组织受累的范围均优于X线平片和CT，并可显示关节软骨的破坏。以上改变均为非特异性，需结合临床作出诊断。对于关节周围软组织肿胀T_1WI呈低信号、T_2WI呈略高信号，关节腔内滑膜增生和积液呈高信号。此外，MRI在区分脓肿和血肿上亦有重要价值。

【诊断与鉴别诊断】

本病主要与关节结核鉴别。化脓性关节炎特征是急性起病,症状明显,早期即可出现关节间隙变窄,骨端破坏先见于关节的承重面,破坏区比较广泛,晚期表现关节骨性强直,而滑膜型结核多为慢性发展,骨破坏先见于关节的边缘,以后才累及承重部分,关节软骨破坏较晚,间隙狭窄出现较晚,邻近肌肉萎缩及骨质疏松明显,这些均与化脓性关节炎不同。

(二)关节结核

关节结核(tuberculosis of joint)是一种较常见的慢性进行性炎性病变,继发于肺结核或其他部位结核。可为骨骺、干骺端结核侵犯关节,成为骨型关节结核,也可由细菌经血行先累及滑膜,为滑膜型结核。

【临床与病理】

多见与儿童和青年,常单发,好侵犯髋关节及膝关节,其他关节也可受累。起病比较缓慢,局部疼痛和肿胀,关节活动受限。时间长者可伴有相邻肌肉萎缩。关节结核在大体上滑膜充血明显,表面粗糙,常有纤维蛋白性炎性渗出物或干酪样坏死物所被覆。镜下可分为两大类,即渗出型和增殖型。前者见滑膜为大量巨噬细胞所浸润,后者见滑膜内有较多典型的结核结节形成。

【影像学表现】

(1)X线平片:

1)骨型关节结核:X线表现较为明显,即在骨骺、干骺端结核征象的基础上,又有关节周围软组织肿胀、关节间隙不对称性狭窄或关节骨质破坏、死骨等。诊断不难。

2)滑膜型关节结核:较常见,大多累及一个较大关节。以髋关节和膝关节常见,其次为肘、腕和踝关节。

病变首先出现在关节滑膜,早期X线表现为关节囊和关节周围软组织肿胀,密度增高,关节间隙正常或增宽和骨质疏松。这些变化系因滑膜肿胀、增厚,形成肉芽组织和关节积液所致。可持续几个月到1年以上。因X线无特点,骨质破坏不明显,故诊断较难。病变发展,滑膜肉芽组织逐渐侵犯软骨和关节面,首先累及承重轻的边缘部分,表现为关节面虫蚀状骨质破坏。由于病变首先侵犯滑膜,关节渗出液中又常缺少蛋白质溶解酶,关节软骨破坏出现较晚。因此,虽然已有明显关节面骨质破坏,而关节间隙变窄则较晚(图8-2)。待关节软骨破坏较多时,则关节间隙变窄,此时可发生半脱位。邻近骨骼骨质疏松明显,肌肉也萎缩变细。关节周围软组织常因干酪样坏死物液化而形成冷脓肿。有时穿破关节囊,形成瘘管。如继发化脓性感染,则可引起骨质增生硬化。晚期,病变愈合,则骨质破坏停止,关节面骨质边缘变得锐利。骨质疏松也逐渐消失。严重病例,可产生关节强直,多为纤维性强直。

(2)CT:可见肿胀增厚的关节囊和关节周围软组织以及关节囊内积液,骨性关节面毛糙、虫蚀样骨质缺损。关节周围的冷脓肿表现为略低密度影,注射对比剂后可出现边缘强化。

（3）MRI：滑膜型关节结核早期可见关节周围软组织肿胀，肌间隙模糊。关节囊内大量积液，关节滑膜增厚呈 T_1WI 低信号、T_2WI 略高信号。病变进一步发展可见关节腔内肉芽组织在 T_1WI 为均匀低信号，T_2WI 呈等、高混合信号。关节软骨破坏表现为软骨不连续，碎裂或大部消失。关节面下骨破坏区内的肉芽组织信号特点与关节腔内肉芽组织相同，若为干酪样坏死则 T_2WI 呈高信号。关节周围的结核性脓肿呈 T_1WI 低信号、T_2WI 高信号。

【诊断与鉴别诊断】

本病应与化脓性关节炎鉴别，滑膜型关节结核骨质破坏一般见于关节面边缘，以后才累及承重部分。关节软骨破坏较晚，以致关节间隙变窄出现较晚，程度较轻。关节囊肿胀、密度增高，而邻近的骨骼与肌肉多有明显疏松和萎缩。这些表现与急性化脓性关节炎明显不同。

三、慢性关节病

慢性关节病是指发病缓慢、逐渐发展、病程长、涉及全身关节的疾病。

（一）退行性骨关节病

退行性骨关节病（degenerative osteoarthropathy）过去又称骨性关节炎（oeteoarthritis）、增生性或肥大性关节炎（hypertrophic arthritis）。其特点为关节软骨退行性改变及骨增生肥大所引起的慢性骨关节病，而不是真正的炎性病变。

【临床与病理】

退行性骨关节病分原发与继发两种。前者是原因不明的关节软骨退行性变所致，多见于 40 岁以上的成年人。好发于承重关节如髋、脊柱和膝等关节。后者则是继发于炎症、外伤及缺血性坏死等，任何年龄、任何关节均可发病。常见症状是局部疼痛，运动受限，关节变形，但无关节肿胀。

病变主要是关节软骨退行性变，以承重部位为著，软骨表面不光滑、变薄，且可碎裂，游离于关节腔内，严重时软骨可完全消失，使关节面骨皮质暴露。骨皮质硬化，于边缘形成骨赘。

【影像学表现】

此病经 X 线检查即可确诊。四肢关节退行性骨关节病的 X 线表现不尽相同，基本表现包括关节间隙变窄；边缘锐利或有骨赘突出；软骨下骨质致密；关节面下方骨内出现圆形或不规整形透明区，前者为退行性假囊形成，后者为骨内纤维组织增生所致。晚期除上述表现加重外，还可见关节半脱位和关节内游离体，但多不造成关节强直。

脊椎退行性骨关节病的 X 线表现，包括脊椎小关节和椎间盘的退行性变，可统称为脊椎关节病。脊椎小关节改变包括上下关节突变尖，关节面骨质硬化和关节间隙变窄，椎体边缘出现骨赘，相对之骨赘可连成骨桥。椎间隙前方可见小骨片，但不与椎体相连，为纤维环及邻近软组织骨化所致。椎间盘退行性变则出现椎间隙变窄,椎体上下缘硬化,可以有施莫尔结节(Schmorl nodes)。并由于退行性变而引起椎体滑动。椎体后缘骨刺突入椎间孔或椎管内引起脊神经压迫症状,可摄斜位或体层摄影以显示骨赘。对并发的椎管内后纵韧带、两侧黄韧带及脊椎小关节囊的增生肥厚与椎板增厚引起椎管狭窄,并压迫脊髓的诊断有赖于 CT 和 MRI。

(二)类风湿关节炎

类风湿关节炎(rheumatoid arthritis)是一种慢性全身性自身免疫性疾病,主要以对称性侵犯四肢关节滑膜为主,可波及滑囊和腱鞘。

【临床与病理】

本病多见于中年妇女。早期症状包括低热、疲劳、消瘦、肌肉酸痛和血沉增快等。本病常累及四肢小关节,尤其手足关节好发。受侵关节呈梭形肿胀、疼痛,活动受限,肌无力、萎缩和关节半脱位等。常累及近侧指间关节,呈对称性。实验室检查血清类风湿因子常呈阳性。

病理表现:①滑膜炎,早期滑膜明显充血、水肿,有较多浆液渗出到关节腔内。晚期滑膜内见有大量淋巴细胞、浆细胞及巨噬细胞浸润,滑膜肿胀肥厚。②滑膜血管翳形成及关节软骨破坏。③关节相邻的骨质破坏及骨质疏松。

【影像学表现】

X 线平片是主要检查方法,骨关节的 X 线改变大多出现在发病 3 个月以后。主要改变有:①关节软组织梭形肿胀。②关节间隙早期因关节积液而增宽,待关节软骨破坏,则变窄。③关节面骨质侵蚀多见于边缘,是滑膜血管翳侵犯的结果,也可累及邻近骨皮质。④骨性关节面模糊、中断,软骨下骨质吸收囊变是血管翳侵入骨内所致。⑤关节邻近的骨骼发生骨质疏松。⑥膝、髋等大关节可形成滑膜囊肿,向邻近突出。⑦晚期可见四肢肌萎缩,关节半脱位或脱位,骨端破坏后形成骨性融合。半脱位可发生于寰椎、枢椎,可以是最早的变化。指间、掌指间关节半脱位明显,且常造成手指向尺侧偏斜畸形,是本病的典型晚期表现。⑧肌腱和韧带附着处的骨皮质侵蚀,常见于跟骨后下缘,侵蚀的边缘不规则骨质增生。

本病还可引起胸腔积液和弥漫性肺炎。

MRI 对本病有较好的诊断价值,能早期显示关节腔内积液,滑膜及关节软骨的改变,是诊断类风湿性关节炎很有前途的检查方法。

【诊断与鉴别诊断】

本病影像学表现虽有一些特点,但应与关节结核、化脓性关节炎等鉴别,必须结合临床和实验室检查作出诊断。

(黄　健　吴献华)

第三篇　胸　部

第九章

呼吸系统影像诊断

因肺部含气,与周围高密度的组织及器官形成鲜明的自然对比,给影像诊断提供了有利条件,应用最为广泛的是 X 线检查及 CT 检查。

X 线检查应用最多、最广,因呼吸系统病种繁多,绝大多数在 X 线检查上能直接或间接地反映,而且 X 线检查应用方便,价格便宜。

X 线检查主要应用于:证实病变存在;确定病变部位、范围、性质;了解病变进展、好转、有无并发症;健康或职业病普查;术前常规检查等。

X 线检查也有一定的限度,如对早期或细微病变,不易显示;大体病理变化相似的病变,不易区别;一种疾病不同的病理阶段中,X 线表现相差很大。因而,应尽可能掌握临床资料,全面考虑、分析,才能作出正确诊断。

CT 检查密度分辨力高,无结构重叠,对发现小病变及显示肺门、纵隔淋巴结方面优于胸片,对纵隔肿瘤的诊断有重要价值。近年来高分辨率薄层扫描技术的运用,对肺部弥漫性疾病的诊断取得重大进展。CT 仿真内镜可显示支气管腔内、腔外情况,患者无痛苦,具有很好的发展前景。

MRI 检查对纵隔肿瘤的定位定性诊断价值很高,对肺门血管与淋巴结鉴别价值很大。

第一节　X 线诊断

一、X 线检查方法

(一)胸部透视

胸部透视(chest fluoroscopy)方法简单,费用低廉,可转动患者在不同位置上进行观察;可观察呼吸时各器官的情况;在短时间内得出初步诊断。

缺点是患者所受的射线量较胸部摄影时高,细微病变不易发现,无永久性图像记录,因而正逐渐被淘汰。

(二) 胸部摄影

胸部摄影(chest radiography)常用摄影位置后前位和侧位。前弓位用于显示肺尖及与锁骨、肋骨重叠的病变。前后位适用于不能站立的患者,取仰卧位,X 线自前方射入。

(三) 特殊检查

1. 体层摄影(tomography)　可使某选定层面清晰显示,而其他层面模糊不清。可显示肺部病变有无空洞;肿块内部结构、轮廓;支气管病变情况;肺门形态结构等。由于 CT 技术广泛应用,体层摄影已很少应用。

2. 高千伏摄影(high kV radiography)　即使用电压高于 120 kV 以上所产生的 X 线作摄影检查,由于高电压产生的 X 线穿透力强,可减少胸壁软组织、肋骨的干扰,增加肺野可见范围,使胶片影像信息量增加,同时人体所吸收的 X 线量减少,对防护十分有利。对中央型肺癌、纵隔病变及肺尘埃沉着病(尘肺)等诊断有帮助。

(四) 造影检查

呼吸系统造影检查主要有以下两种。

1. 支气管造影(bronchography)　系将造影剂注入支气管,使之显影的方法,有非选择性和选择性两种方式。可直接显示支气管病变,如支气管扩张、狭窄;也可观察病变与支气管的关系。自 CT 广泛应用以来,支气管造影临床应用越来越少。

2. 血管造影　胸部的动脉或静脉造影,有助于检查不明原因咯血、肺动脉瘤、肺动静脉瘘、肺动脉发育不良、肺动脉狭窄及肺栓塞等疾病。常用造影有:上腔静脉造影、肺动脉造影、支气管动脉造影、主动脉造影。

二、正常 X 线表现

正常胸部 X 线影像是胸部各种组织结构的复合影。熟悉 X 线解剖,认识正常 X 线表现是识别异常、作出正确诊断的基础。

(一) 胸廓

正常胸廓由胸部骨骼及软组织构成,两侧对称。某些胸壁软组织或骨结构可投影于肺部,易引起误诊(线图 9-1)。

1. 软组织　在正位胸片上可看到皮肤、肌肉、乳房等软组织影像。

(1) 胸锁乳突肌和锁骨上皮肤皱褶:胸锁乳突肌起自胸骨柄及锁骨内端,向后上方斜行,止于乳突,在两肺尖内侧形成外缘锐利、致密均匀的阴影。当颈部偏斜时,两侧胸锁乳突肌的宽度和密度可不一致,勿误认为病变。

锁骨上皮肤皱褶系与锁骨上缘平行的细带状、宽约 3~5 mm 的薄层软组织

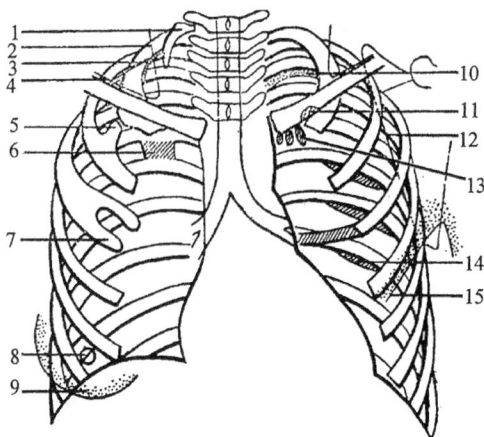

线图 9-1　后前位胸片上,胸壁软组织和骨骼部
分易引起误诊的各种结构阴影

1. 颈肋　2. 胸锁乳突肌　3. 第1、2肋骨的伴随影
4. 锁骨上皮肤皱褶　5. 肋骨前端骨桥关节形成
6. 肋骨联合　7. 叉状肋　8. 乳头　9. 乳房　10. 锁
骨下动脉　11. 菱形窝　12. 肩胛骨边缘　13. 肋软
骨钙化 14. 肋骨沟 . 15. 胸大肌

影,内侧与胸锁乳突肌影相连,系锁骨上皮肤及皮下组织的投影。

(2)胸大肌:发育程度差别较大,肌肉发达的男性很显著。于两肺野中外带形成扇形均匀致密影,下缘锐利,呈斜行曲线与腋前皮肤皱褶连接,多右侧较明显。

(3)乳房及乳头:女性乳房于两肺下野形成下缘清楚,上缘不清且密度逐渐变淡的半圆形致密影,随年龄变化其形状变化较大。乳头在两肺下野相当于第5前肋间处,形成边缘清楚的小圆形致密影,年龄大、乳房薄者越清楚,男性乳头有时也可显示。乳头影多两侧对称,透视下转动体位可与肺内病变鉴别。

2. 骨骼　骨性胸廓由肋骨、肩胛骨、锁骨、胸骨、胸椎构成。

(1)肋骨:起自胸椎两侧,共12对,后段呈水平向外走行,前段自外上向内下倾斜走行形成肋弓。同一肋骨前后段的位置不在同一水平,前肋薄扁,不如后肋影像清晰。第1~10肋前端与肋软骨连接,肋软骨未钙化时不显影,故肋骨前端呈游离状。约于25~30岁时,第1肋骨首先出现钙化,随年龄增长,自下部肋软骨依次向上钙化,表现为不规则斑片致密影,勿误认为肺内病变。正常两侧肋骨的位置及肋间隙宽度,在无变异时完全对称,常被用作胸部病变的定位标志。

肋骨的先天变异较常见,如颈肋(cervical rib)、叉状肋(bifurcation of rib)、肋骨联合(fusion of rib)、肋骨发育不良、肋骨缺如等。

(2)肩胛骨:若双臂内旋不够摄片时,肩胛骨内缘可重叠于肺野外上方,勿误为胸膜增厚及肺内炎症。发育期的肩胛骨下角可出现次级骨化中心影,勿误为骨折。

(3)锁骨:在后前位片上两侧胸锁关节到中线距离应相等,否则不是投照位置不正,就是病变或畸形。有时锁骨内侧下缘,可见半圆形凹陷,为菱形韧带附着处,勿误认为骨质破坏。

(4)胸骨:在后前位片上,大部分胸骨与纵隔重叠,只有胸骨柄两侧边缘可突出于纵隔影之外,勿误认为纵隔病变。

(5)胸椎:照片条件适当时,后前位胸片上可较清晰地看到第1~4胸椎及椎间隙,其余胸椎仅隐约可见。有时胸椎横突可突出于纵隔阴影之外,勿误认为增大的淋巴结。

（二）纵隔

纵隔位于胸骨之后,胸椎之前,界于两肺之间,把胸腔分为左右两半,其中有心脏、大血管、气管、主支气管、食管、淋巴组织、胸腺、神经及脂肪等器官和组织。后前位胸片上,纵隔在两肺之间形成致密阴影,除气管及主支气管可以分辨外,其余结构无明显对比,只能看到其与肺部邻接的轮廓。纵隔阴影在正常时居中,呼吸时无左右移动,纵隔阴影的形态随年龄、体位、体型及呼吸相有所差异。

纵隔分区在判断纵隔肿瘤的来源和分析病变性质上有着重要意义。纵隔分区方法有几种,现介绍较常用的 9 分区法(线图 9-2)。前纵隔系胸骨之后,心脏、主动脉和气管之前的狭长三角形区域;中纵隔相当于心脏、主动脉弓、气管和肺门占据的范围,食管前壁为中、后纵隔的分界线;食管以后到胸椎旁区为后纵隔。自胸骨柄、体交界处至第 4 胸椎下缘连一水平线,其上为上纵隔;其下至肺门下缘(相当第 8 胸椎下缘)水平线为中纵隔;肺门下缘水平线至膈为下纵隔。即在侧位胸片上将纵隔划分为前、中、后及上、中、下九个区。

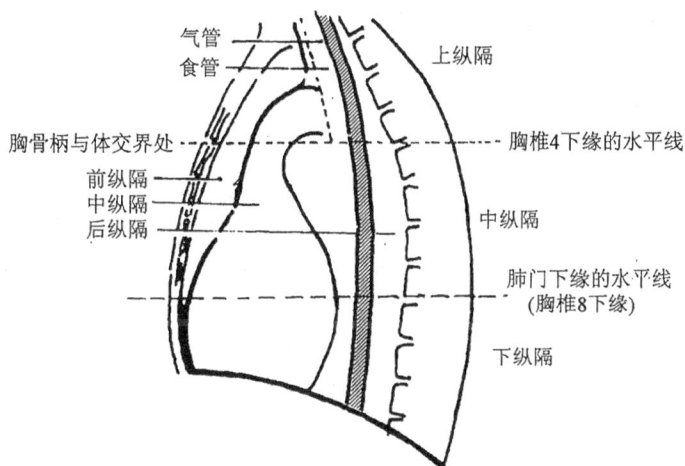

线图 9-2　纵隔分区示意图

（三）膈

膈为分隔胸、腹的一薄层肌腱组织,分左、右两叶,呈圆顶状。两侧均有肌束附着于肋骨、胸骨及腰椎。膈在外侧及前、后方与胸壁相交形成肋膈角,在内侧与心形成心膈角。膈的圆顶偏内前方,故外、后肋膈角深而锐利。右膈顶的位置,一般位于第 9、10 后肋水平,多数人右膈比左膈高 1～2 cm。呼吸时两膈上、下对称运动,运动范围为 1～3 cm,深呼吸时约为 3～6 cm。

有时膈形态可有正常变异。①局限性膈膨升:膈的局部发育较薄,向上局限性隆起。②波浪膈:因膈肌附着于各肋骨前端,深吸气时受牵拉所致。

膈的位置正常时可有若干变动,如矮胖型者膈位置较高,瘦长型者则较低;儿童膈位置较高,老年人则较低;卧位时膈位置较高,立位时则较低等。

另外,胸腹腔压力改变可影响膈的位置。如肺不张、肺纤维性变致胸腔压力减低;妊娠、腹水等致腹腔压力增高,均可使膈升高。肺气肿、胸腔积液、气胸等致胸腔压力增高可使膈降低。膈神经麻痹时由于膈的运动功能减弱或丧失,可出现呼吸时的矛盾运动。

(四)胸膜

胸膜为菲薄的浆液膜,分为衬于胸壁内面、膈面与纵隔面的壁层胸膜和包绕于肺表面的脏层胸膜。壁层与脏层胸膜之间为一密闭的潜在腔隙,称胸膜腔。胸膜腔内为负压,使肺组织保持膨胀状态。胸膜腔内有少量起润滑作用的浆液。

由于胸膜极薄,X线检查时一般不能看到。只有胸膜转折部,且X线呈切线方向投射时,才能显示薄层或线条状致密影。以下正常胸膜可显影:肺尖部胸膜转折(第1、2肋骨伴随阴影)、叶间胸膜转折(叶间裂)、纵隔胸膜转折(胸椎旁线)。

(五)气管、支气管

在曝光适宜或高千伏摄片的后前位胸片上,气管和肺门区的主、叶支气管可以显示。肺段以下支气管因由含气的肺组织包绕,缺乏对比而不能显示,需行支气管造影,才能显示清楚。

气管起自于环状软骨下缘,相当于第6~7颈椎水平,长约10~13 cm,宽约1.5~2 cm,在第5~6胸椎水平分为左、右主支气管。左、右主支气管分叉部下壁形成隆突,隆突角(或气管分叉角)为60°~85°。右侧主支气管颇似气管的直接延伸,与气管长轴约成20°~30°角度,左侧主支气管与气管长轴所成角度较大,约45°~55°。两侧主支气管逐级分出叶、肺段、亚肺段、小支气管、细支气管、呼吸细支气管、肺泡管,最后与肺泡相连。

熟悉两侧肺叶及肺段支气管的名称及分支形式,有利于了解肺内病变与支气管解剖的关系,并判断其位于哪一肺叶或肺段。为了便于说明,常用数字来表示各支气管的分支(表9-1)。

表 9-1　两侧肺叶、肺段支气管名

右　　侧		左　　侧	
上叶	1. 尖支	上叶　　　　上部	
	2. 后支		1+2. 尖后支
	3. 前支		3. 前支
中间支气管		下部(舌部)	
中叶	4. 外支		4. 上支
	5. 内支		5. 下支
下叶	6. 背支	下叶	6. 背支
	7. 内基底支		7+8. 内前基底支
	8. 前基底支		9. 外基底支
	9. 外基底支		10. 后基底支
	10. 后基底支		

两侧支气管分支形式不完全相同:右主支气管分上、中、下三支肺叶支气管,左主支气管分上、下两支肺叶支气管;右上叶支气管直接分出肺段支气管,左上叶支气管先分出上部、下(舌)部支气管,再分出肺段支气管;右上叶支气管分出尖、后、前三支肺段气管,左上叶上部支气管分出尖后支及前支两支肺段支气管;右上叶支气管开口后至中叶支气管开口前一段称中间支气管,左侧则无;右下叶支气管分出背、内、前、外、后五支肺段支气管,左下叶支气管分背、内前、外、后四支肺段支气管。

(六)肺

肺位于胸腔内,为圆锥状含有气体的、进行气体交换功能的弹性器官。肺的各解剖结构在X线片上表现为肺野、肺门及肺纹理。

1. **肺野**　纵隔两旁肺组织在X线上表现均匀一致的透亮区,称肺野。肺野的透亮度与呼吸和胸壁软组织厚度有关。为了便于描述肺部疾病的位置,人为地将两侧肺野各在第2、4前肋骨下缘画一水平线,将肺野分为上、中、下三野,各将一侧肺野纵行三等分,分为内、中、外三带(线图9-3)。

2. **肺门**　肺门影是肺动脉、静脉、支气管的复合影,肺动脉及肺静脉的大分支是其主要成分(线图9-4)。左侧肺门比右侧略高1～2 cm。一般认为,肺门应在第2～5前肋间水平。

右肺门分上、下两部分。上部约占1/3,由上肺静脉、上肺动脉及下肺动脉后回归支构成。其外缘由上肺静脉的下后静脉干构成;下部由下肺动脉干构成。正常成人宽度不超过15

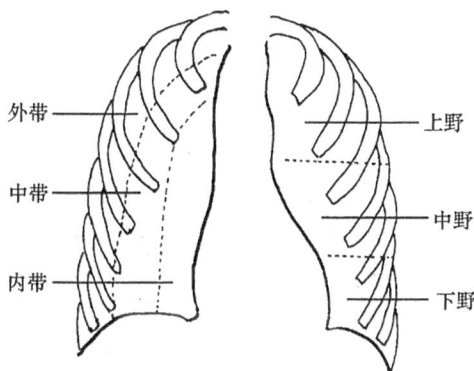

线图9-3　肺野分区示意图

mm。右肺门上、下两部分的交角,为一较钝夹角,称肺门角。左肺门也可分上下两部分。上部由左肺动脉弓及其分支和上肺静脉构成,左肺动脉弓边缘光滑成半圆形,易被误认为肿块;下部由左肺下动脉及其分支构成,往往被心脏掩盖。侧位胸片上,两肺门影大部分重叠,形成一尾巴拖长的"逗号"状,右肺门稍偏前,因此"逗号"的前缘为上肺静脉干,后上缘为左肺动脉弓,两下肺动脉干则构成拖长的"逗号"尾巴。

许多疾病可引起肺门大小、位置及密度的改变,且肺门形态个体差异较大,又无一定的标准,故应注意观察,综合分析。

3. **肺纹理**　肺纹理由肺动脉、肺静脉、支气管及淋巴管所组成,其中以肺动脉及其分支为主。肺纹理呈树枝状自肺门发出,向外走行,近端粗,远端渐细,内带显著,中带较细,外带几乎消失。正常立位时,下肺野纹理较上肺野粗,不要误为肺纹理增粗,而卧位时上、下肺野纹理粗细相差不大。

观察肺纹理应注意其多少、粗细、分布及走行情况。肺纹理的评价,缺乏确切指

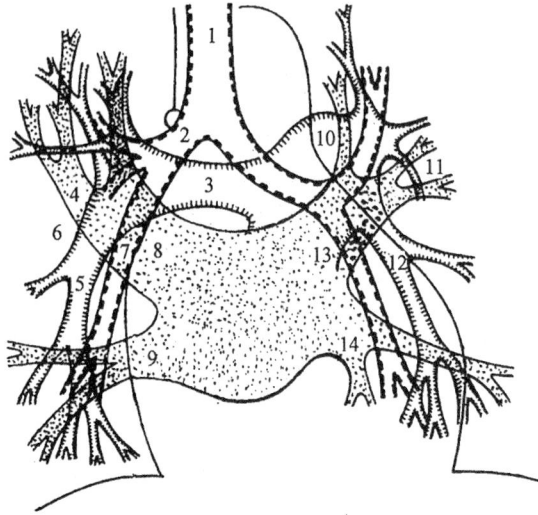

线图 9-4　肺门大血管及支气管示意图

1. 气管　2. 右主支气管　3. 右肺动脉　4. 下后静脉干　5. 右下肺动脉　6. 肺门角　7. 中间支气管
8. 右上肺静脉　9. 右下肺静脉　10. 左肺动脉弓　11. 舌叶动脉　12. 左下肺动脉　13. 左上肺静脉
14. 左下肺静脉

标,而且易受患者体型及投照条件等多种因素影响,故应注意观察与分析。

4. 肺叶、肺段、肺小叶、肺实质与肺间质

(1) 肺叶:肺叶属解剖学范畴。正常情况下,除非叶间胸膜显影借以分辨肺叶外,各肺叶间的界限不能清楚显示,但可结合正侧位胸片推断各肺叶的大致位置,以确定病变的解剖学位置。

右肺有上、中、下三叶,左肺有上、下两叶,各肺叶由叶间裂分隔。右肺有斜裂与水平裂两个叶间裂,左肺只有斜裂。右侧位片上在斜裂前,水平裂上者为上叶;水平裂下者为中叶,斜裂后下方者为下叶。左侧位片上,斜裂前上方者为上叶,后下方者为下叶。右肺的上、中两叶相当于左肺上叶。

肺叶在后前位胸片上互有重叠,在确定病变部位时应结合侧位胸片。

(2) 肺段:每个肺叶由 2~5 个肺段组成,每个肺段有相应的支气管。肺段之间无胸膜分隔,只有肺段发生病变,该段密度增高时,才能显示其轮廓。肺段的名称与前述段支气管一致。各肺段分布和形状如图(线图 9-5)所示。

(3) 肺小叶:每一肺段由许多肺小叶组成。肺小叶是有纤维间隔的最小肺组织单位,其直径约 1 cm,有小叶支气管支配,小叶肺动脉伴随其进入。小叶间疏松的结缔组织称小叶间隔。每支肺小叶支气管分出 3~5 支终末细支气管,每支终末细支气管所属的范围称呼吸小叶(腺泡),直径约 6 mm,为肺实质病理改变的基本单位。终末细支气管再分出呼吸细支气管、肺泡管、肺泡囊,最后为肺泡。

(4) 肺实质与肺间质:肺组织由肺实质与肺间质组成。肺实质为肺部具有气体交换功能的含气间隙和结构,如肺泡和肺泡管;肺间质是支气管和血管周围、肺泡

右 肺				左 肺		
		侧位	后前位	侧位		
上叶	尖段				尖后段	上叶
	后段				后段	
	前段				前段	
中叶	外侧段				上段	舌叶
	内侧段				下段	
下叶	背段				背段	下叶
	内侧基底段				内侧基底段	
	前基底段				前基底段	
	外侧基底段				外侧基底段	
	后基底段				后基底段	

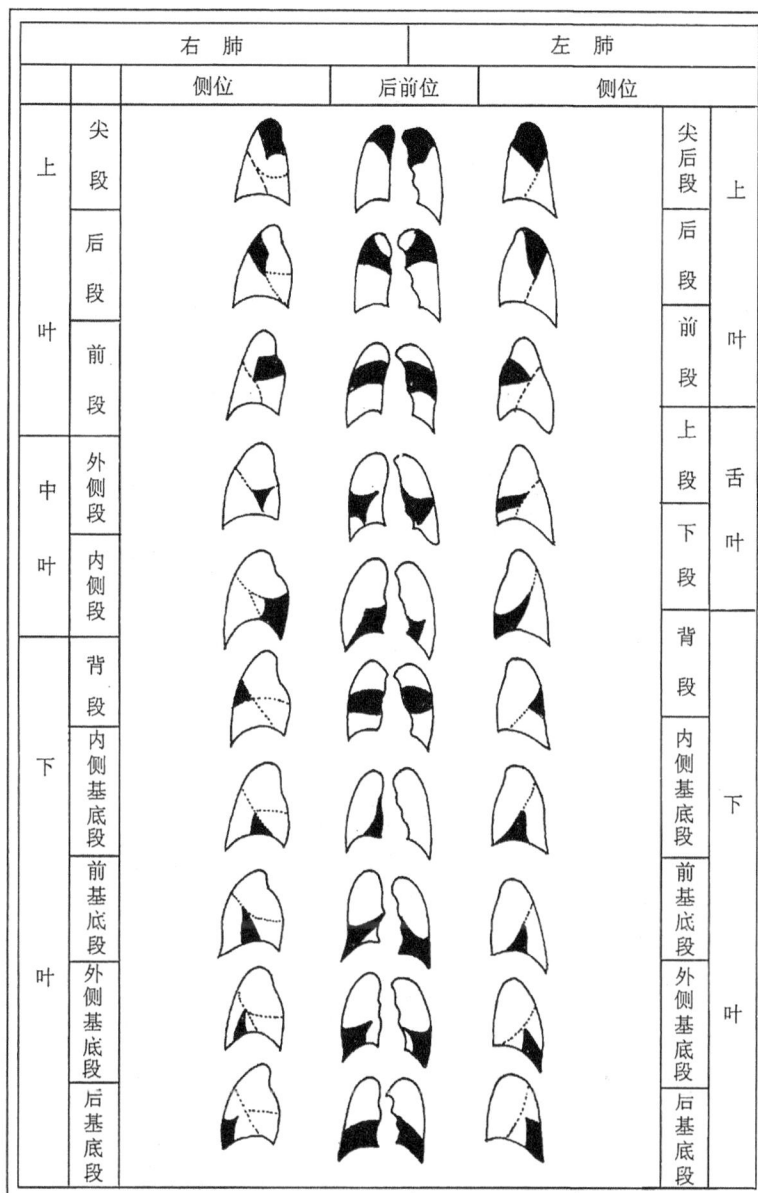

线图 9-5 正侧位肺段位置示意图

间隔及脏层胸膜下由结缔组织组成的支架和间隙。

三、基本病变 X 线表现

呼吸系统的疾病种类很多,其基本病变 X 线表现是以大体病理改变为基础。我们首先要认识各种病变的基本 X 线表现,再结合其他征象及临床资料,才能作出恰当的诊断。

（一）支气管阻塞及其后果

导致支气管不同程度阻塞的原因很多,但基本上可分为腔内和腔外两种。腔内的原因有肿瘤、异物、分泌物、血肿、支气管痉挛收缩及支气管先天性狭窄等,腔外的原因有肿瘤、肿大的淋巴结等外在压迫引起。支气管阻塞的程度不同,其后果亦各异:部分性阻塞引起阻塞性肺气肿,完全性阻塞则引起阻塞性肺不张。

1. 阻塞性肺气肿　由支气管部分性阻塞所致。呼吸运动时,支气管部分阻塞产生活塞作用,吸气时,气体可吸入肺泡内无明显受阻,但呼气时,气体不能完全呼出,因而使该支气管所支配区域内肺泡过度充气而逐渐膨胀,形成肺气肿。过度膨胀和随之发生的肺泡壁血供障碍或并发感染,可导致肺泡壁破裂和弹性丧失。多个肺泡壁破裂,可合并成较大的含气空腔,称为肺大疱。

根据阻塞范围的不同,肺气肿分为弥漫性及局限性两种。前者多继发于多种慢性肺部病变,如慢性支气管炎、支气管哮喘、肺尘埃沉着病等,阻塞部位多在细支气管。而后者根据支气管阻塞部位不同,肺气肿可累及一或数个肺段,一或数个肺叶,甚至一侧肺,常见于支气管肿瘤、异物及慢性炎性狭窄等。

轻度阻塞性肺气肿,X线诊断有一定的限度,只有达到一定程度,才具有典型X线表现。

慢性弥漫性肺气肿X线表现为:两肺透亮度增强,有时可见肺大疱;肺纹理稀疏、变细;胸廓饱满,肋间隙增宽,呈桶状胸;膈肌低平,活动度减弱;心影狭长,呈垂直心型;严重者可出现肺动脉高压及肺源性心脏病。

局限阻塞性肺气肿X线表现为肺局部透亮度增强,范围和部位取决于支气管阻塞的部位。如由支气管异物引起者,透视下可见纵隔摆动,呼气时纵隔移向健侧,吸气时位置恢复正常。纵隔摆动是一种重要的异常征象。

2. 阻塞性肺不张　阻塞性肺不张是由支气管完全性阻塞所致。支气管完全阻塞后18～24小时,其所支配区域肺泡内气体多被吸收,肺组织萎陷,密度增高。

阻塞性肺不张的X线表现与阻塞部位及不张的肺内有无存在病变或并发感染等因素有关。由于肺不张的范围不同,可形成不同的X线表现。

(1) 一侧肺不张:由一侧主支气管完全阻塞所致。X线表现为患侧肺野呈均匀一致的致密影,患侧胸廓塌陷,肋间隙变窄,膈肌抬高,纵隔向患侧移位,而健侧肺可出现代偿性肺气肿(图9-1)。

(2) 肺叶不张:由肺叶支气管完全阻塞所致。不同肺不张的X线表现不同(线图9-6)。其共同特点是:不张的肺叶缩小,密度均匀增高;叶间裂向心性移位;肺门及纵隔不同程度地向患侧移位;相邻肺叶代偿性肺气肿。

(3) 肺段不张:由肺段支气管完全阻塞所致,一般少见。X线表现为后前位上显示一三角形致密影,基底向外,尖端指向肺门,肺段缩小。

(4) 小叶性不张:由于末梢细支气管被黏稠分泌物阻塞所致,多见于支气管哮喘和支气管肺炎。X线表现为多发性小斑片状阴影。

(5) 盘状肺不张:是亚肺段性不张在X线上显示的一种特殊形态,在胸片上并不少见。这种不张常与膈的运动减弱密切相关,X 线表现为横行条状致密影。

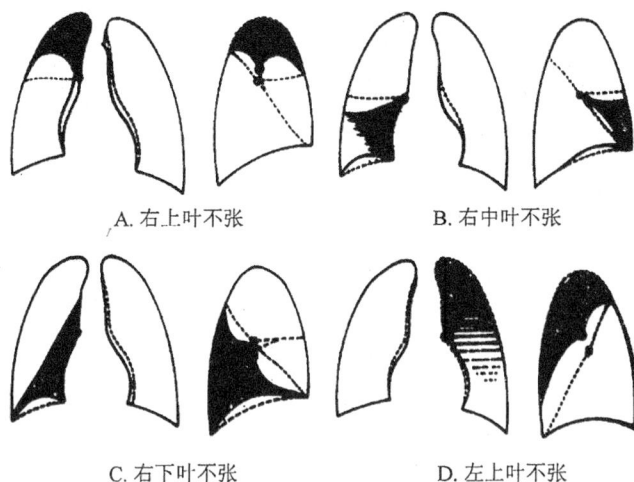

A. 右上叶不张　　　　　B. 右中叶不张

C. 右下叶不张　　　　　D. 左上叶不张

线图 9-6　肺叶不张示意图

(二)肺部基本病变

肺部基本病变的 X 线表现是大体病理在 X 线上的反映,可分为以下几方面分析讨论。

1. 渗出与实变　渗出是肺实质急性炎症的主要表现。当肺内炎症发展到一定阶段,肺泡内的气体被渗出物(液体、蛋白及细胞)所代替,而发生渗出性实变。渗出物可通过肺泡孔向邻近肺泡蔓延,因而病变区与正常肺组织之间无清楚的分界。病变范围可大可小,大者累及一个或几个肺叶;小者累及肺腺泡,仅数毫米,但常多发。X 线表现为边缘模糊不清的片状致密影,中央密度较高,边缘浅淡,如累及一个肺叶,由于叶间裂的限制,边缘可清楚,密度可均匀一致(图 9-2)。有时可在实变影中见到含气的支气管影,称支气管气像。

渗出性病变所致实变,经治疗多在 1~2 周内吸收。吸收过程中,由于渗出物吸收不同步进行,病变常失去均匀性。肺出血或水肿实变,演变较快,经适当处理,可在数小时或 1~2 日内完全消失。

渗出性病变常见于各种肺炎、肺结核、肺出血及肺水肿等。

2. 增殖　增殖是肺部慢性炎症的主要表现。其病理基础是肺泡内有肉芽组织形成,由于病变局限于肺泡内,故常成腺泡状排列,虽可多个病灶聚集在一起,但病灶之间界限仍较清楚。X 线表现结节状,密度较高,边界较清楚或呈梅花瓣样致密影,无明显融合趋势。

增殖性病变常见于各种慢性炎症和肺结核。

3. 纤维化　纤维化是肺部病变的一种修复愈合的结果。其病理基础是肉芽组织被纤维组织所代替或被纤维组织所包围,根据病变范围和程度的不同,可分为局限性和弥漫性两类。

局限性纤维化常见于吸收不全的肺炎、肺脓肿、肺结核等,可认为是病变愈合的表现,因病变局限,对肺功能影响不大。其 X 线表现为局限性条索状影,密度高、僵直、边缘清、走行无规律的特点,可与肺纹理区别。当局部大块肺组织被破坏,则形成高密度、边界清楚的不规则纤维斑块。由于纤维组织的收缩,有时可见胸廓塌陷,支气管、纵隔、肺门等结构移位。

弥漫性纤维化常见于肺尘埃沉着病、间质性肺炎等,X 线表现为条索状、网状、蜂窝状影,自肺门延伸至肺外带,可伴有弥散的颗粒状阴影,称网状结节病变。

4. 钙化 钙化一般发生于退行性变和坏死组织中,多见于干酪样结核病灶的愈合阶段。此外,肺错构瘤、包虫囊肿、真菌病、肺尘埃沉着病、肺内转移性骨肉瘤等也可发生钙化。钙化的 X 线表现为高密度阴影,边缘清晰、锐利,形状不一(图 9-3)。错构瘤内可有"爆米花"钙化,肺尘埃沉着病可有肺门区"蛋壳样"钙化,包虫囊肿等空腔性病变可出现线状钙化。

5. 肿块 肿块为肺内类球形致密影。一般将直径＜3 cm 的称为结节,直径＞3 cm 的称为肿块。肺内肿瘤病变及一些非肿瘤病变均可形成肿块样病变。最常见的是肺癌、肺转移瘤、结核球、炎性假瘤、肺囊肿、错构瘤、肺腺瘤及寄生虫囊肿等。肿块的形态、密度、边缘、生长速度、数目以及患者的临床资料等在判断肿块的性质中均起十分重要的作用。一般,良性肿瘤生长慢、有包膜,常呈圆形,边缘清楚锐利;恶性肿瘤生长快、无包膜,边缘较模糊,可有短细毛刺,生长不均衡致其轮廓呈分叶状,局部生长受阻可出现脐样切迹,中心坏死时可出现厚壁空洞(图 9-4)。结核球直径通常在 2～3 cm,圆形,密度多较均匀,其内可出现钙化影,周围可有卫星病灶;肺转移瘤常多发,中、下肺野多,大小不一,密度均匀,边缘整齐,生长速度快。

6. 空洞与空腔

(1)空洞:肺内病变组织发生坏死、液化,经引流支气管将坏死液化组织排出,遗留下的腔隙称空洞。由于病因和肺病变的程度不同,所以空洞的形态、大小及数目也各异。空洞壁可由坏死组织、肉芽组织、纤维组织、肿瘤组织及洞壁周围的薄层肺不张所构成。如坏死组织液化,且未完全经引流支气管排出时,空洞内可见液平面,空洞常见于肺结核、肺脓肿、肺癌及肺真菌病。

按病理解剖的变化及 X 线表现,空洞分为如下三种。

1)虫蚀样空洞:见于干酪样肺炎。病理基础是肺组织大片干酪样坏死,迅速溶解形成空洞。常多发、体积小、形态不一,无明显空洞壁。X 线表现为大片致密影中出现多个虫蚀样的透亮区。

2)薄壁空洞:常见于肺结核。洞壁厚度在 3 mm 以下,由薄层纤维组织及肉芽组织构成。X 线表现为边缘清楚、内壁光滑的圆形、椭圆形透亮区,一般空洞内多无液平。

3)厚壁空洞:常见于肺脓肿、肺结核、支气管肺癌。洞壁厚度在 3 mm 以上。病因不同,X 线表现也各具一定特点。肺脓肿空洞内有液平面,周围被渗出病变包绕;肺结核性空洞多无液平面,内壁光滑规则,周围可见卫星灶;癌性空洞常为偏心性,内壁凹凸不平。

（2）空腔：是肺内腔隙的病理性扩大。常见的有肺大疱、肺气囊、肺囊肿，也包括含气的寄生虫囊肿（图 9-5）。X 线表现与薄壁空洞类似，但壁厚仅 1 mm 左右，壁厚薄均匀，周围无病灶，腔内多无液平，如有继发感染，腔内可出现液平面。

7. 肺间质病变　指发生于肺间质的弥漫性病变。常见于间质性感染、癌性淋巴管炎、肺尘埃沉着病、结缔组织病、肺间质纤维化、寄生虫病、间质性肺水肿等。X线表现为索条状、网状、蜂窝状及广泛小结节状。需注意的是肺间质病变的 X 线表现无明显特征性，诊断应结合临床病史及其他资料。

（三）胸膜病变

1. 胸腔积液　胸膜腔内积存渗出液、漏出液、血液、乳糜液等，统称为胸腔积液。常见原因为结核、炎症、肿瘤、外伤及系统性疾病等。X 线可显示积液的征象，但不能判断积液的性质。胸腔积液因积液的部位及积液量不同，有不同的 X 线表现。其中以游离性胸腔积液最常见。

（1）游离性胸腔积液：积液游离于胸膜腔内，可随体位的变化移动。

1）少量积液：站立后前位时，由于重力作用，液体首先积聚于后肋膈角，故当液体量＜300 ml 时难以发现。当积液量＞300 ml 时，可显示侧肋膈角变钝，透视下液体可随呼吸及体位改变而移动。

2）中量积液：液体量较多时，液体聚积在胸腔下部及肺的四周，表现为肋膈角及膈面消失，下肺野呈大片致密影。该致密影上缘呈外高内低，边缘模糊，凹面向上的斜形弧线（图 9-6）。实际上液体上缘是等高的，因液体厚度是上薄下厚，且后前位摄片时，胸腔外侧处于切线位，液体厚度最大，故积液上缘有此弧线影表现。

3）大量积液：液体上缘达第 2 前肋水平时即为大量积液。量更多时可占据一侧胸腔，后前位显示一侧肺野区呈均匀致密影。患侧肋间隙增宽，纵隔向健侧移位，膈面下降，如患侧合并大范围肺不张时，可无肋间隙、纵隔、膈面改变征象。

（2）局限性积液：液体局限于胸膜腔的某一部位，包括以下几种。

1）包裹性积液：脏层和壁层胸膜发生粘连，将积液局限于某一部位，称包裹性积液。这种积液好发于侧胸壁和后胸壁。切线位投照时，可见向肺野凸出的、边缘光滑锐利的半圆形或梭形均匀致密影，基底较宽紧接胸壁（图 9-7）。后胸壁及前胸壁的包裹性积液，在后前位上显示为一边缘模糊的致密影，可进行透视或侧位照片与肺内病变鉴别。

2）叶间积液：积液局限于叶间裂内称叶间积液。特征性 X 线表现为叶间裂部位梭形致密影，边界清楚，密度均匀，梭形影两尖端与叶间裂相连。积液量多时，可呈椭圆形或圆形致密影。叶间积液多需后前位、侧位胸片结合作出诊断。

3）肺底积液：积液聚集于肺底与膈肌之间称肺底积液。常为单侧性，以右侧多见。X 线表现很似膈肌升高，但其高点在外侧三分之一处（正常膈肌高点在内侧三分之一处）。常可用透视下向患侧倾斜身体及取仰卧前后位摄片等方法进行观察。仰卧前后位摄片显示：患侧肺野显示均匀一致密度增高，真正的膈肌影显示出来。

2. 气胸及液气胸

(1) 气胸：空气进入胸膜腔即称为气胸。气胸产生的常见原因有：壁层胸膜破裂使空气进入胸膜腔内,常见于胸壁穿通伤、胸部手术等;脏层胸膜破裂使空气进入胸膜腔,多因肺部病变或穿刺累及脏层胸膜造成破裂,常见于肺大疱、肺气肿、肺结核及肺脓肿等,有些患者并无肺内病变,但剧烈咳嗽或突然用力也可造成脏层胸膜破裂。

空气进入胸膜腔内改变了胸膜腔原有的负压状态,造成肺组织不同程度地向肺门处压缩。当胸膜破裂处呈活瓣作用时,气体在吸气时进入胸膜腔,呼气时不能排出,或进入气体量多,排出量少,则形成张力性气胸。

气胸主要的 X 线表现是被压缩的肺与胸壁之间出现无肺纹理的透亮区,被压缩的肺边缘呈纤细的线状影。大量气胸时,肺组织可呈肿块影被完全压缩至肺门处,患侧肋间隙增宽,膈面下降,纵隔向健侧移位。如有胸膜粘连,可形成多房局限性气胸。

(2) 液气胸：胸腔内气体与液体同时存在,称为液气胸。外伤、手术、支气管胸膜瘘等都可引起液气胸。X 线表现为:立位时可见横贯患侧胸腔的气液平,其上方为气体和被压缩的肺组织(图 9-8)。

3. 胸膜增厚、粘连、钙化　炎性纤维蛋白渗出及沉着、肉芽组织增生、外伤出血机化,均可引起胸膜增厚、粘连、钙化。胸膜增厚和粘连常并存。

X 线表现为,局限胸膜增厚、粘连,多见于肋膈角处,表现为肋膈角变钝、变浅、变平,透视下可与少量胸腔积液鉴别;广泛胸膜增厚、粘连时,可出现程度不同的肺野透亮度减低,纵隔向患侧移位,脊柱侧弯、膈面上升,患侧肋间隙变窄,切线位上可见胸壁内侧与肺野之间有一层边缘清楚的致密影;胸膜钙化表现为形态不一的点状、片状、斑片状、线条状致密影,大面积胸膜钙化可包绕于肺表面呈壳状。

四、常见疾病的 X 线表现与诊断

(一) 支气管扩张

支气管扩张(bronchiectasis)指支气管内径病理性扩张。多继发于慢性炎症、肺不张、肺纤维化,儿童及青壮年多见。

【病理】

慢性感染致使支气管管壁肌层弹力组织、软骨破坏,使管腔扩大;渗出物潴留于支气管腔内使管腔压力增高,管腔扩大;肺不张、肺纤维化对支气管壁产生牵拉致使管腔扩大。支气管扩张的形态分为三类:柱状、囊状、囊柱状(混合型)扩张。

【临床表现】

咳嗽、咳大量脓痰、咯血是本病的主要症状,咯血可为少量痰中带血到大量咯血不等。上述症状反复出现,如病变范围广泛,可出现呼吸困难、杵状指。肺内可有持续啰音存在。

【X线表现】

(1)平片表现:病变轻者,平片可无异常发现,故不能因此否定本病的存在。较明显的异常征象如下。

1)肺纹理改变:肺纹理增多、紊乱或呈网状。柱状扩张时可见不规则柱状阴影或管状透亮影,囊状扩张时可见圆形或卵圆形多发薄壁囊腔,大小相似,密集,有如蜂窝状,合并感染时,内中可见液平面。

2)肺内炎症:增多、紊乱的肺纹理间伴有斑点状或小片状阴影。

3)肺不张:支气管扩张往往合并有肺叶或肺段不张,以中、下叶最多见,表现为三角形致密影。

(2)支气管造影表现:支气管造影可明确支气管扩张的存在,并可了解病变的范围、部位、类型。造影表现为:柱状扩张的支气管失去正常逐渐变细的移行,反而远端比近端增粗或相似,呈柱状增粗,末端截断;囊状扩张形似葡萄串;囊柱状表现为柱状和囊状扩张混合存在。

【鉴别诊断】

囊状支气管扩张需与肺囊肿鉴别,后者壁薄而光滑,周围无炎性浸润,造影剂不能或仅少量进入囊腔。

(二)肺炎

肺炎是发生于肺实质或肺间质内各种炎症性疾病的统称。是呼吸系统常见病。X线检查对病变的发现、部位、性质及动态变化提供了重要的诊断资料。肺炎分类方法很多,但影像学诊断常以解剖分布分类,按解剖分布可将肺炎分为大叶性、支气管(小叶性)和间质性肺炎。

1.大叶性肺炎(lobar pneumonia) 由肺炎链球菌致病,可累及整个肺叶,也可呈肺段分布。需要指出的是,由于抗生素的广泛应用,典型的大叶性肺炎引起的大叶性实变已非多见,在诊断中应予以注意。

【病理】

大叶性肺炎的典型病理变化分为四期。①充血期:肺泡壁扩张、充血,肺泡内有浆液渗出;②红色肝样变期:肺泡内有大量纤维蛋白及红细胞渗出,使肺组织实变,剖面呈红色肝样;③灰色肝样变期:肺泡内红细胞减少,代之以大量白细胞,剖面呈灰色肝样;④消散期:肺泡内渗出物逐渐被吸收,肺泡重新充气。

【临床表现】

起病急剧,表现为突然高热、寒战、咳嗽、胸痛、咳铁锈色痰,白细胞及中性粒细胞明显增高,好发于冬春季,多见于青壮年。

【X线表现】

大叶性肺炎X线表现与病理分期密切相关。充血期多无明显X线征象,或仅表现为肺纹理增粗,病变区透亮度稍减低。实变期表现为一片均匀一致的致密影,其形态与肺叶或肺段轮廓相符,有时在实变区内可见到透明支气管影即支气管气像。至消散期,实变区密度逐渐减低,由于病变吸收消失不均匀,可呈散在、大小不等、分布不均匀的斑片影,病变多于两周内完全吸收,少数患者可延迟吸收达 1~2 个月,偶可演变为机化性肺炎。

【鉴别诊断】

大叶性肺炎需与肺不张,肺肿瘤引起的阻塞性肺炎鉴别,消散期需与肺结核鉴别。

2. 支气管肺炎(bronchopneumonia) 本病亦称小叶性肺炎,可由多种病原引起,多见于婴幼儿、老年人、极度衰弱患者或手术后的并发症。

【病理】

小支气管壁充血、水肿,肺间质内炎性浸润及肺小叶渗出和实变为主要病理变化。病变范围是小叶性的,呈散在性两侧分布,但可相互融合。因细支气管发生不同程度阻塞,可出现肺气肿或小叶性不张。

【临床表现】

发热、咳嗽、咳泡沫痰或脓痰为主要症状,两肺听诊可闻及较广泛的干、湿啰音。极度衰弱者,体温可不升高,白细胞也不增多。

【X 线表现】

好发于两中、下肺野的内中带,肺纹理增多、模糊,沿肺纹理分布密度不均的斑片状模糊影,亦可融合成大片状,病变不局限于一肺叶或肺段的部位。

3. 间质性肺炎(interstitial pneumonia) 以肺间质炎症为主的肺炎,病毒和细菌均可致病。小儿多见,常继发于麻疹、百日咳、流行性感冒等急性传染病。

【病理】

小支气管壁及周围组织和肺泡壁浆液渗出、炎性细胞浸润。小支气管可阻塞,引起肺气肿或肺不张。

【临床表现】

除原发急性传染病的症状外,主要表现为发热、咳嗽、气急、发绀。体检时肺部体征较少。

【X 线表现】

肺纹理增多,模糊,可交织成网状,伴小点状影,以两下肺明显,可伴有弥漫性肺气肿,肺门影常增大、模糊。

【鉴别诊断】

间质性肺炎的影像学表现缺乏特征性,诊断有一定困难,常需与其他累及肺间质的疾病相鉴别。临床资料及随访对诊断有帮助。

(三) 肺脓肿

肺脓肿(lung abscess)是由化脓性细菌所引起的肺坏死性炎性疾病。致病的细菌种类很多,常见的有葡萄球菌、链球菌、肺炎链球菌等。根据发病过程可分为急性肺脓肿和慢性肺脓肿。感染方式可为化脓性物质的吸入、继发于肺部炎症、邻近器官化脓性感染的直接蔓延或血行播散而来。

【病理】

病变初期,肺组织发生炎症,小血管及细支气管出现栓塞,继之病变中心肺组织坏死、液化并经引流支气管排出,形成脓肿空洞。气体经引流支气管进入空洞,可见液平面。急性期如及时有效地治疗,脓肿可完全吸收或仅残留少量纤维组织,否则进入慢性期,空洞壁及周围有纤维组织增生,洞壁增厚。

【临床表现】

急性期有高热、咳嗽、咳痰等症状,痰为脓性,有臭味,放置后分为三层。慢性期患者呈消耗状态,有间歇性发热及持续性咳嗽、咳痰,有时可出现杵状指。

【X 线表现】

急性肺脓肿在肺内出现大片致密影,境界模糊,脓肿形成并经支气管排出后,在致密影中出现空洞,其中有明显液平面。慢性肺脓肿表现为圆形、类圆形或不规则的厚壁空洞,其中有或无液平面(图 9-9)。血源性肺脓肿表现为两肺散在、多发的类圆形致密影,其中可见含有液平面的小空洞。

【鉴别诊断】

肺脓肿空洞常需与其他疾病所致空洞鉴别,如结核空洞、癌性空洞。除临床表现有差异外,结核空洞壁较薄,洞内多无液平,空洞周围常有结核病灶;癌性空洞内壁明显不规则,常呈偏心性,外缘轮廓可有分叶、毛刺等征象。

(四)肺结核

肺结核(pulmonary tuberculosis)是最为常见的肺部传染性疾病,由人型或牛型结核杆菌引起。影像诊断在发现病变、确定性质、类型、观察治疗效果等方面具有重要价值。

【病理】

肺结核的病理变化较为复杂,取决于结核菌的致病力、机体的免疫力及治疗等因素。

结核杆菌侵入肺组织的基本改变是渗出、增殖及干酪样坏死。渗出为结核性肺泡炎,增殖为结核性肉芽肿,渗出病变可演变为增殖病变,增殖病变周围又可出现渗出病变。

当机体抵抗力低、未适当治疗时,病变可进展恶化:①干酪样坏死,病变在渗出基础上发生凝固坏死;②液化及空洞,在干酪样坏死基础上出现液化,经支气管排出后即形成空洞;③播散,结核菌直接向邻近组织蔓延,或经支气管、淋巴管、血流向肺及全身播散。

当机体抵抗力强、治疗适当时,病变可通过以下几种方式愈合:①吸收,渗出病变可完全吸收,不留痕迹;增殖病变及轻微干酪样坏死也可大部分吸收,留有少量的纤维瘢痕。②纤维化,病变在吸收过程中可伴有纤维组织增生,非液化的干酪样坏死可被纤维组织包绕形成结核球。③钙化,局限性干酪样坏死可脱水形成钙化灶。④空洞瘢痕愈合,空洞内坏死物质排出,引流支气管闭塞,洞壁萎陷,纤维肉芽组织增生愈合。⑤空洞净化,慢性纤维空洞难以闭合,若其洞内细菌被消灭,支气管上皮长入,称为净化空洞,是空洞临床愈合的一种形式。

【临床分类】

中华结核病学会于1998年8月制定了新的中国结核病分类法。

(1)结核病分类

1)原发型肺结核(代号:Ⅰ型)。

2)血行播散型肺结核(代号:Ⅱ型)。

3)继发性肺结核(代号:Ⅲ型):本型结核是肺结核中一个主要类型,包括渗出、增殖、干酪样坏死及空洞为主的多种病理改变。以前分类法中的慢性纤维空洞型肺结核也并入本型。

4)结核性胸膜炎(代号:Ⅳ型)。

5)其他肺外结核(代号:Ⅴ型):按部位及脏器名称写明,如骨结核、结核型脑膜炎、肾结核等。

(2)痰菌检查:痰菌检查阳性,以(+)表示,并注明痰检方法,如涂片为涂(+)、涂(-),培养为培(+)、培(-),未查者注明(未查)。

(3)治疗史:分初治、复治。既往未用药或用药<1个月者为初治。既往用药在1个月以上者为复治。

(4)病变范围及部位:按左、右肺和上、中、下野写明。

(5)记录程序:按病变范围及部位、分类类型、痰菌情况、治疗史程序书写。如右中原发型肺结核,涂(-),初治。

(6)本分类不再对每型结核分期。

【临床表现】

肺结核早期常因无症状或症状轻微易被忽视,随病变发展,其主要症状为咳嗽、咳痰、咯血或血痰、胸痛及全身中毒症状。

【X线表现】

(1)原发型肺结核(Ⅰ型)(primary pulmonary tuberculosis):为初次感染的结核,多见于儿童,也可见于青年。根据其病变的发展过程,可分为原发综合征及胸内淋巴结结核。

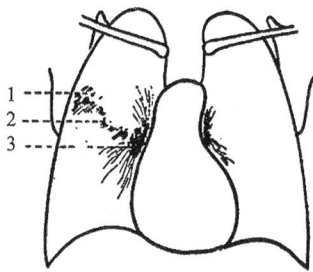

线图9-7　原发综合征双极期示意图

1.原发病灶　2.淋巴管炎　3.肿大的肺门淋巴结

1)原发综合征(primary complex):结核菌侵入肺组织后数周内在肺部发生渗出性病变,称为原发灶。病变自原发灶经所属淋巴管向肺门蔓延,引起淋巴管炎及淋巴结炎。原发灶、淋巴管炎及淋巴结炎三者组成典型的原发综合征(线图9-7)。X线表现为肺内边界模糊的云絮状阴影,自该阴影伸向肺门的条索状致密影及该侧肺门处肿大的淋巴结阴影。有时三者连接在一起,构成哑铃状双极现象。

2)胸内淋巴结结核:原发病灶易于吸收,而淋巴结炎常愈合缓慢,当原发病灶吸收后,原发型肺结核即表现为胸内淋巴结结核。X线表现分为:

①炎症型,肿大淋巴结周围的肺组织内出现炎性浸润,表现为从肺门向外扩展的密度增高阴影,边缘模糊;②结节型,肺门区圆形或卵圆形肿块影,内缘连接纵隔,外界清晰,向肺野突出。

(2)血行播散型肺结核(Ⅱ型):根据结核杆菌侵入血循环的途径、数量、次数和机体的反应,可分为急性粟粒性肺结核及慢性血行播散型肺结核。

1)急性粟粒性肺结核:大量结核菌一次或短时间内数次侵入血流,到达肺内所引起。X线表现为两肺从肺尖到肺底均匀分布、大小密度相同的粟粒状阴影,直径1.5~2 mm左右(线图9-8)。需要注意的是,粟粒性肺结核病灶在透视下常难以辨认。

2)亚急性或慢性血行播散型肺结核:由于较少量的结核菌在较长时间内多次侵入血循环播散至肺部所致。X线表现为密度不同、分布不均、大小不等的病灶,病灶可是增殖性、渗出性、纤维化及钙化等多种性质。

(3)继发性肺结核(Ⅲ型)(secondary pulmonary tuberculosis):是成年结核中最常见的类型。多由原发病灶重新活动及外源性再感染引起。肺内病变大多局限于两肺上叶的尖后段和下叶的背段。此型病变包括多种性质不同的病变,有渗出性、增殖性、纤维化、钙化、播散、空洞等,干酪样肺炎及结核球也属此型。X线表现为锁骨上下区不规则的斑片状阴影,边缘模糊,密度不均(图9-10)。干酪样组织溶解液化排出后则形成空洞,为圆形或椭圆形透亮区。有时两下肺可伴多个斑点状支气管播散病灶。病程较长时,可形成边缘清楚的陈旧性病灶。干酪样肺炎可分为大叶性和小叶性两种,大叶性干酪样肺炎表现为一肺段或肺叶呈致密实变影,密度较大叶肺炎高,高千伏摄片其内常可见多发虫蚀样空洞,小叶性干酪样肺炎在两肺内见有分散的小片状致密影。肺内干酪样病变被纤维组织包围而形成结核球,多见于上肺野,呈圆形或椭圆形,直径>5 cm者少见,密度较均匀,轮廓光整,有时其内可有空洞、钙化存在,周围肺野内常见纤维增殖病灶,即所谓卫星病灶(图9-11)。

(4)结核性胸膜炎(Ⅳ型):可与肺部结核同时出现,也可单独发生。前者多系近胸膜的肺内结核直接蔓延所致;后者多系淋巴结中的结核菌经淋巴管逆流至胸膜所致。X线表现为程度不等的胸腔积液,多为单侧性。

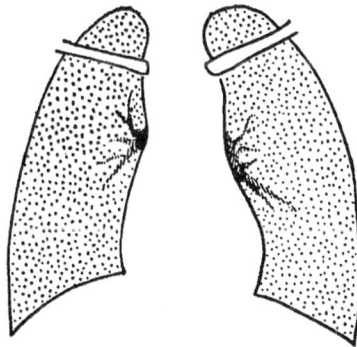
线图9-8 急性粟粒性肺结核示意图

【鉴别诊断】

肺结核X线表现复杂,常需与以下疾病鉴别。①肺脓肿:肺脓肿空洞内常有液量较多的液平面,而结核空洞小,液量少,少有液平面。②血行播散性转移瘤:多见于血供丰富的原发瘤,病变轮廓清楚,密度均匀,大小不一,而肺下部病灶较多。③外围性肺癌:外围性肺癌可见分叶、毛刺、脐样切迹,少有钙化;结核球多圆形,边界光整,球内常有钙化,周围可有卫星灶。此外,癌性空洞多为外壁不整齐,内壁高低不平的偏心性厚壁空洞,结核空洞壁较薄,内、外壁光整。

(五) 肺肿瘤

肺肿瘤分良性和恶性两类,良性肿瘤少见。恶性肿瘤又分为原发性和转移性两类,原发性恶性肿瘤中98%为原发性支气管肺癌(primary bronhogenic carcinoma)。

1. 原发性支气管肺癌　简称肺癌,发病率日益增高。病因至今并未完全明确,一般认为大气环境污染及吸烟为主要致病因素。

【病理】

肺癌起自于支气管上皮、腺体或细支气管及肺泡上皮。组织学上分为小细胞肺癌及非小细胞肺癌,后者又分为鳞癌、腺癌、复合癌及大细胞未分化癌。

按肺癌的发生部位可分为三型。①中心型:指发生于肺段以上支气管的肺癌;②外围型:指发生于肺段以下支气管的肺癌;③细支气管肺泡癌:指发生于细支气管或肺泡上皮的肺癌。

不同部位的肺癌生长方式不同。①管内型:肿瘤向腔内生长,呈息肉样或菜花状,逐渐导致支气管阻塞;②管壁型:肿瘤沿管壁浸润生长,使管壁增厚,造成支气管狭窄或阻塞;③管外型:肿瘤穿透支气管壁向外生长,主要在肺内形成肿块。上述三型为中心型肺癌的生长方式。外围型肺癌发生在管壁较薄的小支气管,很易侵入肺内形成肿块。细支气管或肺泡上皮肺癌,沿肺泡壁生长,初期形成孤立结节,发展后可经支气管、淋巴管播散,形成弥漫性肺炎样、小结节状、粟粒状病灶。

【临床表现】

肺癌早期可无症状或症状轻微,随病变发展出现咳嗽、咳痰、痰中带血丝或少量咯血、胸痛等症状,还可伴有低热、消瘦、体重减轻等全身症状,晚期出现恶病质。肺癌转移可引起相应的症状,如侵犯胸膜产生剧烈持续胸痛;侵犯纵隔压迫上腔静脉引起上腔静脉综合征;压迫颈交感神经引起霍纳(Horner)综合征;压迫喉返神经引起声音嘶哑。少数肺癌患者还可出现杵状指、肥大性肺性骨关节病及内分泌症状。

【X线表现】

(1) 中心型肺癌:早期局限于黏膜,平片往往无异常改变。随病变发展,可发生一系列X线表现。

1) 肺门肿块:由癌肿本身和(或)转移肿大的肺门淋巴结在肺门区形成肿块。较大肿块内可出现壁内缘不规则的偏心性空洞。

2) 阻塞性肺气肿:当癌肿导致支气管狭窄,形成活瓣样作用,使其远端肺组织产生局限性阻塞性肺气肿,但在常规吸气状态后前位胸片上不易发现。

3) 阻塞性肺炎:支气管狭窄后,远端肺组织常因引流不畅而致阻塞性肺炎,表现为相应部位反复出现、吸收缓慢的炎性改变。

4) 阻塞性肺不张:支气管完全阻塞时,产生肺不张,肺不张的部位和范围取决于癌肿的部位和范围。右侧中心型肺癌阻塞右上叶支气管时,右上叶不张与肺门肿块连在一起可形成反"S"状下缘(图9-12)。

体层摄影及支气管造影时,可清晰显示支气管腔内肿块、支气管壁增厚、支气管管腔不同程度狭窄等改变。

(2)外围型肺癌:早期外围型肺癌,肿瘤比较局限,直径多在 2 cm 以内,可表现为轮廓较模糊的小结节影或小片状阴影,较难与炎性病变鉴别。随病变发展,外围型肺癌可形成圆形或椭圆形肿块影。较典型者,由于生长不均衡等因素可形成分叶状肿块;因癌组织浸润生长,其边缘可出现细小的毛刺状阴影;在癌肿的肺门方向,局部凹陷形成脐样切迹。生长快而较大的肿块,边缘可较光滑。癌组织坏死、液化可形成癌性空洞,表现为壁厚、偏心性、内壁凹凸不平、无明显液平面等特征(图 9-13)。

(3)细支气管肺泡癌:早期可表现为孤立的结节或肺炎样浸润影,其中可见含气的支气管或小的透明区,系部分肺泡含有气体所致。晚期可表现为一侧或两侧肺内出现多处大小不等,边缘不清的结节、斑片状阴影,进一步发展可融合成大片癌性实变影。

【鉴别诊断】

(1)中心型肺癌与大叶性肺炎鉴别:大叶性肺炎虽有大叶性实变影,但无肺门肿块影,治疗后吸收明显,很少在局部反复发作。

(2)外围型肺癌与结核球、炎性假瘤、良性肿瘤鉴别:结核球边缘光滑,内可有钙化,周围可有"卫星病灶"。炎性假瘤一般边缘光滑无毛刺,形态可不规则,常伴有胸膜增厚。肺良性肿瘤边缘光滑,密度均匀或有钙化。后三者随访观察,肿块大小多无明显变化,而肺癌短期内可逐渐增大。

(3)肺癌性空洞与结核空洞、肺脓肿空洞鉴别:可根据空洞周围病灶、空洞壁的厚度、空洞内外壁的形态、空洞内有无液平等多方面来鉴别。

对于鉴别诊断困难的病例,可结合 CT、纤维支气管镜检、经皮针刺肺活检等检查手段来明确诊断。

2.**肺转移性肿瘤** 肺部是转移瘤的好发部位,X 线检查是发现肺部转移瘤的简单有效的方法。

【病理】

肺转移性肿瘤可分为血行、淋巴或直接蔓延等途径转移至肺部。以血行转移最多见,有时兼有血行、淋巴两种类型转移。此外,邻近器官恶性肿瘤也可直接蔓延及肺部。

【临床表现】

肺转移瘤因形式、大小、部位不同,临床表现不一,多数患者以原发瘤症状为主,常伴恶病质。部分患者无呼吸系统症状,多在常规胸部 X 线检查时发现。也有时转移灶发现于原发灶之前,甚至找不到原发灶。肺转移瘤可有咳嗽、胸痛、咯血、呼吸困难等症状,偶尔可引起自发性气胸。

【X 线表现】

血行转移者常在两侧肺野出现大小不等,密度均匀,轮廓清楚的棉球样病变,以两肺中下野病灶较多(图 9-14)。少数可为单个球形转移灶。血供丰富的原发瘤可呈粟粒状转移。骨肉瘤肺转移灶中可有钙化或骨化。淋巴转移者常表现为两肺门及纵隔淋巴结增大,自肺门向肺野呈放射状分布的索条状影,沿索条影可见串珠状小结节影。

【鉴别诊断】

根据原发瘤的病史及 X 线表现,诊断肺转移性肿瘤并不困难,少数不易确诊者可行 CT、经皮针刺肺活检等进一步检查。

(六) 纵隔原发肿瘤

纵隔原发肿瘤(primary mediastinal tumor)种类繁多,据国内文献报道,发病率的前六位依次为:神经源性肿瘤、恶性淋巴瘤、胸腺瘤、畸胎瘤、胸内甲状腺肿、支气管囊肿。

【病理】

胸腺瘤可分为上皮细胞型、淋巴细胞型及混合型,有良恶之分。畸胎瘤来源于生殖细胞,含有一种或多种细胞成分,可分为囊性和实质性两种。胸内甲状腺肿多数为结节性甲状腺肿,少数为腺瘤。恶性淋巴瘤是发生于淋巴结中的全身性恶性病变,可分为霍奇金病(HD)和非霍奇金淋巴瘤(NHL)。支气管囊肿是胚胎时期支气管胚芽脱落于纵隔内演变而成的囊肿。神经源性肿瘤有良性、恶性之分,良性者包括神经纤维瘤、神经鞘瘤及神经节细胞瘤,恶性者有神经纤维肉瘤和神经母细胞瘤。

【临床表现】

纵隔肿瘤早期往往无任何症状,偶然在胸部 X 线检查时被发现,随后可出现胸骨后不适和隐痛等症状。肿瘤长大到一定程度,可压迫、侵蚀和刺激邻近器官,出现相应压迫症状。气管受压时出现刺激性干咳、呼吸急促;上腔静脉受压出现脸、颈和上胸部静脉怒张或水肿;喉返神经受压出现声音嘶哑;交感神经受压出现 Horner 综合征;迷走神经受压出现心率减慢、恶心、呕吐;膈神经受压出现膈麻痹及呃逆;食管受压出现吞咽困难。畸胎瘤破裂与支气管相通时,可有咳毛发或豆渣样皮脂物史。胸腺瘤常与重症肌无力关系密切。恶性淋巴瘤对放射治疗反应敏感,肿块可在短期内明显缩小。

【X 线表现】

在纵隔原发肿瘤的 X 线诊断中应注意以下几点。①首先区别肿瘤是在纵隔内还是在肺内:一般认为肿块最大径位于纵隔是纵隔肿瘤,反之为肺肿瘤;或根据肿块与纵隔形成的夹角,钝角者为纵隔肿瘤,锐角者为肺内肿瘤;还可透视下观察:转动体位,纵隔肿瘤不能与纵隔分开;深呼吸时纵隔肿瘤移动度小。②肿瘤的部位:纵隔肿瘤由于起源不同,各有其好发位置。前纵隔多发胸腺瘤、畸胎瘤、胸内甲状腺肿,中纵隔多发淋巴瘤、支气管囊肿,后纵隔多发神经源性肿瘤(线图 9-9)。③肿瘤的形态与密度:淋巴瘤多呈向两侧突出的分叶状肿块;支气管囊肿边缘十分锐利、光滑、密度均匀;畸胎瘤内密度不均,可有钙化,典型者可见骨骼、牙齿。

(1)胸腺瘤:多位于前纵隔中、上部,大多向纵隔的一侧突出,体积大者也可向两侧凸出。形态多样,通常呈圆形、椭圆形,边缘光滑,轮廓清晰。肿块密度均匀,少数有点状、条状或斑片状钙化。

（2）畸胎瘤:多位于前纵隔中部,在心脏与升主动脉连接处。肿瘤多在右侧向外凸出,瘤体多呈圆形、椭圆形,边缘光滑,密度不均,有时其中可见骨骼、牙齿等特征性表现。

（3）胸内甲状腺肿:多位于前上纵隔,是纵隔肿瘤中位置最高者。轮廓清楚略呈波浪状,肿块上界不清,但下界清楚,肿块内常见钙化,肿块可随吞咽上、下移动。

线图 9-9　纵隔肿瘤好发部位示意图

（4）恶性淋巴瘤:多位于中纵隔,肿块多呈分叶状,轮廓清楚,密度均匀,向纵隔两侧凸出。肿瘤还可经肺门,沿支气管周围向肺内浸润,还可侵及胸腔、心包产生积液(图 9-15)。

（5）支气管囊肿:多位于中纵隔气管周围,肿块呈圆形、椭圆形,轮廓光滑,密度均匀,无分叶征象。因囊内含液体,肿块柔软,故呼吸时形态可改变(图 9-16)。

（6）神经源性肿瘤:是后纵隔肿瘤中最常见者,多位于后纵隔中、上部。肿块圆形或椭圆形,轮廓光整,密度均匀,向纵隔一侧凸出,侧位上肿块与脊柱重叠。

【鉴别诊断】

首先应注意与靠近纵隔的肺肿瘤鉴别。此外,还需注意与椎旁冷脓肿、食管贲门失弛缓症等非肿瘤性纵隔增宽及纵隔淋巴结结核、主动脉瘤的鉴别。椎旁冷脓肿为脊椎两侧对称性梭形阴影,且伴有椎间隙变窄、骨质破坏、脊柱畸形等征象;食管贲门失弛缓症向一侧突起,其内可见液平面,结合钡餐透视可明确诊断;主动脉瘤则在各个位置上均不能与主动脉分开,且有连续性弧线,透视下可见搏动。

由于 X 线胸片分辨力低,对纵隔肿瘤全面分析有不足之处,CT、MRI 不仅可以发现较小的纵隔肿瘤,而且可提高纵隔肿瘤的定性诊断。

（七）胸部外伤

胸部骨折、异物、气胸、液气胸等急性胸部外伤很常见,X 线检查对确定胸部损伤部位和程度具有重要作用。

1. 骨折

（1）肋骨骨折:胸部创伤的常见征象,第 3～10 肋骨最多见,后肋和肋骨弓部是好发部位。不全性骨折及膈下肋骨骨折容易遗漏,需仔细观察,必要时摄斜位片或短期复查。

（2）胸骨骨折:比较少见,多因直接暴力所致,常为胸骨体横行或斜行骨折,胸部侧位片较易发现骨折。

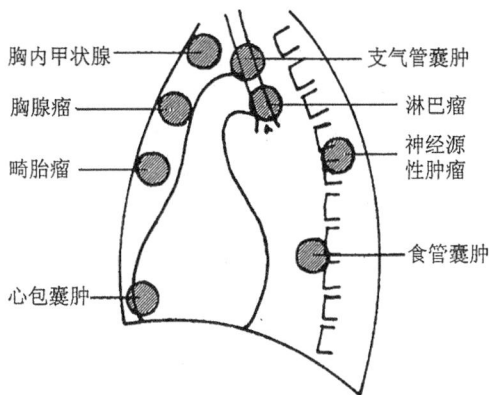

2. 胸部异物　　胸部火器伤常伴有异物存留,金属异物容易发现。胸部透视结合胸部正、侧位片可判断异物位置。如透视下患者作深呼吸,异物移动方向与肋骨移动方向一致的为胸壁异物,反之则为肺内异物。异物与心影不能分离,且随心脏搏动而移动者,说明异物嵌于心肌或心包内。

3. 气胸及液(血)气胸　　胸壁外伤使胸腔与外界相通,造成开放性气胸。挤压伤可引起脏层胸膜破裂,也可造成气胸。开放性气胸时,患侧肺完全萎陷,可随呼吸出现纵隔摆动。气胸如在胸膜破裂处形成活瓣性阻塞,则形成张力性气胸。如有肺撕裂或肋间血管破裂,可形成液(血)气胸。

4. 肺挫伤　　比较常见,胸部受直接撞击或爆炸气浪所致。肺挫伤时主要病理变化是肺泡内及血管、支气管周围的间质内出血及渗出。临床表现常有胸痛及咯血。X线表现为不规则片状实变,边缘模糊,肺纹理边缘亦模糊。肺挫伤表现约伤后6小时左右出现,24～48小时开始吸收,1～2周可完全吸收。

5. 肺撕裂伤和血肿　　多由胸部钝伤及震荡引起,肺外围胸膜下肺组织撕裂时,出现含气或含液(血)的薄壁囊肿,伤后初期常被肺挫伤影像掩盖而不能显示。肺挫伤吸收后,X线表现为含气薄壁囊腔,其中可有液平面,如囊腔完全被液体填塞,很像肺肿瘤。血肿通常需半年到一年才能完全吸收。

6. 气管及支气管裂伤　　比较少见,常发生于支气管隆突部,以支气管裂伤占比率较多。X线表现与裂伤程度有关,轻者无异常发现,重者可表现为皮下气肿、纵隔气肿及气胸。主支气管或肺叶支气管完全断裂时,则表现为肺不张。

7. 纵隔气肿与血肿　　纵隔气肿常因胸部外伤时肺泡、气管或食管破裂,气体进入纵隔而发生。X线表现为纵隔两旁有平行于纵隔的气带影,在心影两旁特别明显,纵隔胸膜被推向外,呈线条状,侧位片见气体位于胸骨后,纵隔胸膜被推移向后,呈线条状。纵隔血肿多见于胸部挤压伤,X线表现取决于出血量大小,少量出血无异常X线表现,出血量多时,表现为纵隔向两侧对称性增宽,局限性纵隔血肿表现为纵隔局部向肺野凸出。

(庞　昱　王立富)

第二节　胸部 CT 诊断

胸部具有非常良好的自然对比,虽然常规 X 线检查是胸部疾病最基本的检查方法,但 CT 具有高分辨率、无前后结构重叠等优点,对小病灶和早期病变的发现较 X 线胸片敏感,显示病变的细节也较前者丰富,并能根据病变区的 CT 值判断病变内有无空气、脂肪、液化或钙化,从而确定病变的性质。而近年来高分辨率 CT(HRCT)和螺旋 CT 的问世,尤其是多层螺旋 CT(MSCT)的应用,可进行肺内病变的三维重建,仿真支气管镜等检查,对纵隔和肺的血管性病变,如主动脉夹层,冠状动脉、肺动脉栓塞,肺动静脉瘘以及肺隔离症的供血动脉等都有良好的显示。随着介入放射学的发展,在 CT 引导下对肺内病变进行穿刺活检,已广泛用于临床,为胸部疾病定性诊断提供了新的方法。

一、检查方法

1. 体位、呼吸　病人取仰卧位,双臂上举,扫描时嘱患者于深吸后屏气,常规 CT 扫描前应嘱患者呼吸一致,以防遗漏病变。

2. 扫描方式　胸部 CT 扫描常用横断面扫描,先扫定位片,确定扫描范围,一般自肺尖至肺底,层厚 10 mm,连续扫描,对感兴趣区可加扫薄层或进行高分辨率扫描。

3. 增强扫描　增强扫描是胸部 CT 扫描技术中很重要的一环,主要用于下列情况:①血管性病变;②明确肺或纵隔肿瘤与大血管的关系;③鉴别肺门血管与肿大的淋巴结;④区分纵隔内血管和淋巴结;⑤了解纵隔和肺肿瘤的血供情况等。造影剂注射方法:采用一次大剂量碘造影剂团注法增强,剂量 80~100 ml,注射速度与延时时间,要根据机器性能、扫描方式、扫描时间等因素而决定。

4. 窗宽和窗位　常规采用肺窗和纵隔窗观察,平扫时肺窗的窗宽为 700~1000 Hu,窗位为−800~−600 Hu,纵隔软组织窗宽为 250~400 Hu,窗位为 30~50 Hu,观察骨骼用骨窗,窗宽为 1000~2000 Hu,窗位为 400~600 Hu。

二、正常胸部 CT 表现

胸部组织包括肺、纵隔以及胸膜等结构,组织密度差异很大,其 CT 值范围宽广,在 CT 图像上肺组织和纵隔有较大的密度差别,在一幅图像上不可能清楚地显示肺组织又同时清楚显示纵隔内结构。因此,在观察胸部 CT 图像时至少需采用两种不同的窗宽和窗位,以分别观察肺野和纵隔,即肺窗和纵隔窗。胸部 CT 图像是胸部不同层面的横断面图像,因此必须在熟悉胸部冠状面及矢状面的解剖基础上掌握不同层面的横断面解剖。

(一)正常纵隔 CT 图像

观察纵隔内结构需采用纵隔窗,为了说明纵隔的主要 CT 表现,现选择 6 个基本纵隔层面,说明其主要结构关系(图 9-17)。

1. 胸骨切迹平面　在该层面上气管居中,呈卵圆形低密度影,在气管的两侧有 5 个类圆形的血管断面,从前到后依次为两侧头臂静脉、右无名动脉、左颈总动脉和锁骨下动脉,通常头臂静脉最粗大,居前外方,颈总动脉及锁骨下动脉紧靠气管,气管左后方胸椎前方为食管,有时在气管两侧可见到甲状腺下极,其密度较软组织密度高。

2. 胸骨柄层面　该层面相当于主动脉弓上水平,在该层面上可见有 5 支血管断面:气管居中,气管前方粗大的血管断面为无名动脉,气管左前方为左颈总动脉,左侧为左锁骨下动脉,无名动脉与左颈总动脉前外侧方分别为右侧和左侧头臂静脉,左头臂静脉呈水平走行,横过左颈总动脉与头臂干的前方,向下与右头臂静脉汇合成上腔静脉。

3. 主动脉弓层面　此断面上血管结构只有主动脉弓及上腔静脉。主动脉弓在气管前方,从右前方斜向左后方,上腔静脉位于主动脉弓右侧、气管右前方,呈椭圆形,气管左后方为食管。

此层面上可见 2 个低密度脂肪间隙。①血管前间隙:位于上腔静脉、主动脉弓前方,呈三角形,在儿童主要为胸腺占据,成年胸腺退化呈点、条索影;②气管前腔静脉后间隙:主要由上腔静脉、主动脉弓和气管围成,呈三角形,其内除脂肪组织外还有淋巴结,大小在 7 mm 以下。

4. 主动脉窗平面　此层面相当于气管分叉或稍上层面。气管分成左、右主支气管,呈卵圆形。左主支气管前外方为左肺动脉,后外方为降主动脉,食管位于脊柱的左前方、降主动脉右侧;升主动脉位于前部正中偏右,呈圆形或椭圆形致密影,它的直径与降主动脉直径相比是 2.2~1.1∶1;升主动脉右后方为上腔静脉,其后方是右肺动脉;食管的右后侧是奇静脉的横断面,增强扫描易显示。在食管与奇静脉之间形成一个深的凹陷,为奇静脉食管窝,为肺组织充填。多数人在此层可看到奇静脉弓,自后向前汇入上腔静脉。

5. 肺动脉干与右肺动脉层面　右肺动脉由肺动脉干发出并向后、向右走行,位于升主动脉和腔静脉后方、中间段支气管的前方;右上肺静脉位于右肺动脉的外侧,左上肺静脉位于左上叶支气管的前方;左下肺动脉位于左上叶支气管的后方;降主动脉位于胸椎左前方;食管位于降主动脉右前方。正常肺动脉直径不超过 29 mm。

6. 左心房层面　此层面可见脊柱左前方为降主动脉,其前方为左心房,左心房前后径约 30~45 mm,其前方为主动脉根部和右心耳。肺静脉回流入左心房后外侧面;肺动脉干根部位于主动脉根部左前方,在其后方主动脉根部左侧常可见冠状动脉主干及其主要分支的近段。

再下面是"四腔心"层面和心室层面,不注射造影剂无法区别心腔的情况。

(二) 正常肺门的 CT 表现

观察肺门和肺野需采用肺窗,肺门主要由两侧肺动脉和静脉分支构成,同时还含有支气管、神经等组织。肺动脉及其分支以及支气管的位置比较恒定,气管是最恒定的解剖标志,因此分析肺门应以支气管为依据。肺动脉分支总是伴随相应的支气管从纵隔走向肺外围,而肺静脉的变异较大。左肺门通常略高于右肺门,且血管位置变异较大。右肺门的上界为尖段支气管的起始部及伴随的肺动脉,左肺门的上界为尖后段支气管的起始部及伴随的肺动脉,两肺门的下界为下叶肺段支气管的起始部及伴随的肺动脉,内界为纵隔胸膜,外界为肺段支气管起始部及伴随肺动脉(图 9-18)。

1. 气管分叉层面　相当于两侧肺门上部高度,此层面可见支气管分为左右主支气管,呈环形低密度影。右主支气管前外方为右上叶尖段支气管横断面,呈环形,其内侧为伴行的尖段肺动脉断面,外后侧为上叶肺静脉后支,左侧可见尖后段支气管断面,其前方为左上叶尖后段肺动脉,后方为左上叶尖段静脉支。

2. 右上叶支气管层面　相当于左肺动脉层面,此层面可见右上叶支气管自右主支气管分出,并分出前、后段支气管,右上叶支气管的前侧为右肺动脉前干支,介于右上叶前段与后段支气管夹角处的为右上肺静脉后支,左侧可见左上叶尖后段支气管断面,左肺动脉主干位于其内侧,其前后侧分别为左上肺静脉及左上肺动脉。

3. 中间支气管层面　相当于右肺动脉层面,右侧中间段支气管呈圆形或椭圆形横切面像,其前外侧为右下肺动脉,右下肺动脉的前外侧为右上叶后段静脉,前内侧为上叶尖前段静脉,左侧可见左主支气管,呈椭圆形或条形,其后方为左下肺动脉,前方为上肺静脉。

4. 右中叶支气管开口层面　右中叶支气管从中间段支气管右前方分出,与下叶背段支气管开口在相同高度,两支气管相邻处外侧为三角形尖突称中叶嵴,中叶支气管的前内方为右上肺静脉,右下肺动脉位于中叶嵴的外方,左侧可见左肺下叶支气管呈环形,其后外方为左下肺动脉,在外前方为舌叶支气管断面,呈圆形或椭圆形。

5. 心室层面　该层面可见两侧肺下叶数个基底段支气管的断面及伴行的肺动脉,并可见形态相似的下肺静脉。右侧下肺静脉内前方为内、前基底段支气管,后外方为后、外基底段支气管,左下肺静脉前方为内前基底段支气管,后外方为后、外基底段支气管,动脉走行相当于同级支气管的外后方。

(三)正常肺野的 CT 表现

观察肺野需采用肺窗,叶间裂是肺内的重要解剖标志,在常规 CT 上常呈无血管结构的透明带区,但高分辨力 CT 能清晰显示它。肺纹理呈树枝状,由肺门向四周呈放射状分布,由粗渐细,支气管肺段和亚段的 CT 表现与支气管、血管的走行有关,如肺段轴线与身体长轴平行,CT 断面见支气管呈环状,动脉为点状影,两肺下野后部肺血管纹理较粗,系因患者仰卧位扫描时肺血的坠积效应所引起,为正常表现。

1. 叶与肺段　叶间裂是识别肺叶的标志,在 CT 图像上,斜裂可显示于气管隆突层面或其上方层面,右侧斜裂起自第 4~5 胸椎平面,左侧斜裂起自第 4 胸椎,CT 表现为细线影,也可表现为少血管带,右肺在中间支气管以上层面,斜裂前方为上叶,其后方为下叶,在中间支气管以下层面斜裂前方为中叶,后方为下叶,在左侧斜裂前方为上叶,后方为下叶。水平裂因其与扫描平面平行,可表现为向外横向走行的呈扇形少血管带。

肺段与所属支气管同名,肺段的识别可根据肺段支气管、肺动脉分支而确定,肺动脉位于肺段的中心,右肺有 10 个肺段,左肺有 8 个肺段,其基本形态为尖端指向肺门的锥体状。正常情况下,常规 CT 对各肺段支气管显示率为 30%~100%,而

HRCT（高分辨率CT扫描）可显示肺段支气管，而且对亚段支气管显示率也较高。

2. 肺小叶　肺小叶是由小叶间隔、小叶核心和小叶实质所组成，呈不规则的多边形，周边肺小叶呈角锥状，其基底朝胸膜面，尖端指向肺门。正常人CT扫描时，小叶间隔一般不能显示，高分辨CT可显示部分正常的小叶结构。

三、胸部病变的基本CT表现

（一）阻塞性肺不张

支气管完全阻塞时，肺内气体多在18～24小时被吸收，有关肺叶萎陷，体积变小，密度增高，邻近肺组织代偿性膨胀，纵隔及肺门可向患侧移位。肺不张常见于各种良恶性肿瘤、肺结核、慢性炎症、肿大淋巴结压迫以及支气管异物等。

1. 右肺上叶不张　在右肺上叶支气管层面上，可见肺叶偏小，密度增高，表现为右侧纵隔旁三角形或窄带状软组织密度影，尖端指向肺门，边界清楚，水平裂上移，其外侧为代偿性膨胀的肺中叶，后部为代偿性膨胀的右下叶，纵隔向患侧移位。

2. 左肺上叶不张　在左肺上叶层面不张的左上肺向前胸壁及上方收缩，呈三角形或楔形软组织密度影、底部与前外胸壁相连，尖端指向肺门，不张的左上肺后外方为过度膨胀的左下叶、过度膨胀的左下叶背段可充填于不张的肺叶和纵隔之间，形成透明带。

3. 肺中叶不张　在中间支气管层面、右中叶前方外侧为右心缘及胸壁、后方为斜裂，上方为水平裂，右中叶不张时，呈底向右心缘、尖向外的三角形软组织密度影，其前方为代偿性膨胀的右上叶，斜裂向前内方移位、后界为代偿性膨胀的右下叶，上、中叶的叶间胸膜向下方移位。

4. 肺下叶不张　两肺下叶不张在肺门下部层面有相似的CT表现，不张的肺叶向后内方收缩，形成靠近脊柱的三角形软组织密度影，斜裂向后方移位，患侧膈肌升高、肺门下移（图9-19）。

（二）肺气肿

肺气肿在影像学的共同特点为肺的透明度增加，体积增大。可分为局限性和弥漫性；以病理解剖为基础又分为全小叶型肺气肿、小叶中心型肺气肿和间隔旁肺气肿，HRCT可以显示肺小叶结构及其异常改变。

1. 全小叶型肺气肿　在病理上为整个小叶含气量增加，体积增大，小叶间隔变薄甚至消失，血管变细，可融合成肺大疱。CT影像上表现为胸廓增大，横断面呈桶状，肺内血管变细，分布稀疏，多有肺大疱形成。

2. 小叶中心型肺气肿　在病理上为小叶中心部分呼吸细支气管及其壁上的肺泡扩张，在肺内可见散在的无边缘低密度区，CT上可见小叶中心部2～10 mm的低密度区。

3. 间隔旁肺气肿　常发生于小叶的边缘部分，多在胸膜下，CT表现为胸膜下的小气泡和肺大疱。

肺气肿多见于慢性支气管炎、哮喘、尘肺及弥漫性肺间质纤维化等疾病,常常是这些疾病的CT表现之一(图9-20)。

(三)肺实变

肺实变是指肺细胞内的气体被炎性渗液、水肿液、血液、肉芽组织或肿瘤组织所替代,CT图像上可表现片状边缘模糊影、腺泡状结节影、肺段或肺叶分布的均匀致密影、磨玻璃样阴影、可见含气的支气管像或称空气支气管征(图9-21)。

肺实变常见于各种肺部急慢性炎症、肺结核、肺水肿、肺出血、肺梗死以及支气管肺癌等。

(四)肺肿块

肺肿块是指直径2 cm以上软组织块状影,见于各种良、恶性肿瘤及肿瘤样病变,由于CT是横断面图像,可发现普通X线平片不能发现的肺内隐蔽部位的病变,如脊柱旁、膈肌后方以及心膈角处的肿块,可明确显示肿块的内部结构。

CT对于肺内肿块的诊断可从以下几个方面分析:

1. 肿块的大小和位置　肿块直径>3 cm时,恶性几率明显增高,位于上叶尖后段、下叶背段的小结节,其密度较高,有钙化、边缘光滑者多提示为结核球。

2. 肿块的边缘　良性肿瘤边缘光滑整齐,如结核球、错构瘤、炎性假瘤等,恶性肿瘤往往边缘不规则,有分叶、毛刺、棘状突起等征象,多见于肺癌。

3. 肿块的内部结构　①肺肿块的密度:肿块内出现脂肪密度或爆玉米花样钙化者,提示为错构瘤;有小泡样低密度区(小泡征),多见于肺癌。②肿块的钙化:大片状钙化多见于结核球,小的针尖样或斑点状偏心性钙化,可见于肺癌。③空洞:肿块内出现偏心性厚壁空洞,无气液平面,空洞内壁不光整者可提示为肺癌;而良性空洞往往有气液平面,空洞内壁光整。

4. 肿块与胸膜的关系　肿块位于胸膜下时可引起胸膜有改变,胸膜凹陷征在肺癌占49%,而在结核球或其他炎性病变中,其发生率为19%。

5. 肿瘤的强化程度　有人研究提出,恶性肿瘤增强后CT值高于良性结节而低于炎性病变(图9-22)。

(五)空洞与空腔

胸部CT扫描可以显示胸片或体层摄片不能显示的空洞或空腔,可以清晰显示空洞或空腔的大小、部位、壁厚、内容物、周围的情况以及引流支气管的情况,通常空洞壁厚3 mm以上为厚壁空洞、3 mm以下者为薄壁空洞,空腔壁厚约1 mm。

结核性空洞多发生于上叶尖后段及下叶背段;肺脓肿及肺癌空洞可发生于肺的任何部位,以肺下叶多见;肺大疱好发于胸膜下;结核性空洞的壁厚以2～3 mm多见,厚度多较均匀;周围型肺癌的空洞壁厚不均匀,空洞内壁凹凸不平,形态不规则,有时可见壁结节少有液平面。肺脓肿、先天性肺气囊及肺大疱继发感染可见液平面。空洞或空腔有球形内容物者,可见于结核、脓肿继发真菌感染(图9-23)。

(六)肺间质病变

胸部 CT 扫描,特别是高分辨率 CT 扫描,对于肺间质性病变的诊断有重要价值。肺间质病变主要发生于肺间质,其主要的病理改变为肺间质的纤维化、细支气管的炎性改变以及肺小血管的闭塞。常规 CT 所显示的肺间质病变为网状或结节状阴影,偶尔可见蜂窝状阴影,在 HRCT 上肺间质病变的阴影多种多样,包括小叶间隔的增厚,肺长线状影、界面征、胸膜下线、蜂窝状阴影、肺结构扭曲变形及牵拉性支气管扩张、结节影以及磨玻璃样改变。肺间质病变主要包括间质性肺炎、特发性肺间质纤维化、结节病、结缔组织病、肺尘埃沉着病、癌性淋巴管炎、组织细胞增多症 X 等(图 9-24)。

(七)胸膜病变

胸部 CT 检查对胸膜病变的诊断和鉴别诊断有重要意义,可根据 CT 值鉴别胸膜肿块的性质,胸膜病变可有以下几种基本改变(图 9-25)。

1. 胸腔积液及液气胸　CT 影像上胸腔积液表现为沿胸壁内面的新月形水样密度影,仰卧位扫描时,液体多位于胸腔的后外部,中量及大量积液时可包绕和压迫肺组织。胸腔积液可分为游离性、包裹性及叶间积液,包裹性胸腔积液多表现为胸壁局限性梭形水样密度影,边界光整;叶间积液表现为沿叶间裂走行的梭形水样密度影,胸膜转移瘤不仅可引起胸腔积液,胸膜面还可见多发性结节灶,胸膜也可呈不规则增厚。

液气胸在 CT 图像上可见胸膜腔内出现气-液平面,如有胸膜粘连时,可形成多房性液气胸。

2. 胸膜肿块　胸膜肿块多见于胸膜的原发或继发性肿瘤以及非肿瘤性病变。原发性肿瘤主要为胸膜间皮瘤,继发性肿瘤主要为转移瘤,以肺癌、乳腺癌和消化道肿瘤转移常见,恶性胸腺瘤和恶性淋巴瘤也易发生胸膜转移。非肿瘤性病变主要见于各种原因所致胸膜增厚,CT 表现为局限性或广泛的板状或不规则实性病灶,可发生于胸膜任何部位,有时可伴有钙化。

3. 气胸　气胸在 CT 影像上表现为胸膜腔半月形含气带,位于肺外围,无肺结构,其内侧可见压缩的肺边缘,大量气胸可占据一侧胸腔大部分,全肺不同程度被压缩。当有胸膜粘连时,可见肺边缘有粘连带与胸壁相连,多处粘连可形成多房性气胸(图 9-25)。

四、疾病诊断

(一)支气管扩张

HRCT 是支气管扩张的最佳无创检出方法,其意义在于明确诊断和了解病变的范围。

支气管扩张的 CT 表现可根据支气管形态分为两种。①柱状支气管扩张:CT

表现为支气管壁增厚,管腔增宽,当扩张的支气管走行与 CT 扫描平行时表现为"轨道征",当它和扫描平面垂直时表现厚壁的图形透亮影,形成特征性的"印戒征";②囊状支气管扩张时则表现为支气管远端呈囊状膨大,成簇的囊状扩张可形成葡萄串状阴影,合并感染时可出现液平;CT 诊断支气管扩张时应注意当扩张的支气管腔内充满黏液时,CT 影像上呈棒状或结节状高密度阴影,类似于肺内结节病灶及血管影像,应注意鉴别(图 9-26)。

(二)肺炎与肺脓肿

对于大部分肺炎及肺脓肿,依据胸部 X 线平片,并结合临床表现即可作出诊断,CT 检查的目的是为了与其他疾病鉴别,特别是与肺癌的鉴别。

(四)肺结核

肺结核的诊断仍以传统 X 线片为主,胸部 CT 检查可补充 X 线检查的不足,可发现因重叠不能肯定诊断的结核空洞,可鉴别结核球和周围型肺癌、肺门和纵隔淋巴结是否肿大等。

(五)肺肿瘤

CT 可用于肺癌的早期诊断和鉴别诊断,对肺癌的诊断价值主要在于定位、定性、定量诊断,以及在肺癌的 TNM 分期中起着重要作用。

1. 中心型肺癌　①支气管狭窄及阻塞性改变:CT 图像上能清楚地显示支气管腔内的肿块,支气管壁的增厚、狭窄等情况。也可显示阻塞性肺炎、肺不张、肺气肿等征象。阻塞性肺炎可以是肺段或大叶性的,表现为肺段或肺叶实性高密度影,常伴有肺段和肺叶体积变小。肺不张的表现为体积变小,密度增高且较均匀,近叶间裂的边缘平直或凹陷。肺气肿表现为肺透明度增加和肺纹理稀疏等。螺旋CT 仿真内镜技术,可显示支气管腔的狭窄及突向腔内肿块。②肺门肿块:表现为分叶状或边缘不规则的软组织肿块,常伴有阻塞性肺炎或肺不张。③侵犯纵隔结构:中央型肺癌侵犯纵隔表现为内缘与纵隔紧密相连,形态不规则,其间的脂肪界面消失。有时可在纵隔内形成软组织块影,可累及上腔静脉、主动脉、肺动脉、心包等结构。④肺门及纵隔淋巴结肿大:采用增强扫描可明确显示肺门、纵隔淋巴结增大的部位、大小及数量。肺门肿块常与转移增大的淋巴结融合,肺门淋巴结>10 mm 或纵隔淋巴结>15 mm 常提示为阳性(图 9-27 A、B)。

2. 周围型肺癌(图 9-27C、D)　CT 对周围型肺癌的诊断应着重分析。①形态:<3 cm 的肺癌多为圆形,>3 cm 的肺癌多为不规则形态。②边缘:多不规则,有分叶、放射状毛刺、棘状突起,部分肺癌可见血管纠集征。③密度:肿块多为软组织密度,在结节或肿块内有时可见小泡征,较大的肿块可发生坏死,形成内壁凹凸不平的偏心性空洞,多见于鳞癌。有时肿块内可见偏心性的点状或不规则斑片状钙化。④周围型肺癌可累及邻近的脏层胸膜,发生胸腔积液或有胸膜凹陷征。有时可有肺内转移,表现肺内大小不等的结节影。⑤有无肺门、纵隔淋巴结转移。

3. 细支气管肺泡癌　大体形态上可分为单发结节、多发结节及弥漫型。单发结节表现为圆形或不规则的肿块,常位于肺外周胸膜下。多数病灶有空泡征或空气支气管征,边缘可见毛刺,亦常伴有胸膜凹陷征,多发结节和弥漫型病变可广泛分布于两肺,表现为肺内多发结节,或大片状肺炎样实变影,病灶边缘模糊,其内可见空气支气管征,常伴有肺门或纵隔淋巴结转移。肺泡癌时,由于癌细胞分泌黏液,实变区密度较低,其中可见到高密度的血管影,为特征性表现。

4. 转移性肺癌　CT 扫描对发现肺转移瘤较 X 线胸片敏感。肺转移瘤的 CT 表现与转移途径有关。肺血行性转移与淋巴源性转移表现不同。

血行性转移比较多见,CT 表现为大小不等的球形高密度实性病灶,多位于胸膜下及中下肺野,边缘清楚,可单发或多发。单发转移灶与肺内其他球形病灶不易区分。骨肉瘤及软骨肉瘤的转移灶中可有钙化或骨化。淋巴源性转移在 CT 影像上表现为肺门及纵隔淋巴结肿大,肺内可见肺纹理增粗,小叶间隔增厚呈线影、小结节影及弥漫网状影(图 9-28)。

(六)纵隔原发肿瘤

CT 扫描能够清楚地显示纵隔的解剖结构,在原发病变的定位、定性诊断方面均较胸片敏感。可根据 CT 值来明确肿块是囊性、实性还是脂肪。

1. 前纵隔肿瘤　常见的有胸腺瘤、畸胎瘤及胸内甲状腺肿。

(1)胸腺瘤:起源于胸腺上皮,多发生于主动脉弓平面,血管前间隙内。大多数良性胸腺瘤 CT 表现为圆形、卵圆形或分叶状肿块,边缘清晰,常偏于纵隔的一侧,部分肿瘤可因囊变而变得不均匀,约 1/4 肿瘤内可见有钙化。增强扫描后肿块多有不同程度的强化。恶性胸腺瘤 CT 表现为边缘不清的不规则肿块,肿块多较大,密度多不均匀,肿瘤与纵隔界面不清楚,与邻近器官间的脂肪界面消失,可侵犯心包及胸膜而产生心包或胸膜腔积液(图 9-29)。

(2)畸胎瘤:多位于前纵隔中部,大多数良性。恶性者不到 20%。典型的畸胎瘤是含有各种组织的混合物,CT 影像上表现为边界清楚光滑的混杂密度肿块,形状规则。50%～60% 肿瘤内可含有低密度的脂肪成分,可出现脂肪液体分层表现。1/3～1/2 肿瘤内可见形状不规则的钙化。

恶性畸胎瘤常较大,形状不规则,边缘模糊。肿块与邻近结构间脂肪间隙消失,增强后畸胎瘤可有不均匀强化,囊性区域无强化(图 9-30)。

(3)胸内甲状腺肿:位于胸骨后、气管前间隙内,75%～80% 起自颈部甲状腺下极或峡部。其 CT 表现为肿块与颈部甲状腺相连,边缘清楚、光滑、密度不均匀,常可见囊变区和钙化灶。肿块密度高于软组织,增强扫描时有明显强化且上升快而持久(图 9-31)。

2. 中纵隔肿瘤

(1)恶性淋巴瘤:纵隔淋巴瘤常为全身病变的一个组成部分,CT 检查较胸片敏感。表现为纵隔内多组淋巴结肿大,受累淋巴结可融合成块,肿大的淋巴结可位于血管前或气管旁,呈圆形、椭圆形或不规则形的实性肿块,密度均匀或不均匀,增强后有强化,肿瘤可侵入胸膜、心包产生积液,肿瘤还可以向肺内浸润(图9-32)。

(2)支气管囊肿:支气管囊肿为先天发育异常,好发于中纵隔上中部,位于气管及主支气管周围或食管旁、肺门部,CT表现为圆形或椭圆形肿块,密度均匀,约半数呈水样密度,半数近似软组织密度或更高,密度特点与内容物性质有关,边缘光滑锐利,增强后囊壁及内容物均无强化(图9-33)。

3. 后纵隔肿瘤　神经源性肿瘤是后纵隔最常见的肿瘤,好发于后上纵隔,多位于后纵隔脊柱旁,紧贴椎间孔,部分肿瘤跨椎管内外,呈哑铃状。

CT上各种神经源性肿瘤的表现相似,为脊柱旁类圆形肿块,边缘光滑清楚,一般密度均匀,可压迫邻近椎体、椎间孔或肋骨,形成光滑的压迹,发生在椎间孔处的肿瘤可呈哑铃状,并有椎间孔扩大,增强时可有不同程度的强化(图9-34)。

(七)胸部外伤

急性胸部外伤,普通胸片即可满足诊断需要,CT检查主要是了解有无并发症及复合伤。胸部外伤根据其发生部位可分为胸壁外伤、肺外伤和纵隔外伤。

1. 胸壁外伤　主要为组成骨性胸廓骨的骨折,表现为骨密质的断裂及断端的移位,CT在显示肋骨骨折方面不如X线胸片敏感。

2. 肺外伤　肺的损伤可分为肺挫伤和撕裂伤、气管和支气管撕裂伤。肺挫伤和撕裂伤CT表现为大小范围不等的、边缘模糊的片状影,严重时可形成高密度血肿。气管和支气管撕裂伤90%合并骨折,气管裂伤常发生在近隆突处,支气管撕裂伤多在主支气管距隆突1～2 cm处。CT扫描对发现支气管周围积气比较敏感,并可显示支气管错位、成角变形或明显中断。

3. 纵隔外伤　纵隔气肿是指气体在纵隔结缔组织之间,CT扫描可发现少量纵隔气肿,可发现两侧纵隔胸膜下及胸骨后有含气带,严重的胸部外伤可引起纵隔内血管破裂而发生纵隔血肿。CT表现为纵隔向两侧增宽,纵隔间隙内有液体存在,根据CT值可区分纵隔血肿与其他性质的液体(图9-35)。

第三节　MRI 诊 断

近年来随着MR扫描技术和软件的不断更新,胸部MRI空间分辨力明显提高,运动伪影减少,能清晰显示胸部解剖。MRI的流空效应使心血管成像,有助于了解肺门区肿块、纵隔肿瘤与心脏大血管的关系,对诊断有重要价值。

一、正常胸部MRI表现

(一)胸部横断面MRI解剖(图9-36)

1. 胸锁关节层面　可见气管居中线于胸椎前方,呈低信号,气管前方从右向左分别为右头臂静脉、无名动脉、左颈总动脉、左锁骨下动脉。左头臂静脉自左向右横过左颈总动脉与无名动脉前方,与右头臂静脉汇合成上腔静脉。食管位于气管和胸椎之间。

2. 主动脉弓层面　主动脉弓自右前向左后斜行,其右前方为上腔静脉与左头臂静脉汇合处。

3. 主动脉窗层面　主动脉窗内充满高信号的脂肪组织,有时其中可见数个中低信号的淋巴结。前方为升主动脉,其右侧为上腔静脉。气管居中,其左后方为降主动脉。奇静脉弓常于此层面上自椎体右前方呈弓形走向进入上腔静脉。

4. 左肺动脉层面　左肺动脉位于升主脉左后方。此层面上可见气管隆突和两侧主支气管根部。右肺门部可见右上叶支气管起始部。

5. 主肺动脉与右肺动脉层面　主肺动脉向右后延伸成右肺动脉,其前方为上腔静脉,后方为中间支气管。左肺门处可见左上叶支气管,其后外侧可见左下肺动脉,前方可见左上肺静脉。

6. 左心房层面　左心房位于降主动脉右前方,其前方偏右为右心房,正前方为升主动脉根部。升主动脉根部前方为右心室流出道。下肺静脉从后外侧方外流进左心房。

(二) 胸部冠状位 MRI 解剖(图 9-37)

1. 右心室层面　显示右心室、右室流出道和主肺动脉、左心室。

2. 升主动脉层面　显示右心房、左心室、升主动脉、左侧头臂静脉、无名动脉、左侧颈总动脉、右侧头臂静脉、主肺动脉等。

3. 上腔静脉层面　显示上腔静脉、右心房、升主动脉、左心室、左颈总动脉、主肺动脉等。

4. 肺动脉层面　显示气管、主动脉结、左锁骨下动脉、左肺动脉、左心房、右肺动脉等。

5. 气管分叉层面　显示气管分叉、左右主支气管、左心房、左右上肺静脉、右心房、下腔静脉、气管隆突下间隙。

6. 降主动脉层面　显示降主动脉、奇静脉、脊柱等。

(三) 胸部矢状面 MRI 解剖(图 9-38)

1. 上腔静脉层面　可见上腔静脉、右心房、下腔静脉、右肺动脉断面、左心房、气管等。

2. 升主动脉层面　可见升主动脉、无名动脉、左右心房、房间隔、右肺动脉等。

3. 右心室层面　可见右心室、左右心房、升主动脉根部、主动脉弓等。

4. 右心室流出道与降主动脉层面　可见右心室流出道、主肺动脉、主动脉弓降部、降主动脉、左心室、左心房等。

二、胸部病变的基本MRI表现

（一）肺肿块

肺良性肿块多呈现边缘光滑的球形肿块，T_1WI 呈现中等信号，T_2WI 呈高信号，信号较均匀。恶性肿块多数形态不规则，分叶状，边缘有毛刺及胸膜凹陷征。肿块坏死时，T_1WI 上表现为低信号，T_2WI 上呈明显高信号。形成空洞时，空洞多呈现偏心性、壁厚、内壁高低不平，在 T_1WI、T_2WI 上空洞为无信号区。由于纵隔和肺门区血管在MRI上因流空效应呈黑影，与肺门区的中心型肺癌易于区分。由于肺肿块与肺不张的信号经常不同，因而用MRI可区分。

（二）纵隔肿块

MRI检查可清楚显示纵隔肿块的部位、形态及其与心脏大血管的关系。在MRI上可根据病变信号强度的特征分辨肿块内部结构成分属脂肪、液体、软组织或血管，有助于肿块的定性诊断，但在MRI上不能发现肿块内小的钙化。

三、疾病诊断

（一）原发性支气管肺癌

1. 中心型肺癌　MRI检查时有以下表现。①支气管受侵及阻塞性改变：MRI上可见支气管壁增厚、管腔狭窄或中断。癌性肿块在 T_1WI 上呈与肌肉相似的中等信号，在 T_2WI 上为高信号，信号不均匀。支气管的狭窄、阻塞可导致阻塞性肺炎、肺不张，MRI可将肿瘤阻塞远侧的肺实变与肿瘤本身鉴别开，在 T_1WI 上肺炎或肺不张的信号低于肿瘤信号，在 T_2WI 上则高于肿瘤信号。②肺门肿块：MRI显示肺门肿块优于CT。肿块呈圆形或类圆形，边缘不规则，可有分叶，有时肿块与肺门、纵隔肿大的淋巴结融合成团。增强扫描肿块有中等强化。③侵犯纵隔结构：MRI可清晰显示肺癌侵犯纵隔的范围和程度，表现为瘤体与纵隔结构之间的高信号脂肪界面消失，可在纵隔内形成软组织肿块影，推挤、侵犯血管等结构。④肺门、纵隔淋巴结转移：MRI对确定肺门及纵隔淋巴结增大优于CT。一般以肺门淋巴结直径＞10 mm或纵隔淋巴结＞15 mm作为诊断标准。增大的淋巴结单发或多发，也可融合成块，T_1WI 上呈中等信号，T_2WI 上呈稍高信号（图9-39）。

2. 外围型肺癌　MRI可显示肿块的某些特征，但不如CT显示清楚。

（二）纵隔原发性肿瘤

1. 胸腺瘤　肿瘤位于前纵隔。①良性胸腺瘤：肿瘤呈类圆形或分叶状，边缘清楚，常偏于纵隔的一侧。在 T_1WI 上肿瘤呈中等或略低信号，T_2WI 上呈中等或略高信号，信号均匀。发生囊变时，信号不均匀，表现为 T_1WI 上为低信号，T_2WI 上为高信号。MRI不能显示肿瘤内钙化。增强扫描时肿瘤呈中等程度强化，囊变区无强化。②恶性胸腺瘤:肿瘤常较大,肿块形态不规则,边界不清楚,呈局限浸润或弥漫侵犯纵隔各间隙,气管、大血管可受侵犯并移位,侵犯心包和胸膜时产生心包和胸膜腔积液(图9-40)。

2. 畸胎瘤　肿瘤绝大多数位于前纵隔。①囊性畸胎瘤:表现为类圆形肿块,境界清楚。囊内液体信号差异较大,T_1WI 多呈低信号,T_2WI 上呈高信号。但当脂肪含量较多时,T_1WI 上即呈高信号,在 T_2WI 上呈中高信号。②实质性畸胎瘤:由于瘤体内含脂肪、水、软组织、钙化等多种成分,故其信号高低混杂不均匀,较大的钙化在 T_1WI、T_2WI 上呈极低信号。恶性畸胎瘤表现为肿块不规则,境界不清楚,可侵犯纵隔脂肪,压迫或侵犯血管与气管等结构(图9-41)。

3. 恶性淋巴瘤　胸部恶性淋巴瘤最常累及纵隔和肺门淋巴结,表现为纵隔及肺门区多个淋巴结增大,可融合成团。增大的淋巴结呈圆形或不规则形肿块,在 T_1WI 上呈中低信号,T_2WI 上呈高信号。淋巴瘤可侵犯或压迫气管、支气管或血管等结构,可侵犯胸膜和心包产生积液(图9-42)。

4. 支气管囊肿　囊肿多位于中纵隔上部气管及主支气管附近,呈类圆形肿块,边缘光滑。T_1WI 上呈低信号,T_2WI 上呈高信号。当囊液内蛋白质含量高或有出血时,T_1WI 上呈较高信号(图9-43)。

5. 神经源性肿瘤　肿瘤多位于后纵隔脊柱旁沟,呈类圆形、纺锤状或哑铃状肿块,一般肿块境界清楚,信号均匀,在 T_1WI 上为中低信号,T_2WI 上为高信号,增强扫描可见肿瘤明显强化。较大肿瘤可发生坏死囊变或有出血使信号混杂。横断位及冠状位能很好地显示椎管内外生长的哑铃状肿瘤和脊髓受压、移位的情况(图9-44)。

(征　锦　陈明祥)

第十章

循环系统

随着影像技术的进展，对于心血管疾病的诊治，影像诊断具有非常重要的价值。它不仅可以观察心血管的外形轮廓，而且可观察心血管的内部状态，如心、大血管壁的厚度、房室间隔和瓣膜等。另外，心血管动态功能的观察也是一个重要的方面。

由于影像检查技术和方法多种多样，每种检查技术和方法均具有各自的特点和应用范围，因此，必须做到最佳选择，设计出合理的检查程序，最方便、快捷、经济而又准确地作出诊断。

第一节　X 线诊断

心、大血管的 X 线诊断具有非常重要的价值，在临床工作中，目前仍为基本的检查方法。

一、X 线检查方法

(一)普通检查

透视和摄影是最基本的方法，简单易行，应首先采用。

1. 透视　作为常规检查，心脏透视已不再重要。透视可以大体了解心脏的大小，观察心脏与大血管的搏动、心脏内的钙化，尤其是二尖瓣与主动脉瓣的钙化，了解靠近心脏的纵隔影。如有心包渗液、限制性心包炎或巨大扩张的心脏时，可见搏动减弱。心脏缺血区如有收缩期扩张，可能为局部室壁瘤。透视时吞钡不仅能显示食管，也可显示它与心脏后壁及其他纵隔组织的关系。透视的优点是可以从不同角度观察心、大血管的形状、搏动及其与周围结构的关系，还便于选择最适当的角度进行斜位摄影。但是透视不能保存所见图像，无法供会诊使用，为了仔细观察，会造成过多的 X 线照射。

2. 摄影　可以初步观察心脏形态,估计各房室大小,资料能保存供复查时参考,或作会诊使用,也可供仔细观察与测量。其缺点为不能了解动态,不能了解心内变化与测算血流动力学情况。摄影有后前位、右前斜位、左前斜位和左侧位四种。后前位是基本的位置,一般取立位,根据病情需要,再选择斜位或左侧位。

(1) 后前位:患者直立,靶片距离为2m,以减少心影放大率(不超过5%),有利于心径线测量和追踪对比观察。

(2) 右前斜位:患者从后前位向左旋转45°,同时服钡观察食管,以确定左心房有无增大,还可观察肺动脉段突出与右心室漏斗部的增大。

(3) 左前斜位:患者从后前位向右旋转约60°,有利于观察心各个房室的增大和主动脉弓的全貌。在观察右房时,旋转角度约30°。

(4) 侧位:常取左侧位,可观察左心房和左心室的增大。

(二)造影检查

心血管造影是将造影剂快速注入心腔和大血管内,借以显示心和大血管内腔的形态及血流动力学的改变,为诊断心、大血管疾病并为手术治疗提供有价值的资料。可以观察心内解剖结构的改变与血流方向,估计心脏瓣膜功能、心室容量与心肌功能,但是它属于创伤性检查,应慎重使用,目前冠状动脉造影多用。

1. 造影剂和造影设备

(1) 造影剂:用于心血管造影的造影剂必须浓度高、毒性小和黏稠度低。目前常用的造影剂有离子型和非离子型碘造影剂。

(2) 压力注射器:为了得到满意的影像,必须在短时间内注入足量的造影剂,使心腔和大血管内有大量高浓度的造影剂,以产生良好的对比。一般要求每秒注入15～25 ml,所用的压力为$(8\sim10)\times105$ Pa。注射造影剂的速度同注射压力、注射器的阻力、心导管的管径和长度以及造影剂的黏稠度等有关。

(3)数字减影心血管造影设备。

2. 造影方法　根据造影目的,造影剂注入的方式和部位不同,常有以下几种造影方法。

(1) 右心造影:先行右心插管,再经右心导管注射造影剂,显示右侧心腔和肺血管。主要适用于右心及肺血管的异常及伴有发绀的先天性心脏病。

(2) 左心造影:导管自周围动脉插入,导管尖送到左侧心腔选定的部位。适用于二尖瓣关闭不全、主动脉瓣狭窄、心室间隔缺损、永存房室共同通道及左心室病变。

(3) 主动脉造影:导管经周围动脉插入,一般导管尖放于主动脉瓣上3～5 cm处,能使升主动脉、主动脉弓和降主动脉上部显影,造影剂逆行到主动脉瓣处,可显示主动脉瓣的功能状态。适用于显示主动脉本身病变,主动脉瓣关闭不全,主动脉与肺动脉或主动脉与右心之间的异常沟通,如动脉导管未闭,主-肺动脉隔缺损,主动脉窦瘤穿破入右心等。

(4) 冠状动脉造影:用特制塑形的导管,从周围动脉插入主动脉,使其进入冠状动脉内,行选择性血管造影。用于冠状动脉粥样硬化性心脏病的检查,是冠状动脉旁路移植术(又称冠状动脉搭桥术)或血管成形术前必须的检查步骤。

心血管造影是一种比较复杂而有一定痛苦和危险的检查方法,造影前应作好充分准备,包括必要的安全抢救措施。当有全身情况极度衰竭,严重肝、肾功能损害;造影剂过敏试验阳性或过敏体质;以及有心导管检查的禁忌证时,如急性或亚急性细菌性心内膜炎及心肌炎,心力衰竭和严重冠状动脉病变,则不应进行这种检查。

二、正常 X 线表现

(一)心、大血管的正常投影

心脏分右心房、右心室、左心房和左心室四个心腔。右心偏前,左心偏后,心房位于心室的后方,X 线上,都投影在一个平面上。两心室之间有室间沟,心房和心室的交界有房室沟。这些标志,仅在透视下才能识别。心表面有脏层和壁层心包膜覆盖,两层之间为一潜在的腔隙,为心包腔,但均缺乏对比。

心和大血管在透视或平片上的投影,彼此重叠,仅能显示各房室和大血管的轮廓,不能见到其内部结构和分界。因此,必须用不同的位置投照,才能使各个房室和大血管的边缘显示出来。心、大血管在后前位、右前斜位、左前斜位和左侧位的摄影分述如下(线图 10-1)。

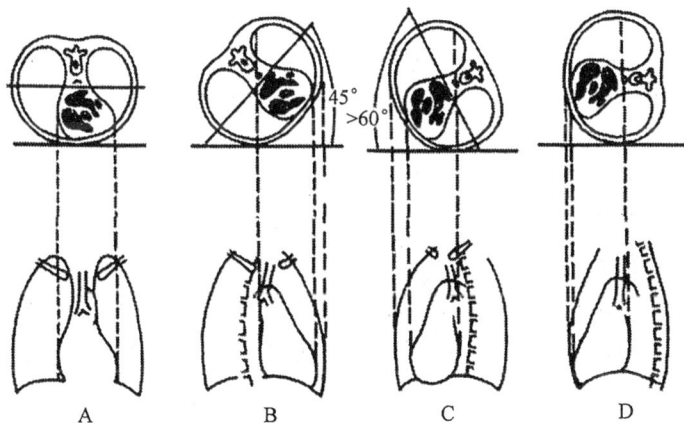

线图 10-1　正常心脏
A. 后前位　B. 右前斜位　C. 左前斜位　D. 左侧位

1.后前位　正常心影一般是 2/3 位于胸骨中线左侧,1/3 位于右侧,心尖指向左下,心底部朝向右后上方,形成斜的纵轴。心、大血管有左右两个边缘。

心脏大血管构成纵隔影,右缘上方为上腔静脉,向下进入右房,右房构成心脏大血管右缘的下 1/2,近膈面处有时可见下腔静脉,向上内方向斜行。左缘上方向外突起的为主动脉结,其下方为肺动脉段,此处向内凹入,故称心腰。肺动脉与左心室缘之间为左心耳,但正常情况不隆起,X 线片上不能区别 ,左心室缘向外下方延伸然后向内,转弯处称心尖。

2.右前斜位(第一斜位) 右前斜位时心位于胸骨与脊柱之间。

前方为右心室构成心缘,向上与肺动脉段相接,弧形后弯,分成左、右肺动脉,在肺动脉段后方为升主动脉,主动脉向上后行进入纵隔内,形成主动脉弓。在此位上主动脉弓并非充分显示,升、降主动脉前后重叠,心影的后方左、右心房上下排列,难以分清其界限,最下端有时可见下腔静脉影。食管吞钡时钡剂在后纵隔向下延伸,沿途受主动脉、左主支气管及左房压迫形成三个压迹。心前缘与胸壁之间有三角形透明区,尖向下,称心前间隙或胸骨后区。

3.左前斜位(第二斜位) 左前斜位时心、大血管影位于脊柱的右侧,人体旋转约60°角投照时,室间隔与中心 X 线接近平行。因此,两个心室大致是对称地分为左右两半,右前方一半为右心室,左后方一半为左心室。

前方的心缘为右心室,向上为肺动脉主干与主动脉,肺动脉主干弯向后,分为左、右肺动脉,右肺动脉表现为圆形致密影。心影内主动脉从左室向上升,当它越过肺动脉主干就可见它向上并向后形成主动脉弓,主动脉弓围成"主动脉窗",内见气管分叉及左、右主支气管,主动脉弓在此位上显示最好。主动脉弓向后向下成降主动脉,与脊柱有重叠,心后缘上为左房,下为左室。此位上也可见心前间隙。

4.左侧位 胸片的正前方为胸骨侧位相。心影的前下缘为右心室,向上向后为右心室流出道与肺动脉主干。然后与主动脉重叠,并被掩盖。心后缘上方为左心房,下方为左心室。左心室与膈接触面处可见一弧形相反的下腔静脉影。下腔静脉进入右心房,与左心室无直接关系。当食管吞钡时可见左心房有一轻度压迹,向下与左心室后缘及膈肌构成一心后三角。在胸骨后右心室前有一倒三角形透亮影,即心前间隙。

(二)心、大血管的搏动

心左缘的搏动主要代表左心室的搏动。收缩期急剧内收,舒张期逐渐向外扩张。搏动幅度的大小与左心室每次搏动的排血量有关,排血量小则幅度小,排血量大则幅度大。左心室以上,可见主动脉和肺动脉的搏动,方向与左心室的搏动相反。当左心室收缩时,主动脉迅速向外扩张;舒张时,则缓慢内收。主动脉结搏动的幅度与脉压差大小有关,脉压差大,搏动幅度大。肺动脉的搏动与主动脉类似,但较弱。

心右缘的搏动代表右心房的搏动。右心室增大时,其强而有力的心室搏动可以传导至心右缘。右心房以上,如果主要是升主动脉组成,则可见到主动脉搏动。

(三)影响心、大血管形态的生理因素

心脏大小与年龄及体格关系密切,与性别关系较小,如儿童和老年人因膈肌位置高,心胸比例可能＞50%。另一方面,也有些正常人的胸廓长而狭,膈低心影小。此外,摄片时适逢心室收缩期或舒张期,或不同呼吸相,或不同体位时,显示也可略有差别,立位和吸气时心影小,卧位和呼吸时影响大。以上情况均为正常。

（四）正常心血管造影

心血管造影可显示心、大血管内腔的解剖结构,并可动态观察其功能情况。应分别观察腔静脉与右心房、右心室与肺动脉、肺静脉与左心房、左心室与主动脉和冠状动脉。

1. 腔静脉与右心房　上腔静脉位于上纵隔右侧,侧位则位于气管之前方,向下与右心房相连,二者无清楚分界。下腔静脉短,过膈后即汇入右心房。右心房呈椭圆形,居脊柱右缘,其大小与形状在收缩期和舒张期有明显差别。

2. 右心室与肺动脉　右心室于前后位上呈圆锥状,下缘为流入道,左缘为室间隔面,右缘为三尖瓣口,顶端为流出道,略呈管状。侧位,右心室位于心影前下方,与右心房有部分重叠。肺动脉干与右心室流出道相续,向后上斜行分为左右肺动脉。

3. 肺静脉与左心房　两侧肺静脉分支于肺门汇合成上、下肺静脉两支同左心房相连。左心房在前后位呈横置椭圆形,居中偏左,侧位呈纵置椭圆形,前下方与左心室相续。

4. 左心室及主动脉　左心室在前后位呈斜置椭圆形,侧位略呈三角形。流出道呈筒状,边缘光滑,其上端为主动脉瓣。主动脉瓣上方主动脉壁有三个袋状膨隆,为 Valsalva 窦。侧位,可观察胸主动脉全程。自主动脉弓发出无名动脉、左颈总动脉和锁骨下动脉。

5. 冠状动脉　左、右冠状动脉分别起自左、右冠状沟,大约 85％患者为右冠优势,即右冠状动脉供应后降支与心肌的后、下壁,10％～12％患者为左冠优势,由左冠状动脉供应下、后壁,4％～5％病人二侧均势。

（1）左冠状动脉(LCA):发出 0.5～1.5 cm 时在左心耳下方分出左前降支,它向前在室间沟内行走,分出另一支称旋支,在左心耳下沿侧后方行走于房室沟内。偶尔有第三支称为中间支,作为第一对角支或第一边缘支。

左前降支发出数个间隔支穿透间隔,发出一支或几支对角支伸向前外侧壁,偶尔一个圆锥支在第一间隔支之后走向右室漏斗部,旋支则发出一个或几个圆锥支,供应左室的外侧壁。

（2）右冠状动脉:在肺动脉与右房之间走向前向右,它的第一支为圆锥支,走向肺动脉流出道,第二支是窦房结支,另一个较小的分支走向右房,肌支走向右室心肌,在后侧发出一大的锐缘支向前走向右室的膈面,右冠优势者右冠状动脉随后向后在房室沟内,形成一 90°转弯,走向右室尖,作为后降支发出分支到膈面心肌与室间隔的后 1/3。

三、基本病变 X 线表现

心、大血管疾病普通 X 线检查,多不能直接显示病变本身。诊断是根据心轮廓的改变,借以推测某些房室和大血管的增大或变小、搏动增强或减弱以及肺循环的改变。因此,在分析 X 线表现时必须注意心、大血管的形态与肺循环的改变。

（一）心及各房室增大

心脏增大是心脏病的重要征象，它包括心肌肥厚和心腔扩张，两者常并存。心肌肥厚可单独存在，主要是由于肺循环或体循环的阻力增加。单纯肥厚，心横径无明显增加。心腔扩张是容量增加引起的，主要来自分流，如间隔缺损或回流，如瓣膜关闭不全，一般较快地引起心腔普遍扩张。常是负担过重或最早受损害的心腔首先扩张，而不是所有心腔都同时扩张，这有利于病变的诊断。心房与心室不同，房壁薄弱，在阻力增加或容量增加时，常以房腔扩张为主，一般无单纯代偿性肥厚。此外，心肌本身的损害如中毒性心肌炎、甲状腺功能亢进、黏液性水肿等疾病，也可使心增大。对增大的心，很难从 X 线上将肥厚和扩张区别开来。因此，就 X 线表现而言，常统称之为增大，而不区别是肥厚或者是扩张。

1. 左心室增大(left ventricular enlargement) 左心室增大使心脏逆钟向旋转，因此左心缘必是左心室的边缘结构。左心室作为椭圆形外表，在肥厚时它的短径增大较重，而长径改变较轻，因此，肥厚的左心室可近似球形，左心缘突隆明显，见于高血压型心脏，整个心脏容积影响较小。而扩大时，心脏的长径向心尖方向增长，因主动脉瓣位置较固定，心尖向左下延伸，正常心尖位置稍低于右心膈角，此时常低于右心膈角一个肋间或以上。由于心脏的逆钟向旋转，所以早期左心向左后方延伸不明显，而是向左突出。当旋转的心脏遇到胸骨阻力，不再旋转时，左心室就向左后伸延。随着旋转而出现的间接 X 线征为主动脉结突出，主动脉弓增宽，结的突出与心脏向左突使心腰凹陷明显。此类心型又称"主动脉"型心脏。

在 X 线片上表现如下(线图 10-2)。

(1) 后前位：左心室段延长，心尖向下向左延伸，居膈下甚至在胃泡内，或左心缘圆隆，有时上部隆起明显，使心脏呈球形，由于左心室段延长，使相反搏动点上移，心腰凹陷。增大显著时将心影向右推并膨隆，也可推压左房向外后上方。

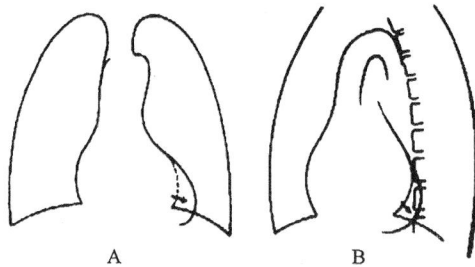

线图 10-2　左心室增大
A. 后前位　B. 左前斜位

(2) 右前斜位：常无明显改变。

(3) 左前斜位：左心室段向后向下突出，且与脊柱重叠，正常心脏在 60°转位时应与脊柱分开，如仍重叠称脊柱廓清角增大。室间沟向下移位。

(4) 侧位：心后间隙缩小，食管与左心室段之间的正常三角间隙消失，正常可见的下腔静脉被左心室掩盖而缩小或消失。

2. 右心室增大(right ventricular enlargement) 右心增大向前扩张，使心前间隙缩小，当心脏增大遇胸骨阻挡后，使心脏顺钟向旋转，漏斗部构成左心缘的上部，因此，该段外形平直，平直段以下为左心室的弧形边缘。由于旋转使心尖抬高在膈上,它向后突出的位置也较高,与左心室增大不同。右心向前增大,使与胸骨接触面增加。单纯右心室肥厚也可无明显 X 线增大征。右心增大的间接征象为肺血管或流出道的变化,如阻塞引起的肺周围血减少,肺动肺干扩张或狭窄。

在 X 线片上表现如下(线图 10-3)。

(1) 后前位:心腰平直或隆起,肺动段延长,因而相反搏动点下移,心脏横径增大,心尖钝圆、上翘。右心房被推向右上方。主动脉结则不明显。

(2) 右前斜位:心前缘呈弧形前突,心前间隙变窄或消失,肺动脉和漏斗部隆起。

(3) 左前斜位:心前下缘向前膨隆,心前间隙下部变窄。左心室被增大的右心室推向左后方,使心后下缘的最突出点的位置较高。

(4) 左侧位:心前缘与前胸壁的接触面增大。

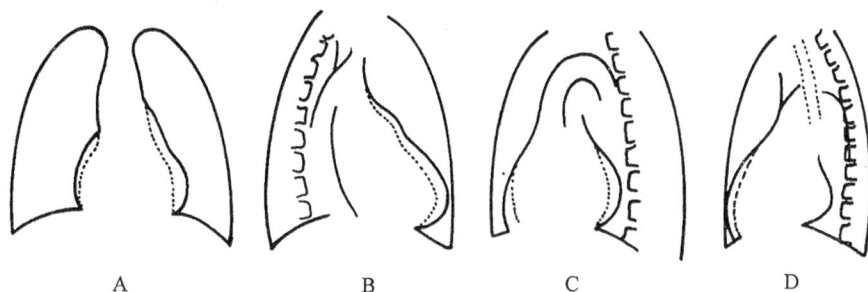

线图 10-3　右心室增大
A. 后前位　B. 右前斜位　C. 左前斜位　D. 左侧位

3. 左心房增大(left atrial enlargement)　左心房位于心脏的后上方,随着左房增大即压迫食管,使食管向后向右移。左房的右缘为清晰的弧形,此影从右房影内逐渐向外,这种同时显影两个心房称双心房影。正常不显示的左心耳逐渐突出于左心缘,形成单独突起的弧,称为第三弓。左房增大向上压迫气管分叉,使分叉角增大,此前先有左主支气管的远端上抬及左下叶支气管向外移呈一弧形,侧位上使左下叶支气管后移与气管成一向后的角。甚至胸段降主动脉可被左心房压迫向左移位。此类心影常称"二尖瓣型心脏"。

左心房增大常伴肺静脉高压。

X 线片上表现如下(线图 10-4)。

(1) 后前位:早期心底部出现圆形或椭圆形密度增高影,逐渐在右心缘见双心房影。胸主动脉下段向左移位。左支气管被推移,支气管分叉角增大。在肺动脉段与左心室段之间出现的左心耳段增大,形成第三弓。

(2) 右前斜位:左心房向后增大时,食管中段受压移位,轻度增大时食管仅有前壁受压,中度增大时前后壁均受压移位,显著时食管明显后移。

(3) 左前斜位:左心房向上压迫左支气管,左下叶支气管被推移。左心房向后膨大。

(4) 左侧位:左心房段向后压迫食管。

4. 右心房增大(right atrial enlargement)　观察右心房增大很困难,一方面罕

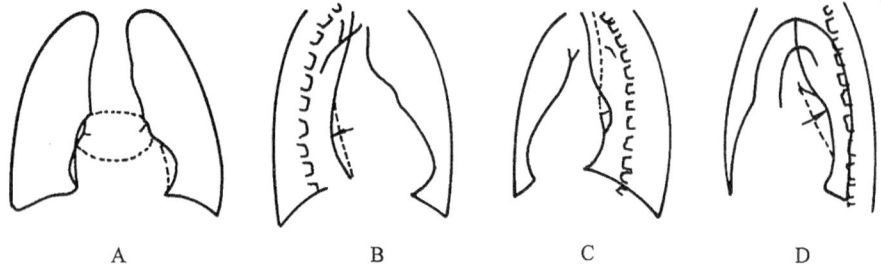

线图 10-4　左心房增大
A. 后前位　B. 右前斜位　C. 左前斜位　D. 左侧位

见单独的右心房增大,另一方面其他房室均可构成右心房增大的假象。

右房增大使右心缘向右突,但右室、左房或双心室增大均有此现象。右心缘的正常高度为主动脉弓至膈肌的 1/2 高度,右房增大时此段可超过 1/2,但左房增大也可产生高的右心缘。右房增大时常有右室增大,后者引起心脏顺钟向旋转,心脏左移,使本可右突及增高的右心缘不显著突出与增高。右心房扩大可首先表现为右心耳扩大,因它在心脏的前方,需在左前斜位 25°～30°时才能观察到此段延长、隆起。只在显著扩张时可在右前斜位上见心后下缘呈圆形向后下方突起。

右房增大常伴有上腔和(或)下腔静脉扩张与奇静脉扩张,这些是间接征象,有助于诊断。

X 线片上表现如下(线图 10-5)。

(1) 后前位:右心缘向右扩展,膨隆,弧度加长,最突出点位置较高,常有上腔静脉增宽。

(2) 右前斜位:心后缘下段向后突出。

(3) 左前斜位:心前缘上段膨隆延长,此段为右心耳的增大。

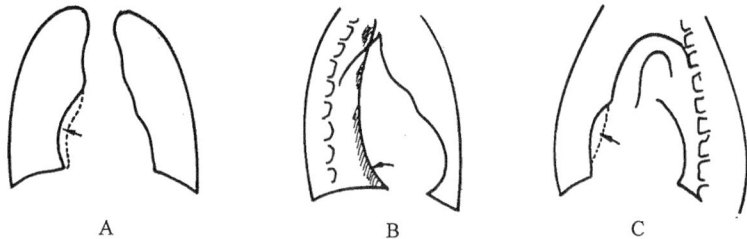

线图 10-5　右心房增大
A. 后前位　B. 右前斜位　C. 左前斜位

5. 左右室同时增大　又称普大型,心影比较匀称地向两侧增大,肺动脉段平直,主动脉结多为正常。常见于累及全心的心肌损害、大量心包积液或风湿性多瓣膜损害等。

（二）心形状的改变

心各房室增大时，心形状亦发生改变，在后前位上可见三种心型。

1. 二尖瓣型 后前位，呈梨形，心腰丰满或弧形突出，左心缘下段圆钝，心右缘下段较膨隆，主动脉球较小，常见于二尖瓣病变、慢性肺源性心脏病、心房或心室间隔缺损和肺动脉狭窄等。

2. 主动脉型 后前位，呈靴形，心腰凹陷，心左缘下段向左扩展，主动脉结突出，常见于高血压和主动脉瓣病变。

3. 普遍增大型 心向两侧均匀增大，较对称，以心肌炎和全心衰竭最多见。心包积液时，心影可普遍增大，但非心脏本身的增大。

（三）主动脉的改变

40 岁以下的人升主动脉在 X 线片不超出上腔静脉影，如突出上腔静脉之外则为不正常。升主动脉正常时斜向后上方，随着它的延长或扩张可变垂直，甚至向前，接近或超过心前缘。升主动脉单纯扩张时并不影响主动脉弓及降主动脉，而延长则累及整个主动脉，使升、弓、降部都有改变。

要测定主动脉的两侧边缘很困难，有时可在正位片上见气管左侧有一大的弧形压迹。这一压迹至主动脉结的左缘为主动脉弓的直径，但如果主动脉弓斜向左后方，则所测的值超过主动脉的直径。

正位降主动脉的外侧缘是平滑的，动脉硬化可使之弯曲，如有狭窄或扩张，可能有局限的凹入或凸出，如果弓部与降部边缘不规则则提示为夹层动脉瘤。

（四）心、大血管搏动的改变

当心或大血管需要克服阻力和负担过重而仍有代偿功能时，则心搏动增强，幅度增大，频率不变；心力衰竭，则搏动减弱，幅度减小，频率加快；心搏动完全消失，一般为心包积液的表现；主动脉瓣关闭不全时，心和主动脉搏动显著增强，在某些高动力性循坏的疾病如甲状腺功能亢进和贫血时，则心和主动脉搏动也均有增强。

（五）肺循环的改变

肺循环由肺动脉、肺毛细血管和肺静脉组成。通过肺循环沟通左右心腔。肺动脉和肺静脉是正常肺纹理的主要组成部分。

1. 肺充血 肺充血是肺动脉内血流量增多，主要见于左向右分流的先天性心脏病，X 线表现为：肺动脉段膨隆，肺门影增大，右下肺动脉干增粗大于 1.5 mm，周围肺血管纹理也呈比例地增粗、增多，在前后走向的支气管投影旁的血管影正常情况下与气管断面粗细相似，多血时可以增粗。由于系动脉性扩张，所以扩张血管边缘较清楚。肺动脉段与两侧肺门血管搏动增强，透视下可见"肺门舞蹈"（hilar dance）。

2. 肺少血 当血液在肺动脉发源的心室流出道受阻，造成肺循环血流量减少。

典型的 X 线所见为肺血管纹理纤细,肺门影变小,肺动脉干常不明显显影,使左心缘中部凹入,右下肺动脉干变细<9 mm。在观察肺少血时需注意两侧比较,有时肺少血主要表现在左侧,但左肺被心影所掩盖而易漏诊。

当肺血减少,为了维持生命,肺必须通过侧支循环得到血液,侧支循环可来自主动脉分支包括支气管动脉。侧支动脉与肺动脉连接处可以是肺动脉或肺内动脉,表现为血管纹理粗细分布不均匀,上叶肺血管纹理比下叶粗大,呈不规则的条状或网状纹理,这种增粗的周围肺血管影与不大或看不清楚的肺门动脉形成明显的对比。

3. 肺淤血　与肺充血同属肺多血,但淤血指肺静脉回流受阻,使血液滞留在肺静脉系内。肺静脉的普遍扩张呈模糊条纹状影,以中、下肺野显著,呈网状或圆点状,使肺野透明度降低,两肺门影增大。当肺静脉内压力进一步升高时,出现肺静脉高压。

4. 肺高压　包括肺动脉高压与肺静脉高压,许多情况可能引起其中之一或二者同时存在。

(1) 肺动脉高压(pulmonary arterial hypertension):肺动脉压力升高,收缩压和平均压分别超过 30 和 20 mmHg(7.5 mmHg=1kPa),但肺毛细血管和肺静脉压仍正常,称肺动脉高压或毛细血管前高压。由于肺血流量增加引起的称高流量性肺动脉高压;由于肺小血管和毛细血管痉挛、狭窄所致肺循环阻力增高而引起者称阻塞性肺动脉高压。前者如左向右分流引起,后者如静脉高压引起。

X 线表现:肺动脉段突出,肺门增大,肺动脉及其二、三级分支扩张,阻塞性肺动脉高压的远侧至整个肺野肺血管纹理减少,这种突然改变造成"残根"状表现。高流量性肺动脉高压早期的远侧分支仍然扩张,且与肺动脉及各级分支保持正常比例。肺门处透视下见搏动增强。常伴右心室增大。

(2) 肺静脉高压(pulmonary venous hypertension):肺静脉压在轻至中度升高时不产生任何征象,重度时(超过 25 mmHg)肺上野的静脉扩张,而肺下野的静脉收缩。随着液体的渗出,在肺泡内有水分积聚,表现为肺水肿,分为间质肺水肿与肺泡性肺水肿,肺静脉压的慢性升高主要表现为间质肺水肿,急性左心衰引起的则以肺泡性肺水肿为主。

1) 间质性肺水肿:除表现为肺间质增粗外,典型的可见周围肺间隔线,又称 Kerley B 线,在肺下野近胸膜处 2~3 cm 长、1 mm 宽的横条影,此为叶间间隔线水肿之故,肺中野少见。有时还可见较大的叶间间隔线,自周围向肺门的细长条影。由于肺门部有大的血管与支气管,水肿积聚间质间隙内,表现为不清晰的毛玻璃样改变。

2) 肺泡性肺水肿:表现为较多均匀的致密影,其边缘不清楚,非特异性分布,与肺炎或肺梗死不易区分,但它的特征为水肿的分布与消散是易变的。肺泡性肺水肿的分布与患者体位有关,主要在低垂部位,该处的肺静脉压最高。所以肺底或背部较多,但也可能表现为"蝶形",即两肺门区为主,或一叶,甚至肺尖部。

3) 含铁血黄素沉着:见于二尖瓣型心脏病及多发性肺出血病变,当含铁血黄素有足量的积聚,X 线片上就可见细小的结节和点状影,犹似粟粒性结核。

4) 骨化：见于二尖瓣型心脏病,常见于肺下、中野,骨化结节具有薄层的骨质,在 X 线下为非常致密的硬结节,散在分布于下、中肺野,大小不同,从豌豆到针尖不等。

(六) 心血管造影的异常所见

观察心血管造影时,应注意各心腔、大血管和各瓣膜的形态、大小、位置和相互间的关系,包括心室流出道、心房与心室间隔等。注意有无狭窄、缺损和瓣口狭窄。对于大血管要观察其根部、行程、管腔大小和分支情况。例如,主动脉瘤可见动脉梭形扩张,主动脉缩窄可见局限性狭窄。对冠状动脉主要观察有无血管狭窄与闭塞,以及受累分支和狭窄的范围与程度。

冠状动脉造影常见病变段有狭窄或闭塞,管腔不规则或有瘤样扩张,侧支循环形成发生于较大分支的严重狭窄或阻塞,狭窄近端血流缓慢,狭窄远端显影和廓清时间延迟,闭塞近端管腔增粗及血流改道,闭塞远端出现空白区和(或)逆行充盈的侧支循环影。

第二节 CT 诊 断

一、检查方法

常规胸部 CT 扫描能显示心脏大血管轮廓及其与纵隔内器官、组织的毗邻关系。对显示心包积液、增厚、钙化有一定帮助。但由于心肌与心腔内血液的 X 线衰减值差异很少,因此 CT 平扫显示心肌和心腔内结构的价值有限。造影剂的引入和心电门控、超高速 CT 的应用可提高心脏 CT 检查价值和准确性。

超高速或多层螺旋 CT 扫描与足量造影剂的使用可以得到心、大血管内腔的三维重建图像,能了解心、大血管腔内的情况和心血管壁的厚度等,对诊断心、大血管内血栓、黏液瘤、瓣膜形态改变以及冠状动脉钙化有一定帮助,对冠状动脉钙化的发现优于 MRI。此外,还可行心肌厚度、血流量和组织内灌注等的研究。由于扫描时间短,还可行心、大血管的动态观察。

二、正常心脏大血管 CT 扫描的表现

正常心脏大血管 CT 扫描具有代表性的层面为主动脉弓上层面、主动脉弓层面、主-肺动脉窗层面、主肺动脉及左、右肺动脉层面、左心房层面、"四腔心"层面和心室层面已如前述(见"正常胸部 CT 表现"一节),不再重复。

CT 扫描还是进行心包检查较为敏感而又无创伤性的检查方法。通常显示的是壁层心包,正常厚度为 1～4 mm。CT 扫描时几乎均能显示心包,但是在不同的层面和部位,并非所有的层面均能显示,在同一层面亦不能显示完整的心包。脏层心包由于紧贴心脏且较薄,CT 扫描常难显示。

近年 CT 对冠状动脉显示的研究取得进展,通过高速扫描及强大的后处理工

作站,CT可显示冠状动脉主干及其主要分支的近段,尤其可清晰显示冠状动脉狭窄和瓣膜的钙化。

三、临床应用

心血管的CT检查对下述疾病有一定的诊断价值。①心包疾病:心包炎引起的心包积液,CT值一般在12~40 Hu,如果密度较高,表示心包积血或渗出液;如密度较低,则可为漏出液或淋巴液。心包增厚(数毫米至50 mm)或钙化为慢性心包炎表现,恶性肿瘤心包转移的心包积液为血性,有时可见多个结节状影。②心脏肿瘤:腔内肿瘤以良性居多,如黏液瘤,表现为心腔内软组织肿块;心壁的肿瘤如心肌肿瘤罕见。③缺血性心肌病:心肌梗死,此外,还有心脏室壁瘤,大血管动脉瘤或夹层动脉瘤。④特发性心肌病:心腔扩大为扩张型心肌病,心腔缩小和心壁增厚为肥厚型心肌病。另外,对于先天性心脏病,如间隔缺损等,瓣膜病如二尖瓣病变等也有一定诊断价值。⑤冠状动脉疾病:可做冠状动脉钙化积分评价,可通过CTA显示冠状动脉全貌,显示狭窄部位,了解软斑块情况,成为无创伤进行冠状动脉造影的一个十分重要的检查手段。

第三节 MRI 诊 断

心、大血管MRI检查的优点是:①由于血流的流空效应,心、大血管内腔呈黑的无信号区,与心血管壁的灰白信号形成良好的对比,能清楚地显示心内膜、瓣膜、心肌、心包和心包外脂肪;②MRI为无损伤性检查;③可从冠状面、矢状面、横断面以及斜面来显示心、大血管的层面形态。

一、检查方法

心、大血管是有搏动的运动器官,在MRI成像方面有特殊的要求:①心电门控或心电触发技术能够获得心动周期中预定点上的图像,同时也可作为检查中监视患者情况的一种手段;②成像序列,自旋回波为常规的脉冲序列。快速成像自旋回波序列对于心血管成像具有重要意义,能细致观察心肌收缩与舒张的变化,更准确地测量心功能;能观察瓣膜的功能状态和心内血液分流情况;能鉴别血管和含气的空腔、血流和血栓。

心、大血管的磁共振信号,在常规自旋回波序列中,由于血液的流空效应,其内腔呈黑的无信号或极低信号区,而心肌、血管壁呈灰的低信号。

在横断面图像上能显示房室间隔、房室壁之前后部、乳头肌和腱索,有时可见右冠状动脉主干;冠状面图像上能显示右心房、右心室、左心室侧壁、部分心室间隔、升主动脉、主动脉弓、头臂动脉、肺动脉主干及左右肺动脉、上下腔静脉进入右心房,有时可见左冠状动脉主干。矢状面图像,能显示心脏,主动脉的升、弓、降部和肺动脉主干。斜面图像上,可显示房室壁的厚度和心脏各房室的大小和房室间隔,在快速成像序列,心、大血管的血流呈白的高信号,心肌为中等弱信号,瓣膜信号较心肌信号稍低。

二、正常心脏大血管MRI扫描的表现

(一) 心脏

MRI可获得任意平面断层的图像,并清楚显示心、大血管的解剖结构,在诸扫描体位的心脏正常表现如下。

1. 横轴位　为最基本的心脏切层,呈不典型的"四腔心"断面,并为其他的心脏MRI切层提供定位图像。左室平均直径为45 mm,室壁及室间隔厚度约为10 mm,右室平均直径为35 mm,室壁厚度约为5 mm。

2. 冠状位　可较好显示左心室腔及左室流出道、主动脉窦和升主动脉的形态、走行,并能显示左心房、右心房后部的上腔静脉入口形态。

3. 矢状位　不同心型的心脏矢状切面心腔及心壁的形态结构变异较大,因此矢状位主要用于心脏MRI扫描的定位。

除上述三种体位外,常选用的扫描切层如下。

4. 心脏长轴位(右前斜位)　定位根据体轴横断面上"四腔心"层面,扫描轴线平行于左室长轴及室间隔,此切层主要用于观察左室长轴收缩期和舒张期的径线改变及二尖瓣功能,同时可良好显示右心房和上、下腔静脉,亦可观察右心室流入道、流出道和三尖瓣关闭不全的情况。

5. 心脏短轴位(左前斜位)　定位根据体轴横断面上"四腔心"层面,扫描轴线垂直于室间隔。此切层主要用于心室功能的评估,计算射血分数等,亦是观察右心室流出道末端的最佳层面。

6. 左室流出道体位　扫描平面通过左室顶部和升主动脉中部,主要观察主动脉的反流情况,并可测定左室射血分数,观察室间隔膜部的缺损等。

7. 右室流出道体位　扫描平面通过右室和肺动脉主干,主要观察右心室流出道的狭窄情况和肺动脉瓣关闭不全的情况。

8. 心脏电影　用快速扫描技术,使血流呈白色高信号,快速放映,可呈电影效果,了解血流特点,特别是有无分流或反流。

(二) 心包

心包因其壁层纤维组织的质子密度低,T_1长、T_2短,故无论T_1WI、T_2WI加权像均表示为低信号。正常心包厚度约为1~2 mm,MRI测量数值均超过实际心包壁层厚度,其原因经研究表明,MRI心包低信号是由于壁层心包、心包液及心跳所致的心包液的流动共同形成的。心包在右心室前面显示较清楚,在左心室后外侧等处常显示不清。

(三)血管

磁共振血管成像是基于血管内血液流动产生的 MRI 信号,其强弱取决于血液的流速。近年来应用磁共振血管造影技术,除用于观察血管的形态、内径、走行等,并可用于测量血流速度和观察血流特征。磁共振血管造影(magnetic resonance angiography,MRA)的基本技术包括时间飞跃法(time-of-flight,TOF)和相位对比法(phase contrast,PC),无论应用哪一种,血流均呈白色的高信号,但可运用"黑血"技术在 MRA 成像中可获得"黑色"的血流信号,MRA 是血流成像而非显示血管本身。MRA 与传统血管造影相比,具有无创伤性、无射线辐射、经济有效等特点,但空间分辨率较低,有复杂血流时,MRI 信号可部分消失。

磁共振于不同扫描体位和层面在心外脂肪的衬托下可见冠状动脉,但个体差异较大。特别是磁共振可进行非介入性的冠状动脉血管造影,可显示冠状动脉的主要分支。

三、临床应用

MRI 是无创伤性检查方法,对下述疾病有诊断价值。①大血管病:主动脉夹层动脉瘤,能显示真假腔和内膜片;主动脉瘤,可见主动脉腔扩大,壁薄及瘤内血栓;主动脉的异常,如缩窄和扩张以及腔静脉的狭窄和梗阻。②先天性心脏病:房室间隔缺损、主动脉缩窄、动脉导管未闭和复杂性先天性心脏病。③心肌病变:心肌梗死、室壁瘤、瘤内血栓形成、特发性心肌病。④心脏肿瘤:良性黏液瘤、恶性纤维组织细胞瘤、血管肉瘤和肌肉瘤等。⑤心包病变:心包积液,心包肥厚和心包肿瘤等。

第四节　心血管疾病 X 线表现与诊断

一、风湿性心脏病

风湿性心脏病(rheumatic heart disease)可分为急性或亚急性风湿性心脏炎及慢性风湿性瓣膜病两大类,为常见心脏病之一。多发生于 20～40 岁,女性略多。各个瓣膜均可损害,但以二尖瓣为常见,其次为主动脉瓣及三尖瓣,而肺动脉瓣少见。

1. X 线表现(图 10-1)

(1)后前位:两侧肺血增多,上肺静脉扩张,下肺静脉变细,血管模糊,重者出现肺静脉高压征象,如间质性或肺泡性水肿,Kerley 线等,右心缘可见双心房影,主动脉结因心搏量少及心脏旋转而变小,肺动脉段隆起,肺动脉增粗、模糊,左心缘出现第三心弓(左心耳),左下心缘平直,心尖上翘,当有关闭不全时则左室增大,左下心缘长径与横径均增大,重者左支气管上抬,气管分叉角增大。

(2)右前斜位:心前间隙缩小,肺动脉段隆起,心后上缘后突,压迫充钡食管。

(3)左前斜位:心前间隙缩小,肺动脉段隆起,左主支气管受压上抬,左后上缘为增大的左房,后下缘决定于单纯狭窄或合并关闭不全之影响,狭窄者突出处较高,关闭不全则心影向后下突出。

（4）侧位:胸骨后心脏接触面增加,食管受左心房压迫而后移,二尖瓣单纯狭窄时心后三角存在,关闭不全时缩小或消失。

2. CT 和 MRI　CT 仅能显示风湿性心脏病所致的继发性心脏房室大小的改变,不能显示瓣膜受损的情况。MRI 则诊断价值较大。以心长轴位像的四腔心切层显示最佳,SE 序列可见左心房增大,左心室不大,左心房内有缓慢的血流高信号;主肺动脉扩张,右心室壁肥厚,右心室腔亦见扩大。GE 序列 MRI 电影则可显示二尖瓣狭窄的形态及严重程度。另外,在左心房壁可附有中低信号的附壁血栓。二尖瓣狭窄合并关闭不全时,SE 序列可见左心房、室均扩大,左心室壁厚度常在正常范围。GE 序列 MRI 电影示收缩期自左心室经二尖瓣口,向左心房内喷射的低信号血流束,可估评其反流量。在 MRI 上,对合并二尖瓣狭窄和关闭不全的病变者可显示其以何种病变为主。

二、肺源性心脏病

肺源性心脏病(pulmonary heart disease)是由于肺实质和肺血管的原发病变或严重的胸廓畸形所引起的心脏病。肺血管的原发病变多为肺动脉栓塞,引起急性肺源性心脏病。肺的原发疾病以慢性支气管炎为最常见。有肺动脉高压或右心功能不全等表现。一般认为肺动脉高压的发生是由于肺部长期慢性病变引起广泛纤维化及肺气肿,肺血管床逐渐闭塞,使肺循环阻力增加所致。但是近年来则认为,缺氧所引起的肺小动脉痉挛较血管床的器质性闭塞和减少更为重要。肺动脉压力升高,使右心室肥厚和扩张或右心衰竭。

临床上有长期咳嗽、咳痰、咯血、哮喘和劳动时心悸、气喘等。体检有肺气肿和支气管炎体征,如轻度发绀,杵状指和干、湿性啰音,常有桶状胸,肺动脉区第二音亢进,心电图示右心室肥厚和心肌劳损等改变。

1. X 线表现　根据病理生理改变,主要为肺部慢性病变,如纤维化与支气管病变、肺气肿、肺动脉高压和右心室增大。肺动脉高压表现为肺动脉段突出,肺动脉主、分支明显增大,周围肺野动脉骤然变细,形成残根状;肺气肿表现胸廓前后径增大,肺内除纤维化外,明显透亮,80％为中度以上肺气肿;右心室增大以肥厚为主,心影不大,因同时有肺气肿,故心胸比率不大。急性肺动脉栓塞普通 X 线胸片无法明确诊断。

后前位:两肺透亮,肺纹理增粗,肺动脉及主要分支增粗,远侧分支变细,肺动脉段平直而长或有突出,心影不明显增大,心尖在膈上。

左、右前斜位:肺动脉段隆起,左前斜位上心后下缘向后突起处位置较高。

侧位:胸廓前后径增大,胸骨与心脏接触面不一定增大,心脏可呈球形,心后三角存在。

2.CT 和 MRI

（1）急性肺源性心脏病（acute cor pulmonale）：CT 平扫仅能显示肺动脉扩张，注射造影剂后可直接显示肺动脉内的栓子，可作定性诊断；MRI 则极具诊断价值。主肺动脉或左、右肺动脉主干明显扩张，SE 脉冲序列示肺动脉主干内异常信号影，肺动脉栓塞则因栓子的不同组织特性表现为不同信号特征。如血栓为中等信号，脂肪栓子则为高信号，瘤栓常显低信号，而空气栓子则为无信号。GE 序列 MRI 电影在高信号的肺动脉血流背景，能更好显示栓子。在显示动脉栓塞的同时，可显示肺梗死，表现尖端指向肺门的肺内楔形中等信号区，其内部信号欠均匀；还可显示右心房、室的增大，三尖瓣环的扩大，腔静脉的明显扩张。

（2）慢性肺源性心脏病（chronic cor pulmonale）：主肺动脉和左、右肺动脉主干增粗，管腔扩大（主肺动脉内径＞30 mm），SE 序列 T_1WI 主肺动脉内出现血流高信号，提示有肺高压；右心室壁增厚（厚度＞5 mm），可等于或超过左室壁的厚度，室间隔向左心室侧凸出，右心房亦可扩大，腔静脉扩张，晚期左心房室亦可扩大。GE 序列电影 MRI 可见三尖瓣（收缩期）和肺动脉瓣（舒张期）的反流，同时可直观反映心室收缩和舒张功能。但 MRI 的缺点在于显示肺实质结构和病变有较大的限制，因此掩盖了部分原发疾病。

三、心 包 炎

心包炎（pericarditis）是心包膜脏层和壁层的炎性病变，以结核性、风湿性、化脓性及病毒性为常见，尤以结核性最为常见。心包炎可分为干性和湿性两种，前者是心包脏、壁层出现以纤维蛋白为主的渗出物，使心表面粗糙而呈绒毛状，但 X 线无异常发现。后者则伴有积液。

1.X 线表现　心包积液在 300 ml 以下者，心影大小和形态可无明显改变，中等量积液从心包腔最下部分向两侧扩展，见心影普遍增大，正常弧度消失，呈烧瓶状或球状，上纵隔影变短变宽，心尖搏动减弱或消失，主动脉搏动正常，肺纹理正常或减少，左心衰竭时可出现肺水肿。

2.CT　心包厚度增加（＞4 mm），密度随积液的性质而异，多数为水样密度，亦可为出血样的高密度。增强扫描时，积液密度无变化，但壁层心包有强化，使心包内积液显示更清楚。仰卧位 CT 扫描时，少量的心包积液常集聚于左室和右房的后外侧，大量积液则形成包绕心脏的异常密度带。局部粘连而引起包裹，好发部位在右前外侧和背侧。

3.MRI　根据积液的性质，心包积液的信号强度有所不同，SE 脉冲序列浆液性心包积液 T_1WI 呈均匀低信号，T_2WI 为高信号。炎性渗出液因蛋白含量高，在 T_1WI 上可呈不均匀高信号，血性积液则呈高信号；肿瘤所致积液则呈不均匀的混杂信号，其内可见中等信号的结节影。因此，MRI 具有一定的组织定性功能。MRI 对发现心包积液较敏感，常可显示局限性积液。受心脏搏动性的影响，心包内液体有流动,因此信号可不均匀一致。少量的心包积液与心包增厚 MRI 信号有时较难区分(图 10-2)。

四、心 肌 病

心肌病(cardiomyopathy)系指主要侵犯心肌的病变。它不包括由其他类型心脏疾患引起的心肌损害,如体动脉和肺动脉高压、冠心病、瓣膜病或先天性心脏异常引起的心肌疾患。心肌病一般分为原发性与继发性两大类。临床上常有心悸、气促、胸痛、眩晕、心律失常及心力衰竭等症状。

1. X 线表现　心脏早期可以正常,以后中至高度增大,一般以左室显著,左心缘圆隆,其次有右室增大或双室增大,搏动普遍减弱,左心衰竭时有静脉高压表现,肺血再分配与间质性水肿等,心血管造影显示心腔扩张,造影剂滞留,收缩功能普遍减弱,肥厚型者左室流出道呈倒锥型狭窄,心腔缩小。

2. CT 和 MRI

(1)扩张性心肌病(dilated cardiomyopathy,DCM):MRI 显示以心室腔扩大为主,心室横径增大较长径明显,但室间隔及心室游离壁不厚甚至变薄。心室壁心肌的信号及厚度较正常无明显改变,室壁运动则普遍减弱。SE 脉冲序列扫描可直观地观察心室扩张以左心室和(或)右心室为主,并观察到室间隔的位置和形态,GE 序列电影 MRI 可在心室扩大显著,房室瓣环扩大而出现二尖瓣、三尖瓣关闭不全时,显示心房室间反流的部位和程度,应用心功能分析软件,可见受累心室收缩功能明显受损,心室容积扩大,射血分数等分析指标显著下降。

(2)肥厚性心肌病(hypertropic cardiomyopathy,HCM):CT 增强扫描亦可准确测定心肌壁的厚度、室间隔和游离壁的比例,并可显示粗大的乳头肌。MRI 能充分显示心肌异常肥厚的部位、分布、范围和程度,SE 脉冲序列心室壁 T_1WI 多呈均匀中等信号,T_2WI 则于中等信号内有点状高信号,增强扫描于肥厚室壁内见局灶性异常增强区;左心室舒张功能受限致室腔缩小或变形,运动幅度则有增加;左心室流出道狭窄时,GE 序列电影 MRI 可见左室流出道内收缩期有低信号的喷射血流(图 10-3)。

(3)限制性心肌病(restrictive cardiomyopathy,RCM):MRI 表现为心室壁增厚,以心内膜增厚为主,右心室受累多见。SE 脉冲序列右心房内大量缓慢血流而致中高信号,心内膜面凸凹不平并可见极低信号(钙化),右心房室径线收缩-舒张期几乎无变化,腔静脉显著扩张。右心室流出道缩短、变形。GE 电影 MRI 示三尖瓣反流。

五、先天性心脏病

先天性心脏病(congenital heart disease)按其血流动力学改变,可分为左向右分流,右向左分流和无分流三类。临床上一般将其分为有发绀和无发绀两大类。X

线上则可根据肺血管表现分为肺血管纹理增多、减少和无明显改变三类。

(一) 房间隔缺损

按房间隔缺损(atrial septal defect,房缺) 部位分为第一孔(原发孔)型、第二孔(继发孔)型及其他少见类型。原发孔型房缺位于房间隔下部,常合并心内膜垫缺损,继发孔型位于卵圆窝区域,缺损的数目通常是一个,偶尔可以多个,大小为10～40 mm,但大到完全缺如称公共心房,小到针孔呈多个筛孔状。通常情况下血流主要是向阻力低的方向,所以有缺损时左心房的血优先流过房间隔缺损,构成左向右分流,分流量的多少决定于两个心室的扩张性(顺应性)与缺损的大小。

继发孔型房缺血流的改变表现于右室在收缩期从肺动脉处喷出的血量增加,产生典型的第二肋间喷射性杂音,常为二级。右室固定的过负荷,使喷射时间延长,推迟关闭时间,造成宽的第二心音,固定的分裂音。患者可以无症状,形体正常,发育稍差,劳累后有心悸、气促,易患呼吸道感染,无发绀。心力衰竭常出现于30岁以后。

1.X线表现(图10-4) X线表现决定于分流量。故婴儿期或年龄较大而分流量很少的可以表现为正常。达一定分流量时,右房、右室因血量的过负荷而增大,肺血增多,而左房大致正常,左室相对发育较差,主动脉正常或缩小。这种肺多血为充血,故边缘清晰,在无肺动脉高压前,增粗的中央动脉与外围动脉的比例与正常者的比例相似,右室增大后心脏顺钟向旋转使心脏左移,因此虽然右心房增大,正位片有时却不见右心缘明显突出,也不见高度的增加。

(1)后前位:心脏左移,右上纵隔与右心缘影不明显,主动脉结缩小(心脏旋转使主动脉结影更小),肺动脉段突出,心尖上翘,肺血增多。

(2)左、右前位:肺动脉段隆起,心前间隙缩小,左心房不大,右心房段延长或隆起。

(3)侧位:心前缘与胸骨接触面增加,心后三角存在。

(4)透视:除上述外,可见肺动脉搏动增强,常有"肺门舞蹈"。

(5)心脏造影:导管经间隔缺损进入左心房,右心房造影可见缺损,左心提前显影。

2.CT和MRI CT平扫难以直接显示缺损的部位和大小,诊断价值不大,但可显示心脏径线的增大。MRI通常采用横轴位和心室长轴成像,辅以心脏短轴和冠状位切层。一般扫描层厚需较薄,以5 mm为宜。SE脉冲序列MRI可直接显示房间隔的不连续,对于常见的继发孔型房缺,诊断时需在同一方位两个以上层面或不同方位切层显示房间隔有中断。这是由于此型房缺位于卵圆孔区,正常时即菲薄而呈低信号或无信号,易致假阳性诊断。此时的房间隔缺损残留边缘常变钝,厚度增加,呈火柴头样。快速成像序列MRI电影能在SE序列拟诊缺损的层面,清楚显示有无左向右分流的血流情况,可用于鉴别真性房缺与卵圆孔未闭。真性房缺时,可见在白色的血液内,有起自房间隔缺损的低信号血流束,除准确显示其部位外,还能直接显示其大小和分流量。此外,MRI还可显示房间隔缺损产生的继发性改变如左房和右室的增大,肺动静脉的扩张等。

房间隔缺损只有在诊断困难,怀疑有心内膜垫缺损或并发其他畸形时,才行心血管造影。

(二)法洛四联症

法洛四联症(tetralogy of Fallot) 是由先天性室间隔缺损、主动脉骑跨、肺动脉狭窄(常为右心室漏斗部狭窄)及以后继发的右心室肥厚组成,在先天性心脏病中占 50%。

法洛四联症中以室间隔缺损与肺动脉狭窄为主。缺损多在膜部,一般较大,达10~25 mm,肺动脉狭窄使右室漏斗部肌肉肥厚,呈管状或环状狭窄,主动脉向前、右方移位,又因肺动脉狭窄,心脏收缩期大部分血射向主动脉,使主动脉管径增粗,为肺动脉的 3~4 倍。右心室因喷出处梗阻而肥厚,主动脉则因接受含氧血少而临床出现发绀,肺动脉狭窄的轻重决定了发绀的程度,且随年龄增大病情加重,使右向左分流增加,并出现杵状指与蹲踞症状,发育迟缓,时有晕厥史。胸骨左缘可闻收缩期杂音及震颤,肺动脉第二音减弱或消失。

1.X 线表现 由于 25% 患者伴有右位主动脉弓,故右上纵隔处有突出之主动脉结,肺动脉狭窄使肺动脉段凹陷,心左下缘为向上翘起之心尖,左右心房无明显改变,肺动脉细小及肺血减少。

(1)后前位:常见心脏影无明显增大,心尖圆钝、上翘,心腰凹陷,呈"靴形",肺门缩小,肺血管纤细,主动脉增宽,如有右位主动脉弓,则主动脉结在右侧,严重者心脏可增大,仍以右室为主,肺血少者可能见到侧支循环。

(2)左、右前斜位:肺动脉段凹陷,但主动脉向前、右方移位。心影如球状,右室增大。

(3)心血管造影:右心造影可见收缩期时左心室及主动脉提早显影,透视下可见双向分流,主动脉跨在室间隔之上,升主动脉弓扩张,漏斗部狭窄多较长,呈管状,肺动脉干及左右分支常较细小。

2.CT 和 MRI CT 可显示动脉转位及心脏房室的大小。MRI 以横轴位及左前斜位垂直于室间隔的心室短轴位显示最佳,辅以矢状位观察。SE 脉冲序列横轴位及斜冠状位可清晰显示右心室流出道狭窄,并常在漏斗部狭窄和肺动脉瓣狭窄间形成"第三心室";MRI 可显示右心室壁的明显肥厚,甚至达到和超过左室壁的厚度;升主动脉扩张、前移,并骑跨于室间隔之上,矢状位扫描常可显示增大前移的主动脉,狭小的肺动脉瓣环、漏斗部狭窄和室间隔缺损(以嵴下型常见)图(10-5)。MRI 较超声心动图突出的优势在于可显示严重狭窄和闭锁的肺动脉(位于支气管的腹侧)及扩张的支气管动脉(位于支气管的背侧)。GE 序列 MRI 电影对诊断肺动脉瓣的狭窄与闭锁极有价值。磁共振血管造影(MRA)则可显示体-肺动脉的侧支循环的大致情况。

(潘溪江 王德杭)

第十一章

乳　腺

乳腺疾病是妇女常见病、多发病,其中以乳腺小叶增生、纤维腺瘤及乳腺癌较为多见,尤其是乳腺癌的发病率逐年提高,故早期发现、早期诊断更为重要。随着医学影像技术不断发展,乳腺检查技术越来越多,其中以钼靶X线摄影应用最广,辅以 USG、CT、MRI 等检查方法,使乳腺疾病诊断率和检出率不断提高。

第一节　检查技术

一、X 线检查

1. 乳腺钼靶X线摄影　由于普通X线机钨靶发出的X线波长过短,不适于软组织的投照,在1913年莫塞莱研究证明,钼靶产生的X线波长,平均为 $0.71\mathring{A}$ ($1\mathring{A}$ =0.1 nm),是投照软组织的合适谱线。常规摄片采用轴位、侧位或斜位。此种检查方法X线剂量较CT低,价格较便宜,其突出的优势在于能显示乳腺内结构、病变,尤其为微小的钙化灶,是诊断乳腺疾病的首选方法。

2. 乳腺导管造影　应用于有乳头溢液的患者。于乳腺导管开口处注入造影剂使乳腺导管显影,以发现乳腺导管内肿块,有无狭窄、扩张、阻塞等病变。

二、CT 检 查

可提供清晰的乳腺解剖影像,能发现乳腺较小的病变,亦能显示胸壁及腋窝淋巴结有无增大,尤其对某些部位不能行钼靶X线摄片,手术后及放疗后局部触诊不易明确或因发生纤维化而影响诊断的患者,CT可提供较多的信息。

三、MRI 检查

自 20 世纪 80 年代中期开始,MRI 用于乳腺疾病的诊断。它无放射线损伤,能发现较小的病灶,图像清晰。

第二节 正常乳腺影像学表现

一、正常乳腺的解剖结构

乳房的基底部位于前胸壁锁骨中线上第 2～6 肋间,覆盖胸大肌。由乳头、乳晕、皮肤、皮下组织和乳腺实质组成。乳腺位于浅筋膜的表层和深层之间,与皮下脂肪之间以浅筋膜表层为界;与乳房后间隙薄的脂肪层之间以浅筋膜深层为界。在浅筋膜表面和皮肤之间的皮下脂肪内有乳腺悬韧带(Cooper 韧带),将乳腺的边缘形成锯齿状外形。乳腺的主要成分是腺实质和间质组织。间质内有血管、神经、淋巴管和脂肪组织,乳腺的间质将乳腺分成 15～20 个小叶,各小叶有自己的导出管,在乳头处自有开口,间质内的脂肪组织与腺体形成自然对比而将其显示出来(图 11-1)。

二、正常乳腺的 X 线表现

一张优质的 X 线片可以显示乳头、乳晕、皮肤、皮下脂肪、腺体、脂肪组织、血管(主要是静脉、动脉看不见)和乳腺小梁。乳线的 X 线像随年龄、生理不同而有变异。

1. 青春期 此期主要是腺体和结缔组织,脂肪组织很少,皮下脂肪层薄,X 线表现为均匀一致的密实阴影,缺乏对比(图 11-2)。

2. 成人期 此期包括生育前期和生育后期,腺体组织逐渐减少,脂肪组织逐渐增多,X 线上表现为大小不一的絮状团块阴影(图 11-3)。

3. 老年期 包括绝经期及绝经后乳房,腺体逐渐萎缩,主要为脂肪组织及结缔组织,X 线表现为在低密度的背景上向乳头方向集中的索条状及网状影(图 11-4)。

4. 妊娠及哺乳期乳房 腺体肥大增生,脂肪少,乳腺丰满,密度增高(图 11-5)。

三、正常乳腺的 CT 表现

CT 平扫可见乳房的皮肤呈均匀一致的弧线形致密影,厚约 0.5～1.5 cm,乳房前方中心可见乳头略突起。皮下脂肪位于皮肤与腺体之间,密度较低,约为 −50 Hu,腺体组织呈小片状或团块软组织密度影,约为 10～20 Hu。乳腺腺体与胸大肌之间为乳后间隙,呈狭窄的低密度带,悬韧带位于皮下与浅筋膜两层之间,系乳腺与浅筋膜间的纤维束带,呈索条状影,通过皮下脂肪与皮肤相连。增强扫描时各组织均有不同程度的强化,对比更清晰(图 11-6)。

四、正常乳腺 MRI 表现

在自旋回波(SE)序列 T_1WI 上,乳腺内的脂肪组织呈高信号,在 T_2WI 上呈中高信号。由腺体、导管构成的腺体组织在 T_1WI 上呈低于脂肪而高于肌肉组织信号。增强扫描时正常的乳腺组织增强轻微,但乳腺中的恶性病变却可有明显的强化。采用脂肪抑制技术可使乳腺内的脂肪显示为低信号,而腺体组织显示为中等信号,有利于发现异常信号及强化的病变。

五、乳腺病变的基本 X 线表现

1. 肿块　良性肿块边缘清楚、整齐、锐利,通常呈圆形或类圆形,密度均匀。恶性肿块则边缘不规则,伴有长短不一的毛刺。触诊时扪及的肿块大于 X 线片中所见的包块。

2. 钙化　钙化呈不同形状,有环形、新月形,也有细沙状,后者多见于恶性病变。

3. 皮肤改变　皮肤局限性增厚,回缩及乳头内陷多见于恶性病变引起。

4. 血管改变　在恶性肿瘤可见增多、增粗、迂曲的异常血管。

六、乳腺病变的 CT、MRI 表现

CT 分辨力高于 X 线片,并通过测定肿块的 CT 值可区别囊肿、脂肪、出血。囊肿 CT 值为 10~15 Hu,含有脂肪的肿块 CT 值可为 −100~−80 Hu。增强扫描时囊肿及脂肪一般不强化,中心发生坏死的区域也不强化。良性肿块一般呈中等度强化,CT 值升高约 30~40 Hu,恶性肿块多明显强化,CT 值升高在 50 Hu 以上。CT 对粗大的钙化能明确显示,对细小的钙化常不能完全显示。当恶性肿瘤侵及皮肤时,可见局部皮肤增厚、密度增高,并向肿瘤方向回缩。侵入胸壁肌肉时表现为乳后间隙消失。有淋巴结转移时,可见腋窝及胸骨后淋巴结增大。

良性肿块在 T_1WI 上呈低信号或略低信号,信号强度类似于纤维腺体组织,内部信号均匀。T_2WI 上肿块信号特点与肿块的组织学结构有关,如以纤维组织为主,则呈低信号;以液体、黏液为主,呈高信号,而以脂肪为主,则 T_1WI、T_2WI 均为高信号。恶性肿块在 T_1WI 上呈低信号,边缘不规则,呈分叶状,有毛刺;在 T_2WI 上呈高信号,含黏液成分多时信号更高。以 Gd-DTPA 进行增强扫描时,多数良恶性肿块均有增强,但后者强化更为明显。含黏液多者强化明显,含液体的囊肿及含脂肪的肿块无强化。

第三节 常见疾病的诊断

一、乳腺小叶增生

乳腺小叶增生(mammary mazoplasia)(乳腺增生症)又称乳腺结构不良或乳腺纤维囊性病。其病因与体内雌激素不平衡有关。

【临床与病理】

该病多见于中年妇女,可单侧或双侧发病,其症状为乳房胀痛和触及多个肿块,症状与月经期有关。病理改变为腺性、囊性及纤维性小叶增生。腺性者表现为小叶实质增生;囊性者为乳腺导管扩大,腺泡扩大形成囊腔;纤维性者为导管周围纤维组织增多。此三种变化可二者或三者同时存在。

【影像学表现】

(1) X 线表现:乳腺实质内可见局限性或弥漫性斑片状、棉絮状或大小不等之结节状阴影,边缘不清,有时可见到颗粒状或条状的粗大钙化影(图 11-7)。

(2) CT 表现:CT 平扫可见乳腺组织增厚和结节状增生,呈片状或结节状多发致密影,密度略高于周围腺体组织,在有囊肿形成时,可显示为圆形水样密度区,密度均匀无强化。可见条状、点状钙化影。

(3) MRI 表现:在 T_1WI 上增生的腺体导管组织显示有多发的小片低信号区,T_2WI 上增生组织表现为略高信号,以囊性为主的则信号强度更高。增强扫描多表现为弥漫性中等强化,囊肿一般无强化。

二、乳头状瘤

【临床与病理】

乳头状瘤(papilloma)是起自于导管上皮的良性肿瘤,可以单发或多发,直径多＜1 cm。发病年龄以 40～49 岁为高峰。多数患者有乳头溢液,可为血性、浆液性或血性浆液性分泌液。有时可扪及黄豆大的肿块,性质较软,可不与周围皮肤粘连。挤压肿块常有乳头溢液,偶有疼痛。

【影像学表现】

该病主要通过乳腺导管造影来明确诊断。X 线摄片常可无异常发现。当发生导管扩张时在平片上可见导管不规则扩张,多发者表现为导管广泛性扩张,呈串珠状改变,伸向乳头,有时也可见到肿瘤呈小块状影。

乳腺导管造影对诊断最为理想,可清晰显示导管内肿瘤征象。其影像表现为注入造影剂后,见大导管管腔内呈圆形、类圆形或半圆形边缘光整的充盈缺损区,多个或单个,大小不一。有的表现为多个散在性颗粒状缺损区。在导管近端常有程度不等的扩张,但不致形成完全性阻塞(图 11-8)。

三、乳腺纤维腺瘤

乳腺纤维腺瘤为最常见的乳腺良性肿瘤,多发生于 30 岁以下的青年妇女,可单发或多发。

【临床与病理】

本病多无自觉症状,偶尔发现可触及坚实、光滑且有弹性的圆形包块,活动度好,表面光滑,与皮肤无粘连。

本病由终末导管、腺泡和周围纤维组织混合生长,直径约 1～5 cm。其发生与乳腺组织对雌激素反应过强有关。

【影像学表现】

(1) X 线表现:在钼靶片上可见类圆形肿块,多为 1～3 cm 大小,边缘光滑整齐,可呈轻度分叶状,有时可见到较粗大的钙化,呈环状、块状或斑点状 (图 11-9)。

(2) CT 表现:平扫可见类圆形或呈分叶状肿块,轮廓整齐,并可清晰显示肿块内钙化,肿块密度一般为 15～20 Hu。增强扫描时腺瘤呈均匀性增强。

(3) MRI 表现:腺瘤在 T_1WI 上表现为低信号或略低信号,信号强度似邻近腺体组织,边缘光滑,可呈分叶状;在 T_2WI 上因腺瘤组织学的不同而表现不同,如以胶原纤维为主时可表现为低信号;以腺管增生为主的则表现为高信号。当腺瘤有钙化时则在 T_1WI、T_2WI 上表现为信号不均匀。增强扫描时,腺瘤有不同程度增强,多呈均匀增强。

【诊断鉴别诊断】

乳腺纤维瘤的诊断要点为:①患者年轻,多为 30 岁以下,无自发症状;②影像学表现为 5 cm 以下的类圆形肿块,呈轻度分叶状;③肿块密度或信号均匀,增强扫描时可有不同程度的增强。

与乳腺癌的鉴别:乳腺癌病变边缘不光整,有毛刺,CT 及 MRI 增强扫描,肿块有明显强化。乳腺癌的钙化为细小的簇状排列。乳腺癌患者年龄多在 35 岁以上,有一定的临床症状。

四、乳 腺 癌

乳腺癌为妇女最常见的恶性肿瘤之一,近年来发病率有所增高。

【临床与病理】

乳腺癌好发于 40～60 岁的妇女,临床症状常为乳腺肿块、乳房疼痛、乳头回缩、乳头溢血、乳腺增大。肿瘤广泛浸润时可出现整个乳房质地坚硬、固定,腋下及锁骨上淋巴结肿大。其组织学分类主要有以下几种。①浸润性导管癌:起源于导管上皮,呈浸润性生长,为最多见;②导管内癌:起源于导管上皮,肿瘤局限导管内;③小叶癌:起源于腺泡上皮,约占 5%;④特殊类型癌:少见,<10%。

【影像学表现】

(1) X 线表现：乳腺内可见结节状或不规则形的肿块,边缘模糊,有长短不一的毛刺,肿块密度不均匀,较正常乳腺组织略高,多位于乳房的外上象限。因肿瘤周围常有不同程度的浸润,故临床触到的块物常比 X 线所见的肿块为大。约 1/3 的乳腺癌可见成簇细沙粒状、针尖样的钙化,钙化可在肿块内或肿块外,也可只见成簇状钙化而无肿块。局部皮肤增厚、皱缩、乳头凹陷。贴近皮下的肿块,可见皮下脂肪线被浸润而消失。肿瘤附近可见粗大的血管。

(2) CT 表现：平扫时可见不规则肿块,边缘不规则,可呈分叶状,有分布不均匀的毛刺,少数可呈类圆形,CT 值平均为 25~56 Hu,较大的肿块中心可有坏死呈低密度区,可显示肿块内的沙粒样钙化。增强扫描可见明显的强化,坏死区无强化。还可见局部皮肤增厚、粘连回缩及乳头内陷,并可显示胸壁肌肉受侵,乳后间隙消失,腋窝淋巴结转移。

(3) MRI 表现：乳腺癌肿块在 T_1WI 上呈低信号,边缘不整齐,呈分叶状,有放射状毛刺。在 T_2WI 上肿块信号较 T_1WI 的高,其信号强度取决于肿块内细胞、水和胶原纤维的多少,含细胞、水分愈多,信号愈高,也可表现为混杂信号。增强扫描时肿块可呈不同强度的强化,浸润性生长的乳腺癌可呈弥漫性强化(图 11-10)。

【诊断与鉴别诊断】

乳腺癌诊断的要点是：患者多为 40~60 岁的妇女；影像学检查发现乳腺内有结节状肿块,边缘毛糙；肿块内有沙粒样成簇之钙化点；皮肤有增厚、回缩、乳头凹陷；CT、MRI 增强扫描肿块有明显强化。

乳腺癌与纤维腺瘤鉴别,纤维腺瘤发病年龄低,肿块为类圆形,边缘整齐无毛刺,可有较粗大钙化,无皮肤改变。

(厉申儿)

第四篇　腹　部

  腹部(abdomen)是指膈肌以下、盆底以上的解剖范围。包括以消化、泌尿、生殖等系统为主的腹内脏器、腹膜腔、腹膜后间隙和腹壁。腹部影像诊断在20世纪70年代以前主要依靠腹部X线检查，诸如X线平片、胃肠道钡剂造影以及泌尿生殖系统碘剂造影等。70年代以后，随着医学影像学的发展，腹部影像学的检查范围逐步扩大，尤其在腹内实质脏器疾病的诊断方面得到了突出的发展。目前，CT、MRI等已成为腹部疾病的主要影像学检查手段。

第十二章

急 腹 症

急腹症(acute abdomen)是腹部急性疾患的总称,临床上常见,病情多很严重,常伴有感染、休克等症状,若不及时治疗,可危及病人生命。常见的急腹症包括:急性阑尾炎、溃疡病急性穿孔、急性肠梗阻、急性胆道感染及胆结石、急性胰腺炎、腹部外伤、泌尿系结石及异位妊娠破裂等。

影像学检查已成为急腹症最重要、最可靠的诊断方法,其中 X 线检查对多数急腹症的诊断和鉴别诊断有很大帮助。X 线诊断有困难时,可随访观察,也可选择 CT 甚至 MRI 检查。本章主要介绍肠梗阻和腹部外伤的影像学诊断。

第一节 影像学检查技术

一、X 线检查

急腹症病人病情急、重,易发生休克,必须在短时间内作出正确的诊断,因此,检查应当平稳、简便、迅速、轻柔、正确,尽量减少不必要的搬动。如遇严重休克,应首先抢救病人,待病情好转后再进行 X 线检查。检查方法包括透视、腹部平片及造影检查。

(一)X 线平片及透视

1.透视 胸腹透视是急腹症 X 线检查最基本的方法。由于某些胸部疾患如肺炎、胸膜炎、肺梗死、气胸及某些心血管疾患等,可能产生一些类似急腹症的症状;而急腹症又常继发一些胸部改变如肺底炎症、盘状肺不张、膈位置及运动变化等。因此,在急腹症的 X 线检查中,胸部透视应视为必不可少的常规检查。

腹部透视时应注意观察有无肠管胀气、积液及其分布与程度;还应当注意观察膈下有无游离气体。透视一般取立位,对危重病人不可一律强求立位,可仅做卧位透视。透视时如能结合触诊,有利于鉴别气体是在肠腔内或是腹腔内,还可判断肠曲与肿瘤的关系。

2.腹部平片　腹部平片操作简便,并能发现比较细小的变化,所以是诊断急腹症较为便利和有效的方法之一。腹部摄片前,一般不作胃肠道准备(包括禁食与清洁灌肠等)。腹部平片应包括腹部两侧、双侧膈肌至耻骨联合上缘的范围,但泌尿系应包括后尿道区。凡是观察膈下游离气体、肠腔内液平面及腹腔内脓肿,则应摄立位水平投照的前后位片,不能站立者,摄左侧卧位水平投照片。观察分析扩张肠腔的部位、肠腔排列、扩张程度、肠腔互相关系、肠壁的厚薄、腹腔内渗液多少、软组织阴影的改变等,应摄仰卧位片。

(二)造影检查

对一些常规检查不能明确诊断的急腹症病人,在严格选择适应证基础上,可进行一些造影检查。

1.钡餐造影　口服法胃肠道造影适用于先天性幽门肥厚、十二指肠梗阻及部分慢性不全性小肠梗阻,以明确诊断,进一步提示治疗方法。一般口服或经胃肠减压管注入 30%硫酸钡混悬液 100 ml,儿童用量按年龄大小适当减少。

钡餐造影禁忌证:大肠梗阻、绞窄性肠梗阻、有胃肠道穿孔可疑者。

2.碘液造影　碘液胃肠道造影是诊断小肠穿孔等急腹症的方法之一,并具有下列特点:①液体稀薄,容易进入小的穿孔;②进入腹腔后能被吸收。

但肠梗阻患者因肠腔内积液较多,由于积液的稀释,显影不及钡剂清楚。造影剂为泛影葡胺。经胃肠减压管注入为宜,因药味极苦,口服易引起患者反射性呕吐,影响造影检查。疑有胃、十二指肠穿孔,给药后在透视下转动患者体位,使造影剂从胃底经胃体流向胃窦和十二指肠,了解有无造影剂溢出,并辅以摄片。此外,胆道系统和泌尿系统疾病及肠系膜血管病变等所致的急腹症,也可进行有关的胆道造影检查及血管造影检查,其方法在其相应的章节中叙述。

碘液造影禁忌证:碘过敏者。

3.钡剂或空气灌肠　急腹症钡灌肠(或空气灌肠)主要用于肠套叠、结肠扭转、结肠癌引起的梗阻,且平片诊断有困难者;同时用于无肠坏死、腹膜炎等合并症之肠套叠、部分轻型盲肠扭转及非闭袢型乙状结肠扭转的整复等。

4.血管造影　对急性消化道大出血,可进行选择性或超选择性血管造影。

二、CT 检 查

(一)CT 平扫

急腹症的影像学检查首选腹部平片,CT 扫描可作为一种补充检查手段。但对腹部外伤者,腹部平片的诊断价值有限,应首选 CT 扫描。

（二）CT 增强扫描

主要用于了解腹部外伤的出血部位或肠梗阻的血供情况。

第二节　正常腹部影像学表现

一、X 线表现

腹部各脏器密度大致相同,不能形成对比,只有依靠腹内脂肪层和胃肠内气体的衬托,才能大体显示出各脏器的形状。了解正常腹部平片的 X 线表现,是识别病理变化的基础。

（一）肠道解剖

空肠、回肠的长度与宽度,随着肠张力、蠕动等变化也发生变化。在 X 线片上测量其内径,空肠约 1.5～2.5 cm,回肠宽约 1～2 cm。空肠位于左上腹,回肠位于中、下腹偏右。大肠位于腹腔四周,盲肠宽约 5～6 cm,左半结肠宽约 3～4 cm。结肠除位置特殊、口径较大与小肠不同外,还有结肠袋也是小肠所没有的。肠腔扩大之后,小肠仅见环状皱襞,大肠仅见半月状皱襞。

（二）肠道内气体与液体

胃肠道内的气体,70％以上来源于咽下的空气。其次来源于血液弥散到肠腔内的气体和肠内细菌发酵所产生的气体。气体进入胃之后,可随嗳气等动作经口腔排出,也可经幽门进入小肠。气体进入小肠之后以小气泡的形式与肠液混合,部分经肠壁吸收入血液随呼吸从肺排出,部分随蠕动进入大肠。一般成人小肠内很少有气体,婴幼儿常因啼哭,不断吸吮吞咽动作,腹部松弛,回盲瓣无力等诸多因素,使小肠、大肠有较多积气,肠腔呈多边形。

正常肠内液体为消化道腺体所分泌和随食物进入之液体。每天约有 7000～8000 ml 消化液进入肠内,其中唾液约有 1500 ml,胃液 2000～3000 ml,肠液 3000 ml,胆汁 300～500 ml。肠道内液体绝大部分由小肠或大肠黏膜再吸收而进入血液,仅余少量随粪便排出,所以肠腔内并无多量液体潴留。

（三）腹部平片 X 线表现

在质地优良的腹部平片上,应能清楚区分出腹部两侧腹壁的结构层和腹腔与盆腔实质脏器的轮廓,以及部分空腔脏器的影像。

1. 空腔脏器　胃内常有气体和液体。卧位片上胃内气体一般积于胃体或胃窦部。立位片气体集中在胃底或胃体上部,并常形成一个液平面,称胃泡。胃底部的少量气体,可在膈下显示为一带状透亮区,不可误认为气腹。十二指肠仅球部有时可见少量零星散布的片状积气影,显示出花纹状黏膜纹。而婴幼儿,在正常情况下,小肠即有气体,但不扩张,表现为多边形网状结构,不可误认为肠梗阻。大肠内常有积气,位于小肠四周的不定型的积气阴影,在气体对比之下,常见粪便阴影。

2.实质脏器　肝脏位于右上腹部,为密度均匀一致的软组织影像,上与膈肌相接,下面达肋缘,一般在右胁腹部及季肋部可清楚显示其外缘及下缘。胆囊仅在肥胖体型或邻近肠管充气衬托时偶尔可见。脾脏位于膈外下方,其下极恰在第12肋骨下缘。肥胖者、深吸气时、附近有充气肠管时显示清楚。胰腺不易显影。由于腹膜后脂肪的对比,常可显示肾脏轮廓和两侧腰大肌的外缘。膀胱如充满尿液,则在小盆腔内耻骨联合上方显示为类圆形软组织影像,如上方出现弧形压迹,则为女性子宫所压。从两侧胁腹部直达大骨盆两侧,可见两条纵形透亮线,为介于腹壁肌肉与腹膜之间的腹膜外脂肪所形成,称为腹脂线。正常腹脂线的长度及宽度由于年龄大小与腹膜外脂肪量的多少不同而有所差异。在儿童时期即可看到腹脂线,但到成年期更为显著,肥胖者的脂肪线较瘦弱者的为宽。双侧盆壁内缘可以看见一条细的透亮脂肪线,称为盆脂线。正常情况下此线清楚,盆腔内有游离液体及炎性浸润时,盆脂线模糊或消失。

二、CT

CT平扫和增强扫描的正常表现同腹部相关章节所述。

第三节　基本病变的影像学表现

一、X线表现

基本病变是各种急腹症X线表现共性的概括。掌握急腹症的基本病变,有助于进一步学习各急腹症的诊断要点。常见X线征象如下。

(一)平片表现

1. 肠梗阻的肠道基本形态改变　无论何种原因引起的肠梗阻,均有肠内容物通过障碍,肠壁吸收气体和液体的能力减弱以至消失,甚至分泌更多的液体。于是形成肠内潴留多量的气体和液体,将肠腔撑大。

(1)肠黏膜皱襞的X线表现:充气扩大的空肠呈连续的管状,一般管径约3 cm以上。仰卧位扩大的空肠呈平行或层层连续性排列;立位时呈拱形。其黏膜皱襞表现为排列稠密的、横贯肠腔的弧性线影,形似弹簧或并排的鱼肋。

充气扩大的回肠,一般管径较充气扩大的空肠为小。近端回肠的黏膜皱襞与空肠相似外,其余回肠黏膜皱襞则比空肠稀疏而浅,或全无黏膜皱襞而显示为光滑的空管状。

充气扩大的结肠也呈连续的管状,一般比充气扩大的小肠大,肠壁上可见比较对称的、略突向肠腔的切迹,为结肠带的痕迹。皱襞纹也横行于肠腔内,由于是半月状皱襞,所以除少数正好跨越结肠前壁或后壁的皱襞外,都不横贯肠腔。

(2)肠腔积气积液的 X 线表现:在立位或侧卧位水平投照时,由于扩大肠腔内不但含有气体,并且含有液体,所以可以显示液平面。在立位水平投照时,扩大小肠弯曲呈拱形。拱形肠曲内的气-液面可出现两种表现,一种为气柱高、液平面窄,其宽度多数在 3 cm 左右,表示液平面位于拱形肠曲下部,不超过拱形肠曲顶部的下壁,提示肠曲张力较高,此种征象多见于一般机械性肠梗阻;一种为气柱低、液平面宽,其宽度多数在 6 cm 以上,表示液平面位于拱形肠曲上部,淹没了拱形肠曲顶部的下壁,称为长液平征,提示肠曲张力较低。

直肠内有较明显积气或粪块影存在,常意味着无显著(至少无完全性的)单纯性机械性肠梗阻存在。故直肠内有无气体及粪块影(除麻痹性肠梗阻外),对于肠梗阻类别的鉴别诊断具有重要意义。

2. 腹腔积液　腹腔积液系指存在于腹腔内的游离液体,简称腹液或腹水。可见于胃肠道穿孔、腹腔感染、绞窄性肠梗阻、肝硬化、低蛋白血症等。腹腔内的游离液体,不论渗出液、漏出液及血液,在 X 线上均显示为均匀一致的致密影,其密度近似肌肉或实质脏器,且腹液在腹腔内易坠集于低处。

腹腔积液需有充气肠曲的对比衬托,方能充分显示。反之,如肠曲完全充满液体,缺乏对比条件,即使有腹腔积液,也很难做出诊断。

3. 腹腔积气　腹腔积气即游离气腹,简称气腹,是由于胃肠道穿孔或破裂、腹部手术、子宫及其附件穿破、产气细菌腹内感染和肠气囊肿症并发破裂等,游离气体进入腹腔所引起。气腹一般在立位片上表现为膈下弧形或带状、半月形透光影,右膈下者还可以显示肝脏上面,左膈下者介于左膈与胃泡之间。当气腹合并腹腔内大量渗液时,则出现腹腔内长大气液平面,称为气液腹,常见于胃肠道穿孔大、腹腔内渗液多。

4. 实质脏器增大　肝、脾、肾等脏器增大,可表现在其轮廓、形态、大小等方面发生改变。同时也可造成其周围脏器,尤其是含气的空腔脏器的受压、移位。

5. 腹内高密度影　主要为阳性结石、粪石和钙化斑。

6. 腹壁异常　当腹部外伤或腹腔内存在炎症时,可见腹脂线异常、腹壁软组织肿胀、组织间积气等。

7. 胸部异常　急腹症时,膈上脏器可发生相应的反应性改变。常有同侧少量胸腔积液、肺底炎症、盘状肺不张等。

(二)造影表现

1. 钡剂、空气灌肠

(1)急性肠套叠时:钡剂或空气灌入到达套入部前端时,即受阻停止,阻端呈杯口状凹陷,凹面向近侧,有时在该处可摸到肿块。如钡剂较多时,多可表现一个充盈缺损影,略呈圆形而轮廓不整齐。如有少量钡剂进入套入部与鞘部之间的肠隙内,可见"弹簧状"或"螺旋状"阴影。

(2)乙状结肠扭转时:钡灌肠见直肠乙状结肠交界处阻塞,上端逐渐尖削,如鸟嘴状狭窄甚至完全阻塞。

（3）结肠癌所致结肠肠梗阻时：钡灌肠可见病变处不规则狭窄，甚至完全性阻塞（图 12-1）。

2. 泌尿系造影　主要用于急性肾、膀胱外伤等。

（1）肾破裂时：静脉尿路造影可见肾盂、肾盏连续性受损，造影剂外溢等。

（2）膀胱破裂时：显示膀胱外缘模糊不清，甚至造影剂外溢。

二、CT 表 现

（一）CT 平扫

CT 平扫所显示病变的基本表现优于 X 线平片检查，主要表现在：①可清楚地显示少量腹腔积气；②可明确即使是少量腹腔积液的解剖部位；③对实质脏器增大，可准确地显示其周界及内在结构有无异常；④所显示的空腔脏器的积气、积液和管腔扩张等信息，比平片更精确、更丰富；⑤可显示肠系膜、腹膜水肿、增厚等；⑥肿瘤性肠梗阻，除可显示肠梗阻征象外，还可直接显示肿瘤的内部情况（图 12-2）。

（二）CT 增强扫描

主要用于腹部实质脏器外伤，可显示脏器挫裂伤、血肿、包膜下出血及血液进入相邻腹腔或腹膜后间隙内等征象。

第四节　常见急腹症的影像学表现与诊断

一、肠 梗 阻

肠梗阻（intestinal obstruction）的影像学检查目的在于：明确有无肠梗阻，肠梗阻的部位、原因、梗阻程度，尤其是梗阻的性质是单纯性的，还是绞窄性的。

（一）小肠机械性肠梗阻

因各种机械性因素所致小肠肠腔部分性或完全性闭塞所造成的肠内容物通过障碍称小肠机械性梗阻。最多见为肠外压迫，如肠粘连、肠扭转、内疝；其次为肠壁病变，如肠壁肿瘤、先天性肠道畸形；再者为肠腔内堵塞，如肠套叠及肠蛔虫、粪块、胆石堵塞肠腔等。

机械性肠梗阻又可因肠系膜及肠壁血循环有无障碍，分为单纯性和绞窄性两种。凡血循环未发生障碍者称为单纯性肠梗阻；反之，即为绞窄性肠梗阻。

1. 单纯性小肠梗阻

【临床与病理】

单纯性小肠梗阻是小肠机械性梗阻中较多见的一种。

小肠肠腔阻塞之后，其内容物通过受阻，所以阻塞以上肠腔扩大，阻塞以下肠腔空虚、萎陷。通过受阻的内容物主要为气体和液体。

临床上以痛、呕、胀、闭为急性肠梗阻的四大症状。

【影像学表现】

(1) X 线表现:梗阻发生后 3～6 小时可出现 X 线表现。卧位观察,充气扩大的小肠呈连贯的透亮肠曲影,肠曲较长,往往横贯腹腔之大部,各大跨度肠曲,常常自中腹部向左上腹部层层平行排列,互相挤靠,站立位或侧卧位检查,则见充气肠曲中,有多数液平面,其宽度不等,成为所谓"阶梯状"表现。有时在透视下液平面作上下运动,表示肠蠕动亢进。以上这些是单纯性机械性小肠梗阻的典型 X 线表现(图12-3)。

充气肠曲位置高、液平面少,肠管内皱襞显著,表示梗阻部位高(多位于空肠)。充气肠曲和液平面多,布满全腹,表示梗阻部位低(多位于回肠下段)。

不同病因所致单纯性机械性肠梗阻还有一定的 X 线表现特点。如蛔虫团堵塞所致肠梗阻,小肠内有大量蛔虫,常扭曲成团、束(图12-4)。胆石性肠梗阻除有肠梗阻征象外,可发现腹内较大结石影,由于有胆肠内瘘,还可见肝内胆管积气征象(图12-5)。多发性或广泛粘连,易使充气肠曲位置固定,并向某一点集中、聚拢。

(2) CT 表现:肠腔扩张,积气积液(图12-6)。

2. 绞窄性小肠梗阻

【临床与病理】

任何原因引起肠腔狭窄或闭塞,并伴有梗阻肠曲血供障碍,称为绞窄性肠梗阻。

绞窄性小肠梗阻通常与一段小肠及其系膜为同一病变所压迫,形成这段小肠的两端各有一个梗阻点,所以这段小肠叫做封闭性肠襻,简称闭襻。其肠壁也从水肿、出血,逐渐发展至坏死。闭襻的系膜则充血水肿变厚、缩短。

【影像学表现】

(1) X 线表现:绞窄性小肠梗阻的基本 X 线表现也是小肠充气扩大并出现液平面,当出现在闭襻的长度较短时,不易与单纯性小肠梗阻区别,如闭襻长度达70 mm 以上时,常常出现具有一定的 X 线表现特点。

1) 假肿瘤征:闭襻内大量积液,在周围充气肠曲的衬托下显示为一团"肿瘤"状的软组织阴影,称为假肿瘤征。

2) 小肠显著扩大征:属不完全性绞窄性梗阻。闭襻显著扩大充气,X 线表现为马蹄形蜷曲肠襻,即所谓"咖啡豆征"。

3) 小肠内多液量征:小肠内出现较多的长液平面,其上的气柱低而扁,小肠黏膜皱襞消失。

4) 空回肠换位征:空回肠换位或排列紊乱交错,这是小肠扭转的主要征象。

5) 小跨度蜷曲肠襻:是小肠扭转另一常见征象。数目不定的小肠曲充气扩大,可排列成多种形态,如同心圆状、"8"字形、花瓣形、一串香蕉状等。这种小跨度肠曲的形成,是由于闭襻的系膜水肿、增厚、缩短而将闭襻肠管牵拉蜷曲所致。

(2) CT 表现:CT 扫描在显示肠腔扩张、积气积液的基础上,可显示肠壁增厚,肠系膜血管集中或出血等征象。

(二)麻痹性肠梗阻

【临床与病理】

麻痹性肠梗阻不是因为肠腔狭窄或堵塞,而是由各种原因使胃肠道暂时失去运动功能,致使肠内容物淤滞和积存,称麻痹性肠梗阻。常继发于腹腔手术、各种原因引起的急性腹膜炎、腹腔内脏急性炎症、肾及输尿管绞痛或胆绞痛、卵巢囊肿蒂扭转、胸腹部外伤以及严重的全身感染、尿毒症等。

【影像学表现】

X线平片检查可见胃、小肠、结肠全都充气,以致腹部呈广泛的透亮影,结肠充气显著。立位也可见到液平面,但一般少于机械性肠梗阻。多次检查肠管形态改变不明显。急性腹膜炎患者常出现腹水征,腹脂线模糊,肠壁水肿、充血而增厚,膈肌运动受限、胸腔积液等。

(三)大肠肠梗阻

结肠机械性肠梗阻与小肠机械性肠梗阻相仿,仅有肠道闭塞的为单纯性大肠梗阻,同时伴有系膜血管阻塞的为绞窄性大肠梗阻。

乙状结肠扭转(volulus of sigmoid colon)是绞窄性大肠梗阻中最多见的一种,为老年人肠梗阻常见的原因,在儿童则多为巨结肠的合并症。

【临床与病理】

常发生于乙状结肠冗长和习惯型便秘的老年人。一般发病较突然,腹痛为突出症状,性质为持续性疼痛伴阵发性加剧的绞痛,部位在脐周或左下腹。肛门停止排便、排气,常伴恶心,呕吐较少,体检发现腹胀明显,叩诊呈鼓音。肠鸣音亢进。如肠管坏死则出现压痛、反跳痛。病情严重可出现休克。

【影像学表现】

非闭袢型乙状结肠扭转,平片显示低位结肠梗阻,结肠一般扩张不显著,诊断需靠钡灌肠检查。钡剂能通过扭转点,并将乙状结肠全部充盈,狭窄处光滑整齐,可见肠壁和黏膜皱襞的旋转形状。

闭袢型乙状结肠扭转,平片见乙状结肠明显扩大,横径可达 10～20 cm,其结肠袋和半月皱襞都消失,自盆腔至中腹部,甚至达膈,形似马蹄状,其圆顶向上,两肢向下,马蹄状乙状结肠曲的肠壁犹如三条纵形致密线向下集中于盆腔部狭窄处,其中间的一条是由"马蹄"的两肢的内壁合并而成,因此较粗而直。扭转的乙状结肠内大量积气积液,立位片见有两个巨大液平面。其他的大肠或小肠一般的胀气或有些液平面。钡灌肠见直肠乙状结肠交界处阻塞,上端逐渐尖削,如鸟嘴状。

(四)肠套叠

【临床与病理】

肠套叠是一段肠管套入其相连的远端或近端肠腔内,使该段肠壁重叠拥塞之总称,为常见的急性肠梗阻疾患,占肠梗阻总数的18%~20%。任何年龄都可发生,婴儿与儿童最多见,占90%,成人占10%。

肠套叠可有下述几种类型。①回结型:回肠套入结肠内,又可分为回盲型及真回结型两型。绝大多数肠套叠属此类。②小肠型:肠套叠发生于小肠内,按套叠肠段的名称,又可分为回回型、空回型、空空型等。③结肠型:肠套仅涉及结肠者,可分为盲结型、结结型两种。其中最多见的回结型,占总数的85%~90%。

肠绞痛、呕吐、黏液血便、腹部肿块,是肠套叠的四大典型症状。

【影像学表现】

(1) X线表现:普通透视和腹部平片只见到低位肠梗阻的表现,如小肠胀气和液平面等。有时在盲升部可见软组织肿块影,提示肠套叠可能。大多数做钡剂或空气灌肠才能确定诊断。钡剂灌入到达套入部前端时,即受阻停止,阻端呈杯口状凹陷,凹面向近侧,有时在该处可摸到肿块。如钡剂较多时,多可表现一个充盈缺损影,略呈圆形而轮廓不整齐(而空气灌肠局部表现为软组织肿块影),如有少量钡剂进入套入部与鞘部之间的肠隙内,可见"弹簧状"或"螺旋状"阴影(图12-7)。

对于病程在24~48小时内的回结型肠套叠诊断明确后,可以立即利用空气灌肠复位机,以空气代替钡剂进行复位,比钡剂复位安全、简单而清洁,效果更好,其复位率达90%以上。用空气灌肠复位,注入气体后首先要在透视下找到套入部尖端,其表现为一个密度增高的半圆形软组织影,然后在注气下密切观察其向盲肠退回的情况,达升结肠、盲肠附近软组织肿块消失,气体进入回肠。灌肠复位成功的标志是:①杯口状软组织影消失;②大量空气进入回肠;③肿块消失;④病儿症状消失,安静入睡;⑤血便消失。

(2) CT表现:除肠腔扩张、积气积液外,典型的CT表现是"同心圆征"。

二、腹部外伤

【临床与病理】

腹部外伤(abdominal trauma)分为开放性损伤和闭合性损伤。前者常由锐器或弹片等引起,与皮肤贯通;后者多由于钝性外伤如撞击、挤压等原因所致,不与皮肤贯通。腹部外伤根据受累脏器的不同又分为实质脏器外伤和空腔脏器外伤两类。本节主要介绍肝、脾、肾等实质脏器外伤。实质脏器外伤可引起肝、脾、肾出血、血肿、包膜撕裂及血液、胆汁等流入腹膜腔内等。临床症状轻重不一,如疼痛、压痛、腹膜刺激征、移动性浊音阳性,甚至贫血、休克等。

【影像学表现】

(1) 肝脏外伤:

1) CT表现:肝包膜下血肿形成半月形的低密度或等密度区,伴相应肝实质边缘变平。当血肿是新鲜的,它的CT值类似肝实质。血肿的CT值随时间推移而减低。

肝实质内的血肿常呈圆形或卵圆形,偶尔呈星状,病灶随时间推移而缩小(图12-8)。

肝撕裂可以是单一或多发性,单一撕裂可以看到线样的低密度,其边缘模糊。随时间推移,撕裂的边缘可以变为更清楚。

2)MRI 表现:MRI 很少应用于急性肝脏外伤检查。亚急性期和慢性期早期,肝脏血肿在 T_1 和 T_2WI 上呈均高信号。MRI 可以较清楚显示血肿与门静脉、肝静脉、包膜及膈肌的关系。

(2)脾外伤:

1)胸腹透视和平片:透视下可见左膈升高、活动受限;腹部平片可见左上腹脾区密度增高;结肠曲因血肿压迫而向下移位。胸片可见伴随的气胸、肋骨骨折等。

2)脾动脉造影:脾动脉造影可了解脾动脉损伤的程度,明确诊断后有利于介入治疗。造影表现为①重度:脾破裂,脾血管大的分支断裂;②中度:可见脾内外有大量造影剂外溢;③轻度:可见部分无血管区,为脾内血肿所致。

3)CT 表现:脾包膜下血肿表现为局限性包膜下积血,似新月形或半月形,伴有相应实质受压变平或呈锯齿状。最初(1～2 天内)血肿密度近似于脾的密度,超过 10 天的血肿其 CT 值逐渐降低,变为低于脾实质密度。增强 CT 显示脾实质强化而血肿不变,形成明显密度差异。

脾实质内血肿常呈圆形或卵圆形的等密度或低密度区,血肿周围完全被脾实质包绕,脾包膜破裂则形成腹腔内积血。

多发性脾撕裂常表现为粉碎性脾,呈多发性低密度区,通常侵及脾包膜,伴腹腔积血,脾脏不增强的部分,提示损伤或供应脾脏该段的动脉栓塞。

脾包膜破裂常伴发腹腔积血和脾周血肿。当 CT 图像上即使未显示脾撕裂征象,如见到腹腔积血和脾周血肿时,必须迅速和仔细寻找脾损伤。

(3)肾脏外伤:闭合性肾损伤可分肾挫伤、肾实质裂伤、肾盏(肾盂)撕裂、肾广泛撕裂四型。肾挫伤可发生在肾实质内,也可引起包膜下血肿;肾包膜破裂引起肾周围积血和积液;肾外筋膜破裂引起腹膜后血肿。肾蒂撕裂者常引起出血性休克。

1)CT 表现:轻微肾损伤表现为边界模糊的密度减低区;延迟 CT 增强扫描肾间质内可有小量造影剂积聚。在增强 CT 图上,肾内血肿表现为一低密度区,其边界不清。肾包膜下血肿局限,常常是半月形,新鲜的在 CT 平扫图上常呈高密度,有些表现为巨大葱皮样的高密度区,CT 值为 28～75 Hu,相应的肾实质的边缘变平(图 12-9)。

肾撕裂伤表现为肾实质内线样低密度的裂隙,同时常伴有肾周血肿。

2)MRI 表现:肾周血肿以肾包膜下血肿居多,血肿一般呈新月形,MRI 信号变化取决于出血的时间和磁场的强度。在高场磁共振上 T_1WI 时急性血肿(>7 天)的信号和肌肉相比,呈等或略低信号,在 T_2WI 上则为明显低信号;亚急性血肿(>7～49 天)在 T_1WI 和 T_2WI 上均呈高信号;慢性期(>49 天)形成中央高信号和周围的相对低信号,在 T_2WI 上周围的低信号更为明显。

(杨小庆 郑凯尔 陈祖培)

第十三章

胃 肠 道

胃肠道疾病的检查首选钡剂造影。钡剂充填胃肠道内腔,与周围组织形成明显的对比,其价值可与内镜检查媲美。USG 和 CT 对了解胃肠道肿瘤的内部结构、腔壁受浸润程度和转移情况均有较大价值。这些方法的综合应用,对胃肠道肿瘤术前TNM 分期和治疗方案的确定,可提供有力的依据。血管造影用于胃肠道血管性病变、富血管肿瘤、胃肠道出血的检查和介入治疗。MRI 在胃肠道疾病的诊断中价值较小。

第一节　X 线诊断

一、X 线检查方法

(一) X 线平片

平片用于观察膈下游离气体,诊断消化道穿孔。也可用于咽部侧位的观察。

(二) 造影检查

1. 钡剂造影　X 线显示是 X 线诊断的基础。钡剂造影方法可分为传统的钡剂造影法和气钡双重造影法。前者包括:①充盈法:较多钡剂完全充盈受检部位,显示其轮廓、形状和蠕动等,为充盈像;②黏膜法:少量钡剂充填黏膜皱襞沟内,以显示黏膜皱襞形态、结构,为黏膜像;③加压法:适当压迫受检部位,以显示病变的某些特征,为加压像。后者简称为双重造影,是先后引入气体与钡剂,受检部位的黏膜面被气体适当膨胀,高浓度钡剂填充胃小沟和无名沟内,在切线位上以显示受检部位的轮廓线,在正位上以显示黏膜面的胃小区和无名区及微小异常。在以上常规法双重造影的基础上,在 X 线电视监视下,采用钡剂流动技术,使受检部位的黏膜面上均匀涂上一层薄薄的流动着的钡剂,称之为流动法双重造影,亦称为薄层法,对低小隆起性病灶的显示为最好。现在多主张气钡双重造影法,或上述多种方法的联合使用。胃肠道钡剂造影应注意以下三点:①透视与照片结合;②形态与功能并重;③适当加压以了解胃肠道不同充盈状态的表现。

辅助药物的应用:抗胆碱药,如山莨菪碱可松弛平滑肌、降低胃肠道张力,有利于显示胃肠道黏膜面的细微结构及微小病变,也可用以帮助鉴别胃肠道狭窄是痉挛性还是器质性。肌内注射新斯的明或口服甲氧氯普胺(灭吐灵)或西沙必利可以增强胃肠道张力、促进蠕动、加快钡剂的排空。在小肠检查时可缩短检查时间。

按检查范围分为:①食管吞钡检查,在怀疑有鱼刺等透X线异物时,可做棉钡检查;②上胃肠道造影;③小肠系钡剂造影;④结肠钡剂灌肠造影。

在怀疑有胃肠道穿孔时,禁用钡剂,可改用有机碘水溶液对比剂。

2.血管造影　主要用于钡剂检查无所发现的胃肠道血管性病变,如血管栓塞、动脉瘤和动静脉血管畸形等;寻找小肠内富血管性肿瘤,如类癌、异位嗜铬细胞瘤等;了解胃肠道出血的病因和部位,以便采用介入治疗。

(三)CT检查

应常规做空腹准备,检查前口服对比剂(3%的泛影葡胺)500～1000 ml或清水800～1000 ml,使胃或肠充分扩张。取仰卧位、斜卧位连续扫描。

二、正常X线表现

胃肠道正常X线表现是其正常解剖学、组织学和生理学等在钡剂检查中的反映。在组织学上,消化管壁(除口腔与咽外)自内向外均分为黏膜、黏膜下层、肌层与浆膜四层。在钡剂检查时,胃肠道的轮廓或轮廓线是黏膜表面涂钡后在切线位上的投影。黏膜皱襞是由黏膜和黏膜下层组成,其形状是可塑的,黏膜下层的厚度、黏膜肌层的张力及肌层的收缩与舒张以至钡剂多少、加压轻重,对黏膜皱襞的粗细和走向都有影响。蠕动是肌层收缩运动的结果。

(一)咽部

1.X线平片　由于气体的衬托,咽部在侧位上可以观察。口咽和喉咽(下咽)的前缘自上而下为舌根、会厌谿、会厌和喉,后缘是椎前软组织,轮廓光滑整齐,厚度一般不超过5 mm,下咽部以下的椎前软组织厚度可达18 mm(包括食管的厚度)。

2.双重造影　咽部正位观察,上方正中丘状透明影为会厌,其两旁充钡的对称山凹状结构是会厌谿,会厌谿外下方较大的充钡空腔是梨状窝,近似菱形且两侧大致对称,两侧梨状窝中间的透明区是喉头,不要误以为病变。梨状窝向中线会合,向下引入食管,汇合区有生理狭窄区,长约1 cm,相当于第6颈椎水平。侧位观察,会厌谿在上方偏前,梨状窝则在下方靠后(图13-1)。吞咽时梨状窝收缩,上移且变小,静止时较宽大。梨状窝内钡剂多为暂时充盈,片刻即排入食管。

（二）食管

食管于第 6 颈椎水平与下咽部相连,于下端相当于第 10～11 胸椎水平与贲门相连,其左侧壁与胃底形成贲门切迹或食管胃角。在食管上口与咽连接处以及在膈的食管裂孔处各有一生理高压处,为上、下食管括约肌。

吞钡后食管轮廓光整,管壁伸缩自如。在黏膜像上可见数条互相平行纤细的黏膜皱襞影。

透视下,可见食管第一蠕动和第二蠕动。所谓第三收缩波是食管环状肌的局限性不规则收缩性运动,出现和消失迅速,多发生于食管下段,常见于老年人、食管炎和贲门失弛缓症。在影像解剖学上,食管有三个压迹和四个生理性狭窄。三个压迹自上而下为主动脉结压迹、左主支气管压迹和左心房压迹(图 13-2)。四个生理性狭窄,分别为:①食管入口狭窄;②主动脉弓压迹;③左主支气管压迹;④膈肌裂孔部狭窄。这与食管异物存留和癌的好发部位有关。

（三）胃

胃分胃底、胃体、胃窦。幽门为一 5 mm 左右的短管,连接胃和十二指肠。贲门至幽门的右内缘称胃小弯,贲门切迹至幽门的左外下缘称胃大弯。

胃的形状与体形、张力和神经功能状态有关,一般分为四种类型:牛角型胃、钩型胃、无力型胃和瀑布型胃(图 13-3)。

胃的轮廓在胃小弯和胃窦大弯侧一般光滑整齐。胃体大弯侧轮廓常呈锯齿状,系横、斜走行的黏膜皱襞所致。

胃的黏膜像因皱襞间的沟内充钡,呈条纹状致密影,皱襞则为条状透明影。胃小弯的皱襞平行整齐,向大弯侧逐渐变粗而成横向或斜行。胃底皱襞略呈网状。胃窦黏膜皱襞主要与小弯平行,有时也可斜行。一般胃体小弯黏膜皱襞的宽度不超过5 mm。胃窦黏膜皱襞宽度略窄于胃体小弯者。

在胃双重造影片上,不见上述的黏膜皱襞而显示胃微皱襞的影像。胃小区直径约 1～3 mm,圆形或类圆的小隆起,呈网眼状,在胃窦易见到。胃小沟呈线状,宽度<1 mm,粗细深浅均匀(图 13-4)。

胃的蠕动是由胃体上部开始,有节律地向幽门方向推进,同时波形逐渐加深,一般可见 2～3 个蠕动波。胃窦没有蠕动波,是整体向心性收缩,使胃窦呈一细管状,将钡剂排入十二指肠。胃的排空受胃张力、蠕动、幽门功能和精神状态等影响。一般于服钡后 2～4 小时排空。

（四）十二指肠

十二指肠全程呈 C 型,将胰头部包绕其中。一般分为球部、降部和升部。球部呈锥型,两缘对称,尖部指向右上后方,底部平整。球底两侧称为隐窝或穹窿,幽门开口于底部中央。约在第 1 腰椎水平出急转向下成为降部。在球部与降部之间还有一小段,称为球后部。降部位于第 1～3 腰椎的右缘,在第 3 腰椎高度转向左上成为升部。升部在第1～2腰椎水平急转向前下,续为空肠。

球部轮廓光滑整齐,黏膜皱襞为纵行彼此平行的条纹。降部以下则与空肠相似,多呈羽毛状。球部的运动为整体性收缩,可一次将钡剂排入降部。降部、升部的蠕动多呈波浪状推进。十二指肠正常时可有逆蠕动。

低张造影时,十二指肠羽毛状皱襞消失,代之为横行排列的环行皱襞或呈龟背状花纹。降部内侧缘可清楚显示乳头,表现为圆形或椭圆形边缘光滑的隆起影,直径1.5 cm左右,围绕着乳头影可见横行及斜行皱襞影。

(五) 空肠和回肠

小肠长约6米左右,盘绕于腹部中央,空肠在左上中腹,回肠在右腹及盆腔。在X线诊断中,将小肠分为6组以便叙述:①十二指肠;②上部空肠,位于右上腹;③下部空肠,位于左中腹部;④上部回肠,位于中腹偏右;⑤中部回肠,位于右中下腹部;⑥下部回肠,位于盆腔。小肠管腔由粗变细。常显示为羽毛状影像,空肠富于环状皱襞且蠕动活跃,回肠黏膜皱襞浅少,活动不活跃,末端回肠显示为平行光滑的皱襞。小肠蠕动是推进性运动,空肠蠕动迅速有力,回肠运动慢而弱。服钡后2～6小时钡首可达盲肠,7～9小时小肠排空。

小肠灌肠双重对比造影,见小肠被钡剂涂布并被气体充分扩张,肠襻行走自然,肠腔粗细均匀,空肠可宽达4 cm(充气后为4.5 cm),回肠为3.5 cm(充气后为4 cm)。空肠黏膜皱襞被气体展平呈环形皱襞,表现为1～2 mm的弹簧状阴影,越接近回肠越稀疏,两个相邻肠襻间的肠壁厚度为2～3 mm(图13-5)。在正常年轻人的末端回肠,有时可见1～3 cm大小多发性结节状充盈缺损的淋巴小结(淋巴滤泡)。

(六) 大肠

大肠绕行于腹腔四周。横结肠和乙状结肠为腹膜内位器官,其位置及长度变化较大。其余各段大肠较固定。直肠居骶骨之前,其后部与骶骨前部紧密相邻。

结肠X线表现的主要特征是,充钡时可见多数大致对称的袋状凸出,为结肠袋,是三根结肠带的长度较结肠肠管为短所致。它们之间由半月皱襞形成不完全的间隔。结肠袋的数目、深浅、大小因人而异,横结肠以上较明显,降结肠以下逐渐变浅,至乙状结肠接近消失。充盈过满或肠管收缩均可使结肠袋消失。直肠没有结肠袋,但在壶腹的两侧和前壁可见浅切迹,由半月皱襞所造成。大肠的黏膜皱襞表现为纵、横、斜三种方向交错结合的纹理。盲肠与升结肠、横结肠的皱襞较密,以斜行及横行为主,降结肠以下皱襞渐稀且以纵行为主。大肠蠕动主要是总体蠕动,右半结肠出现强烈的收缩,呈细条状,将钡剂迅速推往远侧。结肠的充盈和排空时间差异较大,一般口服钡剂后24～48小时排空。

阑尾在钡餐或钡灌肠时都可能显影,呈长条状影位于盲肠内下方。一般粗细均匀,边缘光滑,易于推动。阑尾不显影,充盈不均匀或其中有粪石而造成充盈缺损,不一定是病理性的,阑尾的排空时间与盲肠相同,但有时可以延迟达72小时。

在低张双重造影片上,有可能见到结肠的微皱襞,又称无名沟和无名区,认识正常微皱襞形态,将有助于发现结肠早期病变。

三、正常 CT 表现

CT 可观察胃壁的厚度,可因扩张程度而异。足量对比剂充填,使胃充分扩张时,胃壁厚度不超过 5 mm,且均匀一致。而小肠肠腔不大于 3 cm,小肠壁厚小于 3~4 mm,有时可显示空肠的羽毛状或环形黏膜皱襞。小肠系膜一般不直接可见,但其间的血管易辨认,肠系膜淋巴结正常时不见,或显示为小于 5 mm 的软组织影。

四、基本病变 X 线表现

钡剂造影显示的是胃肠道内腔或内壁。当胃肠道病变引起黏膜和管腔改变时,可由造影检查显示。胃肠道肿瘤、溃疡、炎症可以造成形态和功能的改变。

(一)轮廓的改变

X 线上充钡后的胃肠道轮廓光滑而连续,当胃肠道壁发生病变时,可使起轮廓发生改变。

1. 龛影　亦称为壁龛(crater),其病理基础是胃肠道壁的溃烂缺损,致使钡剂进入壁的缺损内,在切线位上龛影位于器官轮廓之外,轴位投影则呈类圆形钡斑。见于胃肠道溃疡。肿瘤性病变的溃烂位于腔内,形成腔内龛影。

2. 憩室　是胃肠道壁局部发育不良,肌肉薄弱和内压增高,致该处管壁膨出于器官轮廓之外。X 线上表现为器官轮廓外的囊袋状突起,黏膜可伸入其内,与龛影不同。

3. 充盈缺损(filling defect)　是指胃肠道腔内因隆起性病变而致钡剂不能在该处充盈的影像。此征多见于胃肠道良、恶性肿瘤和肉芽肿,少数亦可为异物所引起。

(二)黏膜与黏膜皱襞的改变

黏膜的异常表现对发现早期病变和鉴别诊断有重要意义。

1. 黏膜破坏　表现为黏膜皱襞消失,代之以杂乱无章的钡影,造成与正常黏膜皱襞的连续性中断。大都由于恶性肿瘤侵蚀所致。

2. 黏膜皱襞平坦　多为黏膜和黏膜下层水肿或者肿瘤浸润所引起。表现为黏膜皱襞的条纹状影变得不明显或者消失。水肿者多为逐渐移行,与正常皱襞无明显分界(良性溃疡);浸润者多伴有病变形态固定而僵硬,并与正常黏膜有明显界限(恶性肿瘤)。

3. 黏膜皱襞增宽和迂曲　是由黏膜和黏膜下层的炎性浸润、肿胀和结缔组织增生引起,表现为透明条纹状影的增宽,也称为黏膜皱襞的肥厚或肥大,常伴有黏膜皱襞迂曲、紊乱,多见于慢性胃炎。黏膜下静脉曲张也常表现为皱襞的增宽和迂曲,以卧位检查为好。

4.黏膜皱襞纠集　表现为皱襞从四周向病变区集中,呈放射状。常由慢性溃疡性病变产生纤维结缔组织增生、瘢痕收缩而造成。有时硬癌(浸润型癌)的收缩作用也能造成类似改变,但较僵硬而不均匀。

5.胃小区及胃小沟异常　胃小区及胃小沟的异常在疾病的诊断中有较大价值。中、重度萎缩性胃炎,胃小沟增宽、密度增高,胃小区增大,且大小不均。点状炎性糜烂的典型征象为多发"靶征"。片状炎性糜烂使胃小沟和胃小区破坏消失,有小片不规则钡剂存在其中。良性溃疡周围胃小区和胃小沟存在,但大小粗细不均;癌瘤局部胃小区和胃小沟完全破坏消失,其周围可见极不规则的沟纹。因胃小区和胃小沟并不是总能清楚显示,判断时要慎重。

(三)管腔大小的改变

管腔大小的改变主要为管腔狭窄或扩张。炎性狭窄范围较广泛,有时具有分段性,狭窄边缘较光整;癌性狭窄范围局限,管壁僵硬,边缘不规则;外压性狭窄多偏于管腔一侧但伴有移位,管腔压迹常光整;痉挛性狭窄形状则可变性和可消失性为其特点。先天性狭窄边缘多光滑而较局限。管腔扩张常为梗阻或麻痹引起,均可有积液和积气,前者常有蠕动增强,而后者则蠕动减弱或消失。

(四)位置及可动性的改变

邻近病变的压迫或粘连牵拉,常可改变胃肠道的位置。压迫常使胃肠道出现弧形压迹,多可扪及肿物。粘连牵拉除造成位置改变外,还常引起可动性受限。先天性异常和胃肠道的扭转,亦是导致位置异常的常见原因。

(五)功能性改变

胃肠道器质性病变常有功能性改变,包括张力、蠕动、运动力和分泌功能等改变,但功能性改变也可单独存在。

1.张力改变　胃肠道张力受神经控制和调节,交感神经兴奋和迷走神经麻痹可使张力升高,管腔变小;张力低则使管腔变大。痉挛为局限性张力增高。食管痉挛使轮廓为波浪状;胃窦痉挛使窦腔狭窄;幽门痉挛使钡剂排空延迟;胃大弯痉挛表现为一个较深凹陷,其边缘光滑,称之为指状切迹;十二指肠和回盲部痉挛使其充盈不良,一旦充盈迅速排空,称为激惹征和跳跃征。结肠痉挛使肠管细小,结肠袋增多,肠管呈波浪状。痉挛的特点是暂时性、形态可变性和可用解痉剂消除。

2.蠕动改变　蠕动增强表现为蠕动波增多、加深和运行加快,蠕动减弱则反之。逆蠕动与正常运行方向相反。胃肠麻痹可使蠕动消失。肿瘤局部浸润使局部蠕动消失。弥漫浸润所致的"革袋状胃",则表现为整个胃壁僵硬,无蠕动。

3.排空功能改变　排空功能与张力、蠕动、括约肌功能和病变本身有关。胃的排空时间约为 4 小时,小肠排空时间约为 9 小时。超过上述时间而仍有钡剂滞留,则称为排空延迟。胃肠运动力增强则表现为排空时间缩短,如服钡后 2 小时即抵达盲肠,则意味着运动力增强。肌内注射新斯的明或口服甲氧氯普胺或西沙必利,可缩短排空时间。

4.分泌功能改变　胃肠分泌功能常与疾病有关。胃溃疡时常引起胃分泌增加,空腹状态下胃液增多,称空腹滞留。服钡前立位透视可见液平面。服钡后钡剂不能均匀涂布在胃壁上;小肠分泌增加使黏膜皱襞模糊或使钡剂分散在分泌液中,呈不定形的片状影,称为雪片征。大肠分泌增多时,钡剂附着不良,肠管轮廓模糊或在黏液中呈现线条状钡影。

五、肠道疾病的 X 线表现与诊断

(一)胃、十二指肠溃疡

胃、十二指肠溃疡(gastric ulcer,duodenal ulcer)是最常见疾病。好发于 20～50 岁。十二指肠溃疡的发病率约为胃溃疡的 5 倍。

溃疡从黏膜开始并侵及黏膜下层,常深达肌层,直径多为 5～20 mm,深为 5～10 mm。溃疡口部周围呈炎性水肿。慢性溃疡如深达浆膜层时,称穿透性溃疡。如浆膜层被穿破且穿入游离腹腔者为急性穿孔。后壁溃疡易致慢性穿孔,与网膜、胰等粘连甚至穿入其中者,为穿孔性溃疡。溃疡周围具有坚实的纤维结缔组织增生者,称为胼胝性溃疡。在溃疡愈合过程中,溃疡底部的肉芽组织增生形成瘢痕组织向口部逐渐充填修复,称为愈合性溃疡。溃疡愈合后,常有不同程度的瘢痕形成,严重时可使胃、十二指肠变形或狭窄。溃疡常单发,少数为多发。胃和十二指肠同时发生溃疡者为复合性溃疡。严重者可继发大出血和幽门梗阻。胃溃疡可恶性变。

溃疡病 X 线表现可归纳为两类:直接征象,代表溃疡本身的改变;间接征象,代表溃疡所造成的功能性和瘢痕性改变。

1.胃溃疡　胃溃疡的直接征象是龛影,好发在胃角小弯侧附近(85％)。切线位呈乳头状、锥状,边缘光滑整齐,密度均匀。底部平整或稍不平。在急性期,龛影口部常有一圈黏膜水肿所造成的透明带。这种黏膜水肿是良性溃疡的特征,依其程度而有不同的表现。①黏膜线:为龛影口部一条宽 1～2 mm 的光滑整齐的透明线;②项圈征:龛影口部的透明带宽约 0.5～1 cm,如一个项圈;③狭颈征:龛影口部明显狭小,使龛影犹如具有一个狭长的颈。慢性溃疡周围的瘢痕收缩,造成黏膜皱襞均匀性纠集。这种皱襞如车轮状向龛影口部集中,且直达口部边缘并逐渐变窄,是良性溃疡又一特征(图 13-6)。

胃溃疡引起的功能性改变包括:①痉挛性改变,表现为小弯龛影,大弯手指征,胃窦或幽门痉挛也很常见;②蠕动增强或减弱;③胃分泌增加。溃疡好转或愈合时,功能性改变也随之减轻或消失。

胃溃疡引起的瘢痕性改变比较少见。小弯溃疡可使小弯缩短,致幽门与贲门靠近,呈"蜗牛状"。也可使胃体呈环状狭窄而形成"葫芦胃"。幽门管溃疡可造成幽门狭窄和梗阻。

胃溃疡还有一些特殊表现。①穿透性溃疡:龛影深度超过 1 cm,水肿带范围较大;②穿孔性溃疡:龛影如囊袋状,其内常出现气、液、钡三层,或气、钡两层现象;③胖胀性溃疡:龛影大而浅,其口部有一圈较宽的透明带,边界清楚而整齐,常伴有黏膜皱襞纠集。这种溃疡与恶性溃疡难于鉴别;④愈合性溃疡:龛影变浅变小,形成"<"形轮廓。

慢性胃溃疡恶变来自溃疡边缘的黏膜上皮或腺体。当发展到一定阶段,可在良性溃疡表现的基础上出现一些恶性表现:①龛影周围出现小结节状充盈缺损,犹如指压迹;②周围黏膜皱襞呈杵状增粗或中断;③龛影变为不规则或边缘出现尖角征;④治疗过程中龛影增大。胃溃疡恶变发展到后期,与溃疡型癌表现一样,统称为恶性溃疡。

2. 十二指肠溃疡 十二指肠溃疡好发于球部,占 90% 以上,大多在球后壁或前壁。其 X 线表现与胃溃疡大致相同,如直接征象是龛影(图 13-7),功能性改变有激惹征、幽门痉挛、胃分泌和蠕动异常、球部固定压痛等。所不同的是:①恒久的球部变形是直接征象,据此可作出溃疡的诊断。这是由于球部腔小壁薄,溃疡易造成球部变形,可以是山字形、三叶形、葫芦形等(图 13-8)。有时在变形的球部仍可显示龛影。球部溃疡愈合后,龛影消失,变形可继续存在,功能性改变也常随之消失。②十二指肠溃疡很少恶变。

3. 肠结核

(1)临床与病理 肠结核多继发于肺结核,常见于 20~40 岁的青壮年,女性略多于男性。肠结核好发于回盲部,其次是空肠、回肠。临床上常为慢性起病,长期低热,有腹痛、腹泻、消瘦、乏力等。病理上常分为溃疡型和增殖型,但实际上不能截然区分。

(2)影像学表现:

1)溃疡型肠结核:肠壁内孤立淋巴小结(淋巴滤泡)和集合淋巴小结(淋巴滤泡)充血、水肿,发展为干酪样坏死,随后溃破形成溃疡。早期表现为功能的改变,即肠管的激惹征象,肠道运动加速,排空很快,回盲部痉挛,回肠末端、盲肠及升结肠充盈不良,或只有少量钡剂充盈,呈细线状,或完全没有钡剂充盈,而近端回肠及远端升结肠充盈正常,称"跳跃征";肠壁因充血水肿而致黏膜皱襞增粗、紊乱;溃疡形成后表现为斑点状小龛影,充盈后肠壁边缘呈锯齿状改变(图 13-9)。

2)增殖型肠结核:由于肉芽组织增生,盲肠和升结肠肠腔狭窄,黏膜紊乱,有大小不等、息肉样充盈缺损;病变侵犯回盲瓣,致使回盲瓣肥厚增大,盲肠内侧出现内凹畸形;肠腔僵硬、缩短,运动受限、动力减低、排空延迟,回肠呈淤积现象,肠管粘连,肠系膜受累发生纤维挛缩后,回盲部肠管排成一直线称"一字征"(图 13-10)。

(3)诊断与鉴别诊断 肠结核主要与克罗恩(Crohn)病鉴别诊断。Crohn 病好发于回肠及右半结肠,病变呈节段性、跳跃性,易发生窦道及肠梗阻。

(二)消化道癌肿

消化道癌肿是发生在消化道黏膜上皮的恶性肿瘤,以胃癌、食管癌、大肠癌常见,发病率高,危害性大。消化道癌肿虽然发生部位不同,但因各部位的组织学结构相似,其病理改变及 X 线表现亦类同,故把食管癌、胃癌和大肠癌集中在一起并冠以消化道癌肿。这里着重叙述消化道癌肿的共性 X 线表现。

1. 早期癌肿 早期癌肿是指癌限于黏膜或黏膜下层,而不论其大小或有无转移。根据这个定义,结肠息肉有恶变而局限于黏膜或黏膜下层,没有侵犯肌层者,也属于早期癌肿的范畴(图 13-11)。早期癌肿依肉眼形态分为三个基本类型,即隆起型(Ⅰ型)、表面型(Ⅱ型)和凹陷型(Ⅲ型),尚有混合型。

双重造影可显示黏膜面的细微结构,而对早期癌肿的诊断具有重要价值。①Ⅰ型:肿瘤呈类圆形突向内腔,高度超过 5 mm,边界清楚,基底宽,表面粗糙。双重造影及加压法显示为小而不规则的充盈缺损,边界清楚。早期大肠癌中以Ⅰ型居多(图13-12)。②Ⅱ型:肿瘤表浅、平坦,隆起及凹陷均不超过5mm,沿黏膜及黏膜下层生长,形状不规则,边界清楚,少数病例境界不清。此型需在良好的双重造影像及加压像上才能显示,可见微皱襞破坏呈不规则的颗粒状杂乱影,有轻微的凹陷和僵直,多数病区界限不清楚(图13-13)。③Ⅲ型:肿瘤形成明显凹陷,超过 5 mm,形状不规则。双重造影及加压法可显示形态不整、边界明显的龛影,其周边的黏膜皱襞可出现截断、杵状或融合等,但有时难与溃疡的龛影鉴别。早期胃癌中以Ⅲ型居多(图13-14)。

2. 进展期癌肿 消化道癌肿一旦侵犯到肌层,即为进展期癌肿。按其大体形态常分为三型。①蕈伞型(息肉型、肿块型、增生型):癌瘤向腔内生长,表面大多高低不平,如菜花样,常有糜烂,与周围腔壁有明显的分界。②浸润型(硬癌)(图 13-15):癌瘤沿消化道壁浸润生长,常侵犯消化道壁各层,使消化道壁增厚、僵硬,弹性消失。黏膜表面平坦而粗糙,与正常区分不清,病变可只侵犯器官一部,但也可侵及器官的全部,如"革袋状"。③溃疡型:癌瘤常深入肌层,形成大而浅的盘状溃疡,其边缘一圈堤状隆起称环堤。溃疡型癌又称恶性溃疡。

消化道进展期癌肿的 X 线表现与大体形态有关,但不能截然划分。常见下列表现。①充盈缺损:环状不规则,多见于蕈伞型癌。②管腔狭窄,管壁僵硬:主要由浸润型癌引起,也可见与蕈伞型癌。③龛影:见于溃疡型癌,龛影形状不规则,多呈半月形,外缘平直,内缘不整齐而有多个尖角,龛影位于胃轮廓之内,周围绕以宽窄不等透明带,即环堤,边缘不规则而锐利,其中常见结节状或指压迹充盈缺损。以上表现被称为半月综合征。④黏膜皱襞破坏,消失或中断:黏膜下肿瘤浸润常使皱襞异常粗大、僵直,或如杵状和结节状,形态固定不变。⑤癌瘤区蠕动消失(图13-16)。

3. 消化道癌肿的鉴别诊断

表 13-1 良恶性溃疡的 X 线鉴别诊断

	良性溃疡	恶性溃疡
龛影形状	圆形或椭圆形,边缘光滑整齐	不规则,扁平,有多个尖角
龛影位置	突出于器官轮廓之外	位于胃轮廓之内
周围和口部	黏膜水肿的表现如黏膜线、项圈征、狭颈征等。黏膜皱襞向龛影集中直达龛口	指压迹样充盈缺损,有不规则环堤,皱襞中断、破坏
附近腔壁	柔软,有蠕动波	僵硬,峭直,蠕动消失

（1）良、恶性溃疡的 X 线鉴别诊断：应从龛影的形状、位置，龛影口部的充钡状态及周围的黏膜皱襞情况，邻近胃壁的柔软和蠕动等作综合分析，才能得到较正确的结论。现将主要鉴别点列表 13-1。

（2）良、恶性管腔狭窄的 X 线鉴别诊断，鉴别的着重点是观察黏膜皱襞是否完整和腔壁是否柔软等，见表 13-2。

表 13-2　良、恶性管腔狭窄的 X 线鉴别诊断

	良性管腔狭窄	恶性管腔狭窄
黏膜皱襞	存在、常肥大、迂曲、粗乱	破坏消失
轮廓	较整齐或波浪状	不齐，陡峭
腔壁柔软度	柔软可变化	僵硬不变
蠕动	存在	消失
病变区与正常区分界	无明确分界	截然、清楚
肿块	没有	大多有

第二节　CT 诊 断

消化道肿瘤 CT 检查的目的不仅在于查出肿瘤，更为重要的是了解肿瘤向外侵犯的有无与程度，同周围脏器及组织间的关系，有无淋巴结转移和远隔脏器的转移等，这有助于肿瘤的分期，为制定治疗方案和估计预后提供重要依据。也用于恶性肿瘤手术后、放射治疗或药物治疗的随诊观察。因此，CT 检查多在胃肠道造影检查发现病变后进行。CT 表现直接反映肿瘤的大体形态。蕈伞型可见不规则软组织块影突向腔内。浸润型表现为腔壁局限性或弥漫性增厚，壁不光滑。溃疡型则表现为肿块的表面有不规则的凹陷。增强扫描见病灶呈不均匀强化，与正常腔壁无明显分界（图 13-17）。肿瘤向器官外生长，可见器官周围脂肪层消失，并可侵及周围脏器。一般认为淋巴结直径＞1.5 cm 时为增大，在恶性肿瘤中，多为转移所致。恶性肿瘤的淋巴结转移可有假阴性及假阳性，需结合其他检查资料综合分析。

（孔繁福　厉申儿）

第十四章

肝、胆、胰、脾

第一节　肝

　　随着医学影像设备的飞速发展和临床应用，医学影像学检查可在术前确定肝内有无占位性病变，并能提出定性、定位诊断；可鉴别右上腹部肿块的来源及与周围脏器的毗邻关系；同时可了解肝脏内部结构的病理性改变，如门静脉高压的原因及程度。

一、检查技术

(一) X 线检查

　　普通 X 线检查对肝脏疾病的诊断价值有限，只能大致了解肝脏的轮廓、大小、肝内有无钙化以及肝内胆管有无积气等。

　　选择性腹腔动脉造影、超选择性肝动脉造影以及间接门静脉造影，对肝脏占位性病变的定性价值较高。尤其在其基础上可进行介入治疗。

(二) CT 检查

　　1.CT 平扫　患者取仰卧位，扫描层厚和间距常规为 1 cm，扫描范围从膈顶至肝下段。对小的病灶直径≤1 cm，宜改用薄层(2～3 mm)扫描。

　　2.增强扫描　增强扫描的目的：①通过增加正常肝组织与病灶间的密度差，有利于显示平扫不能发现或可疑病灶；②帮助鉴别病灶的性质；③有利于显示肝内血管解剖。方法：在平扫的基础上，静脉内快速注射 100 ml 60％的泛影葡胺或 300 mg/ml 非离子型造影剂。

　　静脉内快速注射造影剂后，短期内肝动脉、门静脉和肝实质内造影剂浓度按先后顺序在相应时间内上升，并保持一段时间的峰值，分别称之动脉期、门静脉期和肝实质期。螺旋 CT 双期扫描,即造影剂开始注射后 20～25 秒为肝动脉期;造影剂开始注射后 40～60 秒为门静脉期的全肝扫描。螺旋 CT 三期扫描,即双期扫描后再加做肝实质期扫描。在诊断或鉴别肝血管瘤时,注射造影剂后 5～7 分钟在病灶层面延迟扫描。

3.CT 血管造影　是将 CT 与血管造影两种技术相结合的一种检查方法,对肝内小的肿瘤病灶的检出率高于常规 CT(包括动态 CT)和血管造影,即可检出常规 CT 和血管造影不能发现的小病灶。目前被公认为是对直径≤3 cm 的小肝癌,尤其是对直径≤1 cm 的小病灶最为敏感的一种检查技术。根据插管部位、增强扫描方法和原理的不同分为两种:一种为动脉造影 CT(CTA);另一种为经动脉门静脉血管造影 CT(CTAP)。

(三) MRI 检查方法

1.检查方法的选择

(1) 扫描方位的选择:轴位是基本扫描方法,根据需要可加用冠状位、矢状位或斜位。

(2) 造影剂的选择和应用

Gd-DTPA 为顺磁性造影剂,其药动学类似于应用于 CT 的泛影葡胺,广泛应用于肝脏、肾上腺以及双期和动态 MRI 增强。常规剂量为 0.2 mmol/kg,15 秒内静脉注射,采用快速成像程序扫描。

2.扫描方法

(1) MRI 平扫:患者仰卧位,使用自旋回波(SE)序列,先横断面 T_1WI 和 T_2WI,再做冠状面 T_1WI 和 T_2WI,必要时加矢状面成像。T_1WI 主要观察器官的解剖结构,T_2WI 主要显示病理变化。

(2) MRI 增强扫描。

(3) 动态增强 MR 血管造影(DCE-MRA):主要用于判断肝癌对血管的侵犯情况,诸如肝动脉-门静脉瘘、门静脉癌栓等。

二、正常与基本病变的影像学表现

(一) X 线表现

1.正常 X 线表现　肝动脉造影时,根据肝内血管显影的先后次序,分别为①动脉期:动脉血管显影,表现为肝区内自肝门向肝左右叶分布的树枝状,其管径渐细、走行自然、分布均匀;②毛细血管期:动脉血管影消失,而更多的细小毛细血管显影;③实质期:肝密度普遍均匀性增高。由于脾静脉回流,可见肝内门静脉显影。

2.异常表现

(1) 占位征象:肿瘤或囊肿性病变可导致肝内血管被推移、拉直、分离、移位,或呈弧形包绕病变周围。

（2）肿瘤血管：是恶性病变的重要征象，表现为血管管径粗细不均，杂乱不规则，部分呈"血湖"表现。

（3）血管浸润：表现为血管壁僵硬、不规则狭窄或闭塞。

（4）肿瘤染色：在实质期，肿瘤范围密度增高。

（5）充盈缺损：病变区内无血管显影，多见于肝内囊性病变或肿瘤液化坏死。

（6）静脉早显：由于肿瘤破坏动脉或静脉，造成动静脉短路，表现为在动脉期可见肝内静脉或门静脉显影。

（二）正常 CT 表现

1. CT 平扫　肝实质密度个体差异较大，一般稍高于上腹部其他脏器如脾、胰、肾等，CT 值在 50～70 Hu 范围内。肝实质密度相对均匀。轮廓光滑，其断面形态和结构随断面位置而不同。

肝内血管如肝静脉和门静脉血液密度低于正常肝实质，表现为条状、分支状或圆点状低密度影。

2. 螺旋 CT 双期和三期增强扫描　动脉期：肝内动脉明显强化，肝实质无强化；门静脉期：门静脉和肝静脉明显强化，肝实质开始强化；门静脉晚期或肝实质期：门静脉和肝静脉内造影剂浓度迅速下降，肝实质的强化达到峰值，此时静脉血管的密度与肝实质相同或低于肝实质。

正常肝内胆管分支细小，平扫和增强均不易显示。

（三）正常 MRI 表现

肝脏形态学表现与 CT 相仿。

肝实质 T_1WI 呈中等信号，与胰腺的信号强度相仿，较脾脏稍高，T_2WI 上肝实质呈低信号，明显低于脾和肾脏。脾脏是一个良好的对比器官，因为许多肝脏病变的信号变化与脾脏信号相似。

三、肝常见病的影像学表现

（一）肝脓肿

【临床与病理】

肝脓肿（hepatic abscess）主要由细菌和溶组织阿米巴原虫引起。细菌性肝脓肿可单发或多发，单房和多房。典型临床表现为寒战、高热、肝区疼痛和叩击痛、肝肿大及血白细胞和中性粒细胞计数升高，以及全身中毒症状。

【影像学表现】

（1）X 线表现：X 线平片诊断价值有限。肝血管造影：脓肿区域的肝动脉分支受压、移位，实质期可见脓肿区内充盈缺损，其周边可见环形染色带。

（2）CT 表现：

1）肝脓肿以后叶多见，单发为主，也有 2 个以上。平扫示低密度占位，其中心区域 CT 值略高于水而低于正常肝组织,示肝脓肿区液化。密度均匀或不均匀,部分液化者密度都不均匀。以圆形或椭圆形为主,巨大脓肿形态不规则。病灶内可有气体,比较少见。

2)病灶边缘多数不清楚,或边缘部分清晰部分模糊,个别病灶边缘较清晰。

3)脓肿周围往往出现不同密度的环形带,称环征或靶征,可以是单环、双环或甚至三环,环可以是完整的或不完整的。环的密度一般高于中心液化区而低于或等于周围肝组织。早期肝脓肿可见环影,增强后低密度病灶缩小,可呈"簇"样改变。

4)增强后表现:液化区 CT 值不变,周围的环均有不同程度的增强,有的明显高于正常组织。中环强化最明显,增强后 CT 所见到的环征比平扫往往更清晰或更多。

5)多房脓肿:显示房内单个或多个分隔,常有强化,增强后呈蜂房状改变。

(3)MRI 表现:急性期肝脓肿,T_1WI 呈圆形或卵圆形低信号区,信号强度可略不均匀。脓肿壁略高于脓腔而略低于正常肝实质,呈厚约 3～5 mm 环状低信号带。壁外侧又有一圈略低信号的水肿带。T_2WI 上脓腔呈高信号,多房时可见低信号的间隔,脓肿壁呈较高信号,可为不完整晕环围绕脓腔。脓肿周围水肿呈明显高信号,范围较广。

慢性期肝脓肿脓腔信号趋向均匀,周围水肿减轻以至消失,脓肿壁边界较清楚,呈同心环状,内层呈等 T_1 高 T_2 环样信号代表肉芽组织,外层 T_1 和 T_2WI 均呈低信号代表胶原增生。脓肿中出现气体 T_1 和 T_2WI 均呈低信号,具有确诊意义。

【诊断与鉴别诊断】

结合病史和影像学表现,肝脓肿一般容易作出诊断。有时需与转移性肿瘤、肿瘤继发感染和肝囊肿继发感染相鉴别。个别病例鉴别困难时需做肝穿刺活检,以明确诊断。

(二)肝海绵状血管瘤

【临床与病理】

海绵状血管瘤(cavernous hemangioma of the liver)为肝内最常见良性肿瘤,可单发或多发。病理上主要为扩大的、充盈血液的血管腔隙构成。窦内血流缓慢地从肿瘤外周向中心流动。瘤体的中央或瘤体内散在分布的纤维瘢痕组织相当常见。

【影像学表现】

(1)肝动脉造影:

1)实质期瘤体内显示"血湖",呈爆米花状染色,可持续 20～30 秒,其特点是出现早、消失晚。

2)无肿瘤血管和动静脉短路等征象。

(2)CT 表现:

1)平扫表现:平扫呈均匀的低密度。大的血管瘤直径通常在 4 cm 以上,病灶中央可见更低密度区,呈裂隙状、星形或不规则形。瘤灶内偶见钙化,大部分病灶呈圆形或卵圆形,少数为分叶状或不规则形。病灶边缘通常清晰光滑,小的血管瘤尤其是扫描层面未通过病灶中心时,有时边缘较模糊。

2) 增强表现:①早期病灶边缘呈高密度强化;②增强区域进行性向中心扩展;③延迟扫描病灶呈等密度充填(图 14-1)。

(3) MRI 表现:肝血管瘤本质上是一个流动极缓慢的血管湖,其 MRI 表现颇为典型。T_1WI 多呈均匀低信号,如瘤内囊变时局部呈极低信号;质子加权像呈均匀高信号;T_2WI 上呈均匀的显著高信号,即所谓"灯泡征"。巨大海绵状血管瘤的纤维瘢痕在 T_1WI、T_2WI 上均表现为低信号。如纤维瘢痕中有出血或血栓,T_2WI 上可表现为高信号。Gd-DTPA 增强后 T_1WI(动态),早期示病灶周边强化,随着造影剂向内渗透,低信号区的范围缩小以至消失,延迟扫描时病灶可呈均匀的相对高信号区。囊变区和纤维瘢痕不强化。

【诊断与鉴别诊断】

根据 CT 增强扫描时,造影剂"快进慢出"和 MRI 上"灯泡征"等特点,可与原发性肝癌鉴别。

(三) 原发性肝癌

【临床与病理】

原发性肝癌是我国最常见的恶性肿瘤之一。组织学 90% 以上为肝细胞肝癌(hepatocellulai carcinoma),多在慢性肝炎和肝硬化的基础上发生。大体病理上分为膨胀型、浸润型、混合型、弥漫型和特殊型,我国以膨胀型居多。早期肝癌或小肝癌是指瘤体在 3 cm 以下,不超过 2 个瘤结节的原发肝癌。原发性肝癌早期缺乏典型症状,中晚期临床表现主要为肝区疼痛、肝肿大以及全身和消化道症状。

【影像学表现】

(1) 肝血管造影:选择性肝动脉造影是诊断肝癌敏感且有效的方法,可检出直径<2 cm 的肝癌。肝癌动脉造影表现为:①显示肿瘤血管,表现为肿瘤区大小不均、形状不规则的血管影或呈"湖样"充盈,供血动脉粗;②动脉拉直和移位,边缘不规则且僵硬;③毛细血管期可见肿瘤染色,呈高密度的结节影;④肝实质期显示为充盈缺损区;⑤有时可见动静脉瘘,相邻的门静脉早期显影。

(2) CT 表现

1) 平扫表现:

A. 病灶大小:平扫很少显示出直径 1 cm 以内的病灶。不少病例病灶被发现时已为巨块,可占据一段、一叶甚至肝脏的大部分,造成肝脏的变形和轮廓改变。

B. 病灶数目:多数为单个,但多个病灶者也不少见。可为多发结节、巨块伴结节、2 个或以上巨块。弥漫型则为大小均等的细小结节几乎布满整个肝脏。

C. 病灶分布:右叶最多见,其次为左叶,尾叶最少见。病灶可位于肝脏深部,但以表面为主。少数肿块可以带蒂,明显突出于肝脏外。肿块伴结节,结节可位于巨块周围,成为卫星灶。

D. 病灶形态、边缘和密度:绝大多数呈圆形或卵圆形,少数呈分叶状。病灶边缘与肿瘤生长方式密切相关。绝大多数病灶在平扫图上显示为低密度,但也有等密度或高密度的。病灶密度均匀或不均匀。当病灶中心发生坏死、出血、钙化或伴脂肪变性时,密度显得不均匀。

2) 增强表现:肝癌主要接受肝动脉供血,在增强早期(动脉期),CT 值即迅速上升达到峰值,并超过肝实质。原为低密度病灶此时反而高于正常肝实质,出现早期高密度强化征象。此后病灶的 CT 值下降,而正常肝实质则继续上升,病灶又成为低密度。总之,肝癌呈速升速降型,峰值较肝实质高,而持续时间短。病灶从相对高密度到等密度然后低密度的转变过程要 30～40 秒时间,反映了造影剂快进快出的特点(图 14-2)。

3) 肝癌肝内和肝外扩散的 CT 表现:

A. 门静脉系统侵犯和癌栓形成:这是肝癌肝内扩散的最主要形式。肿块越大,门静脉受侵和癌栓形成的几率越高。CT 主要表现为:①平扫时癌栓的密度与门静脉血液的密度无明显差异,受累的血管常有扩大,造成分支直径大于主干,或主干和分支粗细不成比例的现象;②增强后 CT 显示癌栓呈低密度(充盈缺损影);③受累静脉可见管壁强化;④主干及大的分支血管旁形成侧支血管;⑤胆囊周围侧支血管建立,常呈网格状;⑥门静脉血管扩张,平均值高于肝硬化伴门静脉高压;⑦腹水的出现率很高。

B. 肝静脉和下腔静脉受侵犯和癌栓形成:增强 CT 表现为受侵犯的血管狭窄不规则,或见局部压迹,也有完全被肿瘤包绕的;腔内充盈缺损;奇静脉(半奇静脉)扩张。

C. 其他:①淋巴结转移,以肝门处淋巴结转移比例最高;②前腹壁或胆囊直接受侵犯;③肺底部转移。

4) 伴有肝硬化的 CT 表现:

(3) MRI 表现　T_1WI 上原发性肝癌可呈低信号、等信号、高信号或为混杂信号。多数肝癌 T_1WI 呈不均匀的低信号区,少数呈高、低混合信号区,整个病灶的等信号或高信号的机会较少。一般认为病灶显示为高、低混合信号,是提示恶性病变的可靠征象。MRI 能很好显示大部分巨块型和结节型肝癌的部位、大小和范围,有时可见假包膜,T_1WI 上呈环样低信号。弥漫型肝癌和部分巨块型、结节型肿瘤呈浸润性生长,T_1WI 上瘤周有低信号水肿带,肿瘤与周围肝实质分辨不清。

原发性肝癌的占位征象如肝裂和肝门的变窄、闭塞、移位,下腔静脉受压变形、移位以及肝轮廓的局限性隆起,肝门和腹膜后的转移灶以及原发性肝癌患者常伴有的肝硬化,都能在 MRI 上很好显示。

Gd-DTPA 增强扫描后动脉期示病灶明显强化。大的病灶因中心坏死液化多见,因而强化不均匀,往往表现为周边强化。

【诊断与鉴别诊断】

原发性肝癌的影像学表现有一定的特异性,结合病史及甲胎蛋白检测,一般较易诊断。

（四）转移性肝癌

【临床与病理】

肝脏是转移性肿瘤好发部位之一,任何部位的恶性肿瘤均可经门静脉、肝动脉及淋巴途径转移到肝脏或直接侵犯。转移性肝肿瘤大多数呈大小不等或大小相近的多发结节,少数呈单发块状,病灶周围一般无假性包膜。部分转移瘤发生钙化。

【影像学表现】

（1）CT 表现:转移瘤的大小、数目和形态表现不一,病灶以小而多为特点。病灶越多,大小和分布越趋向均匀,绝大多数为圆形,个别大的病灶可不规则或呈分叶状(图 14-3)。

1）平扫表现:一般为低密度,如合并脂肪肝,转移灶的密度可高于、等于或低于肝实质。病灶内钙化为少见征象,周围有低密度软组织阴影围绕。部分病灶边缘模糊,部分清晰,通常小的病灶较清晰,大的较模糊。

2）增强表现:①病灶边缘强化,强化程度不一,大部分仍低于正常肝实质。②病灶不强化,正常肝实质与病灶之间密度差异较平扫时提高,边缘也趋向清楚。③动态扫描的早期(动脉期),少数血供较丰富的肿瘤强化显著,密度高于正常肝组织。④囊样改变,大的病灶因血供不足可发生坏死,中心密度低于边缘部分,强化后更为清楚,类似囊肿。小的转移灶也可以发生坏死。⑤“牛眼征”,即病灶中心为低密度,边缘强化,最外层密度又低于肝实质。

（2）MRI 表现:多数转移性肝肿瘤 T_1WI 上呈均匀或不均匀低信号,边界较清楚。“靶征”或牛眼征多见于转移瘤,有些转移性肝肿瘤 T_2WI 中央为小圆形或片状均匀或不均匀高信号,其周围有宽度不等的低信号晕环,可称为内晕环,有的病例在内晕环周围还可见厚约 2～10 mm 高信号带,可称为外晕环。Gd-DTPA 增强后 T_1WI,转移性肝肿瘤呈不均匀强化或环状强化,少数可为均匀强化,也可不强化。

【诊断与鉴别诊断】

转移性肝肿瘤常有原发病灶,癌胚抗原(＋)、AFP(阴性),95％为多发结节,一般容易诊断。有时需与原发性肝癌、血管瘤及肝硬化结节等相鉴别。

（五）肝囊肿

【临床与病理】

肝囊肿是一种比较常见的肝脏疾病。单纯囊肿可以是先天性或获得性。通常所说肝囊肿是指先天性囊肿。可单发或多发。多发性肝囊肿可合并肾、胰、脾等囊肿。囊肿可以很小,也可以很大。囊肿有完整的包膜,壁较薄。囊液多清亮透明,或染有胆汁,合并出血则呈咖啡色。

【影像学表现】

（1）CT 表现:肝囊肿在 CT 上表现为边缘光滑,境界清楚,均匀水样密度的圆形阴影。囊壁薄而不能显示。无强化(图 14-4)。

（2）MRI 表现:T_1WI 上,肝囊肿一般呈极低、单发或多发圆形或椭圆形信号区,T_2WI 呈高信号。边界清楚,壁薄,Gd-DTPA 增强后 T_1WI 囊肿不强化。

(六) 肝硬化

【临床与病理】

肝硬化是各种原因所致的肝纤维化的后期或终末性病变。

【影像学表现】

(1) CT 表现:

1) 肝脏大小和形态:通常有缩小,有时缩小十分显著,常不成比例。肝炎后肝硬化常常是右叶萎缩,尾叶代偿性增大。左叶保持正常或缩小或增大,增大常局限于外侧段。肝裂增宽和肝门区扩大,严重者肝叶似乎彼此分隔,胆囊位置因此而改变,常移向外侧。肝脏结节增生显著者,见肝脏表面高低不平,外缘呈分叶状或波浪状(图 14-5)。

2) 肝脏密度:密度高低不均,肝硬化常伴有脂肪浸润,可见局灶性低密度区。大结节型肝硬化(坏死后性)病例,整个肝脏呈密度高低相间的结节状改变。

3) 继发性改变:脾肿大、腹水、门静脉高压,其 CT 表现为门静脉主干扩张,侧支血管扩张和扭曲,常位于脾门附近、食管下端和胃的贲门区域,表现为团状、结节状软组织影。增强扫描明显增强。

(2) MRI 表现:肝硬化常引起肝脏形态发生改变。肝脏各叶体积失去正常比例,肝右叶常缩小,尾状叶和左外叶常增大。肝裂增宽,肝裂内脂肪信号影增多。肝脏边缘不光滑,粗糙不平,呈"波浪状"。

肝硬化结节在 T_1WI 上一般呈等信号,少数呈高信号,T_2WI 上呈低信号。当低信号结节内出现等信号或高信号时,提示再生结节有癌变可能。

门静脉高压时,门静脉增宽,侧支循环增多在MRI上表现为低信号的团状或条状扭曲结构。脾静脉迂曲,脾脏增大。腹水在 T_1WI 上呈低信号,T_2WI 上呈高信号。

【诊断与鉴别诊断】

肝硬化一般容易诊断,要注意肝硬化的局限性脂肪变和巨大再生结节与肝硬化伴发的肝细胞癌相鉴别。少数病例鉴别困难时,可行肝穿刺活检以明确诊断。

第二节　胆

胆道系统疾病是临床常见病。胆道系统包括胆囊、肝内胆管、肝外胆管等部位。胆道系统与软组织的结构缺乏自然对比。因此,单从 X 线平片上对胆道系统疾病诊断受到很大限制。20 世纪 80 年代以来,随着医学影像学的发展,提高了诊断正确性。超声检查在胆道系统疾病时诊断中起着十分重要的作用,是首选检查方法。将在超声诊断篇中描述。

一、检查技术

（一）X线检查

1. 普通检查　胆系区腹部平片检查可作为造影前常规,也可为一次独立检查或为造影后的补充检查。腹部平片多用于急诊,其目的在于发现胆系结石和胆系内有无气体。

2. 造影检查　造影检查是诊断胆道疾病的重要和可靠的方法。胆道造影的方法较多,有口服胆囊造影、静脉胆管造影、术中胆管造影、术后T型管胆管造影、经内镜逆行胰胆管造影(endoscopic retrograde cholangio-pancreatography,ERCP)以及经皮经肝胆管造影(percutaneous transhepatic cholangiography,PTC)等,其中口服胆囊造影、静脉胆管造影等方法已逐渐被超声检查所取代。

(1) 经内镜逆行胆胰管造影(ERCP)：这种检查是使用带有侧视镜头的纤维十二指肠内镜,将一导管送入乏特(Vater)壶腹内,然后经导管注入造影剂进行胆胰管造影。

经内镜逆行胆胰管造影主要用于鉴别梗阻性黄疸,同时还可做胆管刷活检,脱落细胞检查,网篮取石,十二指肠乳头扩张、切开术以及放置胆管内支架、胰胆管引流等介入放射学治疗。

(2) 经皮经肝胆管造影(PTC)：经皮经肝胆管造影主要应用于梗阻性黄疸患者,在术前了解胆管梗阻原因、部位和范围,为外科手术提供病理和解剖关系,以便选择手术的方法和步骤。同时也是胆系引流、良性胆管狭窄的经皮经肝扩张术、经皮经肝胆管结石套取和胆管病变活检等介入放射学技术的首要步骤。

(3) 术中胆管造影：术中胆管造影是在胆系手术进程中,经胆囊、胆管或穿刺肝脏的方法,将造影剂直接引入胆系,以显示胆系的解剖形态和病理变化,为手术提供明确的胆系解剖关系、病变位置、程度和范围。

(4) 术后经引流管胆管造影：术后经引流管胆管造影是在胆系手术后,经胆总管T型引流管或胆囊造瘘引流管,将造影剂注入胆管的一种检查方法。可清楚地显示胆总管、左右肝管及其分支,这对了解术后胆管残留结石、蛔虫复发、胆管狭窄以及奥迪(Oddi)括约肌通畅等情况至关重要。

（二）CT检查

胆道系统CT检查常与肝、胰、脾CT扫描同时进行。用于梗阻性黄疸和胆囊疾病的诊断与鉴别诊断。可分为CT平扫和增强扫描,也可与胆道的造影检查同时进行,但不作为常规。①为了更好地显示胆囊和胆道,可静脉内滴注60%胆影葡胺,剂量20～30 ml,正常或轻度扩张的肝内胆管均可显示,表现为浓密的条状影,肝外胆管也浓密显影;②口服胆囊造影剂CT扫描用于某些胆囊病变的检查,如胆囊位置异常、胆囊癌,确定胆囊存在与否对诊断有决定意义;③ERCP检查后CT扫描,可以更清楚地显示胆道系统内的病变。

（三）MRI 检查

普通 MRI 检查目前不是胆道病变的首选方法。但利用 MRI 水成像技术的 MRCP,可无损伤地清楚胆道全貌,将逐渐成为胆道系统检查的主要手段之一。

二、正常影像学表现

（一）X 线造影表现

1.肝内胆管　肝内胆管呈树枝状分布,纤细、整齐。自肝内微胆管开始,由细到粗逐级汇合成左、右肝管。左、右肝管经肝门出肝后汇合成肝总管,肝总管长约 3～4 cm,宽约 4～6mm。

2.胆总管　胆总管是肝总管的延续,平均长约 7.5 cm(最短 2 cm,最长 10 cm),宽约 6～8 mm,管壁富含弹力纤维,有较大的伸缩性。

胆总管末端与胰管相汇合,在十二指肠壁内形成膨大的乏特(Vater)壶腹,开口于十二指肠乳头,周围有奥狄(Oddi)括约肌环绕,可防止十二指肠内容物逆流入胆总管和胰管内,同时乏特壶腹的开口也有一定的控制作用。

3.胆囊管　胆囊管长 2.5～4.0 cm,直径 2～3 mm,其内有螺旋状黏膜皱襞,可控制胆汁的出入,胆囊结石也易嵌顿在此处。胆囊管在距十二指肠球部上缘约 2.5·cm 处与肝总管汇合成胆总管,其汇合点常以锐角相交,少数人可有变异。

4.胆囊　胆囊为一倒置的囊状器官。其大小形态和位置可因人的体型而异。

正常胆囊阴影(造影显影后)其密度均匀,边缘整齐。长约 7～10 cm,宽约 3～4 cm,常在肝右叶下的隐窝内。胆囊可分底、体、漏斗和颈四部分。胆囊颈由漏斗部的末端起始并逐渐缩细移行为胆囊管。正常胆囊具有浓缩胆汁作用和排泄功能。胆囊能储藏胆汁 30～50 ml。

（二）CT 表现

1.胆管　CT 平扫图上小部分人可以看见低密度的肝内胆管影,1～3 mm 宽。通常只有很小的一部分肝内胆管影近肝门区可以看见。肝总管直径 3～5 mm,位于门静脉主干的外侧,而肝动脉位于门静脉主干之前内侧。胆总管正常管径 0.3～0.6 cm,分上、中、下三段。

2.胆囊　正常胆囊壁厚约 2 mm,分底、体、颈三部分。正常情况下,胆囊的大小、形态多变,多数为圆形和葫芦形。

（三）MRI 表现

正常胆囊壁厚薄均匀,不超过 3 mm,T_1WI 和 T_2WI 均呈中等信号,T_2WI 上胆汁及胆囊窝内脂肪信号强度高,与囊壁形成良好对比。胆汁的信号取决于胆囊功能和胆汁浓缩程度,非浓缩胆汁呈长 T_1 长 T_2 信号,浓缩胆汁 T_1WI 信号提高可高于肝脏信号。有时可见胆汁分层现象。根据胆汁信号来推测胆囊功能与疾病是不确切的。

三、胆道常见病的影像学表现与诊断

（一）胆石症

【临床与病理】

胆石症是最常见的胆系疾病,在急腹症中仅次于急性阑尾炎而居第二位。其特点如下:胆石发病率约占胆系疾病的60%,居首位;胆系结石经常与胆系炎症并存,有着密切的因果关系,且与胆系寄生虫有关;胆石症多见于中年人,女性略多于男性;胆绞痛和阻塞性黄疸是其主要临床症状。形成胆石的因素一般认为是胆系感染、胆系内异物构成结石的核心、胆汁淤滞、胆汁化学性质的改变和胆固醇或胆色素代谢失常等;胆石成分主要分为由胆固醇和有胆红素钙盐所组成的两大类,胆固醇结石又称阴性结石,占胆石的80%～90%,多为单个,呈圆性或椭圆性;胆红素钙盐结石又称阳性结石,占胆石的10%～20%,往往多发,可呈多面体形如石榴子。

【影像学表现】

（1）胆囊结石:

1）X 线表现:①普通X 线平片表现。胆囊阳性结石占胆系结石的5%～20%,占胆囊结石的10%～20%。胆囊阳性结石平片可以显示,表现为相当于胆囊区的致密影。其数目、大小形状、密度及分布不同(图14-6)。②造影表现。胆囊结石大多为阴性结石,其基本表现为胆囊影中的充盈缺损或透光影,表现各异。数目以2～10块最多。绝大多数(80%以上)直径在1 cm 以下。大部分为圆形或椭圆形,边缘清晰,均匀的透光影。小而多的结石则结石显示不清,常显示胆囊浓淡不均。卧位片胆囊结石多位于胆囊体部及底部,立位片可因胆汁与胆石比重上的不同而出现不同的表现。比重轻者可上移至漏斗部、颈部,如小皂泡状,称为漂浮结石;比重大者则沉积于胆囊低部;胆石较胆汁比重大,却较含造影剂浓度高的胆汁比重轻而悬浮于两层胆汁之间,呈一水平线状排列,即结石以上为胆汁,结石以下为含造影剂的胆汁,结石位于中间,称之为"漂浮征"(图14-7)。

2）CT 表现:按结石成分CT 表现可分为5 种类型。①高密度结石;②略高密度结石;③等密度结石;④低密度结石;⑤环状结石。低密度结石表现为胆囊中出现的低于胆汁密度的大小不一透亮影,是胆固醇类结石的特点;环状结石表现为结石边缘呈一高或略高密度环状区,中心有低密度区。多合并胆囊炎(图14-8)。

3）MRI 表现:胆囊结石在MRI T_1WI 和 T_2WI 上均呈单个或多个圆形低信号影,在 T_2WI 上与高信号的胆汁信号对比明显,形成胆囊腔内胆汁的"充盈缺损区"。MRCP 对胆囊结石更为敏感和直观。胆囊结石多合并有胆囊炎。

（2）肝外肝管结石:

1）X 线检查:主要以直接胆管造影(PTC、ERCP、术中胆管造影和术后T 型管造影等)为主。

肝外胆管结石的造影表现。①充盈缺损:一般表现为类圆形、串珠状和网格状充盈缺损,境界清楚,多发或单发(图 14-9)。②梗阻端:当胆管结石的直径大于所在部位的胆管时,造成胆管梗阻,表现为深杯口状充盈缺损,尤其经改变体位后可勾划出结石的轮廓。梗阻以上胆管显著扩张,成为胆管结石的一个突出表现。

胆管结石常合并胆囊结石、乳头部狭窄。较少引起肝外胆管狭窄,若有狭窄多为部分性,一般较局限,广泛性狭窄少见。

2)CT 表现:胆管内可见高密度结石影(图 14-10)。

(3)肝内胆管结石

1)X 线表现:直接胆管造影的诊断价值较高,可清楚地显示结石的充盈缺损,以及结石所致的各种改变。其表现为:①肝内胆管结石与肝外胆管结石一样,绝大多数为阴性结石;②常为多发性泥沙样结石,表现为大小不等的类圆形或铸形充盈缺损;③肝内胆管扩张呈枯树枝状;④肝内胆管有 1～2 支扩张(或不显影),而其余分支扩张不显著时,这种单支扩张(或不显影)是肝内胆管结石的可疑征象(图14-11);⑤常合并胆管狭窄。狭窄多位于分支开口处,呈环形或节段性,常多发,狭窄以上胆管扩张。

2)CT 表现:肝内胆管结石以管状、不规则状为多,典型者在胆管内形成铸形状结石。密度与胆汁相比以等密度到高密度不等,以高密度结石为多见(图 14-12)。当结石位于肝内较大胆管时,远端小的分支扩张。常合并胆囊结石、胆囊炎、胆总管结石。

3)MRI 表现:结石在 T_1WI 和 T_2WI 上均呈低信号。单一肝内胆管结石多不引起胆管扩张。胆总管结石引起胆道梗阻,梗阻远段胆管多有扩张。扩张的胆管 T_1WI 呈低信号,T_2WI 呈高信号。肝内胆管扩张在 T_2WI 上显示清楚,表现为与流空低信号血管伴行的高信号影,延伸至肝脏周围即可认为扩张,根据扩张程度不同,呈蟹足状或枯枝状。肝外胆管外扩张表现为胆管直径超过 8 mm。MRCP 对胆系结石的诊断有极高的准确性。

(二)胆囊炎

【临床与病理】

胆囊炎可分为急性和慢性两种,多见于中年女性。致病因素主要是细菌感染、代谢失常和胆管阻塞所致。胆囊炎往往与胆囊结石共存,但单独存在的也不少见。慢性胆囊炎可为急性胆囊炎延续,也可为原发。其病理改变主要为慢性炎性浸润和纤维组织增生,胆囊壁增厚,肌层萎缩。

【影像学表现】

慢性胆囊炎往往与胆结石同时并存,本节只介绍无结石的慢性胆囊炎。

(1)普通 X 线:平片检查可见有胆囊影缩小、胆囊壁钙化。

(2)造影表现:口服胆囊造影表现为胆囊不显影等。

(3)CT 表现:胆囊壁增厚,但壁的厚度与胆囊充盈程度有关,充盈良好时如壁的厚度≥3 mm,有一定意义。少数病人可见胆囊壁钙化,瓷囊是慢性胆囊炎的典型改变。胆囊可显著增大或缩小。

（4）MRI 表现：在 MRI 上慢性胆囊炎的形态变化与 CT 表现相仿，如囊壁均匀增厚，囊腔变小等。

（三）胆囊癌

【临床与病理】

胆囊癌并不少见，多见于 50 岁以上女性患者，这可能与胆囊结石多见于女性有关。男女比为 1∶4。胆囊癌的致病原因尚不清楚，但一般认为慢性胆囊炎及胆石可能为胆囊癌的诱因。约 70% 的胆囊癌合并有胆囊结石。

病理上胆囊癌多发于胆囊体部，少见于颈部。胆囊的外观可正常，也可以胀大或缩小，胆囊壁明显增厚或厚薄不均，高低不平。组织学类型以腺癌为最常见，约占 71.1%～90%，鳞状细胞癌约 10%，肉瘤、类癌等罕见。

临床上常有长期慢性胆囊炎的症状，或反复发作，或突然恶化。早期主要表现为右上腹痛、恶心、呕吐、食欲不振；晚期出现逐渐消瘦、黄疸、发热，甚至发生腹水。半数病例可扪及腹块。

【影像学表现】

（1）普通 X 线平片：无诊断价值。

（2）胆系造影表现：直接胆管造影可显示胆囊内不规则充盈缺损以及胆囊壁增厚和凸凹不平。若肿瘤向邻近肝外胆管侵犯，直接胆管造影可显示胆囊管与肝外胆管汇合处的偏心性充盈缺损，边缘毛糙、模糊，胆囊不显影；若胆囊癌进一步侵犯肝门时，可见肝外胆管近肝门处的高位完全或不完全性梗阻，梗阻端呈尖嘴状、圆钝状，局部显示软组织肿块影，肝内胆管扩张呈"软藤状"改变。

（3）肝动脉造影：主要表现为胆囊动脉扩张不整、断裂、突然成角变形，对周围血管的压迫、包绕影、无血管区、新生血管和肿瘤染色等。

（4）CT 表现：胆囊癌分为胆囊壁增厚型、腔内型和肿块型三种类型。①胆囊壁增厚型：CT 表现为胆囊壁增厚，大部分是不规则的，少数病例可表现为均匀性增厚（图 14-13）；②腔内型：表现为乳头状、单发或多发腔内肿块，基底部胆囊壁增厚，增强后乳头状肿物明显增强；③肿块型：表现为胆囊窝内软组织肿块，几乎所有的病例均有广泛的邻近肝组织侵犯，常合并胆道梗阻。

胆囊癌常伴肝内或肝外胆管梗阻，常合并胆石症和胆囊炎、胆囊壁钙化。

（5）MRI 表现：胆囊癌的肿瘤组织在 T_1WI 上较肝实质呈低信号，T_2WI 上呈明显或轻度的高信号，且信号多不均匀。胆囊的形态学改变与 CT 表现相仿，胆囊壁不规则增厚，其上可见结节或肿块突入腔内，位于胆囊颈的胆囊癌可因梗阻而使胆囊增大。晚期胆囊窝内见团块状影，见不到胆囊轮廓，一般都有邻近肝实质被侵犯及邻近器官的浸润粘连。当肿块很大时，来源不清，如能在肿块内发现结石则有助于胆囊癌的诊断。

胆囊癌的直接侵犯多见肝脏、胰头及十二指肠，MRI 表现正常器官间脂肪分界消失，边缘模糊或见软组织块影。淋巴道转移可见肝门、胰十二指肠上、后淋巴结肿大，少数可见腹主动脉旁淋巴结肿大。

进行性梗阻性黄疸是胆囊癌较常见的症状。MRI 可显示梗阻性胆道扩张,有助于癌肿的定位诊断。

(四) 胆管癌

【临床与病理】

胆管癌虽较少见,但比胆管良性肿瘤要多,手术发现率为 0.4%。男性多于女性,年龄在 50～70 岁之间。一般认为本病与胆石有关。

病理上腺癌最多见,其次为鳞状细胞癌。按发生部位可分为四型:周围型,肿瘤位于肝内较小的肝管;肝门型,肿瘤位于肝门附近较大的肝管;肝外胆管型和壶腹型。

临床主要表现为进行性黄疸伴腹痛,食欲不振,消瘦。

【影像学表现】

(1)普通 X 线:无特殊意义。

(2)造影表现:胆管造影:胆管造影是诊断胆管癌的主要检查手段之一,其中 PTC、ERCP 为常用检查方法。造影表现:肿瘤可发生在胆管的任何部位,无部位特征性。多表现为胆管梗阻,呈局限性不规则充盈缺损,多为偏心性,边缘不规则,胆管狭窄范围较长或局限性狭窄,病变处胆管无移位,病变以上胆管极度扩张,肝内胆管扩张呈软藤状。不全性梗阻者,病变以下胆管若显影表现为不扩张(图 14-14)。ERCP 显示胆管突然中断,梗阻端呈笔尖状(图 14-15)。

(3)CT 表现:周围型在平扫和增强扫描中都表现为低密度灶,多数病例有轻度强化表现。肝门型者,如肿块位于肝总管,则全部的肝内胆管扩张,但左右叶可以不对称;位于左右主肝管者,则相应的胆管扩张。肿块呈中度强化,局限于腔内小的肿块,可见管壁增厚和强化,腔内见软组织块和显示中断的肝管。肝门型常侵及肝门结构和周围肝组织,肝叶萎缩。肝外胆管型和壶腹型,主要表现为低位胆管梗阻和胆总管突然中断,一部分病例在中断的部位可见腔内软组织肿块(图 14-16),或显示胆总管壁不规则增厚。

(4)MRI 表现:肝门部胆管多呈浸润性生长,当肿瘤的体积较小时,常难以显示明确的肿块,表现为肝门部结构不清,肝内胆管扩张而不能汇合。当肿瘤体积较大时,T_1WI 相对肝实质呈低信号,T_2WI 呈高或稍高信号。中、下段胆管癌主要表现为胆管壁不规则增厚,胆管内充盈缺损及上方胆系扩张。磁共振胆胰管造影(MRCP)能良好地显示肿瘤部位、范围及胆系扩张情况,对临床治疗方案的制定有重要指导意义。

肝门处淋巴结肿大和肝内转移灶在 MRI 上亦能较好地显示。

(五) 先天性胆管囊肿

先天性胆管囊肿即胆管先天性囊状扩张症,临床分型很多。依发生部位不同,一般可分两种:发生在肝外胆管者,为胆总管囊肿又称先天性胆总管囊状扩张症;发生在肝内胆管者,为先天性肝内胆管扩张,又称卡罗利(Caroli)病。

1. 胆总管囊肿(先天性胆总管囊状扩张症)

【临床与病理】

病理上胆总管囊肿多局限于局部,呈球形或梭形,囊壁一般厚约 2~10 mm。

临床多见于 10 岁以下的儿童,表现为间歇性黄疸、腹痛、腹部肿块(大小可变),可合并胆结石、胆管炎、胰腺炎甚至胆管癌。

【影像学表现】

(1)普通 X 线:平片检查价值有限。胃肠道钡餐造影可通过胃肠道的受压与移位,提示囊肿的特定部位。

(2)造影表现:胆管造影表现为胆总管局部或全部呈囊状、球形、梭形扩大,边缘光滑、密度均匀,囊肿以上胆管正常或轻度扩张,囊肿以下胆管正常(图 14-17),合并结石可见囊肿内充盈缺损,有时囊内充满结石影(图 14-18)。

(3)CT 表现:胆总管囊状扩张,与正常的胆囊并存(图 14-19)。

(4)MRI 表现:MRCP 显示了胆管全貌,有利于显示囊状扩张的胆总管。

2. 先天性肝内胆管扩张(Caroli 病)

【影像学表现】

(1)普通 X 线:平片检查价值有限。

(2)造影表现:造影片上可见左右肝管扩张,呈囊状、梭状或均匀性扩张;有的呈节段性囊状扩张,邻近细小肝内胆管常扩张迂曲,包绕在扩张的肝管周围。病变可局限于一个肝叶,或肝段内胆管(图 14-20)。

(3)CT 表现:肝内胆管呈圆形或梭形扩张,但无末梢胆管扩张。

(4)MRI 表现:同 CT。尤其是 MRCP 可见扩张的囊腔与肝内胆管相通。

第三节　胰　腺

胰腺疾病并不少见。但胰腺居腹腔深处,与周围组织器官缺乏自然对比,故显示胰腺病变一直是 X 线诊断的难题之一。随着医学影像学的飞跃发展,如 B 型超声、CT、MRI 的应用,提供了既无损伤,又能精确显示胰腺本身结构的方法。但对胰腺疾病,特别是胰腺癌的早期诊断仍有一定限度。

一、检查技术

(一)X 线检查

胰腺的 X 线检查方法可分为两大类。一类是间接法,即通过显示胰腺周围器官和腔隙,观察有无受压、移位或侵蚀等表现,间接显示胰腺体积和形态变化,从而探测胰腺有无病变或病变的性质。常用的有腹部平片、普通胃肠钡餐造影、低张十二指肠造影等;另一类是直接法,即直接显示胰管、胰血管乃至胰实质,观察胰腺内部解剖结构由于病变所发生的变化。常用的有经内镜逆行胰胆管造影和胰腺血管造影。

（二）CT 检查

CT 检查是胰腺疾病最重要的影像学检查方法。它可显示胰腺的形态、大小、密度及结构，可区分病变属实质性或囊性。

一般先作平扫，后增强扫描，尤其是薄层双期扫描，可动态观察胰腺病变的供血情况，有利于早期病变的发现。

（三）MRI 检查

目前，应用 MRCP 可完整、清晰地显示主胰管，有利于观察胰管的全貌。

二、正常影像学表现

（一）X 线表现

主胰管自开口至胰尾逐渐变细，轮廓光滑。胰头区胰管走行变化很大，可弯曲、成交或折叠。主胰管有各种不同的走向。与胆总管汇合处多呈锥形，穿过十二指肠肌层，至乳头口可以突然变窄，这是正常表现。正常时胰体与胰尾胰管可呈多种多样的扭曲。在胰头部可见一不对称的大分支走行向下，为钩突支。

副胰管位于主胰管的上方，近开口处与主胰管汇合，也可以单独开口于十二指肠大乳头上方的小乳头。

主胰管在头部的腔径<0.5 cm，长约 3 cm；体部腔径约 0.4 cm，长 7 cm；尾部腔径 0.2 cm，长 11 cm。副胰管腔径<0.2 cm，长度变异较大。

（二）CT 表现

胰腺分为头、颈、体、尾 4 个部分。胰头、颈部位于脊柱中线的右侧，而体尾部位于左侧。头部最宽大。

胰头的下部为一钩状突起，称胰头钩突。其一部分位于肠系膜上血管的后方（也有生长异常者），从右、后、左三面包绕肠系膜上血管。后面无腹膜。

（三）MRI 表现

正常胰腺是 MRI 显像较为困难的器官之一。T_1WI 呈中等信号，T_2WI 呈低信号，与肝脏信号变化相似。脾静脉和肠系膜上动、静脉在 T_1 和 T_2WI 均呈流空低信号，是胰腺定位重要标志。

三、胰腺疾病的影像学表现与诊断

（一）急性胰腺炎

【临床与病理】

急性胰腺炎（acute pancreatitis）是常见的急腹症之一。其基本病变可分成水肿、出血和坏死三种类型,分别称之为水肿性、出血性和坏死性胰腺炎。轻者胰腺有出血、水肿;重者有出血、坏死,且常引起休克等并发症,甚至可危及生命。患者多为成年人,男女之比为1:1.7。

临床将急性胰腺炎分为轻型胰腺炎和重型胰腺炎,前者一般经内科治疗可以逐渐痊愈,预后良好;而后者病情险恶,发展很快,并发症多,病死率高。临床表现为突发疼痛,呈持续性,伴阵发性加剧;腹胀、恶心、呕吐、消化道出血、黄疸,以及腹膜炎和休克的症状。血、尿淀粉酶升高是诊断急性胰腺炎的依据。

【影像学表现】

(1) X 线表现:胸、腹平片可表现为左侧膈抬高,活动受限,左胸腔积液,左肺底炎症;反射性肠淤张;"横结肠截断征"表现为肝、脾曲结肠胀气,虽经体位改变,横结肠也不充气,或左半结肠不充气,是急性胰腺炎对横结肠的直接刺激,或者是炎症向周围或经肠系膜扩散所致;胰腺区显示密度增高、边界不清的软组织影,这是由肿大的胰腺、周围的渗出物及水肿组织、附近挛缩的系膜和肠管组成的综合影像;有时可显示胰腺钙化或结石影。

(2) CT 表现:急性胰腺炎的 CT 表现取决于炎症的严重程度和是否有并发症。轻度急性水肿性胰腺炎在 CT 上可以看不见异常表现,程度较重时则表现为胰腺体积增大,可以为弥漫性增大亦可为局限性增大。胰腺密度降低,均匀或不均匀,轮廓不规则,边缘模糊。渗出明显时,可有胰周积液(图14-21)。

急性出血性坏死性胰腺炎可致胰腺增大明显,胰腺水肿、坏死区 CT 值降低,而出血区 CT 值高于正常胰腺,因此整个胰腺密度显得很不均匀,当出血广泛时整个胰腺密度普遍升高。胰腺周围脂肪受炎症波及发生坏死,表现为边缘模糊的絮状阴影。胰周、小网膜囊及肝右叶下缘均可出现积液。胰腺炎扩散范围可以很广泛:①右肾旁前间隙;②穿过肾周筋膜进入肾周间隙内;③肾旁后间隙,并由此可扩展到椎旁、盆腔和大腿上部;④经小网膜囊和静脉韧带裂隙进入肝实质内;⑤脾脏;⑥经膈肌脚之间和裂孔进入纵隔;⑦经横结肠系膜达到横结肠;⑧经小肠系膜根部扩展。

急性坏死性胰腺炎症状较重,可引起下列并发症。

1) 蜂窝组织炎:其 CT 值高于液体,常发生于胰体和胰尾,故常首先累及小网膜囊和左肾旁前间隙。病变轻微时,CT 图上仅表现为肾旁前筋膜增厚,严重时可见大片不规则低密度软组织影。穿破肾旁筋膜累及肾周脂肪层时,显示所谓"肾晕征"。当炎症蔓延到肾旁后间隙及后腹壁时,腰部皮肤可变色。

2) 腹腔脓肿:位于胰腺内或外,胰腺外脓肿可以有一定形态,或不规则,与周围组织间隙相一致。边界清楚或模糊,密度低于蜂窝组织炎,往往高于单纯积液和无菌性的假性囊肿。脓肿壁可有强化。病灶区域出现气体,尤其是多个散在小气泡,是比较可靠的征象。

3) 假性囊肿:可位于胰腺内或外,但以后者更多见,可单发或多发。胰腺内囊肿可位于胰腺的任何部位,以体、尾部较胰头部多见。胰腺外囊肿以胰周小网膜囊、左肾旁前间隙的后腹膜区最为常见,CT 表现为大小不一,小的直径仅1~2 cm,大的超过10 cm。形态以圆形、球形为主，也有卵圆形和不规则形的。绝大多数为单房。偶尔为多房有分隔。无菌性囊肿与水的密度接近，感染性和出血性囊肿密度升高。增强扫描囊壁有不同程度的强化，壁厚的往往强化较明显。

（3）MRI 表现：在 T_1WI 上，炎症和坏死组织呈低信号，T_2WI 上呈高信号。还可见胰腺体积增大，边界不清。当炎症扩散至腹膜后，胰腺周围脂肪层消失，胰腺和腹膜后脂肪分界不清。炎症扩散可导致胃壁增厚，小网膜囊积液、膈下积液及肾筋膜增厚等，由于炎症水肿的存在，相应组织 T_1 和 T_2 弛豫时间均延长。

急性胰腺炎出血时，可引起腹腔内血肿，多发于十二指肠和脾周围，初期 MRI 难以发现，随着正铁血红蛋白的出现，T_1WI、T_2WI 均表现为高信号。

（二）慢性胰腺炎

【临床与病理】

慢性胰腺炎是由多种原因引起的胰腺实质慢性渐进性炎症与纤维增生病变。腹痛是本病最常见的症状，常表现为反复发作原因不明的上腹痛，伴有恶心、呕吐、脂肪泻和消瘦。

【影像学表现】

（1）X 线表现

1）腹部平片：约30%的患者在胰腺区可见钙化或结石，钙化为实质内的钙质沉积，而结石则为胰管分泌物淤滞、钙化所形成。胰腺结石大小不一，但多较小，呈结节状，常多发。实质钙化则较大，呈斑点状。从第2腰椎右旁向左上斜行，位于脊柱两旁。侧位片在第2腰椎紧前方。在胰腺炎与胰腺癌的鉴别诊断中，结石可作为诊断胰腺炎的主要依据。

2）钡餐造影：胃肠钡餐造影尤其是低张十二指肠造影时，约80%的慢性胰腺炎可发现十二指肠异常。表现为十二指肠圈扩大，可见双边征，但黏膜皱襞仍然存在，同时边缘光滑，壁软，有蠕动，部分病例胃窦也见受压征象。

3）胰胆管造影：主胰管扩张与狭窄并存，呈串珠状，伴有阻塞和钙化；胰管分支扩张，粗细不均，分支减少和假性囊肿形成；胰腺缩小或增大，或只局部增大；胰腺腺泡显影，边缘模糊；胆总管下端僵直、狭窄或阻塞。

（2）CT 表现

1）胰腺体积变化：腺体大小可能正常、缩小、增大。腺体萎缩可以是局灶性或完全性。密度基本正常或明显下降。胰腺体积增大表明有炎症水肿存在或伴有囊肿。增大多数为弥漫性，也有局限性，通常局限于胰头。

2）胰腺管扩张：多数病例 CT 可显示不同程度的胰腺管扩张，有的呈均匀性管状扩张，累及整个胰腺，或以某部较显著；主胰管和次级胰管均明显扩张，呈串珠状；也可能狭窄与扩张交替同时存在。

3）腺管结石和胰腺实质钙化（图 14-22）：为可靠 CT 征象。

4）假性囊肿：常位于胰腺内，并以胰头区域较常见，往往为多发，囊壁较厚，可伴钙化，注射造影剂后有强化。多个小囊肿聚集一起呈蜂窝状或分房状表现（图

14-23)。

（3）MRI 表现：慢性胰腺炎时胰腺可弥漫或局限性肿大，亦可缩小或正常，T_1WI 表现为不均匀的低信号，T_2WI 呈不均匀的高信号或高、低混杂信号。胰管扩张 T_1WI 上呈低信号，T_2WI 呈高信号。慢性胰腺炎胰腺常发生钙化，但小的钙化灶 MRI 常难于发现。假性囊肿 T_1WI 呈低信号，T_2WI 呈明显高信号。

（三）胰腺癌

【临床与病理】

胰腺癌占全身恶性肿瘤的 1%～4%，为胰腺肿瘤最常见者，且近年来有明显增加的趋势。多见于 50～70 岁的男性患者。胰腺癌多位于头部，占 67.9%；体尾 26.3%；全胰癌仅占 5.8%。胰腺癌起源于胰管或胰泡，以前者为多，生长迅速，形成坚硬的肿块，并直接侵蚀邻近的组织，引起胆管梗阻。

临床主要表现为进行性阻塞性黄疸和上腹部肿块等。

【影像学表现】

影像学检查对胰腺癌的诊断极为重要，检查方法很多，多种方法联合应用可明显提高诊断的正确性。

（1）X 线表现：腹部平片的诊断价值有限。

1）钡餐造影：因肿瘤所在部位不同而表现有异，按胰头和胰体尾部癌分述。

胰头癌钡餐造影表现如下。

A. 胃部改变：胃窦部可向前上推移，并形成局限性边缘光滑的压迹和移位，其形态犹如棉垫压迫胃部所致，即所谓垫征。

B. 十二指肠及球部后段改变：头部癌侵犯胆总管下端，引起胆囊和胆总管扩张后，扩大的胆囊可在十二指肠球部的后上方形成轮廓光滑的浅弧形压迹，扩张的胆总管压迫球后段，可呈垂直的带形压迹，称之为"笔杆征"，宽度在 2 cm 左右。

C. 十二指肠圈的改变：由于胰头部在十二指肠圈的包绕之中，故头部癌最易引起十二指肠圈内缘的变化。表现为十二指肠圈内侧黏膜皱襞变平、变直；十二指肠内侧黏膜皱襞歪斜；十二指肠内缘双重影，即双边征；十二指肠圈内缘黏膜皱襞呈棘状突出；反"3"字征系胰头癌侵犯十二指肠圈内缘，由于乳头部位置固定，对肠圈的压迫呈两个向肠腔的压迹，两个压迹之间的肠腔呈尖角状凸向内侧，形成一个倒置"3"字形（图 14-24）；十二指肠圈黏膜皱襞破坏；十二指肠圈扩大；十二指肠梗阻或部分梗阻；十二指肠内侧憩室受压、移位和变形；有时还可见十二指肠功能障碍。

胰体尾部癌钡餐造影表现为：胃窦部后壁受肿瘤压迹可出现"垫征"，胃体、胃窦小弯侧受压移位；有时可见十二指肠空肠曲附近肠黏膜破坏。

2）胰胆管造影：胰胆管造影是诊断胰腺癌的主要方法之一，有以下表现。①肝内胆管扩张、迂曲呈软藤状（图 14-25）。②胰部以上胆总管受压、内收、左移，胆管完全性梗阻，梗阻端呈鸟嘴状、圆钝状或浅杯口状；③梗阻以上胆管包括胆囊扩张；④胰部胆总管对称性或偏侧性狭窄；⑤双管征系主胰管及胆总管扩张，是由于肿瘤包绕或梗阻主胰管及邻近的胰内胆总管所致。⑥主胰管不规则梗阻或狭窄。

（2）CT 诊断：

1）直接征象：胰腺肿块或局部增大为胰腺癌CT 表现的主要的直接征象（图14-26）。较大的肿瘤致胰腺外形增大，多数为局限性增大或肿块，边缘呈分叶状。胰腺正常光滑连续的曲线被中断。平扫时多数肿块与胰实质呈等密度或略低密度。当肿瘤较大时，往往表现为偏低密度影或混合密度影。部分肿瘤中心或偏心有不规则且边界模糊的低密度区，为肿瘤坏死或液化的表现。增强扫描时大多数肿块强化不明显而呈低密度影；相反，周围正常胰腺强化明显且密度均匀，故使肿瘤轮廓、形态更清楚。薄层动态增强CT 扫描时，这种密度差异改变更为明显。一般没有钙化出现。如果胰腺局部外形较饱满，或者局部边缘锯齿状轮廓消失，伴局部密度增高，增强后原来密度增高部位与周围胰腺密度接近，则应考虑早期胰腺癌的可能。如果钩突失去正常边界平直的三角形而变为隆凸，并延伸到肠系膜上静脉后方，则高度提示钩突存在肿瘤。

胰头癌时，胰体和尾部常有不同程度的萎缩改变。

弥漫性胰腺癌时，可见全胰不规则肿大和（或）伴有不规则低密度或混合密度影。

2）间接征象：包括周围血管和脏器受侵犯，胆管系统扩张，胰腺管扩张，继发囊肿，淋巴结和脏器转移等。

（3）MRI 诊断：胰腺癌肿部位局部增大，形态不规则。T_1WI 呈低或等信号，T_2WI 呈高信号或等、低信号。癌肿内发生坏死液化时，则可见长 T_1 长 T_2 信号区。MRI 能很好地显示梗阻上方扩张的胆管和胆囊。肿瘤阻塞可引起胰管扩张；胰管和胆管均有扩张即所谓"双管征"。胰腺癌侵及周围脂肪，T_1WI 可见高信号的脂肪影部分为与癌肿相仿的低信号影替代，边界可以清楚锐利，也可模糊不清。胰腺癌较易引起淋巴结转移，可见胰头旁、胆总管或腹主动脉旁淋巴结肿大、融合。胰周血管受侵犯表现为血管狭窄、移位或闭塞，尤其肠系膜上动、静脉移位或闭塞，是钩突部位癌肿常见且较早出现的征象。

静脉注射Gd-DTPA 增强扫描，正常胰腺有强化，而大部分胰腺癌强化不明显，呈相对低信号区。

第四节　脾

脾属于单核-吞噬细胞系统器官，位于左上腹后外侧，是CT、MRI 等影像学最容易显示的腹部脏器。

一、检查技术

（一）X 线检查

平片或钡餐检查诊断价值有限。选择性腹腔动脉或脾动脉造影对脾外伤或脾占位性病变的定性、定位有一定的诊断价值。

（二）CT、MRI 检查

除B 型超声检查外，CT、MRI 是脾脏病变的主要检查方法。常与肝、胆、胰扫描同时进行。为更清楚显示小病灶，可应用 5 mm 的层厚和层距。对平扫发现的可疑病变和等密度或等信号病变应作增强扫描。如果采用超顺磁氧化铁粒子(SPIO)作为 MRI 对比剂，可获得肿瘤与脾之间的最大对比度、提高脾肿瘤的诊断率。

二、正常影像学表现

（一）CT 表现

正常脾脏可以有分叶或有切迹，明显的分叶常可突入到胰尾和左肾之间。脾脏下缘也可有切迹，在横断面CT 检查中这些切迹表现为脾实质裂口。一般成人脾脏平均长度为12 cm，宽7 cm，厚3～4 cm。CT 图上脾脏上部和下部呈新月形，中部(脾门)呈内缘凹陷的半圆形或椭圆形。其前后轴为3～5 肋单元。脾脏下缘超过肝脏下缘，或脾脏的前缘和后缘超过中线，均是判断脾脏增大的指标。增强扫描动脉期脾强化密度不均匀，静脉期和实质期的密度逐渐均匀一致。

（二）MRI 表现

脾脏在 T_1WI 呈低信号，T_2WI 呈较高信号，较肝脏和胰腺信号明显高，稍低于肾脏，信号均匀。

由于血液流空效应，T_1WI 和 T_2WI 上血管均呈条状或分支状无信号区。有时血流缓慢或涡流在偶数回波上呈高信号，在奇数回波上则呈低信号影，应注意与各种类型的栓子相鉴别。

三、常见脾脏疾病的影像学诊断

（一）脾肿瘤

【临床与病理】

原发于脾脏的肿瘤少见。良性肿瘤主要有血管瘤、淋巴管瘤等。恶性肿瘤有来自脾窦的血管肉瘤，来源于脾髓淋巴组织的恶性淋巴瘤以及来源于脾包膜和脾小梁的纤维肉瘤等。大多数脾转移性肿瘤均为癌转移，较常见的原发癌为肺癌、乳腺癌、前列腺癌、大肠癌和胃癌等。

【影像学表现】

(1)血管瘤:

1)CT表现:血管瘤是脾脏最常见的良性肿瘤。CT扫描脾脏可以正常大小或轻至中度增大。如果病灶位于边缘,可造成脾脏轮廓突出。平扫病灶表现为轮廓清晰的低密度区。少数直径>40 cm 的病灶中央可见更低密度的瘢痕区。增强扫描病灶周围可见明显结节状增强,然后逐渐向中央充填。延迟扫描大多数病灶能完全充填,与正常脾脏实质密度一致。

2)MRI表现:较小的病灶一般不引起脾脏轮廓改变,大于 3 cm 的病灶常可引起脾脏轮廓局限性突出。在 T_1WI 表现境界清晰的低信号区域呈圆形或椭圆形,T_2WI 上病灶信号很高,且随回波时间(TE)延长而提高,除病灶中央有纤维瘢痕形成,一般较均匀,纤维瘢痕则表现为等信号或低信号,形态可呈星芒状。

(2)恶性淋巴瘤:

1)CT表现:平扫表现为脾脏轻至中度增大。脾内见有单个或多个低密度占位,轮廓清,病灶内可见粗大间隔。增强后病灶有强化,但明显低于脾实质,延迟后仍为低密度(图14-27)。

2)MRI表现:脾脏弥漫性增大,T_1WI 上肿块为等信号或等、低混合信号,肿块轮廓不能清晰显示。T_2WI 上肿块可轻度高于正常脾脏,且不均匀。Gd-DTPA 增强后病灶仅轻度强化,信号较正常脾脏低为其特点。

(二)脾囊肿

【临床与病理】

脾脏囊肿分寄生虫性和非寄生虫性两大类。寄生虫性多为脾包虫囊肿。非寄生虫又可分真性囊肿(内壁衬有分泌细胞,如单纯囊肿、多囊脾)和假性囊肿(如炎症、出血后、脾梗死后)两类。脾囊肿多见于年轻患者,一般无明显临床症状,可因脾肿大压迫内脏而引起腹部不适。

【影像学诊断】

(1)CT表现:脾囊肿多为单发,也可多发,平扫见脾内大小不等的圆形低密度区,轮廓清,密度均匀,CT 值为±10 Hu(图14-28)。增强后病灶无强化,但轮廓更为清楚。如果病灶较大,可造成邻近脏器的推移,少数可见囊壁弧状钙化影。外伤性囊内可见混合性密度。

(2)MRI表现:脾脏囊肿表现为单发或多发的囊样信号区,T_1WI 呈低信号,T_2WI 呈明显均匀高信号。境界清楚,壁薄,无强化。有时囊肿可呈多房改变。当囊肿内有出血时,可见血液平面,出血在 T_1WI 多呈高信号位于底层。

(杨小庆　郑凯尔　陈祖培)

第十五章

泌尿系统与肾上腺

第一节　X 线诊断

泌尿系统由肾、输尿管及尿道构成,这些器官在 X 线检查时均表现为软组织密度而缺乏自然对比,需用造影检查才能显示。由于肾具有排碘的能力,尿道又与外界相通,因此泌尿系统造影作为常用的检查方法,对诊断泌尿系统疾病仍有重要意义。由于解剖位置关系,肾上腺也在本章内讲述。

一、X 线检查方法

(一)腹部平片

腹部平片(简称 KUB)是泌尿系统 X 线检查中常用的方法。平片可显示肾脏位置、大小和轮廓,可观察泌尿系统有无阳性结石和钙化。摄片采用仰卧位,应包括全尿路。

(二)尿路造影

造影可显示泌尿系统的解剖结构,借此可诊断一些疾病。

1. 排泄性尿路造影　排泄性尿路造影亦称静脉肾盂造影(intravenous pyelography,IVP),此种造影用有机碘化物的水溶液如离子型泛影葡胺或非离子型对比剂经静脉注入后,几乎全部经肾小球滤过排入肾盏肾盂内,可显示肾盏、肾盂、输尿管及膀胱内腔的形态,并可了解肾功能情况。

造影前应了解有无应用对比剂的禁忌证,还需做碘过敏试验,备用急救药品。检查前应清除肠道粪便和气体,限制饮水。

造影时应取仰卧位。注射造影剂后 2~3 分钟,肾小盏开始显影,为了使肾盏肾盂显示满意,需采用压迫带,使输尿管暂时阻断。注药后 5、15、30 分钟各摄肾区片,如显影良好可除去压迫带摄全腹部片,此时输尿管及膀胱亦显影。当肾盂积水显影不清,可延迟摄片时间至 2 小时。

2. 逆行肾盂造影(retrograde pyelography) 行膀胱镜检查时,将导管插入输尿管,在透视下缓慢注入对比剂使肾盂、肾盏显影。此种方法常用于排泄性尿路造影未显影或影像性质不清难以确诊者。

二、正常 X 线表现

(一)肾脏

腹部平片上,肾脏轮廓光整,密度均匀。肾影长约 12~13 cm,宽 5~6 cm。肾轴自内上向外下行,与脊柱纵轴形成的角度称肾脊角,正常 15°~25°。侧位片上,肾影与腰椎重叠。肾脏位于第 12 胸椎上缘至第 3 腰椎下缘之间,大多数左肾较右肾高 1~2 cm,肾有一定移动度,但不超过一个椎体的高度。

排泄性尿路造影可显示肾盏、肾盂和输尿管,造影后 1~2 分钟肾实质显影,2~5 分钟后肾盏、肾盂显影,15~30 分钟时肾盏肾盂显影最浓。当肾功能不良时,显影延迟,密度较低,严重时可不显影。

肾脏的收集腔分肾盂、肾盏两部分,肾盂下方连接输尿管。通常每侧肾脏各有 2~4 个肾大盏,再分出 7~8 个肾小盏。两侧肾大、小盏数目和形态常不等。肾大盏呈长管状,边缘光滑整齐。每一肾大盏分为三部:①顶端或尖部,与数个肾小盏相连接;②峡部或颈部,即为长管状部;③基底部,与肾盂相连。每一肾小盏分为两部分:顶端为穹窿部,其中央因乳头突入形成杯口状凹陷,边缘整齐,杯口两侧缘为尖锐的小盏穹窿。肾小盏在侧面投影,可见杯口状,若是冠状面投影,则呈环状影或圆形致密影。肾盂略呈三角形,上缘隆凸,下缘凹陷,边缘光整。肾盂形态变异较大,多数呈喇叭状,少数呈分支型,即肾盂几乎被两个肾大盏所代替。有的肾盂呈壶腹型,直接与肾小盏相连,而没有肾大盏。

逆行肾盂造影,当注射的压力过高时,会引起肾盂肾盏以外对比剂回流又称逆流或反流。造影时应当避免对比剂回流,回流有几种特殊表现(线图 15-1):①肾窦回流,肾小盏穹窿部撕裂,对比剂回流入肾窦,表现为穹窿部不规则角块状或带状致密影;②肾小管回流,对比剂经乳头进入小管,并向收集小管扩散,形成肾小盏杯口中央向肾皮质方向扩散的毛刷状致密影;③血管周围回流,对比剂沿肾静脉周围间隙散布,形成自穹窿向外行走的拱门状细条状影;④淋巴回流,

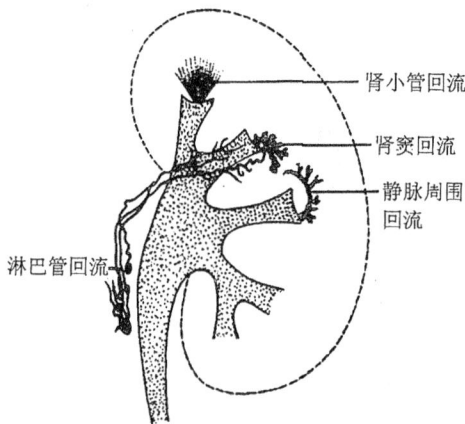

肾小管回流
肾窦回流
静脉周围回流
淋巴管回流

线图 15-1 肾盂各种回流

对比剂进入淋巴管,表现为纤细迂曲的线条状影,向肾门方向行走。

(二)输尿管

输尿管位于腹膜后的两侧,长约 25 cm,上端与肾盂相连,下端开口于膀胱。输尿管有三个生理性狭窄区,所处位置各为:肾盂与输尿管交界处;跨越骨盆边缘处;进入膀胱处。输尿管宽度常因蠕动而变化较大,但边缘光整,有时会出现生理性短暂狭窄或扭曲。

(三)膀胱

膀胱平片有时可显示浅淡的膀胱阴影。造影片上,膀胱的大小、形态随充盈程度不同而产生显著变化。正常膀胱呈卵圆形位于耻骨联合上方,边缘光整,密度均匀。膀胱顶部可略凹,为子宫或乙状结肠压迫所致。当前列腺肥大和有肿瘤时,可压迫膀胱颈部产生压迹。在膀胱未充满时,黏膜皱襞形成边缘不整锯齿状,但在膀胱底部膀胱三角区仍保持光滑。在两个输尿管开口之间有一横行透亮带,称输尿管间嵴,常作为寻找输尿管的标志。

三、泌尿系统疾病的 X 线表现与诊断

(一)泌尿道结石

尿路结石是泌尿系统最常见疾病,结石可位于肾至尿道的任何部位。结石的成分不同,其形状、密度也不同。多数结石含钙,密度高,在 X 线平片上显示称为阳性结石。少数在 X 线平片上不显示的为阴性结石,如尿酸盐类结石含钙少,需用造影诊断。

尿路结石的主要临床症状为肾绞痛、血尿和继发感染。X 线检查能确定有无结石的存在,显示结石部位、大小、形态、数目。

1. 肾结石 肾结石较常见,多为单侧性,可单发或多发,大小不一。绝大多数结石位于肾盂或肾盏内,极少数位于肾实质内。平片表现为肾结石呈圆形、卵圆形、桑葚状。具有肾盂肾盏形状的铸形结石常呈鹿角状或珊瑚状。结石的结构不同,密度高低不一,可显示均匀致密或分层。常见三种典型的结石为桑葚、分层、鹿角形(图15-1)。侧位片上肾结石与脊柱重叠,需与胆囊结石、淋巴结钙化及肠道内容物鉴别。

尿路造影对可疑的肾结石能明确诊断。阳性结石多被造影剂所掩盖,阴性结石在肾盂、肾盏内显示为充盈缺损。造影还能了解肾功能情况及肾积水的程度。

2. 输尿管结石 输尿管结石绝大多数来自肾结石。多为单发,呈圆形、卵圆形或枣核样致密影,其长轴与输尿管走行一致。易停留在输尿管生理狭窄处。输尿管下段的结石需与静脉石及淋巴结钙化鉴别。对 X 线平片上难以确定的结石,需做造影确诊。

3. 膀胱结石 膀胱结石多为阳性结石,大多为单个,亦可多发,大小不一,小的

仅数毫米,大的直径 10 cm 以上。结石可呈圆形、卵圆形,边缘光整,密度均匀或呈分层状。亦可呈齿轮状、桑葚状,边缘毛糙。结石可随体位改变而移动,少数结石可嵌于尿道口或在憩室内,膀胱造影能明确诊断。

(二)泌尿系统炎性疾病

泌尿系统结核多为继发,肺结核是最主要的原发病灶。以肾结核最常见,先感染肾,再扩散到输尿管及膀胱。

病变早期平片检查多无阳性发现。当肾积水、肾积脓时可见肾外形增大。可显示肾内钙化,呈云絮状、斑块状或环状。当全肾或肾大部分钙化(图 15-2),肾影增大或缩小,即称为"肾自截"。

尿路造影可显示早期肾小盏杯口边缘毛糙如虫蚀状,当肾实质病变扩大形成空洞且与肾小盏相通时,可见对比剂充盈空洞内形成团状影,密度不均匀,边缘不光整。病变发展广泛时,肾盏完全破坏,显示多个边缘不整的"棉桃样"结核空洞。肾盂肾盏完全破坏,形成脓肾时,肾功能丧失,排泄性尿路造影不显影或显影延迟。此时作逆行肾盂造影可见肾盂肾盏形成一扩大的腔,边缘不规则。

当病变波及输尿管,可显示输尿管不规则狭窄及扩张,边缘呈虫蚀样。晚期管壁增厚、僵直、缩短。

早期膀胱结核,其大小形态尚正常,壁稍不整齐。当病变广泛时,可形成挛缩性小膀胱,其容量减少,呈圆形或长圆形,边缘不光整。造影时可见输尿管反流。

(三)泌尿系统肿瘤

泌尿系肿瘤以恶性肿瘤为多见,分肾实质性肿瘤和肾盂肿瘤。

1.肾癌(renal carcinoma)　多见于中老年人,20 岁以下少见。临床主要症状是无痛性血尿。

平片有时可显示肾影增大或局限性突出,约 5% 肿瘤可出现斑点状、弧形钙化。

尿路造影可见肾盂、肾盏受压、包绕,肾盏变形、拉长、狭窄。肿瘤较大而波及多个肾盏,肾盏间距增大、移位,呈"蜘蛛足"或"手握球"样改变(图 15-3)。肿瘤可侵犯肾盂造成充盈缺损,酷似肾盂肿瘤。直径<2 cm 的肿瘤,没有压迫肾盂肾盏时,造影可无改变。晚期肾癌肾盂、肾盏可不显影。

肾动脉造影对肾癌的诊断及鉴别诊断有一定价值。

2.肾盂癌(renal pelvic carcinoma)　占肾恶性肿瘤 10% 左右。多为移行细胞癌,少数为鳞状细胞癌或腺癌。肿瘤常呈乳头状生长,可单发或多发。常向输尿管或膀胱内扩散。

平片多无阳性发现。造影可显示肾盂肾盏内不规则充盈缺损,肾盂肾盏有不同程度的积水。肿瘤侵犯肾实质时其 X 线表现与肾实质肿瘤相似。

3.膀胱肿瘤　膀胱肿瘤是泌尿系最常见肿瘤,其发病率占第一位。在膀胱以移行细胞癌多见,良性乳头状瘤少见。肿瘤可单发或多发。临床表现为间歇性无痛性血尿,可伴有膀胱刺激症状。

造影可显示膀胱内结节状或菜花状充盈缺损,浸润膀胱壁的肿瘤可显示局限性壁僵硬。如肿瘤较小,易被造影剂掩盖,应注意使用较淡的造影剂。

(四)肾囊肿与多囊肾

肾囊肿分类较复杂,以单纯性肾囊肿最常见,可单发或多发。多囊肾为先天性、遗传性病变,成人型多见,常合并多囊肝,偶见胰及脾有囊性病变。

1.单纯性肾囊肿 平片多无异常,少数见肾外形局部扩大,约5％可发生钙化。尿路造影显示肾盂肾盏受压、变形、移位、拉长,但无肾盏破坏现象。

2.成人型多囊肾 多囊肾(polycystic kidney)在肾内形成多个大小不等囊肿,绝大多数为两侧性。临床表现为高血压伴腰痛、血尿。

平片显示双肾影增大,轮廓呈波浪状改变,少数可见肾区结石影。

尿路造影示双肾盂肾盏受压,变细、拉长或分离。肾盏颈部细长呈"蜘蛛足"状。本病虽然累及全肾,但肾盂肾盏无破坏、截断现象。

(五)先天性异常

1.肾缺如(孤立肾) 为一侧肾未发育。排泄性尿路造影见肾缺如侧不显影,对侧肾脏可代偿性增大。需与肾功能丧失不显影鉴别。

2.肾盂输尿管重复畸形 是较常见的畸形,即肾分成上、下两部,各有一肾盂和输尿管,可单侧或双侧,一般上方的肾盂肾盏发育较差。排泄性尿路造影能显示肾盂输尿管畸形的类型和特点(图15-4)。

3.异位肾(ectopic kindney) 在胎儿期肾胚芽位于盆腔内,随着胎儿的生长,肾逐渐上升到正常的位置,若血供障碍或受到异常部位肾血管的影响,使上升中止或过度上升,则形成异位肾。异位肾通常在盆腔内,偶尔位于胸腔内。尿路造影可明确诊断。

4.马蹄肾(horse-shoe kidney) 主要表现为两侧肾脏在中线附近异常融合,多为两肾下极融合状如马蹄称为马蹄肾。平片显示肾的位置较低,下极斜向脊柱侧。尿路造影显示肾下极融合成峡部,肾盂肾盏旋转不良,肾盂在前方,两肾盏指向后方。肾轴从外上斜向内下方与正常肾相反。常伴有肾盂积水或结石。

5.输尿管囊肿(ureterocele) 是输尿管末端先天性囊性扩张,其外层为膀胱黏膜覆盖,内层为输尿管黏膜,其之间为菲薄的肌纤维及结缔组织。囊肿位于输尿管口,常突入膀胱内,甚至脱入尿道。尿路造影显示患侧肾盂、输尿管不同程度扩张、积水,在膀胱三角区附近显示圆形充盈缺损,边缘光整。其形态类似蛇头,故称"蛇头征",为此病较典型征象。

(六)尿路梗阻及肾盂积水

尿路梗阻引起的肾盂积水较为常见,梗阻原因是结石、肿瘤、炎症等;亦可为腔外迷走血管、纤维带压迫及先天异常和神经源性排尿功能障碍等。梗阻造成其上方管腔内压力增高,致肾盂、肾盏扩大,可使肾皮质萎缩。

常用尿路造影观察肾盂积水并了解积水的程度。轻度肾盂积水显示肾小盏杯口变浅,穹隆部变钝,肾盂略扩大。肾盂积水发展时,肾小盏扩大成圆形,大盏颈部变宽、变短,肾盂下缘变圆隆,肾显影延迟。严重肾盂积水,肾盏呈多房性扩张或肾盂、肾盏形成一个扩大囊腔,密度极低或不显影,肾实质明显变薄。对肾积水患者造影时通常要延迟摄片。

第二节 CT 与 MRI 诊断

目前 CT 检查已广泛用于泌尿系统及肾上腺的诊断中,对有些疾病的诊断已明显优于常规 X 线检查。尤其对肾实质占位性病变,其敏感性和特异性明显较 IVP 为高,已作为临床常规检查工具,螺旋 CT 较常规 CT 更优越。MRI 对泌尿系统的疾病诊断已逐步普及应用于临床,应熟悉各种影像诊断的优势与不足,了解对不同疾病应首先采用哪种影像检查方法。

一、CT 与 MRI 检查

(一) 常规 CT

检查前禁食一餐,于半小时前口服 2% 泛影葡胺 300 ml,扫描前再口服 200 ml,以充盈胃肠道,避免胃及肠道影被误为肿块或淋巴结。常规先平扫,扫描层应包括全肾,如怀疑输尿管病变,向下扫描至盆腔。再做增强扫描,经静脉内快速注射 60% 泛影葡胺或非离子对比剂 40~60 秒后,立即扫描。对可疑小病灶应加作薄层扫描,层厚 3~5mm。必要时延迟扫描。

肾上腺扫描层厚常用 3~5 mm,有利于小病灶的检出。如怀疑异位嗜铬细胞瘤,应根据临床表现加扫胸、腹及盆腔。

(二) 螺旋 CT

肾脏螺旋 CT 检查方法同常规 CT 一样,先做平扫,再做增强扫描,注射造影剂量:按 1.5~2 ml/kg 计算,成人一般用 75~100 ml,用高压注射器的速率 2.5~3 ml/s。层厚用 5 mm,螺距 1.0 螺旋式扫描。肾皮质期:从注射造影剂 20~25 秒后扫描;肾实质期:注射造影剂后 80~100 秒扫描;肾盂排泄期:注射造影剂 5 分钟扫描,此期用于观察肾盂内肿瘤和肾盂、输尿管积水。

螺旋 CT 具有以下优点,连续快速扫描成像、容积数据采集、优质的多轴面和三维重建图像。应用螺旋 CT 血管成像(SCTA)技术,对肾及周围大血管可清楚显示,从而了解血管有无异常。SCTA 是螺旋 CT 横断面扫描的补充技术,需薄层扫描与 MRA 相比较,SCTA 在较小范围内其分辨率明显高于 MRA,但后者扫描范围较大。多层螺旋 CT(MSCT)层厚薄,扫描范围大,做血管造影明显好于 MRA。

(三) MRI 检查

扫描前禁食4~6小时。检查时需除去身上所有金属物品,采用仰卧位,加腹带以减少腹式呼吸引起的运动伪影,检查时要平静呼吸。常规用自旋回波序列(SE),行横断面 T_1WI 和 T_2WI 及冠状面 T_1WI,T_1WI 显示解剖结构清晰,T_2WI 判断病变性质最佳。也可采用梯度回波(GE),用短 TR 进行快速扫描,屏气后扫描以减少呼吸运动伪影。层厚用5~8 mm,一般不需增强扫描,当诊断困难时可行Gd-DTPA 增强扫描。对含脂肪成分的病变或因肾周脂肪丰富影响观察病灶时,需加脂肪抑制技术,以明确诊断。肾上腺小病灶扫描层厚采用3~5 mm。

磁共振尿路造影(MR urography,MRU)是一种新的技术方法,MRU 检查优势是不用造影剂及插管技术就可显示尿路系统,主要适用于尿路梗阻性病变,能清晰显示梗阻部位及积水程度,特别是对因肾盂积水静脉肾盂造影时不能显影的患者更有价值。

做盆腔MRI 检查不需特殊准备,膀胱要充盈1/2 以上。扫描序列常用自旋回波(SE)。T_2WI 显示正常盆腔器官的解剖关系,判断盆腔肿瘤侵及周围脂肪情况最有效;T_2WI 能显示盆腔脏器的固有解剖层次,判断盆腔侧壁及脏器肌层有无受累。常规做横断面、冠状面及矢状面T_1WI,男性盆腔再作横断面T_2WI,女性盆腔以矢状面T_2WI 效果更佳。

二、正常 CT 与 MRI 表现

(一) 正常 CT 表现

肾脏在CT 横断面图像上呈卵圆形软组织影,外观光整或略呈分叶状,肾门部凹陷,为肾血管和肾盂所在处,深部为肾窦,内含脂肪。平扫时正常肾脏皮质和髓质密度均匀一致,CT 值为30 Hu 左右。增强后肾实质CT 值可达100~180 Hu。应用螺旋CT 增强的特点,可显示肾皮质期、实质期和肾盂期三个不同时期。肾皮质期的CT 表现,皮质明显均匀强化,而髓质无强化或略有强化,肾皮髓质交界十分清晰,在横断面宛如切开的橘子剖面,常称为"橘征"。肾实质期的价值与常规CT 相似。必要时作肾盂延迟扫描,以鉴别肾盂癌、肾盂旁囊肿及肾盂积水的情况。螺旋CT 能在肾动、静脉血管强化的峰值期分别进行快速扫描,其重建的CTA 三维图像具有明显的优势。可清楚显示肾动、静脉的一、二级分支及变异的血管,并可了解肾动脉狭窄、肾静脉血栓。

输尿管在CT 平扫时呈点状软组织影,增强后输尿管壁可增强,延迟5~10 分钟后,输尿管内明显强化。CT 图像上膀胱一般呈圆形,其大小和形态因充盈程度而异,正常膀胱充盈时内壁光整,壁厚度均匀一致,厚度为2~3 mm。

肾上腺位于肾上极内上方,肾上腺分内外支,外支较短,右肾上腺常与肝脏重叠为条状,可呈斜线形、横线形或倒"V"字形。左肾上腺多呈倒"V"字形或"人"字形,少数呈三角形。肾上腺边缘光整,可平直和凹陷。正常肾上腺的侧支厚度为5~

7 mm,体部厚度不超过 10 mm。临床实践中,肾上腺厚度测量较有意义,以此来估价肾上腺有无病理改变。如肾上腺边缘向外膨出,则考虑为异常。CT 对肾上腺的分析,除了根据大小、形态改变,其密度变化也颇为重要。

(二) 正常 MRI 表现

肾脏在冠状面可借助腹膜后脂肪衬托显示十分清楚,肾外形如豆状,肾上极向脊柱靠拢,两下极向外分开,T_1WI 上肾皮质信号稍高于肾髓质(图 15-5),两者形成皮质差异。在 T_2WI 上肾皮、髓质之间无差异,呈均匀性高信号。肾盂内因含尿液,信号与水相似,在 T_1WI 呈低信号,T_2WI 呈高信号。横断面 MRI 上,肾脏除了信号改变外,形态与 CT 表现相似。在 MRI 上肾血管表现为无信号的管状结构。

MRI 能显示膀胱解剖结构,T_1WI 上尿液为低信号,膀胱肌层为稍低信号,在 T_2WI 上尿液信号升高,膀胱壁在膀胱周围高信号脂肪衬托下显示稍低信号。

肾上腺在 MRI 横断面上形态、大小、位置与 CT 相同。在冠状面图像肾上腺位于肾上极上方,以"人"字和三角形多见。在 T_1WI 上呈均匀一致等信号,T_2WI 信号增高,高于肝脏信号。MRI 对肾上腺检查的优点,可多方位成像,判断肾上腺区较大肿块的来源,与 CT 比较同样可反映出病变的组织特征,明确病变的性质。

三、泌尿系统疾病的 CT 与 MRI 表现

(一) 肾肿瘤

CT 能准确地显示肾脏肿瘤大小、形态及密度,对恶性肿瘤的浸润范围、淋巴结转移及静脉瘤栓观察较清楚,有助于恶性肿瘤的分期。MRI 在形态学上与 CT 相似,在肾癌的分期方面,除了了解有无癌栓形成,还可从不同平面观察肾癌有无侵犯周围器官。由于多种伪影的干扰,MRI 腹部图像清晰度不如 CT。

1. 肾细胞癌(renal cell carcinoma) 又称肾癌,是最常见的肾实质肿瘤。多发生在中老年,临床表现为无痛性血尿、腰部疼痛或触及肿块。

CT 表现肾肿瘤呈圆形或椭圆形,边缘光滑或不整。部分肿瘤有假包膜形成。肿瘤密度低于或等于正常肾实质,少数为略高密度。肿瘤内可伴有坏死、出血、囊性变,少数可伴钙化。对于<2 cm 的肾癌,如没有密度及外形的改变,平扫时会漏诊。强调 CT 增强扫描是必须的步骤,增强后肾癌的密度低于正常肾实质(图 15-6),形成鲜明的对比。而富血供的小肿瘤在肾皮质显影早期显著强化,于显影的中后期强化密度迅速下降,故小肾癌的显著强化易在螺旋 CT 扫描时见到,很少在常规 CT 显示。CT 对估价肾癌大小范围及淋巴、血行转移和邻近脏器的侵犯情况相当可靠,肾癌的术前分期较准确,有助于制定治疗方案。

肾癌在 MRI 的 T_1WI 呈等、低混合信号,T_2WI 上肿瘤呈高信号,若中央有坏死区,呈明显更高信号。有些肾癌具有假包膜,在 T_1WI 和 T_2WI 均为较薄的低信号带环绕在肿瘤周围。极少数肾癌可有钙化,表现为低信号,但 MRI 发现钙化的机会

甚少,远不如 CT 敏感。

2.肾盂癌　发病率较肾癌低,占肾恶性肿瘤 8%～12%。临床上多见于男性患者,发病年龄 40～70 岁。最常见的症状为无痛性全程血尿。病理上移行细胞癌占多数,常呈乳头状生长,也可浸润性生长。

早期肾盂癌为局限于肾盂肾盏内的小圆形软组织块,边缘光整或不规则。肾窦脂肪可受压、变薄或消失。CT 增强后肿瘤仅轻度强化,延迟后肾盂期扫描可显示肾盂内充盈缺损表现。当肿瘤增大,占据整个肾盂,使肾盂肾盏扩大呈球形,即所谓肿瘤肾盂。因肿瘤生长的部位不同而引起不同程度肾盂肾盏积水;肾盂肿瘤浸润肾实质时,需与肾癌鉴别。肾盂癌可向下种植到输尿管和膀胱,CT 扫描最好包括输尿管和膀胱。

肾盂癌在 T_1WI 上肿块呈等信号略高于尿液,T_2WI 时不易与尿液区分。主要为扩大的肾盂内出现与尿液信号不一致的肿块,MRI 检查也可用于了解有无淋巴结转移及癌栓形成。

3.肾母细胞瘤　肾母细胞瘤又称 Wilms 瘤,为儿童最常见的恶性肿瘤之一,多发生在 3 岁左右儿童,偶见于成人。肿瘤多单发,极少多发。

CT 表现患肾体积增大,呈巨大球形肿块,密度不均匀,常伴出血、坏死,偶有钙化灶。增强后肿瘤强化不明显,与相邻的正常肾实质密度差增大。CT 可估价肿瘤的范围和局部播散,因肿瘤常伴局部淋巴结肿大;少数侵犯肾静脉或下腔静脉,还可检查有无远处转移及术后复发。

MRI 上肾母细胞瘤为信号不均匀肿块,T_1WI 上呈等或稍低信号,出血时信号增高。T_2WI 上肿瘤信号可增高,其肿瘤信号的改变取决于肿瘤内部病理成分。

4.肾血管平滑肌脂肪瘤　血管平滑肌脂肪瘤(angioleiomyolipoma)又称错构瘤,是肾脏常见的良性肿瘤。肿瘤由平滑肌、血管、脂肪组织构成,几种成分比例差异较大,多数以脂肪成分为主,少数以平滑肌为主。病因可分为两型:一型合并结节硬化,此型较少,发生在青少年,男女发病相等,有家族史,面部出现皮脂腺瘤,智力低下,偶合并癫痫等症状。另一型不伴结节硬化症,常见于中年女性,多为一侧肾病变。

CT 表现肿瘤大小不一,直径 1～20 cm,边界清晰,密度不均匀,CT 能显示肿瘤内脂肪密度,测 CT 值在 -30～-100 Hu 之间,这是诊断此肿瘤的关键。但有少脂肪成分的错构瘤,常规 CT 由于部分容积效应和呼吸层次跳动,不易发现脂肪成分,给诊断带来困难。而螺旋 CT 避免了部分容积效应影响,一次屏气即完成全部肾脏扫描,在扫描结束后对图像行任意间隔的重建,因此易发现少脂肪的血管平滑肌脂肪瘤。肿瘤有出血,瘤内密度增高,可掩盖脂肪组织。

MRI 可显示肿瘤内脂肪组织特征,在 T_1WI 和 T_2WI 都为高信号,如加脂肪抑制技术,使高信号脂肪被抑制后呈低信号。当肿瘤内脂肪成分少,主要为平滑肌和血管成分或肿瘤内出血时,可与肾癌混淆而误诊。

（二）肾囊肿

肾囊肿的种类较多,以单纯性肾囊肿最多见,发病率与年龄有关。50%发生在50岁以上,提示与肾退变有关。多囊肾是另一种较常见的先天性囊肿,有遗传性,其中以成人型多见,常合并多囊肝。中年时出现症状。CT和MR对肾囊肿诊断较准确。

1.单纯性肾囊肿 CT表现囊肿位于肾实质内呈单发或多发,大小不等,边缘光滑,内均匀一致低密度,CT值0～20 Hu;囊肿与肾实质之间分界锐利,囊肿突出肾轮廓时,壁薄。增强后无强化效应。当囊肿合并感染、出血、钙化时又称复杂性囊肿,应与囊性肿瘤鉴别。肾囊肿在CT与MRI上显示的形态一致,MRI的信号改变规律与囊肿内液体成分密切相关。大多数肾囊肿以水为主,T_1WI为低信号,T_2WI为高信号(图15-7)。如囊肿合并出血则T_1和T_2WI均为高信号;囊肿合并感染时,T_1WI信号稍高,与肾实质接近,T_2WI为高信号,同时囊壁增厚,为环形低信号影。

2.多囊肾 CT表现两肾体积增大,轮廓呈分叶状,肾内布满大小不等低密度区,边缘光滑,增强后囊肿与正常肾之间显示更清楚。多囊肾与肾多发生性囊肿在病理上完全不同,在CT和MRI上也可区别,后者数目虽较多,但可以计数。MRI显示多囊肾形态大小与CT相似,肾实质大小不等,多发囊肿呈"蜂窝状"或"葡萄状"。T_1WI为低信号,T_2WI为高信号。囊肿合并出血时信号不均匀。

（三）肾、输尿管结石

CT能显示肾、输尿管的阳性结石,对细小结石比X线平片敏感。而在IVP上造成充盈缺损的阴性结石,在CT上要比正常肾实质密度高,CT值达100 Hu以上。这点可与新鲜血块及肾盂肿瘤鉴别。在MRI上含钙化的肾结石在T_1WI和T_2WI均为低信号,对米粒大小的结石在MRI上不如CT分辨率清晰。

（四）肾炎性疾病

肾脏感染性疾病种类较复杂,其中CT与MR对肾脓肿,肾结核诊断有一定价值。

1.肾脓肿 肾脓肿主要由血行感染,其次是上行感染。急性肾脓肿表现为肾影增大,密度减低。在肾脓肿早期阶段或病灶较小时,平扫仅见不规则低密度肿块,密度不均匀。当肾脓肿逐步发展,并相互融合,核心有液化、坏死存在,CT值呈水样密度,若脓肿内含气体,则为典型特征。增强扫描后脓肿壁呈环行强化,其坏死区不强化。慢性肾脓肿坏死区以肉芽组织充填,可呈不均匀密度,增强后环壁强化更明显,边界较清晰。当脓肿累及肾周围间隙,形成肾周脓肿,CT表现肾周脂肪囊模糊或消失,肾筋膜增厚。也可累及腰大肌使组织肿胀,密度较低。MRI在形态学表现与CT相似,急性肾脓肿水肿明显时,MRI表现肾影增大,T_1WI肾、皮髓质分界不清,整个肾脏信号减低。脓肿形成时,T_1WI上病灶中央为低信号,T_2WI为高信号;脓肿壁

在 T_1WI 为低信号, T_2WI 可低信号或高信号。脓肿内有气体表现为 T_1WI 和 T_2WI 均为小圆形更低信号影。

2.肾结核　肾结核早期 CT 表现为肾实质内不规则低密度病灶或空洞,边缘模糊,增强后有对比剂进入。病灶进展期,示部分肾盏或输尿管壁增厚,引起梗阻性肾扩张、积水。肾结核晚期,脓肿边缘发生斑片状或贝壳状钙化,可使肾脏完全萎缩。全肾钙化时,使肾功能丧失。MRI 表现与 CT 相似,但对钙化显示不如 CT 敏感。

(五) 肾、输尿管先天异常

1.肾缺如　CT 和 MRI 检查示一侧肾缺如,肾窝内被肠道组织充填,对侧肾脏大小可正常或代偿性增大。准确诊断肾缺如,需扩大扫描范围,需除外异位肾。

2.异位肾　异位肾多位于盆腔内,极少数位于胸腔内,CT 增强和 MRI 检查能发现此种异常,异常肾常伴有发育不良,多伴肾旋转不良和血管起源异常。

3.马蹄肾　CT 和 MRI 显示两肾位置较正常低,两肾上极距离正常或稍增宽,越往下层面越靠近,到两肾下极显示融合的峡部,肾有明显的旋转不良,肾盂向前或向外方。双肾各有独立的肾盂和输尿管,常合并积水和结石。

4.重复肾　重复肾在外表完全分开者少见,绝大多数是一个完整的肾脏,体积较正常者大。重复肾有各自的肾盂及血管。完全分裂导致双肾盂、双输尿管;不完全分裂导致双肾盂、单输尿管畸形。CT 扫描显示患侧肾脏较长,有双肾盂双输尿管,CT 的优越性可显示重复肾合并肾盂积水,多发生在重复肾的上极肾。CT 冠状重建图像对诊断有帮助。MRI 检查的优点在于冠状位 T_1WI 及 T_2WI 能清楚显示双肾盂。MRU 检查对重肾、输尿管畸形有很大价值。

(六) 肾外伤

肾外伤(renal trauma)按其损伤的部位、程度可分肾内、肾周血肿及肾挫裂伤。轻度肾挫裂伤在 CT 上为肾影增大,平扫时密度减低。肾内或肾周血肿及包膜下血肿,随时间不同而形态和密度也有改变,早期血肿密度较高,一周后血肿密度下降,接近于肾实质。慢性血肿,CT 值更低于正常肾脏,血肿缩小,可出现环状钙化影。肾挫伤在 MRI 上亦表现为肾影增大,肾皮、髓质分界不清。MRI 能清楚地显示肾出血,并评价出血阶段。

(七) 膀胱癌

CT 显示膀胱癌较准确。肿瘤可单发或多发,表现为乳头状(图 15-8)或局限性膀胱壁增厚突向膀胱内,也可显示较大范围膀胱壁的浸润。肿瘤向膀胱外蔓延时,表现为膀胱周围脂肪层消失。CT 能发现邻近组织浸润及淋巴结转移,对膀胱癌的分期有较大临床价值。由于 MRI 检查可三维成像,软组织对比好,对膀胱癌的定位及大小判断更为准确,其肿瘤的形态学特征与 CT 相似,肿瘤的信号强度在 T_1WI

上类似于膀胱壁,在 T_2WI 上明显高于正常膀胱。MRI 对膀胱癌的分期也较准确。

四、肾上腺疾病的 CT 与 MR 表现

肾上腺的疾病较为复杂,根据临床症状、血压和生化检查来判断不同的肾上腺疾病,可分为功能亢进、功能低下和无功能性肾上腺病变。CT 和 MRI 检查能确定有无肿瘤和肿瘤部位及有无肾上腺增生。

(一)肾上腺功能亢进病变

1. Conn 综合征　即原发性醛固酮增多症,临床主要表现为高血压、低血钾、钠潴留和周期性软瘫。Conn 综合征中最常见的是腺瘤,约占 90%,少数为肾上腺皮质增生。

(1)腺瘤:因腺瘤较小,CT 可作为主要检查方法。CT 表现为肾上腺的体部或侧支上见圆形或椭圆形肿瘤(图 15-9),直径 1~2 cm,大多数发生在左侧肾上腺。由于腺瘤内包含脂质多,常呈水样密度,增强后有轻度强化。

(2)增生:约占 10%,表现为一侧或两侧肾上腺弥漫性增厚。MRI 检查也可发现小腺瘤,但图像分辨率不及 CT 清晰。对于肾上腺增生 MRI 显示不如 CT。Conn 综合征腺瘤因密度低,应与肾上腺鉴别,需结合临床症状和化验检查。

2. 库欣综合征(Cushing syndrome)　又称皮质醇增多综合征,是由体内皮质醇分泌增多引起的全身代谢性改变。常发生于中年女性,临床症状为满月脸、水牛背、向心性肥胖、毛发增多及骨质疏松,女性常伴月经失调。大多有高血压症状。化验检查血、尿皮质醇增高。依据病因可分为垂体性、异位性和肾上腺性 Cushing 综合征。病变在肾上腺本身的可与 Conn 综合征表现一样,有腺瘤、增生和腺癌。

(1)肾上腺增生:CT 显示肾上腺增生效果比 MRI 好。CT 表现双侧肾上腺弥漫性增大,腺体增厚、延长、边缘圆隆,但肾上腺形态不变,密度均匀。增强后呈均匀性强化。少数呈结节状增厚。

(2)Cushing 腺瘤:表现为类圆形或椭圆形肿块,边缘光整,大小约 2~3 cm,CT 表现密度均匀,有强化作用。

(3)Cushing 腺癌:CT 表现为巨大肿块,呈轻度分叶状,密度不均匀,常伴有出血、坏死和钙化。增强扫描后肿块呈不均匀强化。肿瘤可向邻近脏器侵犯,局部淋巴结转移或远处脏器转移。MRI 显示肿瘤内信号不均匀,T_1WI 呈等、低信号,T_2WI 呈等、高信号。MRI 表现与 Conn 综合征中的增生、腺瘤及腺癌表现基本一致。但临床症状和化验检查结果不同。

3. 嗜铬细胞瘤(pheochrom ocytoma)　大部分起源于肾上腺髓质,少数发生在交感神经、副交感神经或其他部位的嗜铬组织中。90% 发生在肾上腺,嗜铬细胞瘤又称为"10% 肿瘤",因其约 10% 发生在肾上腺外,10% 多发性及 10% 为恶性肿瘤。嗜铬细胞瘤的术前准确定位很重要,常见于成人,有阵发性高血压、高代谢、高血糖(三高症),及头痛、心悸、出汗(三联症)等症状。化验检查,24 小时尿儿茶酚胺代谢物明显升高。

　　CT显示肾上腺嗜铬细胞瘤一般较大,直径3～5 cm,个别在8 cm以上,呈圆形,边缘光整。小的肿瘤密度均匀,大的密度不均匀,常合并出血,坏死或囊变,少数伴钙化。有10%的肿瘤为多发,常发生在两侧肾上腺,也可发生在一侧内。异位的嗜铬细胞瘤约占10%,多位于肾门和主动脉旁,也可发生在胸腔、膀胱等部位。恶性嗜铬细胞瘤瘤体较大,呈不规则形,伴出血、坏死和囊变机会更高,只有在侵及邻近大血管或组织,甚至发生转移时,CT才能确定为恶性。

　　MRI上因嗜铬细胞瘤血供丰富,信号改变有一特征,T_1WI上与肝肾信号相似呈等信号,T_2WI上明显高于肝、肾的高信号,可与肾上腺腺瘤鉴别。在寻找异位嗜铬细胞瘤方面有较大优势,在冠状位、矢状位像显示腹膜后的全貌。由于空间分辨率不及CT,且伪影较多,故以CT为首选。

(二)肾上腺功能低下性病变

　　分慢性和急性两种,本病较少见,代表性病变是肾上腺结核,产生慢性肾上腺皮质功能低下,又称艾迪生病(Addison disease)。

　　肾上腺结核起病缓慢,有些病例无明显临床症状,大多数体内有结核灶。主要症状是衰弱无力,体重下降,色素沉着,低血糖和低血压症状,化验检查,血钠低、血糖低及尿皮质醇水平低于正常。

　　CT表现肾上腺结核因病期不同而异。发生干酪化时,肾上腺体积增大,形态不规则,内有囊性低密度,增强扫描后边缘可不规则强化,病变周围可有钙化包绕。后期肾上腺可部分或全部钙化,残留的肾上腺失去正常形态。MRI检查,T_1WI和T_2WI上肾上腺肿块呈低和稍低信号,病灶内出现靶征,T_2WI上呈高信号。其病灶边缘钙化灶显示不如CT清晰。

(三)肾上腺无功能性病变

　　肾上腺无功能性病变种类较多,较常见的是无功能性腺瘤和肾上腺转移瘤,亦见于肾上腺髓质脂肪瘤和肾上腺囊肿等。

　　1.腺瘤　无功能腺瘤一般在B超或CT检查腹部时偶然发现,多无症状。CT显示为单发性肿块,偶为双侧肾上腺肿块,呈圆形或椭圆形,边缘光整,密度均匀,直径2～5 cm。3～6个月B超或CT复查,肿瘤大小无变化。有时仅根据CT表现难与功能性腺瘤鉴别,需结合临床表现及生化检查确诊,CT和MRI检查肿块的密度及信号类似于功能性肾上腺瘤。

　　2.肾上腺转移瘤　大多数恶性肿瘤晚期可发生肾上腺转移,肺癌肾上腺转移最多见,据统计,15%～25%的肺癌,确诊时已发生肾上腺转移。其余为乳腺癌、肝癌、胰腺癌、黑色素瘤及肾癌等。

　　CT显示肾上腺转移瘤可单侧或双侧,一般直径2～5 cm,呈圆形,椭圆形或不规则形,其中央可有低密度坏死。原发灶明确时可确诊。MRI上T_1WI转移瘤信号低于肝脏,少数为等、高信号,T_2WI信号强度明显高于肝脏,信号大多不均匀。

3. 肾上腺髓质脂肪瘤(adrenal medulla lipoma)　是罕见的无功能性良性肿瘤,内含不同比例脂肪和骨髓细胞成分。多见于 40～60 岁,女性较男性多,通常无症状。

CT 显示肿瘤呈类圆形,大小不一,直径 3～5 cm,多发生在单侧,少数为双侧。边缘光整,有菲薄包膜,肿瘤密度不均匀减低,内含大量脂肪,CT 值－100～－30 Hu,内夹杂许多不规则间隔,少数肿瘤内伴钙化。增强后肿块软组织密度区有强化,脂肪区无强化。MRI 上肿瘤呈均匀或不均匀脂肪样信号强度。

4. 肾上腺囊肿　肾上腺囊肿较少见,小的囊肿不引起症状,往往在体检时偶然发现,可发生在任何年龄。

CT 显示囊肿呈圆形,内密度低,壁光滑,测 CT 值与水相似为 0～20 Hu。少数囊肿壁有钙化,个别囊肿合并出血或感染时密度增高。MRI 上示囊肿呈长 T_1、长 T_2 信号,强度均匀,边缘光整。囊肿合并出血时,T_1WI 和 T_2WI 上囊肿内呈高信号。当囊肿较大判断来源困难时,MRI 有助于定位诊断。

（王小宁）

第十六章

生殖系统

第一节 男性生殖系统

一、影像学检查方法

（一）X 线检查

X 线检查应用较少,主要用于了解有无结石。

（二）CT 检查

CT 检查对前列腺疾病的诊断价值较大,CT 扫描对前列腺的形态、大小及周围的解剖关系都能够清楚显示。睾丸对射线敏感,CT 检查不作为常规检查,主要用于发现未降睾丸及确定睾丸肿瘤的转移情况。

检查前分多次口服 1‰泛影葡胺 1000 ml,充盈盆腔肠管。检查时,膀胱应在充盈状态下。扫描时病人取仰卧位,扫描范围自耻骨联合下缘起向上至髂前上棘。

（三）MRI 检查

男性生殖系统疾病,MRI 检查优于 CT 检查。在对前列腺增生及前列腺癌的显示和分期方面,MRI 检查有很高的敏感性及准确率。

二、正常影像解剖及基本病变影像表现

（一）CT 表现

前列腺紧邻膀胱下缘,呈圆或椭圆形密度均匀的软组织影。前列腺的平均上下径、前后径和左右径,30 岁以下的年轻人分别为 30 mm、23 mm 和 31 mm,60 岁以上的老年人分别为 50 mm、43 mm 和 48 mm。在 CT 上不能分辨前列腺各区。

前列腺横径超过 5 cm,均匀增大,可为前列腺增生或前列腺癌所致。如果形成分叶状肿块,并侵犯周围结构,是前列腺癌的表现。

精囊位于膀胱底后方,呈对称性八字状软组织影。精囊外侧部分与膀胱后壁之间有脂肪间隙,称为膀胱精囊角。前列腺或膀胱肿瘤侵犯精囊时,可导致膀胱精囊角消失。

(二) MRI 表现

前列腺在 T_1WI 上呈均匀信号,不能分辨各区。在 T_2WI 上各区由于组织结构的差异可以进行分辨:移行区和中央区呈低信号;周边区信号较高,等于或高于脂肪组织;前列腺被膜呈低信号环影(图 16-1)。

观察前列腺的 MRI 表现时,特别应注意病灶的具体位置,这对鉴别良恶性病变有重要意义。前列腺增生以移行区增大为主。如果前列腺增大并且周围区内出现异常短 T_2 低信号灶,为前列腺癌表现。

三、常见疾病影像学诊断

(一) 前列腺增生

前列腺增生(prostatic hyperplasia)在 60 岁以上的男性中发生率高达 75%。病理上,增生主要发生在移行区。临床表现主要为尿频、尿急、夜尿增多及排尿困难。

1. CT 表现　前列腺体积增大,其上缘超过耻骨联合上方 2 cm,边缘清楚,密度均匀(图 16-2),其内可有钙化点。增大的前列腺压迫并突入膀胱底部。

2. MRI 表现　在 T_1WI 上,增生的前列腺结节呈均匀的稍低信号;在 T_2WI 上,移行区和中央区依增生结节组织成分的不同而表现为不同信号,可以是低、等或高信号。周围区受压变薄,为高信号。T_2WI 检查有很重要的鉴别诊断意义,能显示出增生前列腺的周围区虽然变薄,但信号是正常的。

(二) 前列腺癌

前列腺癌(prostatic cancer)是老年男性常见恶性肿瘤。早期临床症状和体征不明显,表现类似前列腺增生。晚期出现膀胱和会阴部疼痛以及转移体征。直肠指检十分重要,可触到前列腺硬结节,质地坚硬,表面不规则。前列腺癌中 95% 以上为腺癌,多发生在周围区。

1. CT 表现　早期诊断有一定限度,晚期可显示前列腺明显增大,边缘不规则,密度不均匀。膀胱精囊角消失提示膀胱和精囊已受侵。

2. MRI 表现　T_2WI 对诊断前列腺癌有很高的价值。前列腺癌结节多位于周围区,在 T_2WI 上表现为前列腺的高信号周围区内出现低信号结节。在 T_1WI 上,癌结节呈稍低信号(图 16-3)。前列腺周围结构受侵时,其信号随之改变。

第二节　女性生殖系统

一、影像学检查方法

在女性生殖系统疾病诊断方面,超声检查为首选。X线对性腺有辐射作用,应慎用。MRI检查安全无创,是十分有价值的检查方法。

（一）X线检查

1. 骨盆平片　主要了解骨盆的形状、大小,对骨性产道进行准确评估。能发现生殖器官病变的异常钙化。能对金属避孕环的位置进行观察。

2. 子宫输卵管造影术(hysterosalpingography)　是为了显示子宫和输卵管内腔,经宫颈口注入40％碘化油或有机碘水剂进行造影的一种检查方法。造影主要用于观察输卵管是否通畅,子宫有无畸形等。临床上主要是用于寻找不孕症的原因。造影还有分离粘连的作用。子宫输卵管造影应于月经后5～7天进行。在生殖器官急性炎症、月经期、子宫出血等情况下禁用。

（二）CT检查

CT检查图像清楚,解剖关系明确,主要用于对肿块进行定位,帮助确定其性质。对恶性肿瘤进行分期。

（三）MRI检查

MRI检查对女性生殖系统疾病诊断有很高的价值,除了具备CT的优点之外,MRI还很安全,无放射性损伤。MRI能直接三维成像,软组织显示清晰,为诊断疾病提供更多有价值的信息。

二、正常影像解剖及基本病变影像表现

（一）X线检查

1. 骨盆平片　主要显示骨盆的结构。异常表现主要包括骨盆大小和形态异常,以及盆腔内异常钙化,如结核、卵巢肿瘤和子宫肌瘤的钙化。

2. 子宫输卵管造影　正常造影子宫腔呈底边在上的倒置三角形,构成底边的是宫底,下端与子宫颈管相连。宫腔上部两侧为子宫角,与输卵管相通。两侧壁和宫底光滑整齐。子宫颈管呈长柱形。正常输卵管呈迂曲柔软的线条状影,近子宫的一段细而直,为峡部,其远端较粗大,为壶腹部。壶腹部末端呈漏斗状扩大,为输卵管的伞端。如果输卵管通畅,24小时后复查可见造影剂进入腹腔,呈波浪形和弧形条纹影(图16-4)。

各种先天畸形,包括双子宫、双角子宫、纵隔子宫和单角子宫等,表现为宫腔形

态、大小有改变,但充盈良好。宫腔内粘连表现为宫腔变形,边缘不规则。输卵管的非特异性炎症或结核可导致输卵管粗细不均、僵硬、边缘不整、狭窄和扩大积水。

(二) CT 表现

平扫时子宫体表现为横置的梭形软组织密度影,其中央密度可稍低。子宫大小受年龄的影响,老年人子宫较小,一般成人平均前后径为 1.5~3 cm,左右径为 3~5 cm。增强扫描,子宫密度均匀增加(图 16-5)。正常卵巢和输卵管在 CT 上一般不能显示。

(三) MRI 表现

T_1WI 上,宫体、宫颈和阴道在周围高信号脂肪组织的对比下,可以清楚的显示,均表现为较低信号。在 T_2WI 上宫体、宫颈和阴道显示更加清楚,甚至可分清其解剖结构。宫体在 T_2WI 上可分为三种信号:内膜及宫腔黏液表现为高信号,肌层显示中等信号,两者之间薄的较低信号为子宫肌内层,即联合带。绝经期前的正常卵巢常可显示,在 T_1WI 上为中等信号,T_2WI 上中心部为低至中等信号,卵泡表现为高信号。

MRI 检查能发现子宫大小、形态和信号异常。盆腔肿块的信号特征反映了肿块的组织构成。可以根据信号特征和增强表现,判断其范围与性质。例如,含有脂肪信号的不均质肿块是卵巢畸胎瘤的表现特征。

三、节育环的 X 线检查

宫腔内放置节育环是简便有效的避孕方法,在我国已普遍应用。目前常用的节育环是金属制成或含有金属成分,易为 X 线所查出。

由于子宫在盆腔内的位置并非固定,节育环的正常位置和形状有较大差异。在立位检查,一般节育环位于耻骨联合上方 2~6 cm,中线两旁 3 cm 范围之内。少数人,环的下缘与耻骨联合上缘相重或在耻骨上 10 cm 亦属正常。

节育环超过耻骨联合上 6 cm 应考虑有穿过子宫进入腹腔的可能。环的位置过低,例如环在耻骨联合以下,要考虑环落入宫颈管或阴道内。CT 检查可以直接显示节育环与宫体、宫颈的关系,能对环位异常作出准确诊断。

四、常见疾病影像学诊断

(一) 女性生殖系统炎症

女性生殖系统炎症常见者为子宫输卵管结核和慢性输卵管炎。

1. 子宫输卵管结核 一般先累及输卵管,由伞端到壶腹部,逐步蔓延到子宫和子宫颈。造影可见宫腔边缘不规则,严重时可见子宫狭小、变形,可有锯齿状小龛影。输卵管狭窄、僵直、边缘不规则,可有局限性狭窄与憩室状突出相间。狭窄近端可有局限性膨大,但很少形成输卵管积水。

2. 慢性输卵管炎　炎症易造成伞端或输卵管腔内粘连,使输卵管不通。阻塞近端输卵管扩张,可形成输卵管积水。碘化油进入积水的输卵管内,则显示为多数油珠集合在一起。这种改变是非结核性炎症的重要征象。有时炎症主要在伞端附近,输卵管的改变较轻微,但碘化油不能顺畅地通过伞端并在腹腔内自由弥散,而是堆积在伞端附近。所以,造影后 24 小时进行复查是必不可少的。

(二) 子宫肌瘤

子宫肌瘤(myoma of uterus)是女性生殖系统最常见的良性肿瘤。临床表现与肌瘤的生长部位有密切关系,主要表现为阴道流血、腹部肿块及压迫症状,如尿频、肾盂积水、便秘。

1. X 线检查　子宫肌瘤可以发生钙化,X 线平片能显示。

2. CT 表现　子宫增大,有时可见局部向外突起的实性肿块。肌瘤密度可等于或低于正常子宫,边界较清晰,其内可有坏死、钙化(图 16-6),增强时有明显增强。

3. MRI 表现　在 T_1WI 上表现为中等信号,与正常子宫肌层难以区分;T_2WI上肌瘤呈均匀低信号,但高于子宫肌层信号,易于识别(图 16-7)。

(三) 子宫颈癌

子宫颈癌(carcinoma of uterine cervix)是发病率最高的女性生殖系统恶性肿瘤。鳞状细胞癌约占 95% 以上。宫颈癌早期可无症状,中、晚期出现阴道不规则流血和白带异常。

1. CT 表现　宫颈增大,并出现不规则的软组织肿块。晚期可侵犯子宫及宫旁组织,并累及膀胱和直肠。

2. MRI 表现　宫颈癌在 T_1WI 上较难识别;T_2WI 对诊断宫颈癌有很高的价值。宫颈软组织肿块在 T_2WI 上较正常宫颈信号高。宫颈管增宽,正常分层消失。

(四) 子宫体癌

子宫体癌(carcinoma of uterine body)是子宫内膜最常见的恶性肿瘤,又称为子宫内膜癌。腺癌占 90%。

1. CT 表现　早期较难发现,晚期宫体癌使子宫不对称增大,表现为不规则隆起肿块。当发生广泛转移时,可见盆腔的脂肪间隙消失。增强扫描肿瘤组织呈不规则增强。

2. MRI 表现　宫体癌在 T_1WI 上呈稍低信号,与正常子宫内膜相似。在 T_2WI上表现为不规则的高信号。MRI 能够很好地显示宫体癌对周围组织的浸润。

(五) 卵巢囊肿或肿瘤

女性盆腔包块常见原因是卵巢肿瘤(ovarian tumor)。卵巢肿瘤分良性或恶性、囊性或实质性。良性肿瘤中最常见的是囊腺瘤,恶性肿瘤以囊腺癌最多见。

1. CT 表现　单纯的卵巢囊肿,边界光滑整齐,CT 值与水接近。卵巢囊腺瘤分为浆液性和黏液性,浆液性囊腺瘤体积一般稍小,囊壁薄,呈水样密度;黏液性囊腺瘤体积一般较大,囊壁稍厚,囊内液体密度稍高。

卵巢癌大多同时具有实性和囊性部分,边缘不规则。增强扫描实体部分有增强。卵巢癌可产生血性腹水,CT 值偏高,约 60 Hu。此外还可见腹膜或大网膜转移,表现为前腹壁后方密度不均的扁平状软组织肿块。

2. MRI 表现　卵巢囊肿根据其内容物成分不同,T_1WI 上可为低、中或高信号,T_2WI 上一般为高信号。浆液性囊腺瘤呈液体样长 T_1、长 T_2 信号;黏液性囊腺瘤由于蛋白含量较高,在 T_1WI、T_2WI 上均较液体信号高。

卵巢癌在 T_1WI 上,实性部分呈等信号,囊性部分呈低信号,T_2WI 上实性部分呈稍高信号,囊性部分呈高信号。MRI 也能显示腹水及转移灶。

（吴飞云）

第十七章

腹 膜 腔

　　腹膜属浆膜组织,它分为衬覆于腹壁、盆壁内表面的壁层腹膜和覆盖于腹腔、盆腔脏器表面的脏层腹膜,脏壁两层腹膜在后腹壁互相融合而形成一个潜在的腔隙即腹膜腔(peritoneum)。其形态不规则,内有 70~80 ml 草黄色、清亮的浆液。男性腹膜腔是完全封闭的,女性腹膜腔借输卵管伞端、子宫腔和阴道与体外构成潜在性通道。脏层腹膜几乎覆盖了所有腹内脏器后,固定于后腹壁移行为壁层腹膜,因而形成皱褶和间隙及系膜和若干韧带,以横结肠及其系膜为分界,可分为上、下两区即上、下腹膜。上腹膜腔分右侧:右肝上间隙、右肝下间隙、肝裸区。左侧:左肝上前间隙、左肝上后间隙、肝胃间隙、脾外侧间隙、网膜囊。下腹膜腔有左、右结肠下间隙及左、右结肠旁沟;在盆腔有膀胱直肠(女性膀胱子宫、直肠子宫)隐窝;膀胱周围及膀胱旁(盆侧)隐窝。

　　腹膜腔在解剖上,左右并非对称,部分解剖结构也存在着变异,因而其影像学表现也有一定的差异。随着影像学的不断发展及 USG(B 超)、CT 和 MRI 技术的不断进步,对腹膜腔及其疾病有了很大认识。

第一节　影像学检查方法及病变的基本表现

一、X 线检查

　　普通平片和透视主要用于急腹症,如胃肠道穿孔引起的腹腔游离气体,也可以用于大量积液,巨大腹腔肿瘤对器官推移的表现。由于腹腔及腹内器官缺乏明显对比,因此平片显示征象较少。

二、CT 检查

　　CT 检查可通过平扫加增强清晰显示腹腔内各实质器官及血管之间关系,因而对腹膜腔病变可以作出较准确的诊断。CT平扫可显示腹腔积液、积气、腹膜的弥漫性或局限性增厚。积液通常为水样低密度影,CT值一般偏低(图17-1),如积脓和积血等,CT值可偏高,大于30 Hu。一般积气侧卧位更有利于游离气体显示,肿块一般呈软组织密度,增强可有不同程度强化。

三、MRI 检 查

MRI主要采用平扫,但由于它可行冠状、矢状及轴位、斜位等多方位成像,对显示腹膜与其病变有一定的实用价值。

MRI对腹腔积液性质的区别优于CT及USG,常规SE序列,T_1WI液体呈长T_1低信号,T_2WI为长T_2高信号,积气T_1WI和T_2WI均为无信号黑影,积血常表现为T_1WI、T_2WI均为高信号影,肿块为长T_1、长T_2信号。

第二节　常见疾病的影像学诊断

一、腹 膜 炎

腹膜炎(infection of peritoneum)CT可显示:①腹腔积液症;②肠壁增厚粘连,甚至肠梗阻;③肠腔反射性扩张;④腹腔游离气体;⑤局限性或弥漫性腹膜增厚。CT还可以显示一定的病因,如胃穿孔者,其积液常见于右肝下,小网膜囊内。阑尾穿孔常于右下腹。病变相邻的脂肪组织受侵而密度明显增高。器官与脂肪组织的界面显示模糊不清。MRI显示腹腔积液较CT好,有时还可反映积液的性质。但增厚的腹膜不易显示(图17-2)。

二、腹腔脓肿

腹腔脓肿(abscess of peritoneum)是由于腹腔感染局限化而形成,常见于腹腔脏器有感染或手术后的并发症。临床症状常有腹痛、发热、腹部压痛,可扣及较柔韧性肿块等,深部脓肿体征不明显。

CT平扫可显示腹腔脓肿的部位、脓肿壁、脓腔内气体和液体。增强扫描脓肿壁常有一定的增强现象,脓腔内液体不强化(图17-3)。腹腔脓肿还可显示原发性病灶征象,如肝脓肿破入右肝上间隙,胰腺脓肿破入小网膜囊内。不同的间隙脓肿有其特定的解剖基础,如右肝上间隙上方是右膈,下方是肝右叶凸面,左侧是肝镰状韧带有阻挡作用,右侧是右胸胁腹壁等,这可以作为定位诊断的基础。脓肿发生部位如靠近肠壁还可产生肠壁增厚粘连,肠黏膜皱襞水肿及肠淤张等。

MRI由于可以直接多方位成像,对确定腹腔脓肿的准确部位及与邻近器官的关系比CT优越。脓肿腔显示为长T_1长T_2信号,脓肿壁为稍长T_1和稍长T_2信号。

三、腹膜肿瘤

　　腹膜肿瘤(tumor of peritoneum)当其病变较小时易漏诊,较大时 CT 能清楚显示,弥漫性肿块 CT 平扫见腹膜不均匀的结节性增厚。结节状突起呈网膜饼状,增强后可见结节有强化,同时可伴腹水。局限性肿块可见软组织块影,增强可有不同程度强化(图 17-4),肿块较大时可形成囊变或坏死区,囊变或坏死区不强化,部分可为囊实质肿块,囊壁有结节性增强。

　　对腹膜肿瘤的诊断应分定位和定性两部分,定位在腹膜腔内或腔外、起源哪个腹腔间隙,这对于手术及预后均有很大价值。定性主要根据肿瘤的形态、结构、边缘、密度、与周围脏器的关系及腹水有无,判断良恶性及其组织来源。

　　MRI 对腹膜肿瘤的定位比 CT 准确,但由于空间分辨率低,伪影多,小的肿瘤不易发现。较大的肿瘤可显示,呈长 T_1 长 T_2 信号,增强后可强化。

(俞同福)

第十八章

腹膜后间隙

腹膜后间隙(retroperitoneal space)是指壁层腹膜后部分以后与腹横筋膜之间的解剖结构总称。腰肌和髂肌等位于腹横筋膜的后方。对于腹膜后间隙的解剖结构及其划分,近年来的影像学研究有较大发展。1972年,Meyers利用尸体断面标本的腹膜后间隙灌注进行X线摄影分析,认为腹膜后间隙存在肾前、肾周和肾后三个间隙,并阐述了其通连关系。Meyers的观点被后期的CT和MRI所证实,并指导了USG、CT、MRI对腹膜后间隙的正确认识。

腹膜后间隙为腹膜壁层和腹后壁腹横筋膜和骨盆壁之间的腔隙。在肾脏平面,腹膜后腔被分为三个间隙,即肾前、肾周和肾后间隙(线图18-1)。

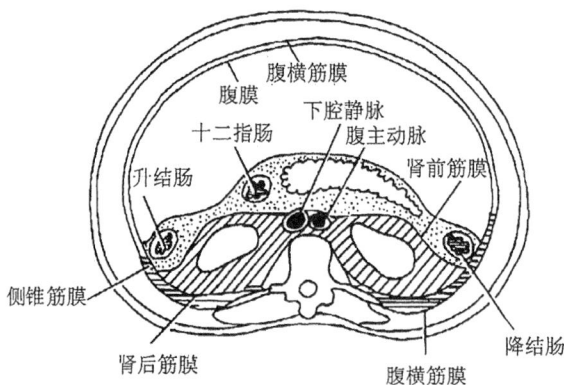

线图 18-1 腹膜后腔示意图

肾前间隙位于腹膜壁层与肾前筋膜之间,内含胰腺、十二指肠、升结肠、降结肠及肠系膜血管等。

肾周间隙位于肾前筋膜与肾后筋膜之间,前后肾筋膜在外侧融合成侧椎筋膜,在内侧与围绕大血管的脂肪融合。肾周间隙像一个倒立的圆锥,其下端,肾前、后两层筋膜松散融合在髂筋膜及居内侧的输尿管周围结缔组织中。肾筋膜在CT、MRI

扫描中,正常厚1~2 mm,局限性增厚或厚度均匀性>2~3 mm 应视为异常(图18-1)。

肾后间隙位于肾后筋膜和腹横筋膜之间,内含脂肪、血管、淋巴管,不含其他脏器。

第一节 X 线检查

腹部 X 线透视平片检查提供的信息甚少,故应用较少,仅显示:①肾及肾周脂肪囊;②胁腹脂肪线。当肾周间隙发生病变时,如炎症、肿瘤和外伤,可见肾周脂肪增宽,密度增高,边缘模糊等。若病变同时伴有气泡影,腹部透视和平片可显示大量气体影,且气体超越肠腔。

第二节 CT 和 MRI 检查

由于后腹膜有丰富的脂肪组织,因而特别适合CT 横断面检查。检查前常空腹4~6 小时,扫描前1 小时口服2%~5%的泛影葡胺800~1000 ml,使结肠和远端小肠显影。扫描前15 分钟再服300 ml,扫描一般以剑突至髂嵴水平,必要时可向下延至盆底,层厚一般10 mm,必要时加薄层,常需平扫加增强扫描。

由于呼吸和消化道蠕动产生的伪影对腹膜后腔影响较小,MRI 可以多方位扫描,清晰显示腹膜后腔的解剖及其病理情况。

一、腹膜后间隙炎症

1. 临床和病理 腹膜后间隙炎症(infection of retroperitoneum)依据病变间隙不同而有不同的临床表现。

肾前间隙内含胰腺,十二指肠,升、降结肠,因而这类脏器炎症常常累及肾前间隙,导致肾前间隙炎症或脓肿;肾周间隙包含肾和肾上腺,此类病变亦可累及肾周间隙,常见肾脓肿穿破或肾盂肾炎,血源性感染亦可发生;肾后间隙主要是脂肪组织,此间隙炎症或脓肿常是继发性。

2. CT 表现 肾前间隙炎症或脓肿,致该间隙的前后径增宽,胰腺、十二指肠及升、降结肠受压前移,病变区脂肪组织密度增高。脓肿形成后见脓腔及脓肿壁,脓肿壁增强扫描可见强化。脓腔内为液化坏死组织,CT 值较低,常有气泡形成气-液平面,并可见肾前筋膜增厚>2 mm。

肾周间隙的炎症或脓肿往往限于肾周间隙内,因为肾前后筋膜有阻挡作用。

肾后间隙炎症或脓肿主要为肾后间隙内脂肪组织密度增高,呈斑片状或条索状软组织致密影。肾后间隙增宽,相邻的筋膜增厚等。

3. MRI 表现 炎症与脓肿组织在 T_1WI 上为低信号,T_2WI 上为高信号,脓肿壁为中等信号。用脂肪抑制技术可显示得更清楚。

二、腹膜后间隙肿瘤

原发性腹膜后肿瘤(tumor of retroperitonum)少见,但种类多,由于腹膜后腔范围广,其组织来源于肌肉、神经、血管、淋巴管、结缔组织、筋膜、脂肪及胚胎组织等,以脂肪瘤、脂肪肉瘤、畸胎瘤、横纹肌肉瘤、神经母细胞瘤、恶性淋巴瘤等较多见。

1. 临床表现　腹膜后肿瘤只有达到相当大小时压迫和影响邻近器官而产生症状,因此当它被发现时往往已相当大。常见的是腹胀、腹痛及相应脏器受压的表现。

2. CT特点　能清楚显示腹膜后肿瘤及其邻近结构的关系,尤其能早期发现病变部位,其肿瘤共同点:①一般肿瘤较大;②较大肿瘤密度一般不均匀,可出现坏死液化或囊变等;③可压迫邻近器官,如推移下腔静脉使其前移。

3. MRI特点　软组织分辨能力较高,可多方位直接成像,对肿瘤的定位较准确,定性有一定困难,可根据肿块边缘、有无分叶、肿块内信号特点、有无增强、对邻近组织器官的侵犯程度等进行推断。

4. 肿瘤举例

(1) 脂肪肉瘤:是腹膜后肿瘤中最常见类型,一般分三种类型。①实体型:肿瘤分化不良,以纤维组织为主,脂肪成分少,CT值大于20 Hu,CT值密度相对较高。MRI上T_1WI和T_2WI均为等信号。②假囊肿型:为黏液脂肪肉瘤,CT值近似水样密度,在20～－20 Hu之间,比脂肪密度高,但密度较均匀,MRI上为均匀较高信号。③混合型:以纤维组织和脂肪组织混合存在,实质部分密度较高,而脂肪处CT值<－20 Hu。MRI上肿块信号不均匀,有脂肪性高信号。

脂肪肉瘤呈侵袭性生长,可伸入各间隙内,分化不良的实体肿瘤与其他腹膜后肿瘤鉴别有一定困难,甚至病理上也不易与纤维肉瘤区分,如瘤内含有脂肪,诊断可以确定。

(2) 恶性淋巴瘤:常发生于40～50岁,临床上有消瘦与不规则发热等,CT可见后腹膜区域淋巴结肿大影,大块融合的淋巴结病变中可有低密度坏死区,增强后可见轻度强化。肠系膜及腹膜后肿大淋巴结融合成团,可将腹主动脉、下腔静脉、肠系膜上动、静脉及肠管包埋其中,肝门淋巴结增大可引起肝胆管梗阻。

MRI能显示腹主动脉旁、椎体旁、下腔静脉周围的淋巴结,并可判断淋巴结有无包绕和侵蚀腹腔动脉,肠系膜上动、静脉,腹主动脉和下腔静脉,肾、脾血管等。T_1WI上肿块为轻度低信号或等信号,也可为混合信号。T_2WI为等信号或高信号,也可为混合信号,肿块大时,信号强度常不均匀。

其他腹膜后间隙肿瘤如平滑肌肉瘤、横纹肌肉瘤、神经母细胞瘤、脂肪瘤等。平滑肌肉瘤可发生不规则坏死和囊变,增强后边缘可有环状强化。神经母细胞瘤常见于婴幼儿,并常可见肿块内伴斑点状钙化。畸胎瘤包含了三个胚层组织,脂肪、骨、软组织等。脂肪瘤边界清楚,腹腔内器官受压移位,肿瘤以脂肪组织为主,大部分CT值达－80 Hu以上,实体部分少且密度较均匀,增强扫描可强化(图18-2)。

(俞同福)

第五篇　中枢神经系统与头、颈部

　　影像学检查对中枢神经系统的诊断很重要。脑瘤、颅脑外伤、脑血管疾病和脊髓疾病,都需要影像学检查以确定病变的有无、位置、大小、数目和性质。诊断主要靠 X 线检查与CT、MRI,X 线检查的重要性越来越低,而 MRI 的重要性越来越高。由于颅骨对透声的限制,使USG 应用受限。

第十九章

中枢神经系统

第一节　X 线诊断

一、X 线检查方法

（一）头颅平片

头颅平片常规应包括后前位片和侧位片（病侧影片），以显示颅骨和颅腔的全貌，必要时可分别摄取左右侧位片。该方法简单、经济、无痛苦，是基本的检查方法。

（二）脑血管造影

脑血管造影（cerebral angiography）是将含碘造影剂引入颈动脉或椎动脉，使其血管系统显影，借以了解血管本身的情况；或借脑血管位置变更作为颅内占位病变的定位；此外，可根据占位病变的血循环情况，占位区内、外血管的情况，用作占位病变的定性。颈动脉血管造影（carotid arteriography）可显示大部分脑血管。分别摄取脑动脉期、静脉期和静脉窦期照片。脑血管造影主要用于诊断脑动脉瘤、血管发育异常和血管闭塞等症，并了解脑瘤的供血动脉。对幕下病变可用椎动脉血管造影。

严重动脉硬化、冠状动脉疾病、心肾功能不良及对造影剂过敏，为脑血管造影的禁忌证。

（三）体层摄影

可对颅骨某部或脊椎某段进行检查，发现骨结构改变或钙化。目前一般用 CT 检查。

（四）脊椎平片

通过脊椎正、侧位片的观察有可能发现椎管内的病变，如椎管肿瘤。目前一般用 MRI 检查。

（五）脊髓造影

脊髓造影（myelography）是将造影剂引入脊蛛网膜下腔中，通过改变患者体位，在透视下观察其在椎管内流动情况和形态，以诊断椎管内病变的一种检查方法。造影剂多用非离子型水溶性有机碘剂。诊断效果较好。脊髓造影可确定椎管有无梗阻和梗阻部位，对椎管内肿瘤和脊蛛网膜粘连有诊断价值。

二、正常 X 线表现

（一）头颅平片

正常头颅因个体、年龄和性别而有明显差别。

1. 颅壁　儿童较薄，成人较厚，还因部位不同而有差异。成人颅壁分内、外板及板障三层。内、外板为骨密质，呈高密度线状影，板障居其间为骨松质，密度较低。

2. 颅缝　冠状缝、矢状缝及人字缝为颅盖骨缝，呈锯齿状线状透明影。儿童期比较清楚。后囟和人字缝间有时可见多余之骨块，为缝间骨，数目不定。缝间骨多无病理意义，但不可误认为骨折。

3. 颅壁压迹　脑回压迹是大脑脑回压迫内板而形成的局限变薄区，X 线表现为圆形或卵圆形的较透明影，见于颅盖骨。其多少与显著程度正常差别较大。2 岁前和成人较不明显，囟门闭合后，脑发育较快，压迹较显著。脑膜中动脉压迹是脑膜中动脉对内板压迫所致，侧位上呈条状透明影，分前后两支，前支较清楚，居冠状缝稍后；后支细小，较不易显示。板障静脉压迹粗细不均，呈网状或树枝状排列，多见于顶骨，粗细、多少及分布正常差别较大。蛛网膜粒压迹表现为边缘清楚而不规则的低密度区，位于额顶骨中线两旁。多在内板，有时形成薄的外突骨壳，甚至造成骨缺损。压迹本身无病理意义，但应同骨破坏鉴别。

4. 蝶鞍　侧位上可观察蝶鞍大小、形状及结构。正常蝶鞍差别较大，前后径为 7～16 mm，平均为 11.5 mm；深径为 7～14 mm，平均为 9.5 mm。形状分椭圆形、扁平形和圆形。蝶鞍各部厚度与密度不同，年老可因骨质疏松而密度减低。正位上可观察鞍底，呈一平台。正常宽度为 8～20 mm，平均为 15 mm。还可计算蝶鞍体积。

5. 岩骨及内耳道　后前位片可从眶内观察。内耳道两侧基本对称，大小相差一般不超过 0.5 mm。内耳道宽径最大为 10 mm，平均为 5.5 mm。内耳道口居内端，呈弧状。

6. 颅内非病理性钙斑　松果体钙斑侧位上居岩骨上后方，后前位上居中线，大小、形状及密度不同。成人显影率高达 40%。其位置较恒定，可根据其移位方向，判断肿瘤或血肿的大致位置。大脑镰钙斑后前位上呈三角形或带状致密影，居中线，显影率近10％。床突间韧带骨化侧位上呈带状致密影,居蝶鞍前后床突之间,使蝶鞍呈"桥形"。显影率为4％。侧脑室脉络丛球钙斑少见,显影率不及0.5％。

(二)颈动脉造影

颈动脉造影动脉期的造影见线图19-1。

颈内动脉进颅后先分出眼动脉,前行入眶,继分出后交通支及脉络膜前动脉向后走行,最终分为大脑前、中二动脉。大脑前动脉分为胼缘动脉,大脑中动脉分出额顶升支、顶后支、角回支和颞后支,于侧位上易分辨。前后位上大脑前动脉居中线,而大脑中动脉则居外方,其分支重叠。

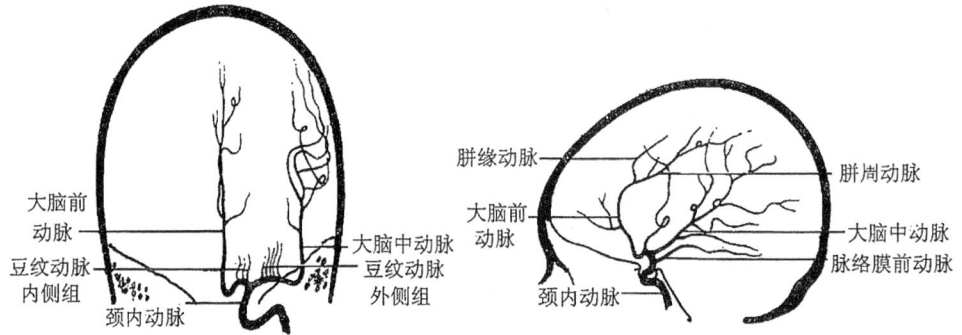

大脑前动脉 豆纹动脉内侧组 颈内动脉 大脑中动脉 豆纹动脉外侧组 胼缘动脉 大脑前动脉 颈内动脉 胼周动脉 大脑中动脉 脉络膜前动脉

线图19-1 颈动脉造影

正常脑动脉有一定的迂曲,走行自然,由近向远逐渐变细,管径光滑,分布匀称,而各支的位置较为恒定,并与脑叶有一定的对应关系。

三、脑 瘤

脑瘤(brain tumour)常见,X线检查先用头颅平片,有时用脑血管造影,目前多使用CT、MRI。

(一)头颅平片

脑瘤在头颅平片的表现可能是:①出现颅内压增高征;②出现脑瘤定位征,有时可估计其病理性质;③无异常发现,因之头颅平片正常不能除外脑瘤的存在。

1. 颅内压增高征 脑瘤由于本身的占位性和继发的脑水肿,使颅内容体积增加或者脑瘤梗阻脑脊液循环路径,致使颅内压增高。一般持续3~6个月即可出现X线变化。颅内压增高的主要X线变化是颅缝增宽,脑回压迹增多而显著,蝶鞍增大及后壁骨破坏。后壁骨吸收自上而下,表现为后床突变小或消失,鞍背变短、变薄或消失。颅缝增宽多见于儿童,蝶鞍变化于成人明显。

颅内压增高多见于脑瘤,但也见于其他疾病,如蛛网膜粘连或脑囊虫等,故颅内压增高只说明有颅内病变,应作进一步检查。

2.脑瘤定位征　头颅平片上可出现以下定位征:颅壁局限性骨变化,接近颅壁的脑瘤可压迫或侵蚀颅壁而发生局限性骨破坏或骨增生,多见于颅盖骨。根据骨变化的部位可确定脑瘤的位置,这种变化多见于脑膜瘤。蝶鞍变化,垂体肿瘤居鞍内,可使蝶鞍呈汽球状增大,鞍背还可后移并竖直,出现"鞍内型"改变,可诊断为鞍内肿瘤。蝶鞍上方肿瘤可使鞍背短,蝶鞍扁平和开口增大,出现"鞍上型改变"。蝶鞍旁肿瘤可使同侧鞍底,甚至鞍背出现双重影像,蝶鞍增大以及同侧前床突上翘或破坏,出现"鞍旁型"改变。岩骨及内耳道变化,靠近岩骨尖和内耳道的肿瘤,如听神经瘤可使内耳道扩大、岩骨尖破坏,晚期形成骨缺损。脑瘤较易发生钙斑,显影率为3%～15%。根据钙斑所在可大致确定脑瘤位置。注意钙斑的位置与形态还能估计性质。例如蝶鞍区弧形或不规则形钙斑多为颅咽管瘤;团块状钙斑为脑膜瘤;幕上条带状钙斑则多为少突神经胶质瘤。松果体钙斑移位,根据松果体钙斑移位方向可大致估计脑瘤位置。一侧大脑半球肿瘤使其向对侧移位。额区肿瘤使其向后下方移位。

上述征象可综合出现。例如脑膜瘤可同时出现局限性骨增生、团块状钙斑、松果体钙斑移位和颅内压增高等征象。

(二)脑血管造影

脑瘤推挤临近的脑组织和血管,使血管发生移位、集拢或分开、牵直或迂曲。根据所累及的血管可诊断肿瘤的位置。一些恶性胶质瘤、脑膜瘤和转移瘤,肿瘤内血循环较丰富,造影时可显影。借此可能确定肿瘤的性质。但现在除为了解肿瘤的供血动脉外,已较少用脑血管造影检查脑瘤。

四、颅脑外伤

颅脑外伤(injury of skull and brain)常见,死亡率高,后遗症多。除颅骨骨折与颅缝分裂外,还可引起脑挫裂伤,继发脑水肿、颅内血肿和脑疝等。继发病变后果严重。应尽早发现颅内血肿,以便及时手术清除。因为颅内血肿的漏、误诊造成治疗不及时是致死的主要原因。脑血管造影对诊断颅内血肿虽有一定帮助,但不及CT简单、可靠。急性外伤多用头颅平片和CT检查。

头颅平片是诊断颅骨骨折与颅缝分裂的有效方法,但在病情危重时,则不应勉强进行。在疑有颅底骨折时,也不应作颅底摄影,因为不仅难于显示骨折线,而且可加重病情,应在伤情稳定后进行,摄影要求迅速,安全,骨折的出现对于了解颅内外伤也有帮助。如骨折横过脑膜中动脉压迹,又有颅内血肿的临床表现,则在骨折下方可能有硬脑膜外血肿。

五、脑血管疾病

脑动脉瘤(cerebral aneurysm)、脑血管发育异常(cerebral vascular malformation)和脑血管闭塞(cerebral vascular occlusion)是常见的脑血管疾病(cerebrovascular disease)。前二者可以引起蛛网膜下腔出血,后者可造成脑供血不全,引起脑梗死。诊断主要靠脑血管造影,头颅平片无诊断价值。

(一)脑动脉瘤

脑动脉瘤好发于颅内动脉的脑底动脉环及其分支。脑血管造影可指明其位置、大小及其与脑血管的关系。颅内动脉海绵窦段动脉瘤多表现为动脉局部膨大,居蝶鞍旁。脑动脉分支动脉瘤 多呈浆果状与动脉相连。如有出血,形成血肿,则临近血管发生移位。动脉瘤出血也常引起有关动脉痉挛,表现为动脉均匀变细、牵直。

(二)脑血管发育异常

脑血管发育异常常见的是动静脉发育异常。血管造影表现为一簇血管团,与扩大、迂曲的动脉及静脉相连。由于动静脉间有交通,所以病变及引流静脉多提早于动脉期显影。更因血液多流入病变中,以致其他血管显影不良或变细。除非出血形成血肿,否则不引起血管移位。

(三)脑血管闭塞

脑血管闭塞多发生于颈内动脉及大脑中动脉。血管造影显示血管于闭塞处突然中断,闭塞以远的血管不显影。远侧的血液供应则来自侧支循环。这些侧支循环可为造影所显示,也是诊断的根据。但疾病早期多不易显示。由于血管闭塞,则发生血流改道,例如大脑中动脉闭塞,则大脑前动脉及颈内动脉分支过度充盈,显影极佳,对诊断也有帮助。

六、脊髓疾病

(一)椎管内肿瘤

椎管内肿瘤(intraspinal tumour)分硬脊膜外、脊髓外硬脊膜内和脊髓内三种。脊髓外硬脊膜内肿瘤多见,多为神经纤维瘤和脊膜瘤,脊髓内肿瘤多为胶质瘤。

1. 脊椎平片　椎管内肿瘤常有椎管骨质改变,尤其在儿童。因此,脊椎平片有助于诊断。

平片上于肿瘤所在平面可见椎弓根内缘变平、凹陷、椎弓根变窄或消失,椎弓根间距离增大和椎体后缘凹陷以及椎间孔增大等。增大的椎间孔边缘多整齐、致密,常见于神经纤维瘤。此外,局部还可见骨破坏、钙斑和椎旁软组织块影等。

2. 脊髓造影　脊髓造影可明确肿瘤所在位置及其同脊膜与脊髓的关系。造影表现为造影剂流动受阻。根据梗阻面形态可确定肿瘤之所在。脊髓外硬脊膜内肿瘤梗阻面呈杯口状,脊髓受压移位;硬脊膜外肿瘤梗阻面呈梳齿状,病侧造影剂柱边缘受压变尖,并向内移位,而脊髓移位较轻;脊髓内肿瘤多不引起完全梗阻,造影剂往往经膨大脊髓两侧缓慢流动,显示脊髓局部膨大,多呈梭形。

(二) 脊蛛网膜粘连

本病临床上不易同椎管内肿瘤鉴别。脊髓造影可见造影剂分散成滴状或不规则的斑片状,其分布不因改变体位而有较大的改变,范围常较广。一般不难诊断。

第二节　CT 与 MRI

磁共振成像(MRI)是一门新兴的影像学检查方法,能够较好地显示各组织器官的解剖结构,尤其在中枢神经系统方面,能清楚地区分灰质、白质,可与解剖标本相媲美。在颅脑疾病的诊断方面,MRI 的重要性已超越 CT,成为神经系统影像学检查的首选方法。MRI 造影剂的应用,使得 MRI 的优越性更加明显。

一、检查方法

(一) CT 检查方法

1. 平扫　主要用横断面,有时加用冠状面。横断面扫描基线多用眦耳线或称眦耳线(即外眦与外耳道的连线)。目的在于以最少的检查层面包括最大的检查范围和避开颅骨较厚的部位,减少伪影。对幕上部位扫描,其层面与眦耳线平行,并由此线依次连续向上扫描8～10个层面。对幕下部位扫描,层面与眦耳线耳端成20°角;眼眶部扫描,则层面与眦耳线眼端成20°角,层厚用5 mm以下。冠状面扫描时,患者可取俯卧位,头部过伸。也可倾斜扫描架,以调节X线的方向,使冠状层面与眦耳线垂直。

2. 增强扫描　是指经静脉给予水溶性碘造影剂后再行扫描,使病变组织与邻近正常组织间的密度差增加,从而提高病变显示率。病变组织密度增加称为增强或强化。其机制是病变组织内血管丰富或血流缓慢,血脑屏障破坏,含碘造影剂在病理组织中停滞、积蓄而强化。因此增强扫描可反映病理组织性质。

常用的造影剂有两种:水溶性离子型造影剂,如60%～70%的泛影葡胺或碘酞葡胺;非离子型造影剂,如碘海醇(iohexol,欧乃派克,omnipaque)/碘帕醇(iopamidol,碘必乐)和优维显(ultravist)等。非离子型造影剂不良反应较少。

药物过敏、哮喘、骨髓瘤、肾衰竭等高危因素应慎行增强扫描,造影时应选用非离子型造影剂。

3. 动态CT扫描　扫描方法是快速向血管内注入造影剂后,对检查确定层面进行一系列短时间连续扫描,测定兴趣区CT值变化,绘出时间密度曲线,观察其生理、病理变化,协助确定病变的性质。颅内病变如肿瘤、炎性肉芽肿、先天性脑血管病变,因血供和血脑屏障完整性不同,其时间-密度曲线峰值和维持时间有着各自的特点,对定性诊断有所帮助,但对有些病变特异性较差,且该项检查费时,有一定危险性,不宜临床常规使用。多排螺旋CT可行灌注扫描,对发现早期脑梗死、脑肿瘤细胞凋亡的判别等有很大价值。

4. 脑池造影 CT 扫描　有时脑桥小脑三角、脑干以及颅底区域的病变,CT 扫描不能明确诊断,可辅以脑池造影 CT 扫描。其方法是经腰穿注射非离子型造影剂如碘海醇 5～8 ml 或气体 3～5 ml,采用适当的体位使病变显示,如用水溶性造影剂者采用病变侧在下的位置,使用气体者则取病变在上的位置。此项技术在磁共振成像(MRI)引入后,已少使用。

5. 三维 CT(3DCT)　三维 CT 方法是由横断薄层扫描的资料,经三维软件处理,以二维形式显示出组织结构和病变的立体图像即三维图像如 CT 血管造影(CTA)。可用于确定脑肿瘤、血肿和血管畸形等病变的位置。

(二) MRI 检查方法

1. 成像平面　头颅 MR 成像之前必须根据疑有疾病的解剖部位和病变的大小,选择成像平面(如矢状面、冠状面、横断面和斜面等)、成像的层厚和间隔距离。一般来说,往往选用两个平面进行成像。

颅脑 MRI 检查中最常用的成像平面是横断面,再辅以矢状面,可清楚地显示脑干、小脑及半球的病变。对于诊断颅底和脑桥小脑三角的病变需辅以冠状面。在诊断垂体和鞍区的病变时,冠状面则是主要的成像平面,可显示垂体的全貌及鞍区周围结构的相互关系。层面的厚度和层面间隔需根据病变的大小进行选择,一般原则是较小的病变应采用薄层扫描,如微小听神经瘤和垂体微腺瘤等。

2. 成像参数　头颅成像的脉冲序列中,最常用的是自旋回波(SE)序列,一次完整的 MRI 检查应包括 T_1 加权、T_2 加权和质子密度加权成像。除 SE 序列外,有时还使用翻转恢复序列(IR)、梯度回波序列(GRE)、脂肪抑制技术及 MRI 血管造影等技术。

3. MRI 造影剂的应用　MRI 造影剂在神经系统检查中主要用于以下几个方面:①鉴别肿瘤和水肿组织,帮助显示平扫时为等信号病灶中的不同组织;②鉴别肿瘤和其他病变,帮助肿瘤的定性诊断;③有助于脑脱髓鞘病变的早期诊断;④帮助显示微小病变,如微小听神经瘤、垂体微腺瘤等;可直接显示某些脑血管病变。目前临床使用的 MRI 造影剂主要为二乙三胺五醋酸钆(简称 Gd-DTPA),是一种顺磁性造影剂,常用剂量为 0.1 mmol/kg。

二、图像分析

(一) 脑 CT 横断面层面

正常脑横断面上,常用 8 个标准层面图像,掌握这些标准层面图像的特征,是 CT 诊断的基础。

1. 10 mm 颅底层面　此层面通过眦耳线上方 10 mm,由前向后可见眼眶顶部、蝶窦、颅中窝、枕骨大孔等颅底结构。

2. 20 mm 蝶鞍层面　可见垂体窝,岩锥及内耳道,第四脑室,桥池和桥小脑角池,颅前、中和后窝脑组织。本层面是观察垂体和颅后窝病变的重点层面。

3. 30 mm 鞍上池层面　鞍上池呈六角或五角星形低密度脑脊液间隙,增强扫描见脑底动脉环位于鞍上池周围。鞍上池、环池和四叠体池包绕部分为中脑(图 19-1)。

4. 40 mm 第三脑室前部层面　本层面重点观察内囊、基底核和丘脑区,该区是中、老年人脑卒中的好发部位(图 19-2)。

5. 50 mm 第三脑室后部层面　此层面除重点观察内囊、基底核和丘脑区外,也是观察第三脑室后部及松果体区重点层面(图 19-3)。

6. 60 mm 侧脑室体部层面　此层面可观察侧脑室体部、三角区和后角。增强扫描可见直窦、上矢状窦后部、大脑镰和脉络膜丛强化显影。

7. 70 mm 侧脑室顶部层面　侧脑室顶、大脑纵裂、脑皮质和髓质等显示清楚,脑皮质包绕的髓质区称为半卵圆中心。

8. 80～100 mm 脑室上层面　脑沟、脑皮质、髓质等在此层面上显示清楚。

(二) MRI 图像

脑白质比脑灰质含氢质子的数目少 10% 左右,其 T_1 和 T_2 值较灰质为长,故 T_1WI 上脑白质信号高于脑灰质,而在 T_2WI 上则低于脑灰质。脑脊液的主要成分为水,在 T_1WI 上为低信号,T_2WI 为高信号。脂肪于 T_1WI 和 T_2WI 上均为高信号。骨皮质、钙化、脑膜因缺少水分,在 T_1WI 和 T_2WI 上均为低信号。快速流动的血液,因其流空效应也为低信号。有时血管可出现流动相关增强现象,呈类似血栓形成的高信号。

(三) 异常脑 CT 分析

1. 平扫密度改变　①高密度病灶:见于血肿、钙化和富血管性肿瘤等;②等密度病灶:见于某些肿瘤、血肿、血管性病变等;③低密度病灶:见于炎症、梗死、水肿、囊肿、脓肿等;④混合密度病灶:上述各种密度病灶混合存在。

2. 增强扫描特征　①均匀性强化:见于脑膜瘤、转移瘤、神经鞘瘤、脑动脉瘤和肉芽肿等;②非均匀性强化:见于胶质瘤、血管畸形等;③环形强化:见于脑脓肿、结核球、胶质瘤、转移瘤等;④无强化:见于脑炎、囊肿、水肿等。

3. 脑室系统变化　①占位效应:局部脑室受压变窄或闭塞,中线结构向对侧移位;②脑萎缩:脑皮质萎缩显示脑沟和脑裂增宽,脑髓质萎缩显示脑室脑池扩大,范围为局限性或弥漫性;③脑积水:交通性脑积水脑室系统普遍扩大,脑池增宽;梗阻性脑积水梗阻近侧脑室扩大,脑池无增宽。

三、脑　瘤

脑瘤以胶质瘤、脑膜瘤、垂体瘤、听神经瘤和转移瘤等较常见,影像学检查目的在于确定肿瘤有无,并对其作出定位、定量乃至定性诊断。

（一）胶质瘤

胶质瘤（gliomas）包括星形细胞瘤、少突神经胶质瘤、室管膜瘤和髓母细胞瘤等，其中以星形细胞瘤最常见。

星形细胞瘤（astrocytoma）成人多发生于大脑，儿童多见于小脑。约占胶质瘤的45%。按肿瘤分化程度分为四级：Ⅰ级星形细胞瘤，Ⅱ级星形母细胞瘤，Ⅲ、Ⅳ级多形性胶质母细胞瘤。Ⅰ、Ⅱ级肿瘤多表现为边缘较清楚，瘤内囊腔或囊腔内瘤结节，肿瘤血管较成熟；Ⅲ、Ⅳ级肿瘤呈弥漫浸润生长，分界不清，轮廓不规则，易发生坏死、出血和囊变，肿瘤血管丰富且分化不良。

1. CT 检查　Ⅰ级肿瘤通常呈低密度灶，分界清楚，瘤周无水肿，肿瘤无强化，占位效应轻；Ⅱ～Ⅳ级肿瘤多呈高、低或混杂密度的囊实性肿块，可有斑点状钙化和瘤内出血，肿块形态不规则。边界不清，占位效应和瘤周水肿明显，多呈不规则环形伴壁结节强化，或呈不均匀性强化。

2. MRI 检查　MRI 表现和 CT 类似，Ⅰ级肿瘤在 T_1WI 呈稍低信号，T_2WI 呈均匀高信号。Ⅱ～Ⅳ级肿瘤在 T_1WI 呈混杂信号，T_2WI 呈不均匀性高信号。恶性度越高，其 T_1 和 T_2 值愈长，囊壁和壁结节强化愈明显，水肿越明显（图19-4）。

（二）脑膜瘤

脑膜瘤（meningioma）较常见，约占颅内肿瘤的15%～20%。多为中年女性，起源于脑膜细胞，居于脑外，与硬脑膜相连。好发部位为矢状窦旁、脑凸面、蝶骨嵴、嗅沟、脑桥小脑三角、大脑镰或小脑幕，少数肿瘤可位于脑室内。肿瘤多数包膜完整，多由脑膜动脉供血，血供丰富，可见钙化，少数有出血、坏死和囊变。组织学分为合体型、纤维型、过渡型、砂粒型和成血管细胞型。

1. CT 平扫　肿块呈等或略高密度，常见斑点状钙化。多以广基与硬脑膜相连，类圆形，边界清楚，大部分肿瘤伴有一定程度脑水肿。颅板侵犯引起骨质增生或破坏。增强扫描呈均匀性显著强化。

2. MRI 检查　T_1WI 呈等或稍高信号，T_2WI 呈等或高信号，均匀强化，邻近脑膜强化称为"脑膜尾征"，具有一定特征（图19-5）。

（三）垂体瘤

垂体瘤（pituitary tumor）仅次于胶质瘤和脑膜瘤，占颅内肿瘤的8%～15%。垂体腺瘤（pituitary adenoma）最常见，包括催乳素、生长激素、性激素和促肾上腺皮质激素腺瘤等。肿瘤包膜完整，向上生长突破鞍膈，伸入鞍上池，向下可侵入蝶窦。较大肿块常因缺血或出血而发生坏死、囊变，偶可钙化。肿瘤直径<10 mm 称为垂体微腺瘤。

1. CT 检查　示鞍内肿块呈等或略高密度，向上突入鞍上池，可侵犯一侧或者两侧海绵窦。肿块内常有低密度灶，可有均匀、不均匀或环形强化。局限于鞍内<10 mm 的微腺瘤，宜采取冠状面观察，平扫不易显示，增强呈低、等或稍高密度结节。

间接征象有垂体高度＞8 mm,垂体上缘隆突,垂体柄偏移和鞍底下陷。

2. MRI 检查　垂体微腺瘤显示优于 CT,T_1WI 呈稍低信号,T_2WI 呈等或高信号。增强动态扫描效果更佳。

(四) 听神经瘤

听神经瘤(acoustic neurinoma)是成人常见颅后窝肿瘤。肿瘤起源于神经鞘膜。早期位于内耳道内,以后长入桥小脑角池。包膜完整,常见囊变。

1. CT 检查　示桥小脑角池内等、低或高密度肿块,瘤周水肿轻,偶见钙化或出血。第四脑室受压移位,伴幕上脑积水。骨窗观察内耳道呈锥形扩大。均匀、非均匀或环形强化。

2. MRI 检查　增强 MRI 可诊断内耳道内 3 mm 的小肿瘤。

(五) 转移瘤

转移瘤多发生于中老年人,顶枕区常见,也见于小脑和脑干。原发灶多来自肺癌、乳腺癌、前列腺癌、肾癌和绒毛膜癌等,经血行转移而来。常为多发,也可单发。易出血、坏死、囊变,瘤周水肿明显。

1. CT 检查　示脑内多发或单发结节,单发者较大。呈等或低密度灶,出血时密度增高。瘤周水肿明显。肿瘤强化明显,呈结节状或环形强化。

2. MRI 检查　转移瘤一般呈长 T_1 和长 T_2 信号,瘤内出血则呈短 T_1 和长 T_2 信号。

四、脑　外　伤

脑外伤病死率高。CT 应用以来,脑外伤的诊断水平提高,使病死率和病残率明显降低。

(一) 脑挫裂伤

脑挫伤(cerebral contusion)病理上脑内散在出血灶、静脉淤血、脑水肿和脑肿胀;如伴有脑膜、脑或血管撕裂,则为脑裂伤(laceration of brain)。两者常合并存在,故统称为脑挫裂伤。

CT 上脑挫裂伤表现为低密度脑水肿区内,散布斑点状高密度出血灶,或脑内血肿,伴有占位效应。MRI 上,脑水肿 T_1WI 呈等或稍低信号,T_2WI 呈高信号;脑血肿 T_1WI 和 T_2WI 均呈高信号。

(二) 颅内出血

颅内出血包括硬脑膜外、硬脑膜下、脑内、脑室和蛛网膜下隙出血等。

1. 硬脑膜外血肿(epidural hematoma)　多由脑膜血管损伤所致,脑膜中动脉常见,血液积聚硬膜外间隙。由于硬膜与颅骨内板粘连紧密,故血肿较局限,呈梭形。

CT 上,颅板下见梭形或半圆形高密度灶,多位于骨折附近(图 19-6)。

2. **硬脑膜下血肿**(subdural hematoma)　多由桥静脉或静脉窦损伤出血所致,血液聚集于硬膜下隙,沿脑表面广泛分布。

CT 上,急性期见颅板下新月形或半月形高密度影,常伴有脑挫裂伤或脑内血肿和脑水肿,占位效应明显。亚急性或慢性血肿,呈稍高、等、低或混杂密度灶。CT 上的等密度血肿,MRI 上 T_1WI 和 T_2WI 均呈高信号,显示清楚。

3. **脑内血肿**　多发生于额、颞叶,位于受力点或对冲部位脑表面区。

CT 上呈边界清楚的类圆形高密度灶。MRI 上血肿信号变化与血肿时期有关。

4. **蛛网膜下隙出血**　儿童脑外伤常见,出血多位于大脑纵裂和脑底池。

CT 上表现为大脑纵裂内见纵行窄带形高密度影。出血亦见于外侧裂、鞍上池、环池、小脑上池。蛛网膜下隙出血一般吸收较快。

(三)开放性脑损伤

开放性脑损伤经常合并颅骨粉碎骨折、脑内碎骨片或异物存留,并发气颅、脑脊液漏和颅内感染等,属于重型脑损伤。

CT 上除显示脑挫裂伤和颅内血肿外,可见颅骨骨折、颅内碎骨片或异物、气颅等改变。

五、脑 卒 中

脑卒中又称中风或脑血管意外,可分为出血性或缺血性两种。

(一)脑出血

自发性脑内出血多继发于高血压、动脉瘤、血管畸形、血液病和脑肿瘤等,以高血压性脑出血常见。出血好发于基底核、丘脑、脑桥和小脑,且易破入脑室。血肿及伴发的脑水肿引起脑组织受压、软化和坏死。血肿演变分为急性期、吸收期和囊变期。

1. **CT 检查**　急性期血肿呈边界清楚,椭圆形、类圆形或不规则形的密度均匀增高影,周围水肿带宽窄不一,局部脑室受压移位。破入脑室可见脑室内积血。吸收期始于第 3~7 天,可见血肿周围变模糊、水肿带增宽,血肿缩小并密度减低,小血肿可完全吸收。较大血肿吸收缓慢,一般 2 个月以后才完全吸收,常遗留大小不等的囊腔,伴有不同程度的脑萎缩。

2. **MRI 检查**　脑内血肿的信号随血肿期龄而变化。急性期血肿 T_1WI 呈等信号,T_2WI 呈稍低信号,显示不如 CT 清楚;亚急性和慢性期血肿外周 T_1WI 和 T_2WI 均表现为高信号,血肿中心呈等信号,周边可见含铁血黄素沉积所致低信号环,此期 MRI 探测比 CT 敏感。

(二) 脑梗死

脑血管闭塞所致脑组织缺血性坏死。其原因有:①脑血栓形成,继发于脑动脉硬化、动脉瘤、血管畸形、炎性或非炎性脉管炎等;②脑栓塞如血栓、空气、脂肪栓塞;③低血压和凝血状态。病理上分为缺血性、出血性和腔隙性脑梗死。

1. CT 检查

1) 缺血性梗死:CT 上见低密度灶,其部位和范围与闭塞血管供血区一致,呈扇形,基底贴近颅骨内板。2~3 周时可出现"模糊效应",病灶变为等密度而消失,增强扫描可见脑回状强化和脑实质强化。1~2 个月后形成低密度囊腔。

2) 出血性梗死(hemorrhagic infarct):CT 上在低密度脑梗死灶内,出现不规则斑点、片状高密度出血灶,占位效应较明显。

3) 腔隙性梗死(lacunar infarct):系深部髓质小血管闭塞所致。低密度缺血灶<15 mm,好发于基底核、丘脑、小脑和脑干。中老年人常见。

2. MRI 检查　MRI 对脑梗死灶发现早、敏感性高。发病后 1 小时可见局部脑回肿胀,脑沟变窄;随后出现长 T_1 和长 T_2 信号异常。MRI 对基底核、丘脑、小脑和脑干的腔隙性梗死灶十分敏感。

六、脑血管疾病

(一) 动脉瘤

动脉瘤(aneurysm)可发生于任何年龄,但在 20 岁以下和 70 岁以上者较为少见,1/3 的病例是在 20~40 岁之间发病。其好发于脑底动脉环及附近分支,是蛛网膜下腔出血的常见原因。多呈囊状,大小不一。<10 mm 的动脉瘤容易漏诊。

1. CT 检查　CT 上分为三型:Ⅰ型无血栓性动脉瘤,平扫呈圆形高密度区,均一性强化;Ⅱ型部分血栓性动脉瘤,平扫中心或偏心性高密度区,中心和瘤壁强化,其间血栓无强化,呈"靶征";Ⅲ型完全血栓性动脉瘤,平扫呈等密度灶,可有弧形或斑点状钙化,瘤壁环形强化。动脉瘤破裂时CT上多数不能显示瘤体,但可见并发的蛛网膜下隙出血、脑内血肿、脑积水、脑水肿和脑梗死等改变。

2. MRI 检查　动脉瘤的瘤腔在T_1WI和T_2WI上呈圆形低信号灶,动脉瘤内血栓则显示为高低相间的混杂信号。

3. DSA、CTA和MRA 检查　可直观地显示动脉瘤、瘤内血栓及载瘤动脉,以DSA 显示较佳。

(二) 血管畸形

血管畸形系颅内血管床的发育畸形,一般分为 4 型:动-静脉畸形、毛细血管扩张症、海绵状血管瘤、静脉畸形。其中以动-静脉畸形(arterio-venous malformation,AVM)最常见。

AVM 可发生于任何年龄,约 72% 的病人在 40 岁以前发病,男性略多于女性。

好发于大脑前、中动脉供血区。由供血动脉、畸形血管团和引流静脉构成。有相当一部分 AVM 脑血管造影阴性，称为隐匿性 AVM。

1. CT 检查　颅内 AVM 在未破裂出血前，CT 表现较为典型，平扫表现为一局灶性高、低或低、等混杂密度区，病灶形态不规则，多成团块状，也可呈点、线状影，边缘不清。增强 CT 呈斑点或弧线形强化，水肿和占位效应缺乏。可合并脑血肿、蛛网膜下隙出血及脑萎缩等改变。

2. MRI 检查　见扩张流空的畸形血管团（图 19-7），邻近脑实质内的混杂高、低信号，为反复出血的后果。

3. DSA、CTA 和 MRI 检查　可直观地显示畸形血管团、供血和引流血管。

七、颅内感染

颅内感染性疾病是中枢神经系统的常见病之一。引起颅内感染的病原体繁多，包括细菌、病毒、真菌和寄生虫，病理改变包括脑膜炎、脑炎和脉管炎。

（一）结核性脑膜炎

结核性脑膜炎（tuberculous meningitis）常发生于儿童和青年人，病者可有肺结核或密切结核接触史，感染途径几乎都由结核菌血液播散而来。好发于脑底池，以脑膜渗出和肉芽肿为其基本病变，可合并结核球、脑梗死和脑积水。

CT 平扫时，蛛网膜下腔特别是鞍上池和外侧裂池失去透明影或密度增高、模糊，形态不对称，后期在蝶鞍区可出现不规则的小斑点状钙化的高密度影。增强 CT 扫描，受累的脑池不规则显著强化，类似阳性对比剂脑池造影，以鞍上池最常见。肉芽肿增生则见局部脑池闭塞并结节状强化。脑结核球平扫呈等或低密度灶，结节或环形强化。

（二）脑脓肿

脑脓肿（brain abscess）幕上多见，颞部居多，占幕上脓肿的 40%，以耳源性常见。血源性多发生于额、顶叶。其次为鼻源性、外伤性和隐源性，后者起源未明。病理上分为急性炎症期、化脓坏死期和脓肿形成期。

1. CT 检查　急性炎症期呈大片不规则的边缘模糊的低密度区，或为不均匀的混合密度影，占位效应明显，增强不发生强化或呈现不规则斑点状或脑回样增强影。化脓坏死期表现为边界清楚的低密度区，其内出现更低密度坏死灶，轻度不均匀性强化；脓肿形成期，平扫见等密度环，内为低密度并可有气泡影。呈环形强化，内壁光滑，或多房分隔（图 19-8）。

2. MRI 检查　脓腔呈长 T_1 和长 T_2 信号异常，Gd-DTPA 增强呈环形强化。

（三）脑囊虫病

脑囊虫病（cerebral cysticercosis）系由猪绦虫的囊尾蚴寄生于人的颅内所造成

的疾病。在我国主要发生于东北、华北、西北和华东地区。人误食绦虫卵或节片后,被胃液消化并孵化出蚴虫,经肠道血流而散布全身,多侵犯脑、皮下、肌肉和眼部。脑囊虫病多发生于脑实质内,也可累及脑室或脑膜。脑内囊虫的数目不一,呈圆形。直径 4~5 mm。当脑膜囊虫病散布于蛛网膜下隙时,易阻塞脑脊液循环,产生脑积水。

CT 上,脑实质型脑内散布多发性小囊。囊腔内可见致密小点代表囊虫头节;囊壁和头节有轻度强化(图 19-9)。不典型 CT 表现包括单个大囊、肉芽肿、脑炎或脑梗死。脑室和蛛网膜下腔型囊虫病,CT 显示局部脑室或脑池扩大,脑池造影 CT 可显示圆形充盈缺损,合并脑积水。

八、其他脑疾病

(一)多发性硬化

多发性硬化(multiple sclerosis,MS)为原因未明的脱髓鞘性脑病,脑室周围髓质和半卵圆中心见多发性硬化斑,也见于脑干、脊髓和视神经。20~40 岁女性多见,病程发作性加重,临床上多灶性脑损害,或伴有视神经和脊髓症状。

1. CT 检查　侧脑室周围和半卵圆中心显示多灶性低或等密度区,也见于脑皮质、小脑、脑干和脊髓。活动期病灶有强化,激素治疗后或慢性期则无强化。

2. MRI 检查　硬化斑 T_1WI 呈稍低或等信号,T_2WI 呈高信号(图 19-10)。据报道 MRI 可检出 76%~100% 的脑硬化斑;CT 只能检出其中 20%~50% 的病灶。

(二)先天性畸形

1. 脑膜膨出(meningocele)　是由于胚胎发育期神经管的闭合不全所致。颅裂位于颅骨中线,以枕部常见,其次是顶区、额区和鼻咽腔。颅腔内容物经颅裂疝出于颅腔外,形成大小不一的软组织包块。内容物为脑膜和脑脊液者,称为脑膜膨出;伴脑组织突出者为脑膜脑膨出;严重者伴有脑室膨出。

CT 和 MRI 上,可见颅骨中线区骨质缺损,伴有大小不一突出于颅腔外的软组织包块,包块内容物 CT 和 MRI 上易于分辨。

2. 胼胝体发育不全(dysplasia of corpus callosum)　分为完全性、部分性,常合并脂肪瘤。

CT 上,侧脑室前角扩大、分离;侧脑室体部距离增宽,并向外突出;三角区和后角扩大,呈环抱状。第三脑室扩大并向前上移位于分离侧脑室之间,大脑纵裂一直延伸到第三脑室顶部。合并脂肪瘤时可见纵裂间负 CT 值肿块伴边缘钙化。

MRI 矢状面上,可直观地显示部分性胼胝体发育不全。

3. Chiari 畸形(Chiari malformation)　系后脑的发育异常。小脑扁桃体变尖延长,经枕大孔下疝颈椎管内,可合并延髓和第四脑室下移、脊髓空洞症和幕上脑积水。

MRI 为首选方法。矢状面上,小脑扁桃体下疝于枕大孔平面以下 3 mm 为可疑,≥5 mm 可确诊;并可见脊髓空洞症和幕上脑积水。

九、脊柱和脊髓疾病

脊髓影像学检查包括脊椎平片、脊髓造影、CT 和 MRI。脊椎平片对脊髓的诊断作用有限,脊髓造影属创伤性检查法。CT 需配合脊髓造影才能发挥其诊断效果。MRI 是诊断脊髓疾病的主要方法。

(一) 检查技术

1. CT 检查　先行定位扫描片,以选定扫描层面和框架倾斜度。观察椎骨和椎管病变,以层厚 8~10 mm 连续扫描病变区;观察椎间盘病变,对病变椎间盘及其上、下椎体缘扫描。3~5 层为一组,层厚 2~5 mm;疑椎管内病变,则需椎管内注射非离子型碘剂 5~10 ml,翻动患者体位,使对比剂混匀后,以 5~10mm 层厚扫描病变区。对脊髓血管畸形或血管性肿瘤,还需静脉注射对比剂行增强扫描。

2. MRI 检查　脊髓 MRI 以矢状面为主,可全面地观察脊髓的解剖和病变;辅以横断面和冠状面,以确定病变与周围组织的关系。常规用自旋回波序列 T_1WI 和 T_2WI,需要时用 Gd-DTPA 增强扫描。

(二) 影像观察与分析

1. 脊椎 CT　横断面上标准图像包括椎弓根、椎间孔和椎间盘层面。

(1) 椎弓根层面:此层面椎弓根、椎体、椎板和棘突围成一个完整的骨环,即椎管,适于观察椎管的大小和形状。正常椎管前后径下限为 11.5 mm;横径下限为 16 mm,侧隐窝宽度下限为 3 mm。小于下限值即提示椎管狭窄。

(2) 椎间孔层面:椎间孔位于椎管的前外侧,呈裂隙状,通过脊神经和血管。硬膜囊位于椎管中部,呈圆形或卵圆形,周围脂肪间隙内可见脊神经根。

(3) 椎间盘层面:椎间盘呈软组织密度,其范围不超出椎体边缘。椎间盘后方见上下关节突、椎板和棘突,黄韧带附于内侧面,正常厚度为 2~4 mm。

2. 脊髓 MRI　正常脊髓在矢状面 T_1WI 上,呈中等信号带状影,位于椎管中心,前后有低信号的蛛网膜下隙衬托,显示脊髓边缘光整、信号均匀;旁矢状面上,椎间孔内脂肪呈高信号,其间圆形或卵圆形低信号为神经根。T_2WI 上,蛛网膜下隙信号增高,环绕中等信号的脊髓带状影。横断面上,脊髓、脊神经与周围椎管骨质和韧带的关系显示清楚。

(三) 疾病诊断

1. 椎管内肿瘤(intraspinal tumor)　髓内肿瘤以室管膜瘤和星形细胞瘤常见;髓外硬脊膜内肿瘤多为神经源性肿瘤和脊膜瘤;硬脊膜外肿瘤常见为转移瘤。

脊椎平片可提示椎管内占位病变。但阳性率不高。脊髓造影和脊髓造影 CT 均可提供肿瘤与脊膜的关系,从而推断肿瘤的性质,但属于创伤性检查。MRI 能直观地显示肿瘤与周围组织的关系,无创性地作出肿瘤的定位、定量乃至定性诊断,是目前诊断脊髓肿瘤的可靠方法。椎管内肿瘤常在 T_1WI 上呈等或稍低信号,T_2WI 上呈等或高信号,Gd-DTPA 增强扫描,肿块有不同程度和不同形式的强化,显示更加清楚(图 19-11、12)。

2. 脊髓损伤(spinal cord injury)　分为出血性和非出血性损伤,后者表现为脊髓水肿和肿胀,其预后较好。脊髓横断损伤可为部分性或完全性,伴有出血。损伤后期合并症包括脊髓软化、囊性变、蛛网膜粘连和脊髓萎缩等。

(1) CT 检查:平扫可见脊髓内出血或硬脊膜外血肿。脊髓造影 CT 可见脊髓肿胀、受压移位、横断损伤,硬膜囊和神经鞘囊撕裂等。

(2) MRI 检查:可直观地显示脊髓的损伤类型、部位、范围和程度。脊髓损伤出血 T_1WI 和 T_2WI 呈高信号灶,脊髓水肿 T_1WI 呈低或等信号,T_2WI 呈高信号。脊髓软化、囊性变、空洞形成、粘连性囊肿等,呈长 T_1 和长 T_2 信号异常;脊髓萎缩见脊髓局限或弥漫性缩小,伴有或无信号异常(图 19-13)。

3. 脊膜膨出(meningocele)　由于先天性椎管闭合不全所致。

(1) CT 检查:可见脊椎裂及其膨出于体外的软组织包块。包块内脑脊液和脂肪呈低密度灶,其中脂肪密度更低,呈负 CT 值;脊髓和马尾神经呈中等密度的条带状影。

(2) MRI 检查:囊内脑脊液呈长 T_1 和长 T_2 信号,疝入的神经组织呈中等信号。

4. 脊髓空洞症(syringomyelia)　是一种慢性进行性脊髓病,可为先天性,或者继发于外伤、感染和肿瘤。病理上包括中央管扩张积水和脊髓空洞形成两型。临床症状有分离性感觉异常和下神经元性运动障碍。

(1) CT 检查:平扫价值有限,偶于上颈髓内见低密度囊腔,囊内蛋白含量高时呈等密度。脊髓造影 CT 扫描时,囊腔立即或者延迟显影,前者提示囊腔与蛛网膜下隙直接相通,延迟 4～6 小时充盈者,提示囊腔不与蛛网膜下隙直接交通,为手术分流术的指征。

(2) MRI 检查:矢状面上,易于确定囊腔的部位、大小及流体动力学变化,明确空洞症的病因。T_1WI 上囊腔呈低信号,T_2WI 上呈高信号;如囊腔直接与蛛网膜下隙相通,脑脊液搏动使 T_2WI 高信号内出现不规则条状低信号影(图 19-14)。

(郭　亮　沈海林　胡春洪)

第二十章

头颈部

头颈部器官包括眼、耳、鼻窦、咽、喉、腮腺、甲状腺等,X 线检查可显示含气空腔及骨质改变,CT 和 MRI 适于观察头颈部的软组织病变。

第一节　眼

眼部结构包括眼球及其附属器、视神经及视路等。各部位均可有病变发生,常见疾病有肿瘤、外伤、异物和炎症。X 线平片对于眼眶骨质的明显病变及眶内不透 X 线异物有诊断价值。CT 和 MRI 对软组织病变的诊断价值较大,可用于判断眶内占位性病变的位置、

范围及其与邻近结构的关系。CT 诊断对于眼眶外伤和异物定位具有重要作用。

一、X 线诊断

(一)检查方法

包括平片检查(普通摄片、体层摄片)和造影检查(血管造影、泪囊造影)。其中眼眶平片最常用,透视几乎不用。

眼眶平片:常用 20°后前位或 23°后前位用于观察眼窝及眶壁结构,并可观察附近鼻窦及前颅凹底部。53°后前斜位用于观察视神经孔。平片检查常用。

(二)正常眼及眼眶 X 线平片表现

1. 眼眶壁　20°后前位上,眼窝呈类方形,四角圆钝。眶壁结构包括上下内外四壁,两侧结构对称。

2. 眶窝密度　两侧眶窝大小、形状和密度基本相同。晶状体或玻璃体退行性变时偶可见钙化。

3. 视神经孔 在 53°后前斜位上,投影于眼眶的外下象限,眶上裂的内上方, 正常视神经孔呈圆形或类圆形,直径约 5 mm。

（三）眼部疾病的 X 线平片表现

1. 眼眶肿瘤 眼眶肿瘤按其起源可分为:①眶内;②眶周;③由颅内侵入眶内。

眶内肿瘤的主要改变为眶骨变化和钙斑的出现,依其部位可大致作出定位诊断,并判断其来源,但估计病变的范围与性质则较为困难,现在常结合 CT 加以诊断。平片常见以下改变。①眶窝增大:发生于眶内生长较久的肿瘤,多呈匀称增大。②眶壁改变:邻近眶壁慢性生长的肿瘤,可出现局限性受压、变形或破坏缺损。③眶窝软组织密度增加与钙斑:密度增加是眶内占位病变常见表现,多均匀一致。眶内静脉曲张可出现多个小的边界清楚的静脉石。视网膜母细胞瘤、泪腺混合瘤和血管瘤等也可发生钙化。④眶上裂增大与破坏:可发生于眶内肿瘤、眶周病变和邻近眶上裂区的颅内病变。⑤视神经孔增大:见于视神经肿瘤;视神经孔破坏见于颅内和眶周病变。

2. 眶内异物定位 X 线检查眶内不透 X 线的异物的目的:①确定眶内有无异物,用 20°后前位及侧位,如果均可见异物,且位置一致,则可确定有异物存在。②异物的位置,常用的方法是几何学法。利用异物同放在角膜缘上标志的关系,以确定异物的位置。定位检查需在确定有眶内异物后进行。③异物在眼球内或眼球外。通过测量可得知异物的方位,异物在角膜缘平面后方的深度和异物距眼球轴的距离等,作出异物在球内、球外的判断。因为眼球大小有个体差别,对于眼球壁附近的异物究竟在眼球内抑或在眼球外是难以判断准确的。但 CT 则不难判断。

二、CT 与 MRI 诊断

（一）眼眶 CT

1. 眼眶 CT 检查方法 常规行横断面扫描,扫描时患者向前凝视,扫描基线平行于瑞氏基底线(RBL)或听眦线(OML),扫描范围包括眶上下壁,层厚 3～5 mm 连续扫描。平扫发现病变或病灶较小难以辨别时,应行增强扫描。

2. 正常眼眶 CT 表现 眼眶呈稍向内、向上倾斜的锥形眼窝,有四壁围成。眶骨壁在 CT 上显示为高密度;眼球周边眼环呈中等密度;球内玻璃体和房水为低密度,前方晶状体密度较高,呈梭形或类圆形;球后脂肪呈负 CT 值低密度影;视神经和眼外肌在横断面上呈带状中等密度影;泪腺位于泪腺窝内,呈中等密度。

3. 眼眶基本病变的 CT 表现 ①眼球突出:常见于眶内肿瘤、炎性假瘤和 Graves 眼病等;②眼环增厚:局限性增厚见于眼球肿瘤或视网膜脱离,弥漫性增厚通常为炎性病变所致;③眼外肌增粗:常为炎性假瘤和 Graves 眼病引起;④视神经改变:增粗见于视神经肿瘤、炎症、Graves 眼病和创伤等;⑤眶内钙化和异物:CT 探测敏感,定位准确;⑥眶壁骨质改变:良性肿瘤引起眼眶受压扩大,恶性肿瘤引起不规则骨质破坏;⑦眶内密度改变:见于占位、血管异常等。

（二）眼眶 MRI

1. 眼眶 MRI 的检查方法　检查过程中患者闭目,避免眼球运动,尽量减少运动伪影。采用头线圈,最好采用眶部表面线圈。常规采用 SE 序列,可根据需要行横断面、冠状面及矢状面 T_1WI 和 T_2WI 检查,层厚 3 mm,层距 1 mm,应尽量缩短检查时间。发现病变需增强/应用脂抑技术。

2. 正常眼眶　MRI 眼球前房和玻璃体呈长 T_1 和长 T_2 信号,其间可见信号不同的晶状体。眼球壁巩膜 T_1WI 和 T_2WI 呈略低信号;脉络膜和视网膜 T_1WI、T_2WI 均呈较高信号;角膜 T_1WI 和 T_2WI 均呈略低信号。视神经及眼外肌 T_1WI 和 T_2WI 均为中等信号。眼眶骨皮质呈低或无信号,含脂肪的骨髓呈高信号。泪腺 T_1WI 为中等信号,T_2WI 呈稍高信号。

3. 眼眶基本病变的 MRI 表现　①眼球壁肿块:T_1WI 多呈较高信号,T_2WI 呈较低信号;②眼外肌增粗:T_1WI 和 T_2WI 呈中等或低信号;③球后肿块:在脂肪高信号中,可见低信号的肿块,皮样囊肿和畸胎瘤通常呈混杂信号;④视神经肿块:多呈长 T_1 和长 T_2 信号;⑤钙化、异物和眶壁病变,MRI 不如 CT,但眶壁骨髓病变或骨折所致脂肪组织疝入鼻窦,则 MRI 效果较佳。

（三）眼部疾病的 CT 和 MRI 诊断

1. 眶内肿瘤

（1）CT 检查:良性肿瘤常呈边缘光滑圆形或卵圆形境界清楚的肿块,密度多数均匀,眶壁可有压迫性凹陷,海绵状血管瘤一般为高密度,亦可为低或不均匀密度,病灶内可出现斑点状钙化,增强扫描有明显强化,延迟扫描密度更高;神经鞘瘤呈低或高密度,增强扫描均匀强化;恶性肿瘤的形态多不规则,密度多不均匀,易破坏眶壁向鼻窦或颅内延伸,增强扫描呈均匀或不均匀强化。

（2）MRI 检查:良性肿瘤常信号多数均匀,海绵状血管瘤 T_1WI 呈中等信号,T_2WI 呈强信号(图 20-1);视神经脑膜瘤 T_1WI 和 T_2WI 均呈中等信号;视神经胶质瘤 T_1WI 呈低信号,T_2WI 呈高信号。注射 Gd-DTPA 后,肿瘤均出现明显强化。

2. 炎性假瘤(Inflammatory pseudotumor)　为一种眶内非感染性炎症,分为弥漫型、肿块型、泪腺型和肌炎型,部分患者病变可自发消退或皮质激素治疗有效。

（1）CT 检查:弥漫型显示视神经和眼外肌增粗,眼环增厚,球后间隙密度增高;肿块型可见大小不一、密度均匀、境界清楚的肿块;泪腺型可见泪腺增大,呈半圆形,边界清楚;肌炎型受累眼外肌增粗肥大,边缘模糊。增强扫描可有不同程度的强化。

（2）MRI 检查:肿块型见眼外肌和视神经增粗、眼环增厚,见边界清楚、信号较均匀的孤立性块影;弥漫型见球后大片异常信号区,眼外肌和视神经增粗,境界不清,眼环增厚。炎性假瘤的信号在 T_1WI 上低于脂肪、与眼外肌接近,T_2WI 上呈低于脂肪和眼外肌,可与较高信号的眶内肿瘤相鉴别。

3. Graves 眼病(Graves disease)　临床表现为无痛性突眼、眼球活动障碍,通常双眼受累。一般认为与甲状腺功能异常及自身免疫有关。

(1) CT 检查:可显示两侧多条眼外肌肥大和视神经增粗,同时伴有眼球突出,与炎性假瘤的鉴别,本病眼外肌肥大多局限于肌腹部,双侧多肌受累,且多无眼环增厚(图 20-2)。

(2) MRI 检查:病变眼肌信号与正常眼外肌信号相近,采用脂抑技术有助于显示眼外肌肥厚的情况。

4. 眼眶外伤和眶内异物　眼眶外伤包括眶骨骨折、眶内损伤和异物。眶内异物分为高密度、中等密度、低密度等。

(1) CT 检查:扫描易于观察眶壁骨折部位、类型和骨折片移位等,同时清楚显示骨折的继发性改变。对于眶内异物的显示和定位,通过横断及冠状面成像可明确显示其位置。

(2) MRI 检查:适于观察 CT 上等密度的透 X 线异物。信号表现多样,可显示异物周围的肉芽。

眶内气肿 CT 和 MRI 上表现为低密度/低信号区。眶内血肿 CT 上急性期为高密度灶,随着时间推移血肿范围缩小,密度逐渐减低;MRI 上血肿信号依血肿期龄而异。

视神经损伤显示视神经不规则增粗或中断。MRI 易于确定眼眶内容物向鼻窦内疝出。

第二节　耳

耳分为外耳、中耳和内耳。广义的中耳包括鼓室、咽鼓管、鼓窦、乳突小房及鼓室内的听骨链。内耳迷路由耳蜗、前庭和三个半规管组成,内耳道位于颞骨岩锥内,含面、听神经。

耳部常见病有中耳乳突炎、胆脂瘤、中耳癌、先天性畸形及外伤等。平片适于观察中耳乳突炎、胆脂瘤及外伤。高分辨力 CT 可清楚地显示耳部的骨质破坏。MRI 适于检查内耳病变。

一、X 线诊断

(一) 检查方法

平片检查 25°侧斜位即 Schüller 位,是常规检查和筛选方法,显示鼓窦、鼓室、鼓窦入口、乳突气房等结构。双 45°前后斜位即 Mayer 位,显示鼓窦、鼓窦入口、鼓室、外耳道等结构。

(二) 正常 X 线平片表现

耳的正常 X 线平片可见以下解剖结构。①外耳道:Scrüller 位片外耳道骨段呈卵圆形透光区,与鼓室和内耳道重叠。②中耳:按乳突气化程度将乳突分为气化型、板障型、硬化型和混合型。乳突前方圆形透亮影,为外耳道、鼓室和内耳道重叠影;Mayer 位显示鼓窦与鼓窦入口。③内耳:前庭呈卵圆形透光区,前下连接由透明环形蜗管盘旋而成的耳蜗,上方连接三个半规管。

(三)基本病变平片表现

①鼓室、乳突、气房透光度改变:鼓室、乳突、气房密度增高,气房混浊,小房间隔模糊或破坏,小房内黏膜增厚,见于中耳乳突炎。②双侧颞骨不对称、畸形:见于先天性发育异常等病变。③内耳结构不清、缺如、畸形:见于耳硬化、内耳畸形或内耳道肿瘤。④咽鼓管透光度改变。

(四)耳部疾病的 X 线平片诊断

1. 中耳乳突炎　中耳乳突炎(Otitis media and mastoiditis)有急、慢性之分,多为化脓性感染,慢性者多为急性中耳乳突炎治疗不彻底迁延所致,常合并胆脂瘤。

平片上急性化脓性中耳乳突炎显示乳突小房密度增高,间隔模糊;乳突积脓并骨质破坏时,则出现大小不等的透亮区。

慢性中耳乳突炎的小房发育不良,密度增高和黏膜增厚,呈板障型或硬化型。单纯型表现为咽鼓管、鼓室、鼓窦及周围气房混浊,密度增高,无骨破坏。坏死型则同时见听骨显示不清或消失。鼓室、鼓窦入口及鼓窦扩大,边缘不规则且模糊或伴周围骨质吸收、破坏或骨质硬化。胆脂瘤型同时见听骨显示不清或破坏消失,并显示胆脂瘤影,可见边缘硬化的骨质缺损。

2. 中耳癌　中耳癌(cancer of middle ear)较少见。多为鳞状细胞癌,常累及颞骨,破坏迷路并侵入颅内。早期为中耳腔透光度减低,鼓室壁及听骨骨质稀疏破坏。继之,骨破坏可扩展至咽鼓管骨部、外耳道骨部、岩骨、内耳骨迷路、鼓室盖、乙状窦壁等。

二、CT 与 MRI 诊断

(一)耳部 CT

1. 耳部 CT 检查方法　采用高分辨力 CT 行横断面和冠状面薄层扫描,层厚 1~2 mm,骨窗观察。横断面自外耳道下缘扫至岩锥上缘;冠状面自外耳道前缘 1 cm 扫至外耳道后方 1 cm 处。

2. 正常耳部 CT 表现　横断和冠状面上外耳道呈管状低密度影,边缘光滑。鼓室位于外耳道内侧,呈由后外向前内斜行的低密度气腔,其内可见高密度的听骨链。鼓室后方较窄的气道为鼓窦入口,与鼓窦相连。迷路居于鼓室内侧,自前向后依次为耳蜗、前庭和三个半规管。膜迷路及其内外淋巴呈低密度结构;耳蜗在横断面上呈螺旋状,蜗顶指向前外;前庭呈圆形或椭圆形低密度影;三个半规管呈点状或半环形低密度结构,位于前庭附近或与之相连。内耳道位于耳蜗内侧,呈管状低密度影。乳突小房表现为大小不等的气腔,可延伸至颞骨鳞部和岩锥。

3. 基本病变的 CT 表现 外耳道软组织肿块常见于肿瘤,合并骨质破坏且相邻软组织侵犯提示恶性。外耳道闭锁为常见的先天性畸形;听骨链呈团块状或消失,迷路部分或完全消失而呈骨性结构,是中、内耳先天性畸形表现;中耳鼓室、鼓窦、乳突小房密度增高是中耳乳突炎的表现,也可为外伤后改变;若同时有听小骨和邻近骨迷路破坏,宜考虑胆脂瘤或中耳癌,后者骨质破坏广泛且边缘不整。

(二)耳部 MRI

常规行横断和冠状面 SE 序列 T_1WI 和 T_2WI 检查,层厚 3 mm,采用梯度回波或重 T_2WI 并最大密度投影和三维重建技术法,可获得 MR 迷路成像。

正常 MRI 表现:外耳道、中耳、听骨链和乳突小房在 T_1WI 和 T_2WI 上均呈低信号。乳突和岩锥的骨髓在 T_1WI 和 T_2WI 上分别为高和中等信号。膜迷路及其内外淋巴液 T_1WI 为低信号,T_2WI 呈高信号。

异常 MRI 表现:乳突小房和中耳 T_2WI 呈高信号,是中耳乳突炎的主要表现。鼓窦和鼓室内肿块,T_1WI 和 T_2WI 均为中等信号,见于胆脂瘤。MR 迷路成像上,部分或全部正常迷路结构消失,可见于内耳先天性畸形;如伴有中耳肿块,则提示胆脂瘤或中耳癌的迷路侵犯。

(三)耳部疾病的 CT 和 MRI 诊断

1. 中耳乳突炎

(1)CT 检查:显示病变更清楚,急性期见中耳密度增高。慢性中耳炎单纯型见乳突气房黏膜增厚,无骨质破坏(图 20-3);肉芽肿型见乳突气房骨隔和骨壁破坏,可出现透光区,并有听骨链破坏,鼓室内有肉芽和息肉;胆脂瘤型,可直观胆脂瘤的部位、大小和范围,及听小骨和半规管破坏情形。

(2)MRI 检查:乳突小房、鼓窦和鼓室 T_2WI 呈高信号,胆脂瘤呈中等信号。

2. 中耳癌

(1)CT 检查:早期显示为中耳骨质破坏,听骨破坏较彻底。癌灶发展可累及咽鼓管、鼓窦入口及鼓窦区,可见以鼓室为中心较大范围的骨质破坏,向外累及外耳道、乳突和颞骨鳞部;向上破坏颞骨鳞部、岩骨嵴;向后破坏乳突、乙状窦及枕骨;向内破坏岩骨锥体及内耳。增强扫描见不均匀增强。

(2)MRI 检查:可显示异常软组织肿块信号及内耳迷路的侵犯。

3. 先天性畸形(congenital abnormality) 外耳、中耳和内耳来自不同的胚胎始基,畸形可单独发生或者合并存在。高分辨力 CT 扫描是先天性耳部畸形的首选检查法,一般以外耳和中耳发育不良为多见。

(1)CT 检查:可确定先天性外耳道闭锁的性质和范围,多表现为管腔狭窄、变短,管道倾斜,严重者外耳道闭锁;中耳畸形可见鼓室较小和变形,多伴听小骨异常,如听小骨发育不全、融合或者粘连固定;内耳畸形以半规管的畸形为常见,表现为半规管的缩短、扩大,也可见迷路结构消失,或者未发育而代之以不规则的致密骨块。

（2）MR迷路成像：能清楚地显示内耳畸形及其类型和程度。

第三节 鼻和鼻窦

鼻由外鼻、鼻腔、鼻窦三部分构成，外鼻形如三边锥体，易受外伤。鼻腔是位于两侧面颅之间的腔隙，由鼻中隔分为左右鼻腔，外壁上附着三个鼻甲，顶壁为筛骨，下壁由上颌骨和腭骨构成。鼻窦位于鼻腔的四周，左右成对，共有四对，包括上颌窦、额窦、筛窦和蝶窦，各自有窦口与鼻腔相通。鼻腔与鼻窦含有空气，与周围高密度的骨质可形成鲜明对比，平片检查即可作出相对准确的诊断。CT具有较好密度分辨率，对于定性诊断有较好的价值，有时需辅以增强扫描。MRI软组织分辨力强，可清楚显示鼻与周围的情况。鼻腔和鼻窦常见疾病包括炎症、肿瘤及外伤。

一、X线诊断

（一）检查方法

1. 鼻骨侧位 常用于观察鼻骨外伤后有无骨折。

2. 鼻窦平片 ①柯氏位（Caldwell位）：观察额窦、筛窦和鼻腔。②华氏位（Waters位）：观察上颌窦、额窦、筛窦，也可观察鼻腔、上颌骨、颧骨及下颌骨喙突。坐位水平投照可显示鼻窦内积液。

（二）正常X线平片表现

1. 鼻骨 侧位片显示为自鼻额缝起始的细长三角形致密影。

2. 鼻腔 鼻腔呈梨形气腔。鼻中隔为纵行致密带影，位于鼻腔的中线，可向一侧轻度偏曲。中、下鼻甲呈卷曲状，附于外侧壁上，上鼻甲短小难以显示。

3. 鼻窦 为含气空腔，正常鼻窦透明，窦壁清晰、锐利，黏膜不显影。上颌窦位于眼眶下方，鼻腔外侧；额窦位于眼眶内上方和鼻根上方；筛窦呈蜂房状，居鼻中隔上方两侧和眼眶之间；蝶窦呈类圆形，中隔多数不居中，两侧常不对称。

（三）基本病变的X线平片表现

鼻的基本病变在X线平片上有以下表现：①鼻腔内软组织密度增高：见于鼻内占位性病变、炎症等。不透X线的异物/结石表现为致密影。②鼻窦密度增高：常见于黏膜肥厚、炎症、积液、占位性病变和血肿等；窦腔内有时可见钙化或骨化。③窦壁骨质改变：恶性肿瘤见骨质破坏，良性肿瘤或囊肿见骨质压迫性改变。

（四）鼻和鼻窦疾病的X线平片表现

1. 鼻窦炎（Sinusitis） 按病因分为化脓性、变态反应性和特异性等，常多个鼻窦受累，以化脓性鼻窦炎最为常见。急性鼻窦炎以黏膜水肿、渗出、纤毛上皮坏死、脱落等为主要病理变化;慢性鼻窦炎窦腔黏膜增厚、息肉样变或伴有窦壁骨膜增厚,亦可因骨质被吸收而致窦壁骨质疏松。变态反应性鼻窦炎主要为黏膜水肿和嗜酸性细胞浸润。

(1)急性化脓性鼻窦炎:显示窦腔密度增加、混浊,透光度减低。窦腔内可见液平面,如果脓液充满窦腔,则整个窦腔密度增高。窦壁境界清晰或模糊。窦腔外围见平行于窦壁的环形软组织影。

(2)慢性化脓性鼻窦炎:窦腔透光度减低。黏膜肥厚可见与窦壁平行的带状环形增厚的软组织影。黏膜息肉样变,可见表面呈波浪状、较弥漫的软组织影。息肉则表现为球形或半球形块影。发生囊肿时,可见边缘清楚、光滑的半圆形软组织影突入窦腔。窦壁骨质增生硬化。

(3)变态反应性鼻窦炎:显示多鼻窦病变,窦腔黏膜高度水肿,窦腔呈闭塞状,使窦腔混浊,密度增高,透光度减低。病变发生迅速,消退亦快,反复发作。不易与急性化脓性鼻窦炎相鉴别。

2.鼻窦囊肿 多继发于慢性鼻窦炎。鼻窦囊肿一般可分为黏液囊肿、黏膜囊肿、齿源性囊肿、面裂囊肿和皮样囊肿。

影像学上黏液囊肿早期表现类似鼻窦炎,表现为窦腔密度增高,见圆形或卵圆形边缘光整的软组织影,骨隔消失,当囊肿增大时压迫窦腔,可见窦腔呈圆形膨大。

3.鼻窦肿瘤 良性肿瘤较恶性肿瘤少见,主要有骨瘤、乳头状瘤及血管瘤等,好发于额、筛窦;恶性肿瘤以鳞状细胞癌多见,以上颌窦最常见。

骨瘤X线平片见窦腔内骨性肿块,边缘光滑,骨密质瘤密度高,骨松质瘤密度较低。

恶性肿瘤中,癌比肉瘤多,好发于上颌窦,X线见窦腔密度增高,不规则软组织密度增高影,侵蚀骨壁则引起局限性骨破坏,病变发展,则引起骨壁广泛破坏。

二、CT 与 MRI 诊断

(一)鼻窦CT

1.CT检查方法 行横断面和冠状面扫描,层厚3~5 mm,横断面扫描基线半行于下眶耳线,扫描范围包括硬腭至额窦。冠状面扫描范围前到后包括额窦和蝶窦。必要时需作增强扫描。

2.正常CT表现 含气的鼻腔和鼻窦呈低密度区;鼻甲、鼻中隔和窦壁为高密度区。正常窦壁黏膜很薄,不能显示。窦周软组织呈中等密度;脂肪界面呈低密度负CT值。

3.基本病变的CT表现 根据CT值可区别囊、实性病变。窦壁骨质破坏伴软组织肿块,常提示恶性肿瘤。

(二)鼻窦MRI

1.鼻窦MRI检查方法 检查前应去除牙托、假牙等,采用头颅表面线圈,常规采用 SE 序列,行横断面和冠状面 T_1WI 和 T_2WI 检查,层厚 3～5 mm。疑为肿瘤或肿瘤窦外蔓延时,行增强扫描。

2. 正常鼻窦 MRI 表现　窦腔内气体和骨皮质呈无信号;骨髓质在 T_1WI 呈高信号、T_2WI 呈中等信号;窦壁黏膜呈线形影,与周围肌肉组织在 T_1WI 及 T_2WI 上均为中等信号。窦周脂肪层 T_1WI 和 T_2WI 分别呈高和中等信号。

3. 鼻窦基本病变的 MRI 表现　病变组织含水量增加如黏膜水肿、息肉或囊肿病变,T_1WI 呈低信号,T_2WI 呈高信号;含黏液和蛋白量高的囊肿,T_1WI 和 T_2WI 均呈高信号;细胞成分多的肿瘤,T_1WI 和 T_2WI 呈低和中等信号,均匀或不均匀。

(三)鼻和鼻窦疾病的 CT 和 MRI 诊断

1. 鼻窦炎

(1) CT 检查:急性鼻窦炎时 CT 显示窦腔黏膜肿胀、增厚,窦腔内见分泌物潴留,密度增高,有时腔内可见气-液平面。CT 还能发现骨髓炎、眶内和颅内的并发症;增强扫描窦腔黏膜密度增高,而分泌物呈低密度。慢性鼻窦炎 CT 显示黏膜环形增厚,有息肉形成,见窦腔内单个或多个密度较低的结节状肿块,可附着于窦壁任何部位,骨质增生硬化。息肉在 CT 上呈软组织结节,若充满整个窦腔则呈均匀性密度增高。

(2) MRI 检查:较少应用,黏膜增厚和窦腔积液呈长 T_1 和长 T_2 表现;窦壁受累时 T_1WI 上骨髓信号减低。慢性鼻窦炎时,长期黏膜水肿、肥厚可形成息肉,呈半圆形软组织影向窦腔突出,严重者可充满整个窦腔,T_1WI 呈中等信号,T_2WI 呈高信号,黏膜环形增厚呈中等信号。

2. 鼻窦囊肿

(1) CT 检查:呈含液囊肿表现。潴留囊肿和黏膜囊肿表现为上颌窦内半圆形肿块,类似上颌窦息肉,但无黏膜增厚,呈边缘光滑低密度肿块影(图 20-4)。囊肿较大时充满整个窦腔,CT 值接近水的密度。增强扫描有时见囊壁环形增强。

(2) MRI 检查:表现为境界清楚的膨胀性病变,窦内骨隔消失,骨壁变薄。囊内信号大多均匀,其信号强度与囊内液蛋白及水含量高低有关。若蛋白含量低,水含量高,则 T_1WI 呈低信号,T_2WI 呈高信号。若蛋白含量高,则 T_1WI 信号增高。

3. 鼻窦肿瘤

(1) CT 检查:骨瘤在 CT 上呈突向窦腔内的骨性肿块,边缘光滑,大者可充满整个窦腔。血管瘤 CT 平扫显示软组织密度肿块,增强扫描病灶明显强化。上颌窦癌 CT 早期表现为窦腔内软组织肿块;肿瘤进展破坏窦壁,并向窦外侵犯时,CT 上可见窦壁破坏,窦腔内外见软组织肿块,肿块内可见低密度坏死灶(图 20-5)。增强扫描时见肿瘤不均匀强化。

(2) MRI 检查:上颌窦癌在 MRI 上表现为肿块,T_1WI 呈低信号和 T_2WI 呈中等或偏低信号;瘤内出血时呈高信号。MRI 还可显示肿块内坏死灶,窦外脂肪间隙移位,周围肌间隙的改变,有否颈淋巴结转移。

第四节 咽

咽上起颅底,下达第 6 颈椎平面,前面通鼻腔、口腔和喉,后壁与椎前筋膜相邻,下端相当于在环状软骨下缘与食道相接,是呼吸和消化的共同通道。

咽分鼻咽、口咽和喉咽三部分。

一、X 线诊断

咽部 X 线检查通常摄颈侧位片以观察咽腔及咽后壁软组织结构情况。正常咽后壁厚度在儿童不超过 8 mm;成人厚度不超过 5 mm。颅底位主要观察鼻咽腔的前后壁和侧壁,同时可了解颅底骨质破坏情况,但临床已较少采用。

(一)咽部脓肿

好发于儿童,急性常为化脓性感染,慢性多为结核性感染。颈侧位片上可见咽后壁肿胀增厚,其内可有气泡透亮影或出现气-液面,有时可见异物滞留,严重者可伴有颈椎半脱位;脓肿向下蔓延形成纵隔脓肿。

(二)咽部肿瘤

良恶肿瘤颈侧位片上均可表现为鼻咽腔软组织增厚或软组织肿块,肿块大者出现鼻咽腔狭窄变形。不同的是良性肿瘤表面光滑,恶性肿瘤表面毛糙不平,颅底或邻近骨质可有侵蚀破坏,常发生颈淋巴结及远处转移。

二、CT 与 MRI 诊断

咽部 CT、MRI 扫描体位及基线与脑部相同,以横断面为主,冠状面利于观察病变向颅底及颅内侵犯的情况。层厚取 5 或 10 mm。横断面上,鼻咽侧壁各有两个切迹,前方为咽鼓管开口,呈三角形,指向后外;后方为咽隐窝,为鼻咽癌好发部位,其后壁与鼻咽后壁相续。两切迹间隆起为咽鼓管圆枕。咽旁间隙为此处重要的筋膜间隙,CT 上表现为低密度带影。

CT 和 MRI 软组织分辨率显著高于 X 线,可进一步观察肿瘤向黏膜下和咽旁间隙的侵犯,提供肿瘤诊断分期的依据。

鼻咽部良性肿瘤以鼻咽纤维血管瘤常见(图 20-6),好发于 10～25 岁男性青少年,主要症状为反复大量出血和鼻塞症状,CT 特征为边缘光整的肿块,强化明显,可破坏颅底骨质,MRI 上也可见边缘光整的肿块,T_1WI 为低信号,T_2WI 为高信号,有明显增强效应。脊索瘤可见以斜坡为中心的骨质破坏、软组织肿块和团块状钙化。

恶性肿瘤以鼻咽癌为主,中年男性患者居多,CT 横断面图像上,早期仅见鼻咽侧后壁增厚或稍显隆起;进展期见软组织块影突出入鼻咽腔,引起咽腔变窄变形,咽旁侵犯可见咽旁脂肪间隙消失,翼腭窝和颞下窝受累,该区见软组织肿块,肿瘤可破坏颅底骨质向颅内蔓延,侵犯海绵窦、鞍旁或眶尖部;晚期发生颈淋巴结及远处转移(图 20-7)。CT 扫描有助于鼻咽癌的诊断和分期、制定治疗计划和观察治疗效果。

MRI 在区别鼻咽癌放疗后肿瘤复发和纤维瘢痕方面有重要作用。肿瘤复发灶在 T_1WI 为低信号,T_2WI 为高信号,有增强;而纤维瘢痕在 T_1WI 和 T_2WI 均为低信号,无强化。另外,MRI 对显示斜坡有无侵犯也比较敏感。

第五节　喉

喉位于颈前正中舌骨之下,上通咽腔、下接气管。喉上端为会厌上缘,在成人约相当于第 3 颈椎上缘或下缘平面,下端为环状软骨下缘,相当于第 6 颈椎下缘平面。喉是软骨为支架,由肌肉、韧带,纤维组织及黏膜等构成一个锥形管腔状器官,CT 和 MRI 能显示喉部这些组织结构细节,准确地定位及确定肿瘤延伸的范围,对制订合理的手术计划很有帮助。

一、X 线诊断

由于喉部组织结构互相重叠,颈侧位片上喉室结构分辨不清;正位喉部体层摄影具有比较重要的诊断价值,可显示喉前庭、真假声带、声门裂和声门下区诸结构。

(一)喉部炎症

多数由上呼吸道感染引起,少数见于结核、梅毒等。断层片上可见喉部结构肿胀,室腔透亮度减低,真假声带分辨不清,声门裂闭合不良。声带息肉可见声带边缘不整,或突入喉腔内软组织块影。慢性喉炎有瘢痕形成时可见气道狭窄变形。

(二)喉部肿瘤

良性肿瘤少见,主要有乳头状瘤、血管瘤、纤维瘤、囊肿及淀粉样瘤等。断层片上可见软组织块影边缘光滑、境界清楚,突入喉室、喉前庭或声门下区,引起气道狭窄变形。

恶性肿瘤以喉癌常见,好发于 40～60 岁男性。声门型常向声门下区蔓延,而声门上型主要向喉外蔓延侵犯甲状软骨、会厌前间隙和喉咽部。断层片上早期表现为局部软组织增厚或呈结节状块影,晚期呈菜花样块影,表面不平,并向周围浸润生长。

二、CT 与 MRI 诊断

喉部 CT 检查以横断面扫描为主,声门区需扫薄层,并选择合适的窗宽窗位。在声门上区层面可见会厌前方为会厌前间隙,后方为喉前庭,两侧为梨状窝,梨状窝呈角形、圆形或椭圆形,两侧对称。声门层面喉前庭两侧可见假声带呈带状软组织影;稍下层面为真声带,声带之间为声门裂。当发"e"声扫描时,可见两侧真声带彼此靠拢,声门裂缩小呈裂隙状。声门下层面可见气管及环绕其后外侧的环状软骨。

(一)喉癌

CT 可显示肿瘤的形态、大小、范围及邻近组织的浸润情况,因此术前 CT 的应用,对喉癌手术有重要的指导作用。CT 图像上,肿瘤密度较高,呈软组织肿块影,边界欠清,形态不规则(图 20-8),增强扫描病灶可有不同程度的强化。肿瘤侵犯喉部软骨,表现为不规则的破坏,当喉周间隙和会厌前间隙被肿瘤侵犯时,这些间隙中的低密度脂肪影消失,声带受累显示声带增厚、固定,声门裂不对称。颈部淋巴结转移时,颈动脉和静脉周围正常低密度脂肪间隙消失。

MRI 上,喉癌组织 T_1WI 为低信号,T_2WI 为高信号,注射造影剂后有强化。由于 MR 可冠状面成像,在显示肿瘤确切范围及周围侵犯等方面优于 CT。

(二)喉部损伤

喉部损伤病情严重,CT 是首选检查方法,可明确气道阻塞的部位及程度,鉴别水肿与出血,前者呈低密度,后者表现为高密度。

第六节 腮 腺

腮腺是涎腺中的最大腺体,位于外耳道前下方,咬肌后表面和下颌后窝内,分为浅部、深部及峡部,面神经由腺的后内侧面进入腺体。腮腺疾病的 X 线检查以腮腺造影为主;CT 和 MRI 能直接显示腮腺结构及病变,对临床诊断和治疗具有较大的参考价值。

一、X 线诊断

腮腺软组织摄影主要用于观察涎石,腮腺造影是经导管开口注入 40% 碘化油或 60% 泛影葡胺 1～1.5ml 后,摄后前和侧位造影片。必要时加摄功能片。

(一)涎石

软组织摄影可显示涎石的部位、大小和数目。涎石多呈圆形或卵圆形,均匀或分层,沿主导管方向排列。约 20% 涎石为阴性结石,需作腮腺造影诊断。

(二)腮腺炎

常见为慢性化脓性腮腺炎,造影上可表现为主导管及小叶导管扩张,边缘不整,腺体内小导管扩张,呈弥漫分布的小囊影,腮腺炎后期整个导管系均扩张,腺体萎缩。

(三)肿瘤

良性肿瘤占 80%,有混合瘤、腺瘤、腺淋巴瘤、血管瘤、淋巴管瘤和脂肪瘤等,恶性肿瘤占 20%,有恶性混合瘤、黏液表皮样癌、腺癌和转移瘤等。腮腺造影上良性肿瘤表现为边缘整齐、清楚的充盈缺损区,导管阻塞扩张和受压移位。恶性肿瘤表现为边缘模糊的不规则充盈缺损区,导管出现杯口压缩、突然截断、侵蚀破坏,边缘不整,造影剂外溢。可伴有下颌骨侵蚀破坏。

(四)舍格伦综合征

舍格伦(Sjögren)综合征(又称干燥综合征)可能是一种自身免疫性疾病,多发生于中年妇女。双侧腮腺和泪腺弥漫性肿大或呈结节状肿块,临床上有口干、眼干症状,合并类风湿性关节炎。造影表现为末梢导管扩张,或伴有主导管扩张及充盈缺损,腺体萎缩,腺泡无造影剂充盈。

二、CT 与 MRI 诊断

腮腺内含有脂肪,CT 表现为显著低密度,CT 值为负值,与腺体组织形成鲜明对比。而脂肪在 MRI 显示为高信号,腺体组织呈低信号,同样对比鲜明。CT、MRI 的主要诊断作用在于判断肿瘤的部位及蔓延范围,鉴别良恶性肿瘤等。一般来说,良性肿瘤的形态特征是肿块多呈类圆形,边缘光整,密度或信号均匀,血供丰富者有明显强化。恶性肿瘤的形态多不规则,边界模糊,密度或信号不均匀,肿块内常有出血、坏死或囊变,且常侵犯周围软组织及脂肪间隙,引起颅底骨质破坏及淋巴结转移。

第七节 甲状腺及甲状旁腺

甲状腺位于环状软骨下方,相当于第 7 颈椎高度分为左右二侧叶,中间以峡部相连。甲状旁腺有上下两对,位于甲状腺的后内缘与食管的交角内,包含于甲状腺鞘囊中。少数情况下,甲状旁腺可异位于气管和食管后、上下颈部甚至纵隔内。

一、X线诊断

由于缺乏对比,X线检查对甲状腺疾病的诊断作用有限。甲状腺肿大可见局部软组织肿胀,气管可有受压移位。较大肿块延伸至胸骨后时,上纵隔影增宽。透视下可见块影随吞咽动作向上下移动。

甲状旁腺肿瘤一般较小,X线检查不易发现。

二、CT 与 MRI 诊断

一般作横断面平扫和增强扫描。扫描时患者取仰卧位,头部稍后仰,扫描层面平行眶耳线或与眶耳线成 $10° \sim 15°$ 角,扫描范围从下颌角至胸腔入口,层厚 5 mm。

在 CT 图像上,甲状腺组织由于含碘量高,表现为边缘清楚的高密度阴影,其 CT 值约 100 Hu 左右,因甲状腺的血流丰富,增强扫描时有明显强化。正常甲状旁腺腺体较小(3~8 mm 大小),一般不能分辨。MRI 图像上正常甲状腺信号均匀, T_1WI 及 T_2WI 信号稍高于肌肉组织。

甲状腺肿大是临床常见的症状,可为弥漫性或局限性,由多种疾病引起。各种病因在 CT 扫描上都有一定的特征性表现,可帮助诊断。

(一)甲状腺癌

多发生于中年妇女,以乳头状腺癌最多见,体积较大的肿瘤可压迫气管、食管和喉返神经。可有局部淋巴结和远处器官转移。

CT 图像上肿瘤呈边界不清、形态不规则的软组织密度肿块,可累及部分或大部分正常甲状腺组织。肿块密度不均匀,可见坏死、囊变区和钙化。增强扫描病灶呈不规则强化,但其密度仍低于强化的正常甲状腺组织。肿瘤可局部侵犯破坏甲状软骨或发生颈淋巴结和远处转移。MRI 上,瘤组织 T_1WI 为低信号,T_2WI 呈不均匀高信号。

(二)甲状腺腺瘤

为甲状腺最常见的良性肿瘤。患者多为中、青年女性,且无任何临床症状。如肿瘤内突然出血,可见肿块迅速增大并有胀痛。

CT 图像上肿瘤呈单发稍低或等密度结节状肿块,边缘光整锐利,有完整包膜。增强扫描,病灶均匀强化,少数腺瘤可有钙化。并发出血时密度不均匀。MRI 上,瘤组织 T_1WI 为等信号,T_2WI 呈均匀高信号。

(三)甲状腺囊肿

包括胶样囊肿和出血囊肿,囊内分别贮有丰富的蛋白黏液和陈旧血液。CT 上

均表现为水样密度囊腔,边缘光滑。MRI可区分胶样囊肿与出血囊肿,

(四)甲状腺肿

包括结节性和弥漫性甲状腺肿。前者根据有无甲状腺功能亢进症症状分为毒性和非毒性两种,病理上结节由增生的甲状腺滤泡上皮及不同数量的贮留胶质构成。后者包括慢性淋巴细胞性甲状腺炎(又称桥本病)或突眼性甲状腺肿两种,均属自身免疫性疾病。病理上慢性淋巴细胞性甲状腺炎可见甲状腺组织中有大量淋巴细胞浸润,并形成淋巴小结(淋巴滤泡),而突眼性甲状腺肿以滤泡增生为主要特征。临床上均以女性患者多见。

CT图像上可见甲状腺弥漫性增大,边缘清楚,密度均匀或不甚均匀,增强扫描有强化。结节性甲状腺肿尚可见在增大的甲状腺组织内有多发性结节状低密度或高密度区,并常见多发性钙化。

(五)甲状旁腺功能亢进

可由甲状旁腺腺瘤(84%)、增生(12%)和腺癌(1%)引起。惟一治疗方法是手术摘除,有时遗留异位甲状旁腺肿瘤未切除,需要再次手术。甲状旁腺肿瘤CT表现为圆形或卵圆形较低密度结节影,增强CT扫描呈均匀性或环形强化。需注意与淋巴结鉴别。MRI对显示较小的甲状旁腺肿瘤较CT敏感。

甲状腺肿瘤手术后改变是水肿、纤维化或肿瘤复发,后者应用Gd-DTPA增强MRI显示明显强化。

(付引娣　谢道海　诸　伟)

第六篇　超声诊断学

第二十一章

超声成像

超声是指振动频率在 20 000 Hz 以上，超过人耳的听觉阈值上限的声波。超声医学是利用超声的物理特性来诊断和治疗人体疾病的科学。20 世纪 40 年代超声已用于临床。近几年来随着电子医学工程的发展，高档的超声仪器层出不穷，超声的新技术飞速发展。彩色多普勒血流成像（CDFI）、能量多普勒血流成像（PDI）、造影多普勒血流显像、二次谐波显像、三维超声显像以及高频超声探头、介入超声技术等的飞速发展，超声已在临床广泛应用，成为临床诊断和治疗不可缺少的手段之一，是医学影像的重要组成部分。

第一节　声波的物理参数和传播

一、声波的物理参数

1. 声波　声源振动通过弹性介质传播的机械波。

2. 频率　每秒钟内声波振动的次数，用 f 表示，频率的单位为赫兹（Hz），或千赫（kHz）、兆赫（MHz）。$f=c/\lambda$（c 为声速，λ 为波长）。医学超声用 2.5～10 兆赫（MHz）。

3. 周期　声波每振动一次需要的时间为一周期，用 T 表示，单位为秒（s）或毫秒（ms）、微秒（μs）。

4. 波长　一个声波振动的周期时间内，声波在空间传播的距离为波长，其单位为厘米（cm）或毫米（mm）。

5. 声速　单位时间内声波传播的距离为声波传播的速度，用 c 表示，单位为米/秒（m/s）、厘米/秒（cm/s）。

6. 纵波　质点的振动方向与声波的传播方向相一致的声波，是医学超声中常用的波形。

7. 横波　质点的振动方向与声波传播方向相垂直的声波，这种声波在人体中传播衰减太大,几乎无法传播,故在医学超声中一般不使用横波。

二、声波的传播

（一）惠更斯原理

介质的波动传到各点,都可以看作是发射子波的波源,这些子波形成波阵面。

1. 平面波　假定一个无限大的钢性板,它振动时发射的声波只向一个方向传播,这个波阵面为平面,这种波为平面波。声源大于声波的波长,它反射的声波为指向一个方向的平面波。

2. 球面波　一个点声源振动发射声波向四面八方传播,此种波阵面是球面。声源小于波长,这种声源为点声源,无指向性。

（二）声阻抗(acoustic impedance,用 Z 表示, $Z = \rho c$)

1. ρ(密度)　为特性声阻抗基本组成之一。

2. c(声速)　声波在介质内传播的速度(m/s),声阻为 ρ 与 c 的乘积,声像图各种回声由声阻抗差造成。

（三）界面

两种声阻抗不同的物体接触在一起形成界面,界面小于波长为小界面,大于波长为大界面。

（四）声波的反射和折射

1. 反射　大界面对入射超声产生反射现象,使入射超声的能量中的较大部分向一个方向折返,反射强度取决于两种介质的声阻差和入射角的大小(线图 21-1A)。

(1)两种介质的声阻差:反射系数 $\alpha = Z_2 - Z_1/(Z_2 + Z_1)$, Z_1、Z_2 为第一介质和第二介质的声阻。当 $Z_1 = Z_2$ 时反射系数为0,不产生反射, Z_1 和 Z_2 相差越大,反射波强度越大。

(2)入射角:入射角是入射声束和反射界面垂线之间的夹角,反射声束与反射界面的垂线之间夹角为反射角,反射角=入射角。当入射角为0,入射声束和反射声束均垂直于反射界面,大部分反射波返回探头。当入射角逐渐增大,反射角也逐渐增大,越来越多的反射波不能返回探头。当入射角等于90°,入射声束平行于反射界面,此时不出现反射波。

2. 折射　由于人体各种组织、脏器中的声速不同,声束在经过这些组织间的大界面时,产生声束前进方向的改变,称为折射(线图 21-1B)。

（五）声波的散射和绕射

1. 散射　小界面对入射超声产生散射现象。散射使入射超声的能量中一部分

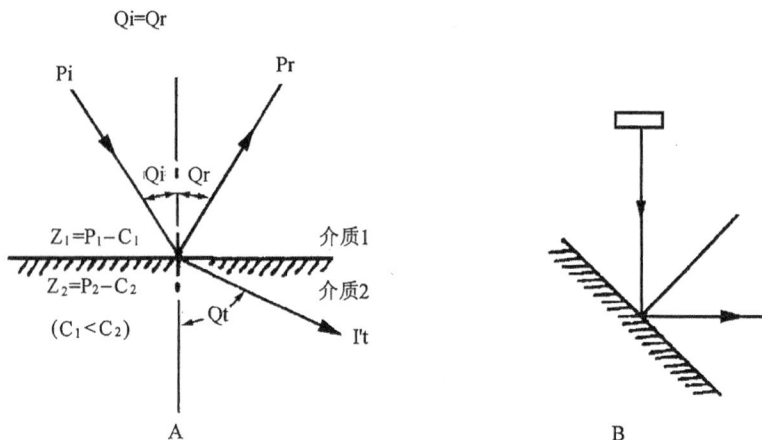

线图 21-1　超声的入射、反射和折射

向各个空间方向辐射。散射无方向性。但散射回声来自脏器的细小结构,其临床意义十分重要。

2. 绕射　超声波的声波大于或接近障碍物时,超声波可绕过障碍物向前传播。

(六)声波的衰减

声波在人体内传播过程中声能逐渐减少。

(七)谐波成像

1. 声学造影剂谐波成像　利用微波在声场中的非线性共振行为,接受微波造影剂产生的第二次共振回声,达到成像。

2. 自然组织谐波(native tissue harmonic imaging,NTHI)　超声在组织中传播,由于各点传播的速度不同而导致波形畸变,产生非线性的振动频率即谐波,其中两倍于基波频率的振动波为二次谐波,由于接受频率两倍于发射频率,其穿透性增加,图像的信噪比提高,图像的质量提高。

(八)背向散射

背向散射是组织定征的新技术,是声波传播过程遇到线度小于波长的微小粒子产生散射,与入射波呈 180°(角)向探头散射称背向散射,通过背向散射的信号分析,推断组织结构和功能的变化。

第二节　超声波的发生和接受

一、压电效应和反压电效应

超声波的产生利用某些非对称性晶体如石英等,具有一种特殊的物理性质,即压电效应。当晶体受到交变电场作用时,晶体压缩和膨胀,使电能转变为机械能。反之晶体受到外界压力和拉力时,晶体表面出现正负电荷,使机械能转变为电能,这种电能与机械能互相转变的物理现象为压电效应。

二、近场和远场

1. 近场　超声波由探头发出并进入人体后,在距离探头较近的一段距离内近似探头直径的超声为近场,与束宽基本相等。$L=r^2/\lambda$,增大探头直径,增加探头频率,可增加近场的长度。

2. 远场　近场的远侧声束逐渐增宽为远场,远场增宽的程度由超声束的半扩散角 α 表示,$\alpha=0.61\lambda/r$(线图 21-2)。

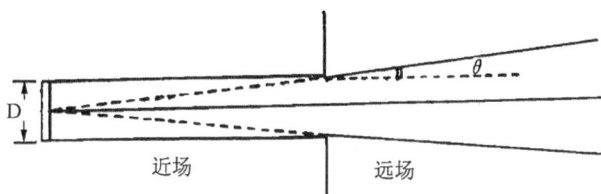

线图 21-2　近场与远场
D:声源直径　θ:扩散角

三、分 辨 力

1. 基本分辨力　单一声束线上分辨两个细小目标的能力。

(1) 轴向分辨力:沿声束轴线方向的分辨力,其好坏影响靶标在深浅方向的精细度。

(2) 侧向分辨力:在与声束轴线垂直平面上探头长轴方向的分辨力。声束越细,侧向分辨力越好。

(3) 横向分辨力:声束轴线垂直平面上探头短轴方向分辨力。指探头在厚度方向上声束的宽度。它与探头曲面聚焦及换能器的距离有关,其分辨力越好,反映图像切面情况越真实。

第三节　超声的伪像

超声的伪像是指超声技术显示的断面图像与相应的解剖断面或血流的流动轨迹之间存在差异,超声常见的伪像有以下几种。

1. 多次反射　超声波发出后遇到平行界面,声波可能在探头与界面之间多次往返传播,在图像上出现等距离相间的多个界面,称之为混响效应。

2. 边缘失落效应　声波遇到球面反射界面,其边缘和声束之间夹角小,无回声产生。

3. 图像畸变　声束在人体内通过声束不等的多层组织时,每层界面都发生折射,折射的回波显示在轴向直线上,引起图像畸变。

4. 折射声影　声束在人体内传播时,遇到声束较大的球形界面时,声束发生折射,使球形病灶的后方无声波传播,为折射声影。

5. 声波绕射形成假像　如靶标<2 mm,声波绕过其后方,则声影消失。

6. 束宽　声束平行扫查一个小的点状靶区,图像可呈一亮线,其长度等于束宽。

7. 旁瓣现象　探头反射的声束有主轴,两侧还有小的旁瓣声束,旁瓣能量虽小,亦影响人体扫查结果,图像上多呈重影,此为旁瓣现象。

8. 部分容积效应　病灶小于声束束宽,病灶回声与周围正常组织回声重叠,产生部分容积效应。

9. 镜像效应　声束进入人体遇到深部平滑界面,反射回声接近靶区后再反射按入射途径返回探头。此现象常见于膈肌附近。

第四节　超声多普勒基本原理

一、多普勒效应

1842 年,奥地利物理学家 Doppler 观察地球与星球运动时发现的一种物理现象,即声源与接收器之间相对运动引起的接收频率与发射频率之间的差别称为多普勒频移(Doppler shift)。这种物理现象为多普勒效应(Doppler effect),通过计算最后得出多普勒频移(f_d)的公式(f_0 为原发射频率,c 为声速,v 为血流运动速度,θ 为声束与血流运动夹角):

$$f_d = 2f_0 \cdot v \cdot cos\theta / c$$

由此可知:

1. 发生多普勒频移的必要条件是声源和接收器之间发生相对运动,多普勒频移与运动速度成正比。若 $V=0$,则无多普勒频移。

2. 多普勒频移值与声束和血流方向之间的夹角余弦函数成正比,声束与血流之间的夹角越小,多普勒频移越大。

3. 多普勒频移 f_d 的大小,与探头发射频率 f_0 成正比,与声速成反比,对一定值 f_d,f_0 越小,所测量的流速越大。

4. $V = f_d \cdot c / 2 f_0 \cdot cos\theta = K f_d / cos\theta = K \cdot f_d$

上式说明流速的大小,取决于多普勒频移的数值。

二、多普勒频移的输出和显示

1. 音频的输出　多普勒频移的数值范围在 12 kHz 之间,处于人耳听觉范围,音频信号可反映血流的性质。

2. 图像的输出和显示

(1) 频移时间:横坐标代表时间,单位为秒(s)

(2) 频移大小:纵坐标表示血流速度的大小。

(3) 频移方向:以基线区分,上方为正向,下方为负向。

(4) 信号的强度:以频谱的灰度表示,代表取样容积中具有相同流速的红细胞相对数量的多少,相同速度的红细胞数量越多,反向散射的信号强度越强,频谱的灰度越强。

(5) 频移范围:以频谱在纵坐标上的宽度来表示,代表某一瞬间取样容积中血细胞速度分布的范围(线图 21-3)。

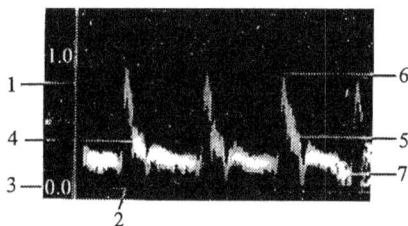

线图 21-3　脉冲多普勒频谱图
1. 速度　2. 时间横坐标　3. 基线　4. 声窗
5. 频宽　6. 收缩期峰速度　7. 舒张期末速度

三、频谱参数

超声多普勒频谱参数有:收缩期峰值血流速度(V_{max}),舒张期末最高血流速度(V_{min}),平均血流速度(V_{mean}),PI搏动指数$[(V_{max}-V_{min})/V_m]$,RI阻力指数$[(V_{max}-V_{min})/V_{max}]$。

四、彩色多普勒血流成像

彩色多普勒血流成像(CDFI),是利用血流中红细胞与超声间的多普勒效应。每个声束方向重复发射很多次波,同时又进行相同次数的回波相关计算,计算出每个声束方向几百个采样点的平均速度,并用彩色编码的血流图像叠加在原来的黑白 B 型超声图像上。

血流速度的大小以不同的彩色亮度表示,速度的方向以红蓝两色区别,红色表示血流朝向探头,蓝色表示血流背离探头。红蓝两色最大亮度为 Nyquist 极限,超过极限发生彩色翻转。

五、能量多普勒血流成像(PDI)

利用多普勒原理,取得血流中红细胞的散射信号,用积分的方法处理,伪彩色编码,得到彩色多普勒能量图。

PDI 与 CDFI 相比具有独特的优势,其血流信号丰富且敏感,不受流速、方向和探测角度的影响。

PDI 缺点为对运动的敏感性强,不显示血流的方向和速度。

第五节 常用超声仪器

1. A 型超声仪 以脉冲幅度高低表示回声强弱,以振幅"Amplitude"词首 A 命名。随着超声的发展,A 型超声已很少应用。

2. B 型超声仪 是以辉度显示回声强弱,构成声束方向的平面图,属二维图像,以"Bright"词首 B 命名。

3. M 型超声仪 是以辉度调制的用来显示心脏单声束回声的时间运动曲线,以"Motion"词首 M 命名。

4. D 型超声仪 利用多普勒原理的多普勒频移进行诊断,以英文"Doppler"词首 D 命名。临床常用有脉冲多普勒和连续多普勒。

5. 彩色多普勒血流显像仪(color Doppler flow imaging,CDFI) 以不同色彩及其辉度表示血流,可了解脏器和病变的血流动力学的改变。

6. 能量多普勒 PD 为红细胞能量的总积分,显示血流丰富,敏感性高,不受血流速、声速和血管夹角影响。

7. 三维超声 三维成像即通称立体图像,三维是三度空间成像,可以真实再现人体的解剖结构。

第六节 图像方位和常用医学术语

一、图像方位

(一)心脏常用断面

1. 左室长轴切面 显示右心室、室间隔、主动脉、左房、左室、主动脉瓣、二尖瓣。

2. 主动脉根部横断面 显示主动脉瓣呈 Y 型、右室流出道、肺动脉瓣、主动脉下方可见房间隔及左右心房,右侧可见三尖瓣,2~3 点处见左冠状动脉,右 11 点见右冠状动脉。

3. 二尖瓣口横断面 左室呈圆形结构,可见二尖瓣呈鱼嘴样开口。

4. 乳头肌水平短轴切面 在圆形左室腔内可见前外侧乳头肌。

5. 肺动脉长轴切面 可显示肺动脉主干和左右肺动脉。

6. 心尖四腔心及五腔心切面 完整显示四个房室腔,三尖瓣、二尖瓣,三尖瓣附着点比二尖瓣低 0.5~1 cm。

(二)腹部

1. 腹部纵断面 图左为头,右侧为足,上方为腹部,下方为背部。

2. 腹部横断面图　图左为人体右侧,图右为人体左侧,图上方为腹部,下方为背部。

3. 背部纵断面　图左为肾上极,图右为肾下极,图上方为肾凸面,下方为肾凹面。

4. 背部横断面　图左为左,图右为右,图上为背,图下为腹。

5. 肝右肋缘下斜断面　图左为肝右叶,图右为肝左叶,图上为腹侧,图下为背侧。

二、常用医学术语

超声诊断由于应用广泛,常用术语较多,现将常用的概述如下。

强回声:病灶回声辉度高于正常组织。

低回声:病灶回声辉度低于正常组织。

无回声:病灶内无回声。

等回声:病灶回声与周围正常组织回声相近。

混合回声:病灶内见多种回声,实性和液性同时存在。

团状回声:大于 0.5 cm 的强回声,多提示实质脏器占位性病变。

声影:声波传播过程中声能衰减引起回声减弱或消失,多见结石、钙化后方。

声晕:实质性肿块呈现环状暗带,多见肝脏恶性肿瘤。

镶嵌征:为瘤中瘤现象,瘤体相互间有隔带,主要见于原发性肝癌。

浮雕征:瘤体周边出现线环样强回声,多见于肝脏血管瘤。

卫星征:在主病灶周围出现小病灶,主要见于原发性肝癌。

牛眼征:为强回声周围有环状暗环,中央有液化,多见转移性肝癌。

靶环征:中央为强回声,周边有环状暗带,多见转移性肝癌。

假肾征:形状像肾,多见于胃肠道肿瘤。

脂液分层:病灶上方为密集的强回声,下层为无回声,多见于畸胎瘤。

（胡淑芳）

第二十二章

心脏大血管超声

超声对心脏大血管的检查有着非常重要的临床价值，它不仅能显示心脏的内部结构的解剖运动，还可显示心脏功能和心脏血流动力学变化，实时超声检查成为心脏大血管检查的最常用的方法。

一、检查方法

1. M 型超声心动图　是心脏的一维图像，通过探头的点状扫查，显示心脏某一点的内部结构，图像清晰度高，对二尖瓣狭窄、心包积液等有特异的诊断价值。

2. 切面超声心动图　是心脏的二维图像，通过对心脏断面扫查而对心内结构和血管进行直接探查，是心脏活动和心脏内部结构的实时图像，常用的二维超声心动图的切面如下。

（1）胸骨旁左室长轴切面：平卧位或左侧卧位，探头置于胸骨左缘，沿心脏长轴作矢状断面。声束的方向大约为左腹与右肩的连线，可了解右室结构及病变，并注意前后连续是否完整，有无骑跨征，室间隔有无中断，了解主动脉瓣病变，室间隔与左心室后壁的厚度，搏动情况，左房的大小，有无二尖瓣病变，左右室大小等。

（2）主动脉根部横断面：观察主动脉环，主动脉瓣，右室流出道，肺动脉瓣，左右房，右、左冠状动脉等结构。

（3）胸骨旁左室短轴二尖瓣水平切面：了解二尖瓣开放关闭情况，二尖瓣口面积，左室大小，观察左室后壁的厚度，搏动的幅度。

（4）胸骨旁左室短轴乳头肌水平切面：观察乳头肌位置大小、左室壁厚度及搏动情况。

（5）心尖四腔心切面：可测量四个房室腔的大小，有无房室间隔缺损，观察三尖瓣和二尖瓣等。

（6）肺动脉干长轴切面：测量肺动脉瓣大小，有无肺动脉瓣狭窄等。

　　3. 多普勒超声和彩色多普勒超声　解决了心脏血流方向、速度和异常湍流。

　　4. 经食管超声心动图　探头位于食管,为由后向前近距离探测深部心脏结构开辟了一个新的窗口。其在心脏的检查上优于常规的经胸部超声检查。

　　5. 心脏声学造影　超声心动图　由于造影剂含有的微气泡,可进行右心声学造影,用于心脏解剖结构的识别,了解先天性心脏病的右向左分流的有无和部位,诊断左位上腔静脉和肺动-静脉瘘等。一些新型的声学造影剂如二次谐波显像等的应用,使心肌显像,诊断心肌缺血和心肌梗死。心脏功能的测定,多个断面对心脏进行综合分析,对左心功能作出较全面的评价。

　　6. 介入性超声心动图　在超声引导下对某些心脏病进行检查、诊断和治疗。

　　7. 血管内超声　带有探头的导管插入血管内直接显示血管内病变。

　　8. 三维超声心动图　使心脏内部结构显示更清晰。

　　9. 超声多普勒组织成像　了解心肌组织结构,对诊断冠心病有更高更新的前景。

二、正常心脏大血管的声像图

　　1. M 型超声心动图　由心底向心尖扇形扫查过程中,心底波群主动脉前后壁呈两条平行的回声反射,其内可见主动脉瓣开放和关闭盒型样结构。继之主动脉前

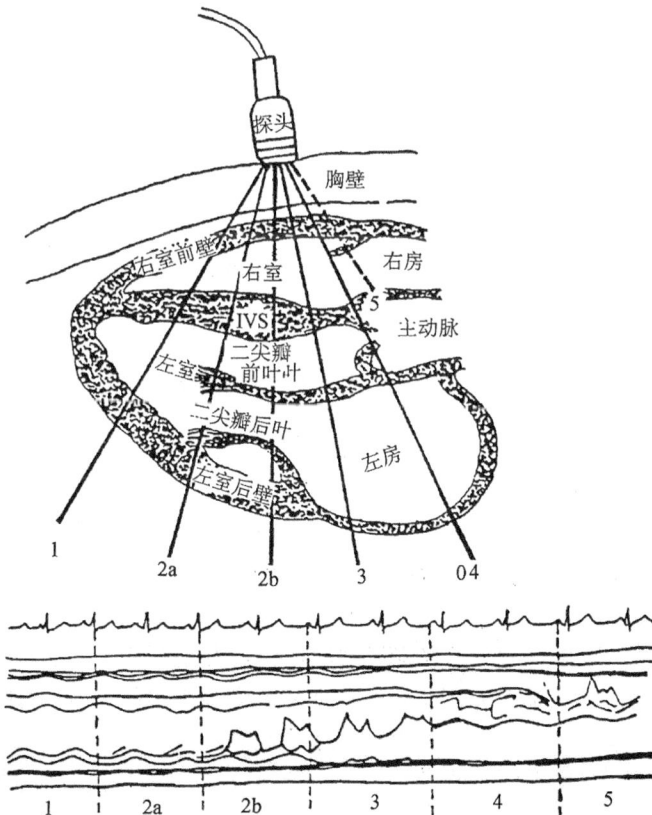

线图 22-1　M 型超声心动图

壁延续为室间隔,逐渐移行为二尖瓣前叶。当向心尖部扫查时,二尖瓣后叶出现、左房后壁则演变为左室后壁。再向心尖扫查,出现心室波群,二尖瓣后叶逐渐消失(线图 22-1)。

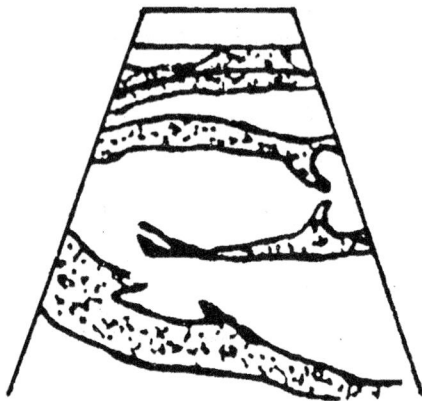

线图 22-2　胸骨旁左室长轴切面

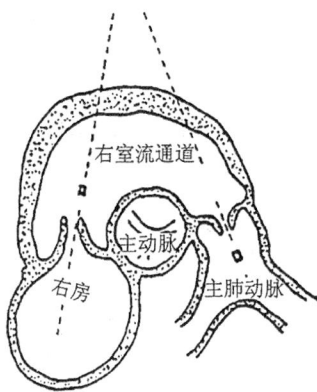

线图 22-3　主动脉根部横断面

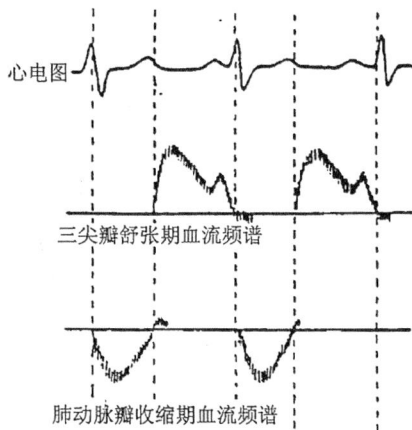

2. 切面超声心动图

(1)胸骨旁左室长轴切面:正常显示于示波屏左侧,主动脉等心底结构在右侧。实时状态下可清楚显示右心室、左心室、左心房、室间隔、主动脉、主动脉瓣、二尖瓣等(线图 22-2)。

(2)主动脉根部横断面:由前向后显示右室流出道,主动脉根部呈无回声区,可见三个半月瓣,主动脉后方为左心房和左房后壁等(线图 22-3)。

(3)胸骨旁左室短轴二尖瓣水平切面:左室为一圆形结构,中央有二尖瓣前后叶,舒张期开放呈鱼口状,收缩期关闭呈线状。可观察正常二尖瓣形态、厚度及二尖瓣面积(线图 22-4)。

(4)心尖四腔心:心尖位于扇尖处。右房室位于左侧,左房室位于右侧,两心房位于后下方,三尖瓣附着点较二尖瓣低(线图 22-5)。

3. 频谱多普勒超声心动图　正常情况下,血流均为层流。血流中的红细胞运动方向和速度都十分相近,多普勒频移是均一的,可见频窗。脉冲多普勒频谱,包括收缩期或舒张期,在诊断时是重要的。注意频谱的形态,有无频窗,血流方向。频谱的幅度或速度受角度的影响,记录时角度最好<20°。

4. 彩色多普勒超声心动图　用红、蓝、绿三种基色显示血流频移信号,红色血

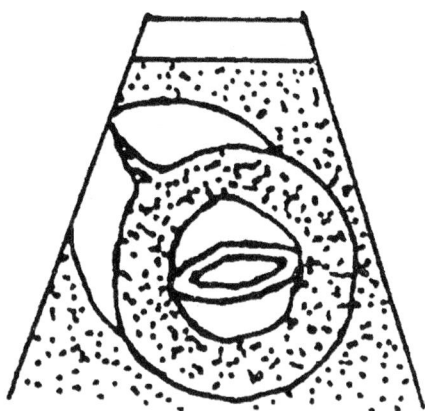

线图 22-4 左室短轴二尖瓣水平切面　　线图 22-5 心尖四腔心切面

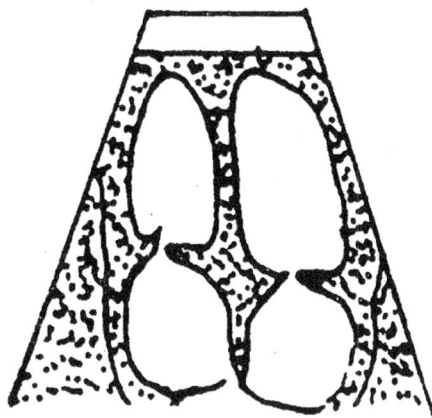

为朝向探头的正向血流,蓝色血流为背离探头的负向血流,湍流方向复杂多变为绿色血流。彩色多普勒血流成像(CDFI)可显示心脏大血管的形态结构和活动情况,而且可直观形象地显示心内的血流方向、速度,有无血流紊乱和异常通道。

三、病理声像图

(一)常用方法

1. M 型和二维超声心动图　可发现:①心房、心室、大动脉内径、结构异常;②瓣膜的活动和形态异常;③心脏结构的连续性异常。

2. 异常血流的定性分析

(1)血流速度的异常:如二尖瓣狭窄时,舒张期瓣口血流速度明显高于正常。

(2)湍流:如二尖瓣反流的血流在左房内产生湍流。

(3)不正常的血流通道。

(4)时相的异常。

3. 异常血流的定量分析

(1)血流量的测定:是定量分析每搏量、心排血量、分流量、反流量的血流动力学指标的基础。

(2)瓣口面积:对瓣口面积进行定量分析。

(3)阶力阶差的分析。

(二)风湿性心脏病

1. 二尖瓣狭窄(mitral stenosis)

(1)血流动力学改变:正常成人瓣口面积 $4.0 cm^2$,当因风湿病造成二尖瓣口狭窄时,舒张期左房射血受阻,左房压力升高,导致瓣口两端压差,以致左房增大,肺静脉压力升高,肺淤血,甚至呼吸困难。

（2）超声心动图表现：

1）M 型超声心动图：A 峰消失，E-F 斜率减慢，形似城垛样改变，前后叶同向运动（图 22-1）。

2）切面超声心动图：二尖瓣叶活动受限舒张期前叶呈圆隆状突入左室流出道，瓣尖将右叶前拉，形成前后叶同向运动。瓣口缩小，瓣叶增厚、变形、回声增强，左房增大（图 22-2）。

3）多普勒超声心动图：瓣口血流速增高，最大流速发生频率失真，取样容积置于瓣口可录得完全充填的正负双向的方块样血流，左室腔内出现湍流，二尖瓣狭窄合并肺动脉高压时，肺动脉呈三角形样变化（图 22-3）。

4）彩色多普勒：左房血流暗淡，二尖瓣口出现舒张期射流，瓣口下方可见五彩镶嵌的彩色血流。

2. 二尖瓣关闭不全（mitral incompetence，MI）

（1）血流动力学改变：收缩期左室同时向主动脉瓣口和二尖瓣口射血，可使左房和肺静脉压升高，导致肺淤血，甚至肺水肿。舒张期左房内反流的血连同肺静脉的血一起流入左室，引起左室前负荷增加，导致左室扩大。

（2）超声心动图表现

1）M 型超声心动图：二尖瓣后瓣增厚，腱索缩短、增粗，反射增粗、增强。

2）切面超声心动图：左室容量负荷过重。

3）多普勒超声心动图：左室长轴纵断和心尖四腔心，将取样容量置于二尖瓣口的左房侧，可获收缩期双向为主的湍流。

4）彩色多普勒超声心动图：心尖四腔和左室长轴切面，显示左房腔内起源于二尖瓣口的收缩期蓝色血流。

3. 主动脉瓣狭窄（aortic stenosis）

（1）血流动力学改变：主动脉瓣增厚、粘连，使主动脉瓣开放不良，瓣口变小，收缩期左室射血受阻，左室收缩压增高，形成左室压力超负荷，室间隔、左室后壁增厚，搏动增强，左室腔残血增多，舒张期血容量增加，左室腔扩大

（2）超声心动图表现

1）M 型超声心动图：主动脉瓣增厚，主动脉瓣呈多层回声，室间隔和左室后壁增厚。

2）切面超声心动图：左室长轴主动脉瓣明显增厚，反射增强、增粗，主动脉根部横断面主动脉瓣开放时 Y 消失，室间隔与左室后壁对称性增厚，搏动增强。

3）多普勒超声心动图：心尖五腔心，可见收缩期双向增宽、充填的血流频谱，血流速加快。

4）彩色多普勒：狭窄口血流以蓝色为主五彩镶嵌图案。

4. 主动脉瓣关闭锁不全（aortic incompetence，AI）

（1）血流动力学改变：正常主动脉瓣舒张期处于充分关闭状态，AI 时左室同时接受来自二尖瓣口和主动脉瓣口的异常反流血，因而左室前负荷增加，收缩期左室必须将血射入主动脉，因而左室后负荷亦增加，左室扩大与肥厚。

（2）多普勒超声心动图

主动脉瓣环下出现舒张期射流，出现频率失真、双向充填的方块样频谱。

（3）彩色多普勒：在心尖部探查反流束呈红色。

（三）先天性心脏病

1．房间隔缺损（atrial septal defect，ASD）

（1）血流动力学改变：房间隔缺损分原发孔型和继发孔型。通常房间隔缺损指继发孔型，缺损部位多位于房间隔卵圆孔处。缺损小时左向右分流，缺损大时，此时分流取决于左右心室的扩张性，晚期肺动脉高压，右向左分流。

（2）超声心动图表现

1）切面超声心动图：房间隔回声中断，右心容量负荷过重。

2）脉冲多普勒超声心动图：取样容积置于缺损口右房侧，出现舒张期为主的正向湍流，三尖瓣口流速增快。

3）彩色多普勒：四腔心可见红色血流，经房间隔到右房（图22-4）。

4）声像造影：可见心房水平走向有右向左分流，或房室腔内出现负影区。

2．室间隔缺损（ventricular septal defect，VSD）

（1）血流动力学改变：正常左室压力高于右室。室间隔缺损时，左向右分流，因而右心室、肺循环、左心房、左心室血流量均增加，肺动脉血流量增加，致使肺动脉普遍扩张，肺动脉高压。

（2）超声心动图表现

1）M型超声心动图：室间隔连续中断，左心室扩大。

2）切面超声心动图：取左室长轴切面、短轴切面以及四腔心切面，可显示室间隔缺损缺口；室间隔中断。缺口＞0.3 cm时二维超声才能检出（图22-5）。

3）多普勒超声心动图：取样容积置于右室侧可获得向上和双向湍流。

4）彩色多普勒 左室到右室以红色血流为主。

5）造影：左向右分流，右室腔出现负彩区。

3．法洛四联症（tetralogy of Fallot） 是临床上常见的紫绀型先天性血管畸形。

（1）血流动力学改变：主要包括室间隔缺损、肺动脉口狭窄、主动脉骑跨及右心室肥厚。室间隔缺损一般较大，系位于室上嵴下缘，由于肺动脉狭窄，右心血由骑跨的主动脉与动脉血混合，因而出现紫绀。

（2）超声心动图表现

1）肺动脉瓣口狭窄，室间隔缺损、主动脉骑跨、右心室肥厚。右心室见蓝色血流排入主动脉，室间隔缺损双向分流（图22-6）。

2）造影剂从室间隔缺损处直接进入主动脉。

（四）冠状动脉粥样硬化性心脏病（coronary atherosclerocic heart disease）

1．血流动力学改变 冠状动脉粥样硬化常累及左前降支，然后为右冠状动脉，粥样斑块多分布冠状动脉分支的开口处，当管腔直径缩小50%以下时，为轻度狭窄此时尚无心肌缺血,当管腔直径缩小等于或大于50％时为重度狭窄。冠状动脉供血减少,心肌发生缺血,可诊断为冠状动脉粥样硬化性心脏病(冠心病)。

2. 超声心动图改变

(1)室壁局部运动异常:运动减弱、无运动或矛盾运动。心绞痛发作时,缺血心肌局部运动异常,疼痛消失则恢复正常。心肌梗死时,局部室壁运动减低、消失或矛盾运动,亦可表现室壁改缩期增厚率减低。

(2)室壁瘤:局部室壁膨出;膨出的室壁变薄,回声强度不等,膨出处室壁呈矛盾运动,瘤的最大径常为瘤入口处的横径。

(3)心底短轴冠状动脉部位回声不规则。

(胡淑芳)

第二十三章

肝、胆、胰、脾超声

第一节　肝　脏

肝脏超声检查的目的主要在于:①了解肝脏的大小、形态、位置,肝脏的生理性变异与病理性肿大和缩小;②确定肝内占位性疾病,判断良性抑或恶性实质性肿瘤、囊性占位;③肝脏弥漫性病变;④肝外伤;⑤肝脏血管病变,如门静脉高压等;⑥黄疸的诊断和鉴别诊断;⑦肝脏的介入超声和术中超声。

一、检查方法

采用实时高分辨力的超声诊断仪,线阵、凸阵探头,探头频率 3.5～5.5 MHz,检查肝脏血管和病灶血流时,采用彩色多普勒超声诊断仪,检查前一般不需特殊准备,多采用仰卧位,必要时左侧卧位、半卧位。按标准断面检查,要求每 1 cm 扫查一次,可剑突下纵断、横断,右肋缘下斜断,右肋间斜断,右腋前线冠状断面,全面扫查肝脏,减小盲区。

二、正常声像图

正常肝脏左叶较小,右叶较大。左叶厚径为 6 cm,长径 9 cm,右叶斜径为 10～14 cm,宽径 9 cm。肝包膜光整,肝实质呈分布均匀的点状回声,回声低于胰腺,高于肾实质。肝静脉呈放射状走行,无明显管壁,为出肝血流呈蓝色血流,频谱呈三相波。肝门静脉走向恒定,管壁回声强而厚,为入肝血流呈红色血流,其频谱为稳定的带状频谱。肝内看不到二级以下的胆管分支,正常胆管直径为门静脉的 1/3。

三、病理声像图

(一)原发性肝癌(hepatic cellular carcinoma,HCC)

1. 病理与临床　原发性肝癌在我国是常见病,占恶性肿瘤的第三位,组织学上90％为肝细胞肝癌,早期多无症状,如出现明显症状病情已到晚期。随着现代超声技术的发展,直径 0.5～1.0 cm 的肝癌检出率有了很大的提高,由于 HCC 血管丰富、彩色多普勒、能量多普勒、造影多普勒的临床应用,把 HCC 的诊断提高到一个更新的水平。

2. 声像图表现　①肝内见实质性肿块,可呈巨块型、结节型、弥漫型,境界清楚,常可见低回声晕,晕环宽窄不一,可中断,部分呈浸润性生长,境界不清。②肿块的内部回声可呈低回声、等回声、高回声和混合回声。③肿块的继发性征象可见卫星灶、癌栓。肿瘤周边的血管受压移位、变窄,胆管受压闭塞。④小肝癌:瘤结节<3 cm,多发结节不超过 2 个;<3 cm,多呈低回声,少数可呈高回声,周围有声晕。⑤肝动脉增粗,肿瘤内 90％为动脉血,CDFI 肿瘤周边和内部可见丰富的彩色血流,可见动脉频谱和连续性门静脉频谱。PDI 血流信号范围广,信息丰富,可将肿瘤内粗细不一的绕行血流信号显示出来。⑥常合并肝硬化的声像图表现(图 23-1～7)。

3. 鉴别诊断

(1)肝癌和肝血管瘤鉴别诊断:见表 23-1。

表 23-1　肝癌和肝血管瘤鉴别诊断

	肝　　癌	肝血管瘤
肿块特点	规则	边界清晰、锐利
边缘晕环	可见,宽窄不一,缺乏连续性	无,可见线环征
内部回声	多为强回声,分布不均,为瘤中瘤表现,呈镶嵌征	强回声中小暗区,筛网状,边缘回声强,中心回声低,呈浮雕状
卫星灶	可有	无
癌栓	可有	无
肝硬化	常有	无
CDFI	血流丰富	没有肝癌丰富

(2)小肝癌与低回声型小血管瘤鉴别:见表 23-2。

表 23-2　小肝癌与低回声型小血管瘤鉴别

	小 肝 癌	低回声血管瘤
声晕	有	无,周边线环征,呈浮雕样改变
病灶	球体感明显	缺乏球体感
内部回声	细小弱回声,分布均匀	均匀的低回声,可呈筛网状改变
边缘裂开征	无	有
肝硬化	有	无
动态观察	有变化	无变化

（二）转移性肝癌（metastatic hepatic carcinoma）

1. 病理与临床　胃肠、胰腺及全身各组织器官的恶性肿瘤40％都可转移到肝脏,形成转移性肝癌。临床表现为原发性肿瘤和肝癌的症状和体征。

2. 声像图特征　①肝脏肿大;②肝脏形态不正常,可出现局部隆起;③肝内见多个或密布全肝的转移性病灶,病灶呈低回声、高回声、混合回声,可表现特征性的牛眼征、靶环征以及米粒征(图23-8)。

3. 鉴别诊断

（1）小肝癌和转移性肝癌鉴别:见表23-3。

表 23-3　小肝癌和转移性肝癌鉴别

	原发性肝癌	转移性肝癌
病史	无肝外原发癌肿史	有肝外原发癌肿史
肝硬化	有	无
病灶	多单发,右叶多见,可呈镶嵌征	多多发,可分布全肝
声晕	可见,宽窄不一,可中断	有,声晕厚2～4 mm
内部回声	呈低回声、强回声、混合回声	多样,可呈靶环征、牛眼征
卫星灶	可有	无

（2）弥漫型肝癌和肝硬化结节鉴别:见表23-4。

表 23-4　弥漫型肝癌和肝硬化结节鉴别

	弥漫型肝癌	肝硬化结节
肝脏大小	肝肿大	肝缩小
癌栓	多见	无
肝穿刺	癌细胞	硬化结节

（三）肝血管瘤（hepatic hemangioma）

1. 病理与临床　血管瘤多数为海绵状血管瘤,由血窦和血窦壁构成,血窦腔的大小形态不一,血窦壁厚薄不均。壁厚纤维组织多,血窦腔小多为强回声型。壁薄,血窦腔大多为低回声型。一般小血管瘤无临床症状,由体检偶尔发现,大血管瘤感上腹部胀痛。

2. 声像图特征　①肿块轮廓清晰,边缘锐利,呈浮雕样;②强回声占85％,内部呈筛网状,肿块的边缘可见血管环绕或血管进入呈边缘裂开征;③低回声型占10％,内部呈低回声,回声均匀,周边回声强;④混合型,体积较大,可呈分叶状或不规则形,内呈筛网状,有时可见斑点状强回声(图23-9、10)。

3. 鉴别诊断　肝血管瘤和原发行肝癌鉴别参见表23-1。

（四）肝脓肿

1. 病理与临床　肝脓肿(hepatic abscess)分细菌性和阿米巴性两类。炎症引起组织坏死液化,形成脓肿。临床起病较急,常见寒战、高热、右上腹痛、右上腹压痛、右胸腔积液。

2. 声像图特征　①炎症期病变充血水肿呈不均匀的低回声团块,与周围正常肝组织之间可见不规则的低回声带,境界不清。②脓肿形成期 随病程进展,病变区出现坏死、液化,呈不规则的大小不等的无回声区,周边可呈轮胎样改变。病灶进一步液化,脓液稀薄时可见较大的无回声区,脓肿稠厚时可见片状点状强回声。③脓肿恢复期 病灶逐渐缩小,脓肿内见片状强回声,脓壁增厚。随病程进展脓肿逐渐到消失。④右胸腔积液(图 23-11、12)。

3. 鉴别诊断　肝脓肿和原发性肝癌鉴别见表 23-5。

表 23-5　肝脓肿和原发性肝癌鉴别诊断

	肝 脓 肿	原发行肝癌
内部回声	周边可见宽回声带,可呈轮胎状,内呈低回声	可呈强回声、低回声,周边可见宽窄不一晕环
动态观察	病变在 1 周内变化	1 周内变化不明显

（五）肝囊肿

1. 病理与临床　肝囊肿(hepatic cyst)大多数为先天性,可发生在任何年龄,可单个、多个,大小不一。小囊肿一般无临床症状,大囊肿压迫邻近器官引起右上腹胀痛,并发感染、出血,可有右上腹疼痛。

2. 声像图特征　①肿块呈圆形或椭圆形;②壁薄、光滑;③内为无回声区;④后壁回声增强;⑤囊肿周围器官被压迫移位(图 23-13、14)。

3. 鉴别诊断

(1) 和肝内其他囊性病变鉴别,如肝棘球蚴病(肝包虫病)、肝脓肿、多囊肝(参见图 23-14)等,一般鉴别不难。

(2) 乳腺癌、卵巢癌向肝内转移的转移灶鉴别,有原发肿瘤史,病变多呈低回声。

（六）肝硬化

1. 病理与临床　肝硬化(hepatic cirrhosis)由一种或多种原因引起,是一种慢性进行性肝病,肝细胞发生变性坏死,纤维结缔组织增生,肝细胞再生结节形成,这些改变反复交错进行,导致肝小叶结构改建,肝内血流紊乱,形成假小叶。最终肝变形,纤维收缩,肝功能受损,门静脉系循环障碍。患者表现为食欲不振、乏力、上腹不适,腹胀,晚期出现黄疸,肝功能减退,门静脉高压、腹水,脾肿大,上消化道出血。

2. 声像图特征　①早期肝硬化肝肿大,随病情发展肝逐渐缩小;②肝包膜不光整呈锯齿状;③肝内回声增粗,分布不均匀,弥漫分布强回声斑点,肝边缘变钝;④门静脉高压时,门静脉内径增宽>14 mm,脾静脉内径增大>10 mm,肝静脉变细扭曲,脾肿大。胃短静脉、胃左静脉扩张,脐静脉开放。胆囊呈双边影,腹水。

3. 鉴别诊断

(1)肝硬化注意和脂肪肝、弥漫性肝癌鉴别;

(2)有腹水时注意和结核性腹膜炎鉴别。

第二节 胆道系统

胆道系统是由胆管和胆囊组成,起着调节、贮存和输送胆汁到十二指肠的功能。

一、检查方法

检查前应禁食8小时以上,使胆囊、胆管内胆汁充盈,减少胃肠气体的干扰。最好在上午空腹检查,检查前24小时禁食脂肪食物。超声检查应在钡餐和其他造影检查之前。胃肠气体较多干扰胆囊、胆管显像时,可灌肠后检查,严重者可服消胀片。

一般取仰卧位检查,在右上腹作纵切面、横切面、右肋间斜切面、右肋缘下斜切面等各种方法扫查,有时需要左侧卧位、右前斜位,使胆囊和肝外胆管显示更清晰,有利于发现胆囊颈部病变及肝外胆管中下段病变,亦是胆系检查的重要体位。

二、正常声像图

1. 胆囊　正常轮廓清晰,囊壁线光整,后壁线明亮,内为无回声,后方回声增强,长径<9 cm,前后径<3 cm,壁厚<3 mm。

2. 胆管

(1)肝内胆管:左右叶肝内胆管分别走行在肝门静脉前方,内径多在2 mm,二级以上的肝内胆管则不能显示。

(2)肝外胆管:正常肝总管和胆总管声像图上难以区分,通常将肝外胆管分为上、下两段,正常上段易显示,位于肝动脉之前,内径为4~8mm。下段因胃肠气体干扰不易显示,可探头加压排开气体,缩小肝外胆管与探头之间的距离,使图像清晰。探头沿右下方至胰头向右顺时针旋转,横断面以胰头为超声窗逆时针旋转,可显示胆总管下段。

三、病理声像图

(一)胆囊结石

1. 病理与临床 胆囊结石(cholecystolithiasis)是常见的胆囊疾病,根据结石的化学成分不同,可分为胆固醇结石、胆色素结石和混合结石,我国以胆色素结石为多。胆囊结石和胆囊炎互为因果,最终可导致胆囊壁增厚、胆囊萎缩。临床表现为胆绞痛,向右肩放射,寒战、高热、局部压痛。结石可嵌于胆囊管引起胆囊积水、积脓。部分病人可无任何症状,仅感上腹部不适、消化不良等。

2. 声像图表现

(1)典型的胆囊结石:①胆囊腔内的暗区内可见强回声团;②声影;③可随体位变化而移动(图 23-15)。

(2)胆囊内无胆汁的结石:①胆囊失去正常轮廓;②胆囊腔内无回声消失;③胆囊腔被强回声及声影取代,呈 WES 征。

(3)无声影的结石:①胆囊外形清楚;②胆石细小无声影;③沉积层薄。

(4)泥沙样结石:①胆囊轮廓清楚;②胆囊后壁见沉积强回声带,可产生宽大的声影,可随体位移动。

(5)胆囊颈部结石:①横断面呈靶环征;②结石嵌顿颈部强回声不明显。

(6)胆囊壁内结石:①胆囊壁增厚;②壁内见单个、多个强回声,有彗尾征;③不随体位移动。

3. 鉴别诊断 胆囊内非结石强回声:①肿瘤;②胆泥;③血块;④脓块;⑤胆囊小隆起病变的鉴别(表 23-6)。

表 23-6 胆囊结石、肿瘤、胆泥、血块、脓块、胆囊小隆起病变鉴别诊断

	肿瘤	胆泥	结石	脓块	小隆起病变
外形	小结节状、乳头状	缺乏一定的形态	呈半月形圆形	团状不规则强回声	位于胆囊壁
内部回声	中等度回声	均匀中等回声	强回声	不规则强回声	中等度回声
移动	不随体位移动	可移动	可移动	出现明显闪动	不移动
CDFI	可见血流	无血流	无血流	无血流	无血流
病史	肿瘤史	长期禁食、胆道不全梗阻	胆绞痛史	炎症史	无特殊

(二)化脓性胆囊炎

1. 病理与临床 化脓性胆囊炎(purulent cholecystitis)由细菌感染发病,胆囊梗阻是常见的病因(占 90%),胆囊壁充血,黏膜水肿,腔内充满混有胆汁的脓液。临床表现为突发性右上腹疼痛,可有寒战、高热、恶心呕吐,查体表现为右上腹膨隆,墨菲征阳性。

2. 声像图特征　①胆囊肿大，呈紧张饱满型，囊壁轮廓线模糊，胆囊壁呈双层，＞4 mm；②胆囊腔内呈密集的点状和絮状回声，多为脓汁和坏死组织碎屑；③超声墨菲征（＋）；④多伴结石（图 23-16）。

3. 鉴别诊断

（1）胆囊壁非炎症性增厚，如肝硬化、肝炎、右心衰竭、低蛋白血症、肾脏疾病等。

（2）胆汁异常回声，如长期禁食、胆道梗阻、肝炎等引起胆囊内细点状和絮状回声。

（三）胆囊癌

1. 病理与临床　原发性胆囊癌（carcinoma of gallbladder）是恶性程度高的肿瘤，可能和慢性胆囊炎、胆结石、胆囊乳头状腺瘤有关，多为腺癌。早期无明显症状，晚期为右上腹痛、恶心、呕吐、食欲不振、黄疸、腹水。

2. 声像图表现

（1）小结节型：①病灶小呈小结节状；②肿块向囊壁突出，基底宽，表面不光整，多发于胆囊颈。

（2）蕈伞型：①肿块突向囊腔，基底宽呈不规则的蕈伞状；②瘤体为弱回声或中等回声；③正常胆囊壁连续性中断；④CDFI 病灶内可见彩色血流，见低阻力的动脉频谱。

（3）厚壁型：①囊壁呈局限性和弥漫不规则增厚，内呈不规则低回声；②外壁不光整，内壁粗糙；③囊腔狭窄僵硬变形。

（4）实块型：①胆囊增大，轮廓不清，囊腔消失；②囊内实质不均质肿块，边缘不规则，可浸润肝组织，与肝脏的界线不清；③CDFI 内见彩色血流；④伴有结石。侵犯肝门引起高位梗阻，向肝脏转移，向胰周淋巴结转移（图 23-17、18）。

3. 鉴别诊断

（1）胆囊癌、胆囊息肉、胆囊腺瘤鉴别：见表 23-7。

表 23-7　胆囊癌、胆囊息肉、胆囊腺瘤鉴别诊断

	早期胆囊癌	息　肉	腺　瘤
形态	体积大，＞10 mm，形态不规则	体积小，＜10 mm，规则	体积大于息肉，边缘规则
内部回声	低回声、混合回声	中等回声	中等回声
基底	宽	较窄，常见蒂	略宽
部位	好发颈部	多见体部	多见体部
囊壁	连续中断	正常	正常
伴结石	多见	少见	少见
CDFI	见血流，动脉频谱	少见	少见

（2）胆囊癌与胆囊内血凝块、炎性沉积物鉴别：见表 23-8。

表 23-8　胆囊癌与胆囊内血凝块、炎性沉积物鉴别

	胆囊癌	血凝块	炎性沉积物
胆囊大小	体积增大	正常	正常
囊壁	不规则、连续中断	规则	规则
内部回声	低回声、混合回声	条状、絮状	点状、絮状强回声
移动	不移动	可移动	可移动
CDFI	可见彩色血流	无血流	无血流

（四）胆总管结石（calculus of common bile duct）

1. 病理与临床　肝外胆管结石占胆系结石 85％，多来自胆囊和肝内胆管，亦可在肝外胆管形成，结石多位于下段胆管，常因梗阻可引起胆系扩张。反复发作上腹痛等，可出现高热、黄疸、上腹痛等，呈化脓性胆管炎的征象，是超声常见的急症。

2. 声像图特征　①胆管内见团状强回声，伴声影；②团状强回声与管腔之间有明确的分界，可见细窄的胆汁的无回声带；③近端胆管扩张（图 23-19）。

3. 鉴别诊断　注意与胆管肿瘤、壶腹部肿瘤、胰头癌等引起胆系扩张的疾病鉴别。

（五）胆管癌

1. 病理与临床　胆管癌（carcinoma of bile duct）80％为腺癌，因癌细胞弥漫性浸润，胆管变硬，增厚，多见老年男性，常向肝、淋巴结、胰腺转移。

2. 声像图特征

（1）直接征象

1）弥漫浸润型：癌瘤侵犯管壁，管壁不规则增厚、僵硬，可呈局部狭窄型，亦可呈截断型。胆管壁破坏，连续性中断。

2）局限性病变：见一实质性团块突入管腔，呈结节型或团块型，边缘不规则，大的肿块可阻塞管腔，结构索乱，肿块与管壁分界不清（图 23-20～22）。

（2）间接征象：病变以上胆系扩张；②胆囊肿大；③扩张的胆管和胆囊内见点状回声，后无声影，为胆汁浓缩所致；④肝可见转移灶，肝周可见转移的淋巴结。

3. 鉴别诊断

（1）胆管癌与胰头癌、壶腹癌、胆管结石鉴别参见表 23-11。

（2）胆管癌和硬化性胆管炎鉴别 后者管壁增厚，管腔狭窄，管壁回声强，连续性好，无中断破坏。

（六）先天性胆总管囊肿

1. 病理与临床　先天性胆总管囊肿（congenital cystic dilatation）为胆管壁先

天性薄弱所致,使胆管成球形或梭形扩张。多见儿童、青年,临床表现为腹痛,腹块,黄疸。

2. 声像图特征　①胆总管呈圆形或梭形的无回声,囊壁薄、光整,囊内为无回声;②囊状的无回声与胆管相通;③肝内胆管可扩张,亦可正常;④囊肿内可合并结石。(图 23-23)

3. 鉴别诊断　胆总管囊肿应和肝门的肝囊肿鉴别,后者多见圆形,不和肝内外胆管相通。

第三节　胰　腺

胰腺(pancreas)呈长条状,位于后腹膜。超声对软组织的分辨率高,可在无创的情况观察胰腺的全貌,对有关胰腺疾病作出诊断,是临床不可缺少的诊断手段之一。

一、检查方法

检查前空腹 8～12 小时,检查前一日食清淡饮食,减少肠气干扰。患者取仰卧位,深吸气后屏气有利于胰腺的显示,胃肠气体干扰无法显示时可取坐位,使肝下移并使气体向胃底移动有利于胰腺的显示。采取左侧卧位、俯卧位显示胰尾,探头向左上适当倾斜,必要时饮水,以胃作透声窗显示胰腺。

胰腺的扫查方法有纵断面和横断面。

二、正常声像图

正常胰腺轮廓光滑、整齐,内呈密集细小的均匀的点状回声。回声比肝脏回声强,可呈蝌蚪型、哑铃型、腊肠型。随年龄的增长,胰腺萎缩,纤维组织增生,脂肪浸润,胰腺回声增强。

胰管位于胰腺中部,呈细管状无回声。正常胰头前后径＜3 cm,胰体前后径＜2 cm,胰尾前后径 1～3 cm,胰管前后径＜3 mm。

三、病理声像图

(一) 急性胰腺炎

1. 病理与临床　急性胰腺炎(acute pancreatitis)常见的病因为胰管、十二指肠疾病内分泌异常、外伤、过量饮酒等,分急性水肿型和坏死型两种。主要病理改变为早期胰腺水肿、充血,继之出血坏死,腹腔常见混浊的乳白色和巧克力色样积液。严重者一开始即为出血坏死型,积液可流至肠系膜间隙,可并发胰腺脓肿和假性囊肿。

2. 声像图特征 ①胰腺体积增大,形态正常或失去正常形态,轮廓不清。胰腺由于炎性肿胀水肿,其体积可增大 3～4 倍。少数表现为胰头、体或尾局限性肿大。②胰腺均匀性增大时,边缘尚规则,境界尚清晰,局限性肿大时轮廓不规则,可呈波浪状(图 23-24)。③早期由于充血、水肿,胰腺呈实质均质低回声,当出血、坏死时内部回声不均匀,见斑片状强回声和散在不规则的低回声。④可见胰内、外积液。⑤假性囊肿。⑥胸腔积液、腹水。⑦麻痹性肠梗阻。

3. 鉴别诊断

(1)局限性胰腺肿大者应和胰腺肿瘤鉴别:见表 23-9。

表 23-9 局限胰腺肿大和胰腺肿瘤鉴别

	局限性胰腺肿大	胰肿瘤
边界	完整或模糊	边缘不规则
胰管	肿块内见胰管回声,胰管多不扩张	内无胰管回声,远端胰管扩张呈串珠状
内部回声	低回声,均匀	低回声,不均匀

(2)急性胰腺炎为临床多见的急腹症,应和其他急腹症鉴别,如急性胆囊炎、肠梗阻等。

(二)慢性胰腺炎

1. 病理与临床 慢性胰腺炎(chronic pancreatitis)大部分(2/3)由胆道疾患引起,系急性胰腺炎反复发作所致,少见为酒精中毒、胰管阻塞等引起。主要病理改变为胰结缔组织增生,腺泡萎缩,广泛纤维化,胰腺变硬表面结节状,进一步发展胰腺体积缩小,胰管扩张合并胰管结石和胰假性囊肿。临床表现为反复发作上腹疼痛、消化不良、腹泻。

2. 声像图特征 ①早期胰腺可呈均匀性肿大,亦可呈局限性肿大。晚期胰腺萎缩。②胰内部回声增强增粗,分布不均匀,可呈团状强回声,亦可呈不均匀低回声。③主胰管不规则扩张,粗细不均,回声增强,腔内可有结石伴声影(图23-25)。④胰假性囊肿(图 23-26)。

3. 鉴别诊断

(1)慢性胰腺炎局限性肿块和胰腺癌鉴别:见表 23-10。

表 23-10 慢性胰腺炎局限性肿块和胰腺癌鉴别诊断

	胰腺癌	慢性胰腺炎
形态	局部形态失常明显	炎性肿块
回声	低回声型为主	不规则增强回声
后方回声	衰减	无声衰减
胰管	均匀性扩张或串珠状,管壁光滑,被肿块截断,肿块内无胰管	不规则扩张,无胰管中断
周围组织	常压迫肝外胆管和胰管	很少压迫肝外胆管

(2)胰假性囊肿应与肝肾囊肿鉴别。

（三）胰腺癌

1. 病理与临床　胰腺癌（pancreatic carcinoma）是常见的恶性肿瘤,占消化道肿瘤的 8%～10%,其发病率有逐年增加趋势,癌瘤可发生在胰腺的任何部位,以胰头多见,占 70%,肿块向表面隆起,切面呈灰黄色和鱼肉样。内部可有坏死、出血,胰头癌可压迫或向胆管蔓延引起梗阻性黄疸,临床表现为上腹部疼痛、黄疸、进行性消瘦。

2. 声像图特征

（1）直接征象　①肿块所处部位,胰腺呈局限性肿大,边缘隆起,癌广泛浸润时,胰腺可弥漫性肿大;②肿块呈圆形或不规则形,边界不清;③肿块内部呈较均匀的低回声;④肿块后方回声衰减。

（2）间接征象　①肿块压迫胆管使左右叶肝内胆管扩张,胆总管扩张,胆囊肿大;②胰管扩张;③压迫周围血管;④肝脏转移灶(图 23-27、28)。

3. 鉴别诊断

（1）胰头癌与胆总管下段癌、胆总管结石、壶腹癌鉴别诊断:见表 23-11。

表 23-11　胰头癌与胆总管下段癌、胆总管结石、壶腹癌鉴别诊断要点

	胰头癌	胆总管下段癌	胆总管结石	壶腹癌
胰头肿大	有	无	无	无
内部回声	实性低回声,边缘不规则	肿块较小,低回声,边缘不规则,与胆总管壁分界不清	实性强回声伴声影,与胆总管壁分界清楚	肿块较小,低回声,边缘不规则
胰管扩张	多见	无	偶见	多见
胆管壁	正常	增厚,变形	轻度增厚	无变化
胆总管扩张	多见,进行性加剧	多见	多见	较少见
淋巴结转移	最早	较晚	无	较晚

第四节　脾

脾（spleen）是人体最大周围淋巴器官,脾位于左上腹后外侧,脾脏表面分成脏面和膈面两部分。脾门是重要的超声检查标记,超声能了解脾脏的大小、形态及 1 cm 以上的小病灶,超声是诊断脾脏疾病的首选方法。

一、检查方法

空腹检查脾脏图像更清晰,不宜饱餐后检查。因为饱餐后脾向后上方移位,使脾肿大和脾部病变难以显示。

右侧卧位,探头置于左腋前线至腋中线第 8～11 肋间作一系列脾长轴切面扫

查。仰卧位,探头置于左腋中线至腋后线第 8~10 肋间扫查。

二、正常声像图

正常脾膈面呈弧形,脏面略凹陷,见特征的脾血管回声。脾实质为均匀的细点状低回声,其回声低于肝脏,高于肾脏。脾动脉自腹腔动脉发出后自脾门处进入脾,再分为脾段动脉、脾小梁动脉。脾静脉在脾门由 3~6 条较大的分支汇合而成,正常脾静脉内径为 5~8 mm。

正常脾最大长径为 12 cm,脾厚径为 4 cm,脾宽径 5~7 cm。

三、病理声像图

(一)弥漫性脾肿大

1. 病理与临床 弥漫性脾肿大(diffuse splenomegaly)的病因很多,如急性感染、血液病、充血性脾肿大等。轻度脾肿大临床无明显症状,中重度脾肿大可在左上腹扪及包块,有脾功能亢进的一系列症状。

2. 声像图特征

(1)轻度:脾脏的测值稍大于正常,脾脏的形态无改变,平静呼吸时脾下缘不超过肋缘。

(2)中度:脾脏测值明显大于正常,平静呼吸时脾下缘超过肋缘,脾门血管增粗,分支清晰,对邻近器官不产生压迫征象。

(3)重度:脾脏测值进一步增大,下缘可达脐部,超过腹中线,甚至到盆腔,对邻近器官产生压迫(图 23-29)。

(4)CDFI:脾静脉增粗,主干>8 mm,脾门分支>5 mm,脾内分支>3 mm,脾动脉血流量增加,RI 值升高。

3. 鉴别诊断

(1)与后腹膜肿瘤鉴别:鉴别要点为后腹膜肿瘤找不到脾门,同时使左肾向下移位。

(2)与增大的肝左叶鉴别:其回声和肝右叶回声一致,可找到左叶的肝门静脉分支。

(二)脾外伤(splenic trauma)

1. 病理与临床 脾脏脆弱,包膜薄,轻度外伤或外界压力过大可使其破裂,临床表现为左上腹疼痛、出血性休克等。

2. 声像图特征

(1)脾包膜下血肿:脾肿大,形态失常,脾包膜和脾实质之间出现梭形低回声区,脾实质受压呈弧形,血肿多位于膈外面,血肿机化可见斑点状强回声(图 23-30)。

（2）中央型脾破裂：脾肿大，脾实质内见散在小低回声区或回声紊乱，呈不均匀的强回声。

（3）真性破裂：脾形态失常，脾包膜回声中断，实质内见不规则的无回声区，腹腔和盆腔内见大片液性暗区。

3. 鉴别诊断

（1）与脾囊性疾病鉴别：结合外伤史和血肿的动态变化可鉴别。

（2）脾分叶畸形：盆腹腔无积血，动态观察可排除。

（胡淑芳）

第二十四章

泌尿系统超声

泌尿系统包括肾、输尿管、膀胱,由于超声对软组织有较高的分辨力,且检查方法简便、价廉,已成为诊断泌尿系统疾病的首选方法之一。

第一节　肾与输尿管

肾与输尿管超声检查的目的主要观察肾轮廓、位置和大小,肾的内部回声,肾周回声,肾邻近脏器与肾血管的关系,肾血管和肾血流。

一、检查方法

肾检查无需任何准备,若同时检查输尿管需膀胱充盈,需检查肾血管和肾周病灶时宜空腹。

常用体位为俯卧位和仰卧位,可清楚地显示肾脏、肾门及肾周结构,亦可侧卧位冠状断面显示肾脏。

扫查途径为经背部纵断面、横断面,显示肾脏的长轴和横径,经侧腰部冠状断面显示肾脏的长轴和肾门结构。

二、正常声像图

正常双肾轮廓清晰,外侧缘为凸面,内侧缘为凹面,肾实质为低回声,分为肾皮质和髓质两部分。髓质在肾窦外层呈放射状排列,肾窦位于肾中央部分,呈强回声,由肾盏、肾盂、肾内血管和脂肪等组织构成。肾窦回声占肾断面回声的1/2～2/3。正常肾盂无回声不超过10 mm。肾血管位于肾门部,包括肾动脉和肾静脉。

正常输尿管在膀胱充盈时呈纤细的管状结构,内径3～5 mm,呈带状无回声。

三、病理声像图

(一) 肾与输尿管结石

1. 病理与临床　肾与输尿管结石(renal lithiasis)是常见疾病,80%结石的化学成分由草酸钙和磷酸钙构成,8%为尿酸结石,10%为磷酸钙及其他成分。由于结石的化学成分不同,结石的硬度、形态、大小亦不同,结石可单发亦可多发。小结石可呈粟粒状,大结石可呈鹿角状,可嵌入肾盏、输尿管,造成肾盂肾盏积水。腰痛和血尿是结石主要症状,若并发尿路感染,可有膀胱刺激症和全身症状。

2. 声像图特征　①肾盂和肾盏内可见弧形、点状、团状强回声,后伴声影;②结石嵌顿于肾盏和输尿管可引起肾盂肾盏积水;③结石嵌顿于输尿管下段可引起输尿管扩张(图 24-1、2)。

3. 鉴别诊断

(1) 肾内钙化灶:多位于肾皮质和肾包膜下,结核空洞的钙化灶多位于无回声的边缘。

(2) 肾钙质沉着症:位于肾锥体,锥体部见强回声。

(二) 肾癌

1. 病理与临床　肾癌(renal carcinoma)占肾恶性肿瘤85%,分透明细胞癌、颗粒细胞癌和未分化癌,多见于中老年人,多为单侧,亦可为双侧。肿瘤与肾组织分界明显,肿瘤侵入肾静脉可形成癌栓。早期可无明显症状。无痛性血尿、腹块和疼痛为肾癌三联征。

2. 声像图特征　①肿瘤较小时肾大小正常,较大肿瘤向肾表面突出,肾外形不规则,肿瘤向周围浸润时,肾境界不清;②肾实质内见呈球体样的低回声,出血坏死时,肿瘤伴钙化时呈混合回声;③肿瘤压迫肾窦,使肾窦变形和伴有肾积水;④肿瘤血行转移肾静脉可见癌栓,向周围组织转移可见肿大的淋巴结;⑤根据肾癌肿块浸润的范围和有淋巴结转移,一般肾分四期(图 24-3)。

3. 鉴别诊断

(1) 肥大的肾柱:与肾皮质分界清楚,内部回声均匀,与肾皮质回声一致(图 24-4)。

(2) 肾囊肿:肾囊肿边缘光滑、壁薄,境界清楚,后方回声增强。

(3) 肾脓肿:短期内动态观察肾脓肿显像变化大,且有典型的临床表现。鉴别困难时,可超声引导下穿刺做细胞学检查。

(三) 肾囊肿

1. 病理与临床　肾囊肿(renal cyst)多见中老年,可能与肾脏退行性病变有关。肾囊肿可单发亦可多发,大小不一,囊壁薄、光滑,可合并出血和感染。来源于肾窦内淋巴管囊肿称肾盂旁囊肿,与肾盂、肾盏相近的为肾盂源性囊肿。较大的囊肿可引起压迫症状,腰部或上腹不适,亦可继发肾性高血压。

2. 声像图特征 ①肾形态失常;②肾局部增大;③肾内见单个或多个圆形的无回声区,壁薄、光滑,后方回声增强;④伴出血和感染时,囊肿内见点、絮状强回声(图 24-5)。

3. 鉴别诊断

(1)多发性肾囊肿与多囊肾鉴别诊断:见表 24-1。

表 24-1 多发性肾囊肿与多囊肾鉴别诊断

	多发性肾囊肿	多囊肾
家族史	无	有
部位	单侧肾	双肾
囊肿特点	散在分布	多个大小不等囊肿布满全肾
肾实质	正常或局部受压	无正常肾实质
肾外形	局部凸出	增大,表面不规则

(2)肾盏积水、肾盂旁囊肿、肾盂源囊肿鉴别诊断:见表 24-2。

表 24-2 肾盏积水、肾盂旁囊肿、肾盂源囊肿鉴别诊断要点

	肾盏积水	肾盂旁囊肿	肾盂源囊肿
病因	结石或肿瘤引起梗阻	肾窦内淋巴管囊肿	肾盂、肾盏憩室
部位	肾窦边缘	肾窦回声内部	肾窦回声外周
内部回声	可见结石或肿瘤	单纯囊肿	囊肿大小随膀胱充盈程度而变

(四)多囊肾

1. 病理与临床 多囊肾(poly cystic kidney)是一种常见的先天性遗传疾病,多为双侧。肾体积明显增大,表面囊肿突起,肾内布满大小不等的囊肿,呈海绵状。囊液为淡黄色,肾实质不同程度地萎缩,囊肿与肾盂肾盏不相通。主要临床表现为腰腹部胀痛、间歇性血尿、高血压,晚期出现慢性肾功能不全。

2. 声像图特征 ①肾体积明显增大;②肾包膜凸凹不平,肾脏失去正常形态;③肾实质内见无数个大小不等的无回声区,弥漫分布,后方回声增强;④合并结石时可见团状强回声后有声影,合并出血时囊肿内见点状、絮状强回声(图 24-6)。

4. 鉴别诊断

(1)多囊肾与重度肾积水鉴别诊断:见表 24-3。

表 24-3 多囊肾与重度肾积水鉴别诊断要点

	多囊肾	肾积水
肾形态	不光整	光整
肾实质	变薄	不显示
内部回声	肾内多个无回声,相互不连通	肾内无回声与肾盂相通

（2）多囊肾与多发性肾囊肿鉴别：见表 24-1。

（五）肾积水

1. 病理与临床　肾积水（hydronephrosis）为各种原因的尿路梗阻，尿液从肾脏排出发生障碍，造成肾盂内压力增高、肾盂肾盏扩张、肾实质萎缩，最后导致慢性肾功能不全。主要临床表现为肾区胀痛，有不同梗阻原因引起的原发症状，并发感染时可出现膀胱刺激症和全身不适。

2. 声像图特征

（1）肾窦回声分离：①轻度，肾外形和肾实质改变，肾盂内见带状椭圆形无回声，无回声前后径为 20～30 mm；②中度，肾体积不同程度增大，呈烟斗状无回声，肾盏的终末端和肾锥体顶端变平，无回声前后径为 30～40 mm；③重度，肾体积明显增加，肾皮质变薄，无回声前后径大于 40 mm。

（2）肾积水时肾内各个无回声腔相互连通。

（3）可见引起积水原发病征象，如结石、肿瘤等。

3. 鉴别诊断

（1）与肾盂旁囊肿鉴别诊断见表 24-2。

（2）与多囊肾鉴别诊断见表 24-3。

（六）移植肾病变（transplant nephropathy）

1. 病理与临床　移植肾主要并发症是排异反应，其次为感染血管狭窄、急性肾功能衰竭及免疫抑制剂引起的肾毒性反应。移植肾的临床表现多种多样，主要为全身乏力、发热、腹痛、尿量减少、无尿、高血压、肾肿大等。

2. 声像图特征

（1）急性排异：①肾体积增大，前后径大于宽径；②肾锥体增大，回声减低；③肾窦回声异常，肾窦宽度相对变小；④CDFI 示肾血流异常，血流稀疏，阻力指数（RI）增高（＞0.7），搏动指数（PI）＞1.5。

（2）慢性排异：①肾体积变小，轮廓不规整，肾实质回声增强，实质与肾窦分界不清，肾内结构不清；②肾窦回声分离（轻度肾窦回声分离不能视为异常）；③肾周局限性积液；④CDFI 示肾动脉狭窄，血流速度加快，肾静脉血栓。

3. 鉴别诊断　注意声像图正常不能排除排异反应，声像图异常不能完全肯定是排异反应。免疫抑制药物引起肾中毒的急性排异的鉴别有时困难，必要时超声引导下穿刺组织活检。

第二节　膀　胱

膀胱是贮尿器官，其形态、大小、位置和邻近器官有关，并随膀胱的充盈而不同。

一、检查方法

在膀胱充盈后行膀胱检查,检查体位采取仰卧位,可经腹检查,在耻骨联合上做膀胱的纵断面和横断面扫查,亦可经直肠、经尿道扫查。同时可行膀胱容量测定和残余尿测定。

二、正常声像图

膀胱壁回声稍强,膀胱内为无回声,后壁回声增强。膀胱黏膜光滑,与肌层紧密相贴,厚度不超过 1 mm,可见双输尿管喷尿征象。

三、膀胱肿瘤声像图

1. 病理与临床　膀胱肿瘤(tumors of the urinary bladder)是泌尿系常见肿瘤,以乳头状和移行细胞癌多见,占 95％左右。肿瘤多发生在膀胱三角区,亦可发生在膀胱任何部位,膀胱肿瘤的临床分期 Tis、T_0、T_1 为膀胱表浅肿瘤;T_2、T_3、T_4 为浸润性肿瘤。

2. 声像图特征　①膀胱壁上可见向腔内突出的强回声。②强回声的大小、形态不一。③按 TNM 分期法,膀胱肿瘤分为浅表型:肿瘤局限于浅表层,肿瘤基底窄,肌层未受侵犯;浸润型:肿瘤侵犯肌层和更深组织,肿瘤基底宽,膀胱壁回声中断(图 24-7)。

3. 鉴别诊断

(1) 膀胱血块:血块可随病人体位移动,与膀胱壁不相连。

(2) 膀胱结石:膀胱暗区内见强回声和声影,随体位而移动(图 24-8)。

第三节　肾上腺

肾上腺位于后腹膜间隙内,为左右成对的内分泌腺。

一、检查方法

检查肾上腺需空腹,必要时排便减少肠气干扰,通常采用侧卧位、仰卧位和俯卧位。采用右冠状断面检查,声束指向腹侧。右肋间斜断扫查,声束经过肝脏显示肾上腺;左肋间斜断扫查,声束经过脾脏。由于肾上腺位置深体积小,应采用多体位、多断面、多角度的过细探测,才能提高显示率。

二、正常声像图

左右肾上腺均呈月牙形,因不同断面有很大差异,不可能在一个断面显示全貌,但形态具有连续性,检查断面应灵活多变,以显示清楚为目的。

三、病理声像图

(一)肾上腺腺瘤

1. 病理与临床　肾上腺腺瘤(adrenic adenoma)原发于肾上腺任何部位,体积小,以单侧多见。分无功能性和功能性两类。临床表现为库欣综合征(又称皮质醇增多症)。

2. 声像图特征　①肾上腺区见圆形或椭圆形肿块;②直径在 2 cm 左右;③内为低回声,回声均匀。

3. 鉴别诊断　与肾上腺皮质增生鉴别诊断:见表 24-4。

表 24-4　肾上腺皮质增生与肾上腺腺瘤鉴别诊断

	肾上腺皮质增生	肾上腺腺瘤
形态	肾上腺弥漫肿大	局灶性增大呈圆形
回声	中等回声	呈圆形低回声
正常肾上腺	无	有
对侧肾上腺	增大	缩小

(二)嗜铬细胞瘤

1. 病理与临床　嗜铬细胞瘤(pheochromocytoma)80%主要位于肾上腺髓质,亦可发生于交感神经节或体内其他嗜铬组织。90%为单侧,大多为良性,有完整包膜。临床症状主要是儿茶酚胺分泌增高引起,高血压是主要症状,发作时血压可达26.7/20.0kPa(200/150 mmHg),伴头痛、多汗、面色苍白、恶心、呕吐、视物模糊等。

2. 声像图特征　①肿块为圆形或椭圆形,境界清楚,表面光滑,直径在 5 cm 左右;②内部呈均匀低回声;③肿瘤囊变坏死时呈混合回声。

3. 鉴别诊断　嗜铬细胞瘤瘤体较大时注意和其他脏器的肿瘤鉴别。临床高度怀疑嗜铬细胞瘤,而超声肾上腺部位未显示肿瘤,应检查肾门部位、腹主动脉旁、胰周围、膀胱附近等。

(胡淑芳)

第二十五章

女性生殖系统超声

超声在女性生殖系统的检查目的是发现子宫卵巢病变,确定病变的性质、范围、大小。超声无损伤,是检查子宫、卵巢的首选方法。

第一节　子宫、卵巢

一、检查方法

检查前膀胱适度充盈,以膀胱为透声窗,可清楚显示子宫与卵巢。检查途径如下。

1. 经腹部扫查　探头选择 3.5 MHz,患者平卧位,在耻骨联合上做纵、横、斜断面扫查,清楚显示子宫和卵巢,测量子宫、卵巢的长径、横径和前后径,若肿块位置小而深,必要时可用双合诊托起肿块,探测肿块的大小、形态。

2. 经阴道扫查　无需膀胱充盈,探头采用 5 MHz,涂上耦合剂套上橡皮套,探头置于子宫颈部进行纵向扫查,了解子宫大小、形态和位置,然后移向两侧,了解卵巢情况,再向宫颈和穹隆部横断扫查,了解肿块与子宫、卵巢的关系。

二、正常声像图

1. 子宫　位于盆腔的中央,膀胱液性暗区的后方,轮廓线光滑而清晰,浆膜层为一线样强回声;肌层为均匀的等回声;宫腔为线状回声,周围有低回声的内膜包绕;子宫内膜的厚度随月经周期变化。宫颈呈圆柱状,回声比宫体强。正常子宫长 7～8 cm,宽 4～5 cm,厚 2～3 cm。

2. 卵巢　位置有很多变异,大部分位于子宫两侧的外上方,呈椭圆形,内为低回声,低回声内见多个小的无回声区,为小卵泡,正常生育期卵巢大小为 4 cm×3 cm×1 cm。

3. 直肠子宫陷凹窝　是腹膜腔最低部位,腹腔有积液时在该处聚积。

4. 盆腔大血管　有髂外动静脉和髂内动静脉,呈管状的无回声暗区。

三、病理声像图

(一)子宫肌瘤

1. 病理与临床　子宫肌瘤(myoma of uterus)为女性生殖系统常见的良性肿瘤,占40%左右,由平滑肌细胞增生形成,约90%发生于宫体,10%发生于宫颈。根据肌瘤生长部位分:壁间肌瘤多见,常压迫周围组织形成一疏松网状结构,称为假包膜。浆膜下肌瘤、黏膜下肌瘤次之,阔韧带肌瘤少见。多个肌瘤和几种类型的肌瘤同时存在,为多发性子宫肌瘤。肌瘤常因血供障碍发生变性。临床表现与肌瘤的生长部位、大小、有无变性有关,常见子宫出血、腹块、压迫症状、不孕以及由贫血引起的一系列症状。

2. 声像图特征　与肌瘤部位、大小、类型、有无变性有关。①子宫增大。②子宫形态异常,多见于浆膜下肌瘤。③宫腔内膜线形态异常:肿瘤压迫宫腔线使之移位、分离或消失。④内部回声:实性低回声结节,实性等回声结节,实性强回声结节,实性强弱不均的回声结节,周围可见声晕为假包膜。⑤肌瘤变性的声像图改变:透明变性,肌瘤内见弱回声;囊性变,瘤体内见散在不规则的无回声;钙化,瘤体内见强回声,后伴声影;肉瘤变,少见(图 25-1)。

3. 鉴别诊断

(1)浆膜下肌瘤与卵巢实质性肿瘤鉴别诊断:见表25-1。

表 25-1　浆膜下肌瘤与卵巢实质性肿瘤鉴别诊断

	浆膜下肌瘤	卵巢实质性肿瘤
子宫外形	增大不规则	大小正常
内部回声	与子宫回声一致	与子宫回声不一致
分界	与子宫无明显界限	有界限
活动度	肿块活动与子宫一致	不一致
CDFI	血流丰富	无明显血流

(2)浆膜下肌瘤与子宫畸形鉴别诊断:见表25-2。

表 25-2　浆膜下肌瘤与子宫畸形鉴别诊断

	浆膜下肌瘤	子宫畸形
子宫形态	形态不规则	呈梭形,体积大
子宫内膜线	无	有
卵巢	可见双侧	一侧卵巢

(3)子宫肌瘤与子宫腺肌病鉴别诊断:见表25-3。

表 25-3　子宫肌瘤与子宫腺肌病鉴别诊断

	子宫肌瘤	子宫腺肌病
病史	子宫出血	痛经
子宫大小	增大,超过孕 3 个月大小,外形不规则	轻度弥漫性增大,孕 2 个月大小
假包膜	有	无
月经前后变化	无	有
CDFI	血流丰富呈点状、网状	不丰富

(二) 子宫体癌

1. 病理与临床　子宫体癌(carcinoma of corpus uteri)发生在子宫内膜,又称子宫内膜癌,占宫体恶性肿瘤的 90%,病变分弥漫型、局限型和息肉型。子宫内膜癌多发生于绝经前后的妇女,主要症状表现为不规则的阴道流血,异常排液,如合并感染时有恶臭,宫颈管阻塞时可引起宫腔积脓,向淋巴结转移压迫神经引起腹痛。

2. 声像图特征

(1) 早期:无特殊异常表现。

(2) 中晚期表现有:①子宫略大;②宫腔内回声不均匀,可见点状、斑状强回声和散在不规则的液性暗区;③经阴道探头扫查:可见肿瘤侵犯肌层的程度;④CDFI:见肿瘤部位血流丰富,动脉频谱为低阻力型;⑤子宫内膜癌的最后确诊要靠诊断性刮宫(图 25-2、3)。

3. 鉴别诊断

(1) 子宫肌瘤:小癌瘤局限于宫腔,注意和黏膜下肌瘤鉴别,后者主要症状为月经过多,多见于年轻女性,鉴别诊断困难时需诊断性刮宫。

(2) 子宫内膜增生过长:主要靠诊断性刮宫刮作病理诊断。

(三) 子宫发育异常

1. 病理与临床　子宫发育异常(hypoplasia uteri)是生殖器官畸形中最常见的一种,由胚胎期中肾旁管在演变的不同阶段发育障碍,形成各种先天性子宫畸形,常见的有无子宫、幼稚子宫、双子宫、双角子宫、单角子宫、纵隔子宫。临床症状因子宫畸形的程度不同而表现不同,可表现为无月经、月经过少、月经过多、不孕、流产等。

2. 声像图特征

(1) 先天性无子宫:膀胱的液性暗区后方无子宫,可见双侧卵巢。常合并先天性无阴道。

(2) 幼稚子宫:子宫各径线小,宫颈和宫体的比例为 2:1。

(3) 双子宫:子宫狭长,左右对称,纵断面扫查时一侧子宫消失,另一侧子宫出现,横断扫查时呈蝴蝶样(图 25-4)。

(4) 双角子宫:子宫底凹陷呈双角状,各角有自己的内膜线,宫体和宫颈正常。

3. 鉴别诊断　子宫畸形和子宫肌瘤鉴别诊断参见表 25-2。

（四）卵巢浆液性囊腺瘤

1. 病理与临床　卵巢浆液性囊腺瘤(serous cystadenoma)为卵巢常见的良性肿瘤,占卵巢良性肿瘤的 25%,分单纯性和乳头性两种,前者表面光滑、壁薄,内为澄清的淡黄色液体,乳头性瘤内见细小或粗大的乳头状物,可充满囊腔,亦可突出囊外,多数无明显临床表现。

2. 声像图特征　①肿块呈圆形或椭圆形;②壁薄、光滑、房间隔薄、细线样;③内为无回声区;④后方回声增强;⑤囊壁内见大小不等的团状强回声,乳头穿破囊壁可见腹水(图 25-5)。

（五）卵巢黏液性囊腺瘤

1. 病理与临床　卵巢黏液性囊腺瘤(mucinous cystadenoma)占卵巢良性肿瘤的20%,多为单侧,多房,内含黏稠性和胶胨状液体,肿瘤体积大,破裂后可种植于腹膜腔。

2. 声像图特征　①肿块呈圆形或椭圆形;②壁稍厚均匀,边缘光整,轮廓清晰;③内为细小点状强回声,多为多房,隔薄细线样;④肿瘤体积大,可占满整个腹腔;⑤少数肿瘤囊壁可见乳头状强回声(图 25-6)。

（六）卵巢囊性良性畸胎瘤

1. 病理与临床　卵巢囊性良性畸胎瘤(ovarian cystic teratoma)为常见的卵巢肿瘤之一。肿瘤由两个或三个胚层的多种成熟组织构成,一般无临床症状,肿块大者可压迫周围脏器。

2. 声像图特征　①类囊肿型:内为液性暗区,暗区内见密集的点状强回声,可呈脂液分层;②混合型:肿块内呈囊实性改变,声像图表现多种多样,可为面团征、瀑布征、星花征、线条征、弧形光带征等改变(图 25-7~9);③类实质型:内见密集的点状强回声,似实质状,探头加压有一定程度的移动。

（七）卵巢恶性肿瘤

1. 病理与临床　卵巢恶性肿瘤(carcinoma of ovary)病理复杂,约 70% 恶性肿瘤合并腹水,卵巢的实质性肿瘤 80% 属恶性。

2. 声像图特征　①肿瘤形态不规则,边界不清;②瘤壁厚薄不均或不规则增厚,表面凸凹不平,房间隔回声增粗增厚;③多呈囊、实性回声或实质性回声,可见点团状强回声和不规则的液性暗区,强弱不均,分布紊乱;④后方回声衰减;⑤腹水,肠管僵硬蠕动差(图 25-10、11)。

四、卵巢肿瘤的鉴别诊断

1. 卵巢良、恶性肿瘤的鉴别诊断:见表 25-4。

表 25-4　卵巢良、恶性肿瘤的鉴别诊断

	良性肿瘤	恶性肿瘤
病程	肿瘤生长慢,病程长	肿瘤生长快,病程短
瘤壁	壁薄均匀,房间隔薄、细线样	壁厚薄不均,隔粗厚,见点状强回声
内部回声	内为液性暗区或实质均质回声	内部回声不均匀,杂乱
后方回声	增强	衰减
腹水	无	有
CDFI	血流不丰富	血流丰富,频谱为低阻抗型

2. 巨大卵巢囊肿、腹水、尿潴留、结核性包裹积液鉴别诊断:见表 25-5。

表 25-5　巨大卵巢囊肿、腹水、尿潴留、结核性包裹积液鉴别诊断

	巨大卵巢囊肿	腹　水	尿　潴　留	结核性包裹积液
暗区部位	从剑下到耻骨联合上方,暗区内无肠管	多在腹部两侧,内见肠管漂动	耻骨上至脐上。直肠窝内无暗区	全腹部,肠管在其周围
肝前膈下液性暗区	无	有	无	有
暗区形态	圆形	不定形	上宽下小	不规则形
导尿后暗区	不消失	不消失	消失	不消失

第二节　正常妊娠

　　超声检查可动态观察胎儿的生长发育过程,确定胎儿是否成活,并通过一系列参数可估计胎儿的生长发育情况,对胎儿畸形、异常妊娠、胎盘的位置是否正常能作出诊断,且对胎儿和母亲无损伤,是产科首选的检查方法。

一、早期妊娠

　　为受孕到第 12 周,其超声特征为:①孕囊于孕 5 周显示呈环状影;②胚胎约第 6 周显示,呈不规则的小块状回声;③孕 7 周出现心芽,并可见胚胎移动;④孕 8 周可见胎盘;⑤孕 11~12 周胎儿成形可见胎头、躯干、四肢(图 25-12)。

二、中晚期妊娠

　　1. 头颅　孕 12 周后,颅骨钙化完全,可清楚显示头颅轮廓,此时可开始测量双顶径,直到足月颅骨为椭圆形的强光环,转动探头可见胎儿的颜面(图 25-13、14)。
　　2. 胎儿脊柱　孕 12 周可见胎儿脊柱,孕 20 周可清楚分辨(图 25-15)。

3.胎儿心脏　孕28天见心管搏动,孕12周后可看清胎儿心内结构。

4.胎儿消化系统　孕12周出现胃泡。孕15周更清晰,妊娠中期以后,可见小肠,内含蜂窝状小暗区,妊娠晚期结肠可显示。胎儿肝脏于右上腹可见,呈中等强回声。

5.胎儿泌尿系统　孕20周后可清晰看清肾脏内部结构。孕15周可清楚显示胎儿膀胱。

6.胎儿腹主动脉　妊娠晚期较易显示。

7.胎儿四肢　在中期妊娠羊水较多时,可见四肢活动好,显示清楚。胎儿四肢中要注意股骨、胫腓骨、肱骨、尺骨桡骨的长度,以股骨长最重要。

8.胎盘　孕9周出现胎盘,孕12周可见清晰的胎盘轮廓。胎盘分级:

0级　绒毛板呈一光亮直线,胎盘实质回声均匀,看不到基底板。

Ⅰ级　绒毛板出现波浪状,实质回声稍粗,未见基底板(图25-16)。

Ⅱ级　绒毛板深入胎盘实质,实质回声变粗,基底板出现。

Ⅲ级　绒毛板深达基底板,实质分成网状。

9.羊水　正常足月妊娠羊水为1000 ml,前后径3～8 cm;<500 ml为羊水过少,前后径<3 cm;>2000 ml为羊水过多,前后径>8 cm。

10.脐带　含一条静脉,两条动脉。

第三节　病理妊娠

一、流　产

1.病理与临床　在孕8周以内,因绒毛发育不全,与母体联系不牢固,胚胎死亡,整个胚囊剥离排除体外。孕8～12周母体与底蜕膜联系牢固,胚囊不易全部排出,易造成部分胚胎组织稽留宫腔。临床症状表现为下腹疼痛,阴道流血,胚胎组织排出。

2.声像图特征

(1)孕卵枯萎:空腔内见空孕囊,内为液性暗区,未见胎芽(图25-17)。

(2)稽留流产:子宫小于孕周,空腔回声紊乱,往往无胎心、胎动。

二、死　胎

胎心胎动消失,胎头颅骨重叠,皮下组织呈双层(图25-18)。

三、异位妊娠

1.病理与临床　孕卵着床于子宫腔以外的部位称异位妊娠。是妇科常见的急腹症。孕卵着床的位置不同,有输卵管妊娠、腹腔妊娠、宫颈妊娠等。

临床有停经史、下腹疼痛、阴道不规则流血、晕厥、休克。宫颈举痛、后穹隆饱满、可扪及包块,移动性浊音阳性。

2.声像图特征 ①子宫增大、饱满;②宫腔内回声增高;③附件包块;④直肠子宫陷凹和腹腔可见液性暗区(图 25-19A、B)。

四、前置胎盘

1.病理与临床 正常胎盘附着子宫上部、前壁或后壁,如胎盘附着在接近子宫内口,称为前置胎盘,与子宫内膜发育不健全、受精卵发育迟缓等因素有关。临床为妊娠期阴道流血。

2.声像图特征 ①低置胎盘:胎盘分布子宫下段,未达到子宫内口;②边缘性前置胎盘:胎盘的下缘达子宫内口;③部分性前置胎盘:胎盘的下缘覆盖子宫内口;④完全性前置胎盘:胎盘完全覆盖子宫内口(图 25-20)。

五、滋养叶细胞肿瘤

(一)葡萄胎

1.病理与临床 胎盘绒毛水肿,呈水泡状;水泡大小不一,若干条相连,似一串成熟的葡萄;水泡局限在宫腔内,无胎儿及附属物。临床上有停经与阴道流血,子宫增大大于孕周,妊高征症状严重,妇科检查子宫大而软,可触及两侧黄素囊肿。

2.声像图特征 ①子宫增大;②子宫内充满大小不等的液性暗区,似蜂窝状(图 25-21A);③子宫肌层回声均匀;④未见胎儿及附属物;⑤2/3 病人可见黄素囊肿。

3.鉴别诊断

(1)葡萄胎与肌瘤变性鉴别诊断:见表 25-6。

表 25-6 葡萄胎与子宫肌瘤变性鉴别诊断

	葡 萄 胎	肌瘤变性
临床特征	早孕史,妊高征症状明显,HCG(+)	无停经史,月经过多,HCG(-)
子宫外形	子宫增大,外形规则	子宫增大,外形不规则
内部回声	宫腔内见大小不等的无回声区,呈蜂窝状	肌瘤内见散在无回声,周围见肌瘤回声
子宫肌层	肌层均匀和病变区境界清楚	肌层内见肌瘤结节
黄素囊肿	有	无

(2)葡萄胎与稽留流产鉴别诊断:见表 25-7。

表 25-7 葡萄胎与稽留流产鉴别诊断

	葡 萄 胎	稽留流产
子宫大小	大于孕周	子宫小于孕周
宫腔回声	内见大小不等的无回声,呈蜂窝状	内部回声紊乱
黄素囊肿	有	无
HCG	滴度高	不高

(二)恶性滋养细胞肿瘤

1. 病理与临床 病变可侵入肌层、血窦,可向子宫附近和远处转移。临床上有葡萄胎史、流产史、正常妊娠史,出现不规则阴道流血;子宫增大、质软;HCG 滴度高。

2. 声像图特征 ①子宫大、肌层厚,子宫呈疏松样改变;②局部病变呈海绵状回声(图 25-21B);③转移灶声像图特征。

3. 鉴别诊断 葡萄胎与侵蚀性葡葡胎、绒毛膜癌鉴别:见表 25-8。

表 25-8 葡萄胎、侵蚀性葡葡胎、绒癌鉴别诊断

	葡 萄 胎	侵蚀性葡葡胎	绒毛膜癌
子宫大小	子宫增大明显	稍增大	增大或正常大小
宫腔内回声	蜂窝状液性暗区	不如葡萄胎明显,呈海绵状	呈海绵状回声
肌层	回声均匀	见大小不等无回声	呈海绵状回声
转移灶	无	有	有

六、胎儿畸形(deformity of fetus)

(一)无脑儿

孕 10～12 周不能发现完整的胎头光环(图 25-22、23)。

(二)脑积水

过多的脑积液存于脑室内,致使脑室扩张(图 25-24)。

(三)脑脊膜膨出

脑儿颅骨中线部位一囊性肿物膨出,膨出处颅骨缺损,囊肿处包绕囊壁(25-25)。

(胡淑芳)

第二十六章

男性生殖系统超声

前列腺疾病、睾丸肿瘤是男性生殖系统常见疾病。超声可显示前列腺大小、睾丸肿块部位、大小,有无转移,超声是首选的检查方法之一。

第一节 前 列 腺

(一) 检查方法

1. 经腹壁检查 患者保持膀胱适当充盈,取仰卧位。做矢状断面扫查,得出前列腺矢状图像,测其上下径。做倾斜横断面扫查取最大横径,得出前列腺横断面和前后断面的图像,测其横径和前后径。

2. 经直肠扫查 高频的凸阵探头,获得前列腺的矢状断面和横断面的声像图。探头稍向上扫查可见两侧精囊,可测得精囊的长径和后径。

(二) 正常声像图

1. 前列腺的轮廓与形态 经腹壁扫查,前列腺呈栗子形,经直肠扫查前列腺横断面呈椭圆形,正中部的尿道内口呈凹陷状。矢状面呈慈姑样。

2. 前列腺内部回声 内腺呈低回声,外腺呈等回声。

3. 精囊 呈梭形,左右各一,内部回声低于前列腺,并可见小分隔状回声。

(三) 病理声像图

病理声像图只介绍最常见的前列腺增生(prostatic hyperplasia)。

1. 病理与临床 发病年龄在50岁以上,随年龄增长,发病年龄逐渐提高,可能和体内性激素水平平衡失调有关。病变发生在前列腺的内腺。增生肿大的前列腺使尿道前列腺段受压变窄引起下尿道梗阻,长期膀胱高度充盈,可引起输尿管和肾盂扩张,肾功损害,长期排尿不畅可引起感染和结石。

尿频、排尿困难和尿潴留是主要临床症状,当出现感染、结石、肾积水时,可出现相应的症状和体征。

2. 声像图特征　①前列腺内腺瘤样增大,多数呈分叶状和结节状;②前列腺形态异常,增生内腺不同程度地凸入膀胱;③前列腺包膜增生、肥厚,内外腺交界处可见结石。

3. 鉴别诊断

(1) 前列腺中叶增生与膀胱肿瘤鉴别诊断:见表 26-1。

表 26-1　前列腺中叶增生与膀胱肿瘤鉴别诊断

	前列腺中叶增生	膀胱肿瘤
症状体征	病程长,排尿困难	病程短,血尿
外形	表面光滑,边缘规整	表面不光整
内部回声	均匀	不均匀

(2) 前列腺增生与前列腺癌鉴别诊断:见表 26-2、图 26-1、2。

表 26-2　前列腺增生与前列腺癌鉴别诊断

	前列腺增生	前列腺癌
部位	内腺	外腺
形态	内腺增大呈椭圆形,外腺变薄	内腺受压变形,外腺局限性增大
包膜	增厚	不规则
内部回声	增强、均匀	不规则、不均匀

第二节　睾　丸

(一)检查方法

睾丸检查不需特殊准备。多取仰卧位,用手将阴囊托起,将探头置于睾丸上行纵、横、斜断面多方位扫查,测量睾丸的长径、宽径和厚径。

(二)正常声像图

正常睾丸纵断面呈椭圆形,横断面呈圆形,白膜回声清晰、光整、平滑,内为密集中等度细点状回声,回声均匀。附睾位于睾丸的后外侧,头呈新月形、饱满,体部稍扁紧贴睾丸,回声较睾丸强,尾部不易显示。

(三)病理声像图

1. 睾丸肿瘤(tumor of the testis)

(1) 病理与临床:原发性睾丸肿瘤多呈恶性,继发性睾丸肿瘤罕见。原发性睾丸肿瘤中 90% 为生殖细胞肿瘤,多为精原细胞瘤,占 70%,生长缓慢,瘤体较大。肿瘤浸润的范围为三期:Ⅰ期,仅限于睾丸,无淋巴结转移;Ⅱ期,睾丸肿瘤有转移,但不超出后腹膜淋巴结;Ⅲ期,肿瘤转移超越后腹膜淋巴结范围。

（2）声像图特征:①睾丸可不规则肿大;②不同肿瘤内部回声亦有不同,精原细胞瘤多为均匀细点状的等回声(图 26-3)。

（胡淑芳）

第二十七章

乳腺超声

乳腺疾病是妇女常见病和多发病。乳腺癌占乳腺恶性肿瘤的98％，因而乳腺癌早期诊断、小乳癌的诊断、乳腺良恶性肿瘤的鉴别诊断十分重要。乳腺良恶性肿瘤的血流特征及病理学关系等的超声研究，在国内外广泛地展开，并取得了一定的成绩，对提高乳腺癌的诊断准确率，提高妇女的生存质量有重要临床价值。

一、检查方法

无需特殊准备，患者仰卧位，双臂高举，暴露乳腺和腋窝。采用高频探头在乳腺区作纵、横、斜断面扫查。超声可了解乳腺的解剖结构，乳腺肿块的部位、大小、血流特征、有无腋窝淋巴结转移。超声和放射性核素、钼靶 X 线检查相结合，可取长补短，提高诊断的准确率。

二、正常声像图表现

正常乳腺由浅到深，分别为①皮肤：为强的弧形光带，边界光滑、整齐，其下为浅筋膜，常不易显示；②皮下脂肪：呈低回声，内可见三角形的强带状回声，为Cooper 韧带；③乳腺腺叶和导管：腺叶为中等强度的点状回声，导管呈椭圆形或长条状的低回声，可以乳头为中心、不规则地放射状排列；④胸大肌：为均匀的低回声；⑤肋骨：为强回声，有声影。

三、病理声像图

乳腺癌

1. 病理与临床　乳腺癌(mammary carcinoma)是从乳腺导管上皮发生的恶性

肿瘤,占妇女恶性肿瘤的第二位。多发于绝经前后的妇女,男性偶有发生乳腺癌者。乳腺癌的组织学分类有浸润性导管癌、硬癌、髓样癌。早期无明显临床症状,晚期扪及肿块,腋窝淋巴结肿大,向其他脏器转移。

2. 声像图特征　①肿块边缘不光整,呈蟹足样生长,无包膜回声;②肿块多为低回声,亦可见微粒样强回声,肿块后方回声衰减;③较大的肿块可与皮肤粘连,皮肤呈凹陷样,并可见与胸大肌粘连;④可见患侧腋窝淋巴结肿大,淋巴结内可见彩色血流;⑤CDFI 大部分乳腺癌(本组研究 92%)肿块内见点状、条状血流,可见穿通性血流和周边血流(图 27-1)。

3. 鉴别诊断

(1)乳腺癌与纤维腺瘤鉴别诊断:见图 27-2,表 27-1。

表 27-1　乳腺癌与纤维腺瘤鉴别诊断

	乳 腺 癌	纤 维 腺 瘤
肿块形态	外形不规则	规则,呈圆形
内部回声	低回声,可见针尖样小钙化灶	中等回声,可见粗大钙化灶
皮肤	可见凹陷、粘连	无皮肤增厚、凹陷
活动度	晚期不活动、固定	活动度好
CDFI	大多数可见彩色血流	少数大的纤维瘤见彩色血流

(胡淑芳)

第二十八章

甲状腺超声

超声可清晰显示甲状腺形态、大小、内部结构及甲状腺的血流特征,是检查甲状腺疾病的首选方法。

一、检查方法

甲状腺检查无需特殊准备,采取头低肩高位,颈后垫一小枕头,使颈部抬高。甲状腺肿大者亦可采用侧卧位。选用高频探头,直接放在甲状腺上作纵、横断面扫查。

二、正常声像图

从浅到深,皮肤为一弧形强回声,筋膜为线状强回声。甲状腺左右两叶对称、边缘规则,内部是均匀细点状中等样回声。甲状腺后外侧可见颈总动脉、颈内静脉的圆形无回声,甲状腺上下极后方可见搏动的甲状腺上下动脉。峡部的深面可见气管的回声。正常甲状腺左右叶上下径为50～60mm,左右径20～30mm,前后径为10～20 mm。

三、病理声像图

(一)甲状腺肿瘤

1. 甲状腺腺瘤(adenoma of thyroid)

(1)病理与临床:甲状腺腺瘤为常见的良性肿瘤,多见于青年女性,肿瘤生长缓慢,以滤泡状腺瘤为主,其次为乳头状腺瘤,10%可恶变。早期大多数无症状,囊变坏死时可感颈部不适、疼痛。

(2)声像图特征:①甲状腺内可见圆形或椭圆形肿块,境界清楚,边缘光整,包膜完整,腺瘤周围可见暗环,为声晕征;②内部可为低回声,亦可为高回声,当瘤内出现坏死、出血、囊变时,内部回声不均匀,见散在液性暗区和点条状强回声;③内部可见粗大的钙化灶;④CDFI:血流环绕在腺瘤的周边(图 28-1)。

2. 甲状腺腺癌(thyroid carcinoma)

(1)病理与临床:腺癌病理上分为乳头型(占甲状腺腺癌的 60%)、滤泡型、未分化型,可发生在任何年龄,以女性多见。肿块质硬,表面不光整,可向淋巴、骨、肺转移。临床表现可扪及质地坚硬的肿块,活动度差,伴声音嘶哑。

(2)声像图特征:①肿块多为单发,包膜不光整,外形不规则,境界不清;②内部多呈低回声,回声不均匀,可见针尖样细小钙化灶;③坏死、液化时瘤内可见散在的无回声;④肿瘤生长迅速可压迫周围器官,并向颈淋巴结转移。

(二) 甲状腺肿

1. 单纯性甲状腺肿(simple thyrocele)

(1)病理与临床:因缺碘甲状腺代偿性增生。临床上甲状腺肿大而无全身症状。

(2)声像图特征:①甲状腺呈对称性、均匀性肿大;②肿大的甲状腺可压迫气管和颈部血管;③内部呈弥漫性均匀细小的点状回声,回声偏低;④CDFI:甲状腺内见点状、条状血流,血流与正常甲状腺相似。

2. 结节性甲状腺肿(nodular thyrocele)

(1)病理与临床:缺碘甲状腺增生,补碘后甲状腺恢复,由反复增生和不均匀的复原所形成的增生性结节,其结节并非肿瘤。结节为多发,亦可单发。临床上扪及肿大甲状腺。

(2)声像图特征:①甲状腺为非对称性、不规则的肿大。②内部回声不均匀,见多个结节,结节可呈低回声,亦可中等偏强回声。结节之间可见纤维组织增生形成的点、线状回声,结节可出血、囊变、钙化。③结节周围无正常甲状腺组织(图 28-2)。

(三) 甲状腺炎

1. 亚急性甲状腺炎(subacute thyrioditis)

(1)病理与临床:多由病毒感染引起,多数患者甲状腺疼痛、低热。

(2)声像图特征:①甲状腺对称性或局部肿大,形态正常,轮廓清晰;②内部呈弥漫性均匀的稍强的点状回声,以及境界不清、外形不规则的低回声。

2. 慢性淋巴细胞性甲状腺炎(chronic lymphocytic thyroiditis) 又称桥本病(Hashimeto disease)

(1)病理与临床:为自体免疫性疾病,多见女性,起病隐袭,病程长。

(2)声像图特征:①甲状腺呈对称性、弥漫性肿大,边界光滑整齐,峡部明显;②甲状腺内见细网状样回声;③CDFI 甲状腺内血流不丰富(图 28-3)。

四、甲状腺疾病鉴别诊断

1. 甲状腺腺瘤与结节性甲状腺肿鉴别诊断：见表 28-1。

表 28-1　甲状腺腺瘤与结节性甲状腺肿鉴别诊断

	甲状腺腺瘤	结节性甲状腺肿
数目	多单发	多多发
边缘	清楚	不清楚
声晕	有	无
内部回声	强回声多见	低回声
周围甲状腺组织	正常	不正常
CDFI	见点条状血流	血流不丰富

2. 甲状腺腺瘤与甲状腺腺癌鉴别诊断：见表 28-2。

表 28-2　甲状腺腺瘤与甲状腺腺癌鉴别诊断

	甲状腺腺瘤	甲状腺腺癌
外形	规则	不规则
境界	清楚	不清
内部回声	可呈强回声或低回声	低回声，回声不均匀
晕环	多有	多无
囊腔	大，规则	小，不规则
钙化	粗大	细点状
颈淋巴结	无	可见转移

（胡淑芳）

第二十九章

眼眶超声

眼为人体的视觉器官,位于面部浅表部位,结构规则,层次清楚,超声易于探查。

一、探查方法

探查前无需特殊准备。精神紧张者可向病人解释清楚检查的方法和目的,消除患者的恐惧心理。小儿必要时给镇静剂,入睡后检查。采用高频探头,病人取仰卧位,头呈水平位,双眼微闭。眼直视天花板或按指示转动眼球。检查探头轻轻放在眼部,不要重压。检查时探头作横断扫查,并上下移动,在中部转动探头角度,做向上向下的扇形扫查,然后纵断扫查并向左右移动,再在中线部向左右做扇形扫查,并与健侧对比。发现病变时从不同位置、不同角度扫查病变,可采用眼球运动试验,低头试验等方法。

检查时必要时要加大增益。

二、正常声像图

从浅到深,首先是眼睑回声及半圆形弧状角膜回声,弧形带状稍向前凸的虹膜回声,中间缺损处为瞳孔,后方短带状强回声为晶状体后界面,角膜和晶状体间的无回声为前房,晶状体后方无回声为玻璃体,球后壁呈凹向前的强回声,垂直的带状弱回声为视神经,两面外侧低回声为眼直肌。

三、病理声像图

(一) 玻璃体积血

1. 病理与临床　玻璃体内无血管,出血多为来自周围组织出血。可见视网膜血管性病变如高血压、糖尿病等,亦可见外伤、眼内炎症、肿瘤出血。病人视力减退,眼前黑影。

2. 声像图特征 ①少量积血玻璃体内可不出现回声,中到多量积血可见点、条、斑块状的强回声;②后向运动活跃(图29-1)。

(二)视网膜脱离

1. 病理与临床 正常视网膜色素上皮除与视神经上皮层在视盘和锯齿缘紧密相连外,其余部分为色素上皮细胞的指突触包绕视神经外节及黏多糖黏合而疏松地附在一起,当某种液体进入两层之间或神经上皮受到玻璃体的牵引,则使之分离。临床上视力减退和丧失。

2. 声像图特征 ①部分视网膜脱离:在玻璃体的暗区内,见带状强回声,凹面向前,后端起自视盘,前端连于锯齿缘;②完全性视网膜脱离:轴位扫查玻璃体暗区内见倒八形光带,宽口向前,窄口向后,后端和视盘相连,前端连于锯齿缘,做赤道部探测,呈圆形光环,环内暗区为玻璃体,后运动试验活跃;③陈旧性:视网膜皱缩、增厚、僵硬、厚薄不一。脱离部见彩色血流(图29-2A、B)。

(三)视网膜母细胞瘤

1. 病理与临床 视网膜母细胞瘤是儿童期常见的恶性肿瘤,起源于视网膜核层的原始细胞。病变发生眼底任何部位,呈圆形或椭圆形,边界清楚,呈白色或浅黄色结节,表面不平,有新生血管,可向颅内转移。患儿视力丧失,白瞳孔。

2. 声像图表现 ①肿块呈球形或半球形,形态不规则;②肿瘤表面凹凸不平;③内部呈实性回声,回声不均匀,内见点状强回声伴声影称之为钙斑;④可伴视网膜脱离(图29-3)。

(四)鉴别诊断

1. 婴幼儿白瞳孔声像图鉴别诊断 见表29-1。

表 29-1 婴幼儿白瞳孔声像图鉴别

	视网膜母细胞瘤	先天性白内障	晶状体后纤维增生
临床特征史	眼底白色隆起物	晶体混浊	双眼,早产儿吸氧
位置	视网膜	晶状体	晶状体后
内部回声	实性不均	弱点状回声	点团状强弱不等
视网膜脱离	继发性视网膜脱离	无	无

2. 玻璃体内膜状回声鉴别诊断 见表29-2。

表 29-2　玻璃体内膜状回声鉴别诊断

	视网膜脱离	玻璃体积血	脉络膜脱离
形状	光滑规则,凹面向前	规则状,有分叉	半球形凸面向前
与球壁关系	前端连锯齿缘,后端连视乳头	与球壁无固定粘连	前端超过锯齿缘,后端在赤道部
后运动	明显	差	较差

（胡淑芳）

第七篇　介入放射学

介入放射学是在血管造影和经皮穿刺技术基础上发展起来的,至 20 世纪 70 年代,发展成为一门边缘性学科。

介入放射学的定义包括两个方面:以影像诊断为基础,利用导管技术,以临床治疗为目的的新技术;在影像系统的监视下,通过经皮穿刺,以取得组织学、细菌学、生化学方面的资料,以达到明确诊断之目的的新技术。

介入放射学已经发展成为并列于内科学、外科学现代医学临床治疗三大技术之一。介入放射学的应用范围已经涉及全身各系统。根据导管进入人体的途径,目前将介入放射学划分为血管性介入和非血管性介入。血管性介入为经血管途径达到治疗之目的,而非血管性介入为经非血管途径达到治疗之目的。

第三十章

介入放射学基础知识

从事介入放射学的医生应具有影像诊断学基础,内科诊断学基础,外科无菌概念,临床用药和重危、急症病人的抢救、处理能力和导管操作技能。此外,还应具有献身精神。

开展介入性诊断和治疗的必备设备为血管造影机,具有数字图像减影,旋转采集图像,检查台平面移动等功能的数字减影血管造影机(digital substract angiography,DSA)为开展介入性检查和治疗的必备设备。

一、介入放射学使用的器械(导管系列)

1. 穿刺针 包括经皮穿刺针和经皮穿刺活检针两大类(线图 30-1)。

经皮穿刺针为建立人体外部与内部通道的第一步,同时又使介入治疗的创伤降低到了最小程度。

经皮穿刺活检针又分为抽吸针和切割针两种。抽吸针纤细,通常为 $20\sim23$ G,可抽吸少量组织供细胞学检查用,其优点为对组织损伤轻微。切割针为 $16\sim20$ G,可取出组织块供病理检查用,但对组织损伤相对较重。

2. 导丝 导丝为引导导管而特制的钢丝。导丝前端柔软,对血管壁或其他管腔的侵袭极小,而对导管在管腔内的行走起到引导的功能(线图 30-2)。在经导管输送弹簧栓时,又起到推杆的作用。

3. 导管 根据导管在介入性诊断与治疗中的作用,导管又可分为造影导管、球囊导管、引流导管、微导管(线图 30-3)。

造影导管除了用于造影外,还用于灌注和栓塞用。球囊导管主要用于对管腔狭窄的扩张治疗。引流导管主要用于胆汁、囊肿、脓肿的引流。3F 以下的导管称之为微导管,常用于神经血管和肿瘤超选择性栓塞用。

4. 导管鞘 为导管进血管和导管交换提供方便通道(线图 30-4)。

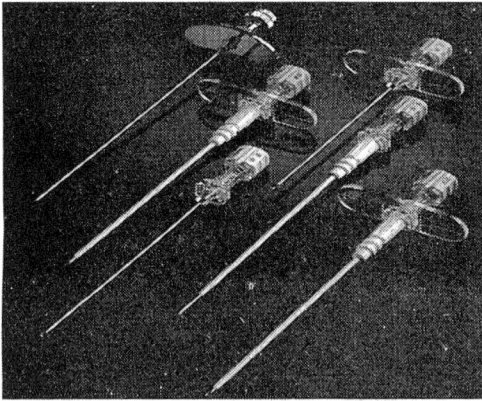

线图 30-1　经皮穿刺针

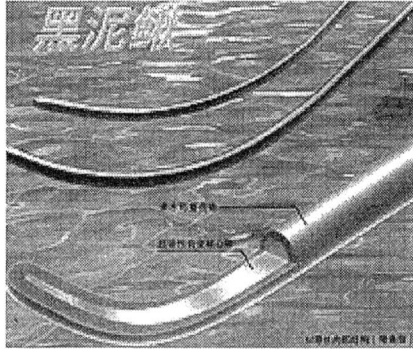

线图 30-2　超滑导丝

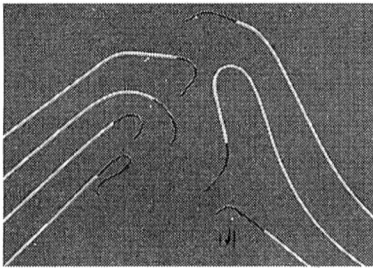

A

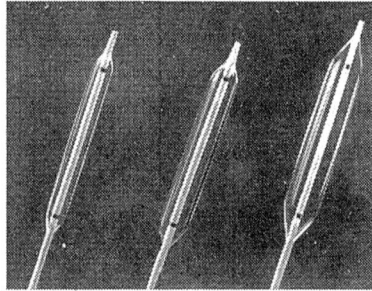

B

线图 30-3　导管

A. 造影导管　B. 球囊导管

5. 二通或三通　其作用犹如水龙头,连接在导管后端,具有防止血液从导管内流出的功能。

6. 导引子　供引导导丝进入导管用。

上述器械为导管进入人体内进行造影或治疗的最基本的器材。

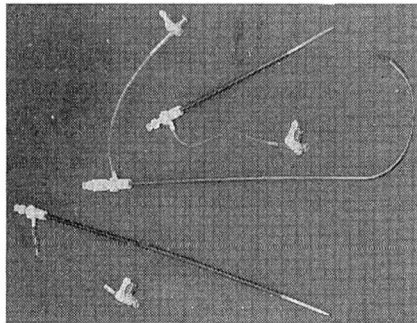

线图 30-4　导管鞘

二、假体系列

使用导管技术对多种疾病进行治疗后,导管、导丝等必须从人体内撤出。为了达到满意治疗效果和保持人体内管腔的长期通畅,在介入治疗过程中,往往需用在人体管腔内放置支撑器支撑管腔或放置过滤装置防止血栓移动。这些置入体内的装置又称为假体(prothese)。

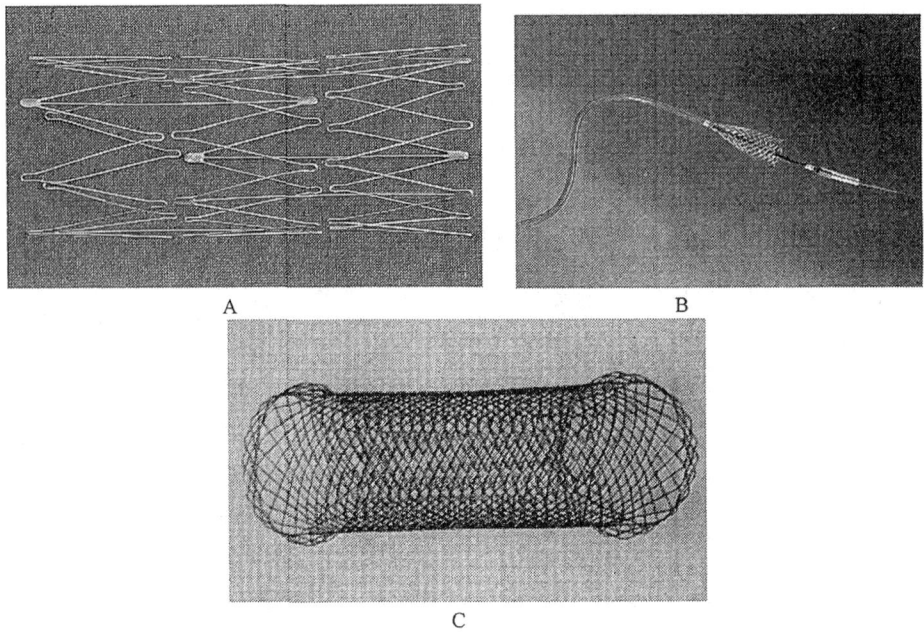

线图 30-5　内支架

A. Z型血管内支架　B. wallstent　C. 记忆合金支架

　　目前已在临床上应用的假体有:内支架、过滤器、内涵管(线图 30-5、6)。

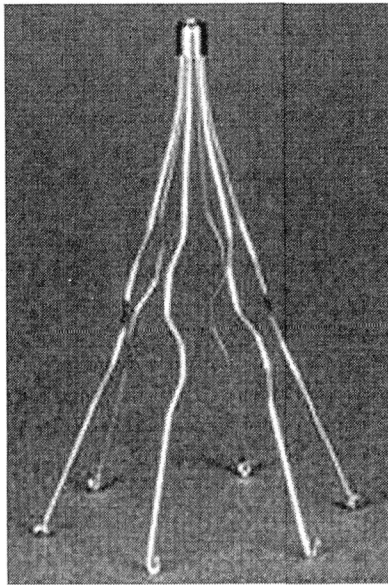

线图 30-6　过滤器

内支架又称支撑器(stent)。其主要功能有:支撑管腔以保持管腔的长期通畅。预防和治疗球囊扩张后再狭窄。被膜支架还能封闭瘘口和隔离胸腹主动脉瘤瘤腔以防破裂。支架为不锈钢或记忆合金编制而成。从膨胀性能上分为自膨式和球囊扩张两种形式。从功能结构上分为裸支架和被膜支架。内支架已被广泛应用在血管(动、静脉)和非血管管腔(食管、气管、肛管、胃肠道、尿道等),支架释放后难以回收和难以吸收是目前存在的不足之处。

　　过滤器主要放置在下腔静脉和颈静脉内,以防血栓脱落而引起肺动脉、颅内动脉栓塞。

　　内涵管为可置留于人体管腔内的特殊导管。其材料及结构与导管相同,不同的是输送到预定部位后可脱解,并长期置留于人体内。常使用的部位为胆总管内。

三、栓塞剂

通过导管将某种物质递送到预定的血管部位,阻断其血流以达到治疗目的的物质称为栓塞剂。

栓塞剂的种类较多,根据其栓塞作用时间分为短期作用、中期作用、长期作用三种,栓塞作用时间分别为1~2天,2周,1个月以上。根据栓塞剂的物理形态又可分为固态栓塞剂,如明胶海绵、不锈钢圈(线图 30-7)、可脱球囊、PVA 颗粒、自身肌肉、血凝块等。液态栓塞剂有无水乙醇、碘化油、NBCA 胶等。

封堵器为专门用于房、室间隔缺损和动脉导管未闭而特制的栓塞器材(线图 30-8)。

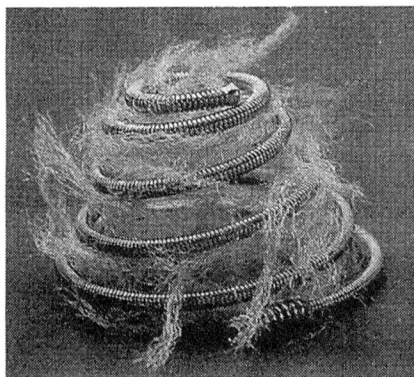

线图 30-7 弹簧栓

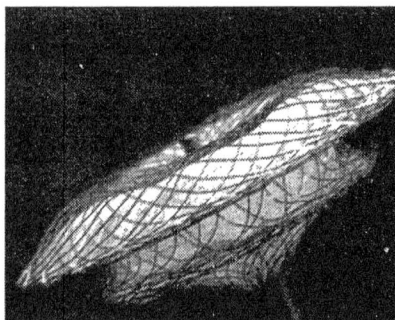

线图 30-8 房缺封堵器

四、常用药物

1. 造影剂　为介入诊断和治疗过程中必不可少药物之一,通过造影可以明确导管在体内的位置,明确诊断和判断治疗效果。造影剂分为离子型造影剂和非离子型造影剂。

2. 抗凝剂　导管、导丝等介入器械进入血管后容易发生血栓形成,使用抗凝剂可以防止血栓形成的发生,常用的抗凝剂有肝素。

3. 局部麻醉药　介入治疗多采用经皮穿刺,无需全身麻醉,只需局部麻醉,常用的局部麻醉药为利多卡因。

五、经皮穿刺技术

1953年,Seldinger发明了经皮穿刺技术,对介入放射学的发展起到了积极作

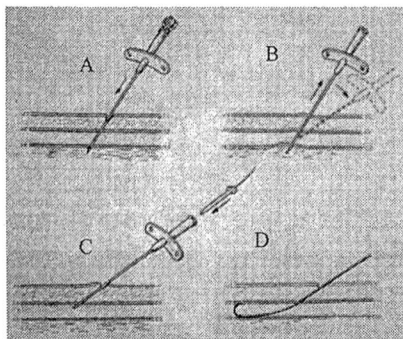

线图 30-9　Seldinger 经皮血管穿刺术

用并作出了贡献。经皮穿刺步骤如下：确定穿刺部位后，皮肤消毒，局部麻醉，使用尖刀片切开皮肤 2~3 mm，左手中指触摸到血管搏动后按压在其上，右手持针，呈 45°角穿刺血管，血液从针孔流出则表明穿刺针进入血管内，经针孔送入导丝，保留导丝在血管内，退出穿刺针，沿导丝插入导管鞘或导管（线图 30-9）。

（祖茂衡）

第三十一章

血管介入技术

第一节　经导管药物灌注术

经导管药物灌注术临床应用的绝大部分是动脉内灌注药物，静脉相对较少。经导管动脉内药物灌注术(transcathether aterial infusion，TAI)是经导管将药物选择性注入靶器官治疗疾病的介入放射学技术。TAI 的起源很早，可追溯到 20 世纪初。随着介入放射学技术的发展，TAI 以得到广泛应用，如灌注药物止血、溶栓及抗肿瘤治疗等。

TAI 之所以能发挥好的临床效果，与其作用的基本原理密切相关。药物的疗效除了与其自身的药理作用和病变对其敏感性有关外，病变区的药物浓度和在一定药物浓度下与病变接触时间等因素也产生重要影响。而不同的给药方式对上述因素将产生重要作用。常规的给药方式如皮下、肌内和静脉注射等，药物均经静脉回流到心脏再分布至全身。在此过程中被血液充分稀释。早期药物在各脏器的分布主要取决于其血流量，而后根据药物自身的特点进行再分布。靶器官的药物浓度与外周血浆药物浓度相平行，欲提高靶器官的药物浓度，只有增加药物注射剂量及注射速度。在增加药物注射剂量及注射速度的同时，也增加了药物的副作用，这个矛盾是常规给药方法无法解决的。

TAI 是将导管直接经动脉内插至靶血管，用等于或低于常规给药的剂量灌注，可以提高靶器官的药物浓度和延长药物与病变接触时间，同时可减少外周血液的药物浓度，从而减少药物副作用的目的。

一、化疗药物的 TAI 治疗

(一) 常用的化疗药物

化疗药物分为细胞周期特异性和细胞周期非特异性化疗药物两类。细胞周期特异性化疗药物(cell cycle specifica agent,CCSA)主要对处于某个增殖周期的癌细胞起杀伤作用,有甲氨蝶呤(methotrexate,MTX)、氟尿嘧啶(fluoroucac-il,5-FU)及鬼臼乙叉甙(etoposide,VP-16)等。细胞周期非特异性化疗药物(cell cycle nonspecifica agent,CCNSA)对处于各个增殖周期及 G_0 期的肿瘤细胞均有杀伤作用,主要有多柔比星(doxorubicin)、丝裂霉素 C(mitomycin C,MMC)及顺铂(cis-platine,CDDP)等。单药长期应用易使肿瘤产生耐药性,而不同的药物作用于肿瘤的机制不同,故临床上多采用联合用药和交替用药,以降低肿瘤的耐药性,提高疗效。

(二)临床应用

肿瘤的 TAI 在临床应用越来越广,它可作为肿瘤术前的一期治疗,待肿瘤缩小后行二期手术切除,可提高手术根治的成功率;也可作为术后预防复发和转移的治疗及不能手术者的单独姑息性治疗。TAI 已应用于脑恶性胶质瘤、支气管肺癌(图 31-1)、食管癌、乳腺癌、原发及转移性肝癌、胃癌和盆腔恶性肿瘤的治疗。根据大量文献报道,疗效较好。

二、溶栓药物 TAI 治疗

血栓的 TAI 治疗是经导管将溶栓药物直接注入血栓、血栓近端的动脉或血栓远端的静脉内,从而提高溶栓效果的介入治疗方法。

(一)常用药物

尿激酶、链激酶是常用的溶栓药物。前者无抗原性,半衰期短,疗效可靠,应用更为普遍。组织型纤溶酶原激活剂(tissue-type plasminogen activator,t-PA)是较为理想的纤溶剂,但由于价格较高,国内应用较少。此外,蝮蛇抗栓酶也用于溶栓治疗。

(二)临床应用

血栓的 TAI 治疗应用广泛,如急性心肌梗死的冠状动脉内溶栓、急性脑梗死的脑动脉溶栓、周围动脉血栓形成的溶栓治疗及肠系膜动脉血栓形成的溶栓治疗等(图 31-2),是一种非常有效的治疗方法。取得成功的关键因素之一是血栓形成时间的长短,原则上血栓形成的时间越短,溶栓的效果越好。但不同的组织器官对缺血缺氧的耐受程度不同,脑及心肌组织对缺血缺氧最敏感,一般认为在 6~8 小时以内溶栓的成功率高,出血等并发症少。而四肢组织对缺血缺氧的敏感性较差,溶栓时间可选择长一些。

在一些管径较大而走向平直的血管,可用溶栓导管直接插入血栓内,采用压力喷洒灌注(spray infusion)溶栓,效果更好。

经导管灌注性溶栓治疗不仅用于动脉,而且可用于静脉内血栓形成的治疗,临床疗效也非常满意,需注意要放置过滤器,如髂股深静脉血栓形成(DVT)的经导管溶栓治疗等。

在溶栓治疗过程中应对患者的出血、凝血状态进行严密监测,一旦发现出血并发症,应立即停止溶栓治疗。

三、血管收缩药的 TAI 治疗

经导管灌注加压素(vasopressin)是治疗胃肠道出血的有效方法。常见的胃肠道出血性疾病有胃食管静脉曲张出血、胃黏膜弥漫性出血、溃疡出血及结肠憩室出血。

灌注加压素治疗胃食管静脉曲张出血的目的是控制急性出血,使病情趋于稳定,然后择期手术,控制出血的成功率为 55%～95%。对胃黏膜弥漫性出血,直接将导管插至腹腔动脉或胃左动脉,有效率为 80%～90%,溃疡性出血的灌注效果最差,有效率为 30%～60%。结肠憩室出血的止血成功率为 60%～75%。

第二节 动脉栓塞术

经导管将固体或液体栓塞物质选择性注入到某一病变器官的供应血管内,阻断其血流,以达到预定治疗目的的技术称之为栓塞术。

一、栓塞治疗目的

(1) 止血,用于治疗各种活动性出血。
(2) 阻断肿瘤血液供应,抑制肿瘤生长。
(3) 治疗静脉曲张。
(4) 闭塞畸形血管或动静脉瘘。
(5) 灭能。
(6) 外科手术前准备。

二、适 应 证

(1) 各种实体肿瘤的术前或姑息性治疗(图 31-3)。
(2) 活动性出血,如胃肠道、外伤、产后、肿瘤破裂出血(图 31-4)。
(3) 动静脉畸形或动静脉瘘(图 31-5)。
(4) 预防动脉瘤破裂,如颅内动脉瘤(图 31-6)。
(5) 内科性内脏切除,如脾功能亢进、甲状腺功能亢进(图 31-7)。

三、禁 忌 证

（1）导管不能超选择性到达靶血管或靶血管有重要功能分支者。

（2）栓塞后可能造成重要器官功能衰竭。

四、操作技术

经血管造影明确诊断和确定靶血管后，根据病变的性质确定栓塞剂的类型、数量和栓塞部位，选用合适大小的导管，在路径图像的引导下，将导管超选择插至靶血管内，透视密切监视下将栓塞物质从导管内推出，栓塞成功后再次造影，以便了解栓塞的范围、程度。

栓塞过程中需要特别注意的是防止误栓正常组织和器官，预防的方法推送栓塞剂时不要用力过大，用力过大时可以造成导管后退或栓塞剂反流。

五、疗　效

对活动性出血病变一旦栓塞成功后，出血即刻停止，栓塞术已经成为活动性出血有效的抢救措施之一。颅内动脉瘤栓塞后可以有效地防止瘤体破裂出血。在恶性肿瘤的介入治疗中，特别是肝癌的化学性栓塞（将化疗药物与栓塞剂混合在一起进行栓塞）已经成为一项成熟、可靠的技术，并将发展成为肝癌首选的治疗方法。

六、栓塞后反应及并发症

1. 栓塞后综合征　疼痛、发热、胃肠道反应是器官或肿瘤栓塞后最为常见的并发征。疼痛与组织器官缺血有关，发热则是靶器官栓塞后发生组织坏死和坏死组织被吸收有关，胃肠道反应则见于腹部器官栓塞和化学性栓塞。

2. 异位栓塞　多由于操作不当有关，栓塞剂进入正常组织内造成正常脏器的缺血、梗死等严重并发症，较常见的严重并发症有脑梗死、肺梗死、截瘫和肢体坏死。

第三节　经皮腔内血管成形术

经皮腔内血管成形术（percutaneous transluminal angioplasty，PTA）是指经皮穿刺置入球囊导管器械，对血管狭窄或闭塞性病变进行扩张成形的一系列新技术。1964 年，Dotter 开始应用此项技术，首先在临床应用的是同轴导管成形术（coaxial catheter angioplasty），但是同轴导管成形术存在着穿刺点血管损伤大等缺点，未被临床广泛应用。1974 年，Grüntig 发明了球囊导管，并采用球囊导管对病变血管进行成形治疗(balloon angioplasty),引起 PTA 的彻底革命,迄今球囊导管血管成形术仍是一种主要的介入治疗方法。在 20 世纪 80 年代相继出现了激光血管成形术(laser angioplasty)、粥样斑块旋切术(atherectomy)、血管内支撑器成形术(endovascular stent)等几种新的血管成形技术。

一、球囊血管成形术

(一)适应证

原则上影响器官功能的血管狭窄或闭塞均为适应证。理想的适应证是中等大小或大血管的局限、孤立性短段狭窄。目前已经广泛应用到颈内动脉、锁骨下动脉、主动脉、冠状动脉、肾动脉、髂动脉、股动脉、上腔静脉、下腔静脉(图 31-8)、肝静脉等。PTA 没有绝对禁忌证,在一些情况,如狭窄段血管附近有动脉瘤形成,大动脉炎活动期等可视为相对禁忌证。

(二)操作技术

经血管造影明确狭窄血管的部位、程度及侧支供血情况,据球囊导管上的标记,将球囊置于狭窄处,用压力泵或手推造影剂充盈球囊,使狭窄段血管扩张(线图 31-1)。扩张结束后,再次测量病变血管的前后压差,并复查造影,了解扩张效果。为了防止术中血栓形成和预防术后再狭窄,术中要用肝素抗凝,术后 1~6 个月服用阿司匹林、双嘧达莫(潘生丁)或双香豆素类药物抗凝。

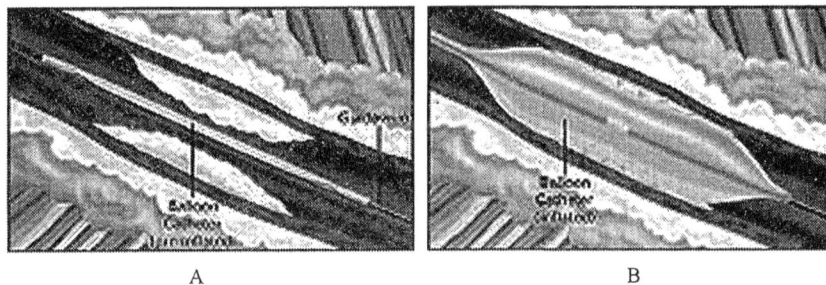

线图 31-1 球囊扩张示意图
A. 把球囊放置到狭窄处 B. 球囊扩张后

(三)血管扩张的主要机制

1980 年,Castaneda-Znniga 通过实验观察,提出了 PTA 的机制:"控制性损伤理论",即球囊扩张血管使血管内膜和中膜局限性撕裂,血管结构的伸展及动脉粥样斑块的断裂,并得到国内外学者的认可。

(四)疗效

PTA 的疗效与病变部位、性质、病理学特征、患者全身情况及术者的经验等众多因素有关。PTA 的近期和远期疗效均较好。髂、股静脉的 PTA 成功率在 90% 以上，5 年平均开通率在 79% 以上。冠状动脉单支病变 PTA 成功率在 90% 以上。

PTA 与外科手术相比具有对患者的创伤小，并发症少，疗效快，一旦发生再狭窄，可重复 PTA 治疗等优点。

（五）再狭窄及预防

影响 PTA 疗效的主要问题是扩张后再狭窄的发生率高，平均为 30%。再狭窄多发生在 PTA 术后数月至 1 年之内。"控制性损伤理论"表明，PTA 是一种损伤血管壁成分的必须性治疗方法，术后必然会引起一系列修复反应，这是再狭窄的病理学基础。受损伤的内膜、中膜纤维组织增生可导致再狭窄。再狭窄的其他原因是血管壁的弹性回缩和原有病变的进展。

预防再狭窄可采取以下三种措施。①改进设备：研制新型材料的球囊，减少对血管壁的损伤；②药物治疗：采用抗凝药物减少、预防和治疗 PTA 过程中和 PTA 后出现的血管痉挛、血小板黏附、血栓形成和内膜纤维细胞增生；③新技术的应用：如 PTA 后配合血管内支撑器、血管内照射和纤维细胞抑制因子等，可有效地减少再狭窄的发生率。

（六）并发症

PTA 的并发症较少，有时可发生穿刺局部血肿、动脉壁撕裂穿孔及远端血管栓塞等。

二、血管支撑器成形术

支撑器（stent）是临床上用于支撑体内狭窄管道及新建通道的假体（prosthesis）。1969 年 Dotter 首先报道了支撑器的实验研究，随着支撑器材料的不断开发，支撑器的类型、结构得到不断更新。早期支撑器用于血管，故成为血管支撑器。血管支撑器用于 PTA 后疗效不满意或用于 PTA 后血管再狭窄。现已发展到用于食管、胆道、尿道及气道等狭窄的治疗，甚至用于经颈静脉肝内门体分流术（TIPS），保持肝内新建立分流道的通畅，治疗肝硬化门脉高压。支撑器的开发及应用是介入放射学的又一个新的里程碑，支撑器的研究仍是 21 世纪介入放射学研究的热门课题之一。

目前支撑器有三种类型。①热形状记忆支撑器（thermal shape memory stent）：由镍钛合金丝制成，呈螺旋状。②自膨式支撑器（self-expandable stent）：由不锈钢合金材料制成，当此类支撑器放置于病变血管而回撤外套管时，支撑器依靠自身膨胀支撑于血管腔内。此类支撑器有 Z 型支撑器、Wallstent 支撑器、Smart 支撑器和 Maass 双螺旋支撑器等。③球囊扩张式支撑器（balloon-expandable stent）：该类支撑器先套在球囊上呈压缩状态，当支撑器被推送至病变血管时，需用造影剂充盈球囊，支撑器被动展开而支撑于血管腔内。此类支撑器有钽丝支撑器和不锈钢丝支撑器等。

支撑器放置血管腔短时间内被增生的血管内皮细胞覆盖,新增生的内皮细胞随着血流动力学而再塑性呈极性排列,恢复病变血管内皮细胞的功能而保持血管长期通畅。

三、经颈静脉肝内门体分流术

经颈静脉肝内门体分流术(transjugular intrahepatic portosystemic stent shunt,TIPS)是近几年发展起来的治疗肝硬化门静脉高压的一项介入放射学新技术。它是利用特殊的介入器械在肝静脉和门静脉之间建立一个分流通道,使部分门静脉的血液直接进入体循环,以达到有效地降低门静脉压力,控制或消除门静脉高压的症状和体征。

1. 适应证　①食管下端、胃底静脉曲张破裂大出血,经保守治疗无效;门静脉高压所致的顽固性腹水;②外科手术分流后分流道阻塞引起的再出血;③肝静脉广泛阻塞型 Budd-Chiari(巴德-基亚里)综合征。

2. 禁忌证　①门静脉狭窄,闭塞性病变;②中、重度肝功能异常;③难以纠正的凝血功能障碍;④严重的心、肺及肾功能障碍;⑤晚期肝癌或第一、二肝门处肝癌。

3. 操作技术　多选择右颈静脉穿刺插管,插管成功后,用单弯导管或 Cobra 导管作肝静脉造影(多选择右肝静脉),了解肝静脉情况。然后换入 Rups-100 穿刺装置,在距肝静脉开口 1～2 cm 的右肝静脉右前壁作门静脉穿刺。穿刺成功后先行门静脉造影,并测量门静脉的压力,然后用 8～10 mm 直径的球囊导管行肝静脉与门静脉之间的通道扩张,此时作通道两端压迹的标记,为放置支架的定位做准备。撤出球囊导管,送入备好的支架,按照上述标记释放支架。最终用造影导管复查新建立通道的通畅情况(图 31-9)。

4. 疗效　TIPS 的手术成功率在 95% 以上,手术失败与门静脉闭塞及操作者经验不足有关。TIPS 的近期有效率在 95% 以上,控制活动性出血率在 88%～100% 之间。中、远期疗效较近期疗效差,半年后分流道的再狭窄率为 17%～46%。分流道的再狭窄与内膜的过度增生及选用支撑器的类型有关,文献报道网状支撑器较 Z 型支撑器再狭窄的发生率低。

5. 并发症　①心脏压塞:为罕见并发症,为坚硬的导管或穿刺针刺破心房所致;②腹腔内大出血:多由于反复穿刺,穿刺针穿出肝包膜或由于门静脉分叉游离在肝外,球囊扩张时撕破静脉壁;③肝性脑病:发生率为 3%～15%;④胆血症:为胆管受损后,胆汁流入血液引起;⑤动静脉瘘。

(祖茂衡)

第三十二章

非血管介入技术

第一节　非血管性腔道扩张成形术

非血管性腔道的良恶性狭窄常发生于消化道、胆道、输卵管、气管和输尿管等部位,尤其是手术吻合口的再狭窄,是外科手术处理较为棘手的问题。可采用球囊扩张及支架植入的方法进行治疗。

一、消化道狭窄

1. 适应证

(1)单纯球囊扩张适应证:食管良性狭窄(恢复期)、上消化道术后吻合口良性狭窄、贲门失弛缓症、。

(2)球囊扩张加支撑器置入适应证:食管良性狭窄球囊扩张治疗术后反复复发、食管恶性狭窄(图 32-1)、食管术后纵隔瘘、食管癌并发食管气管瘘或者纵隔瘘、吻合口肿瘤复发。

2. 禁忌证　食管灼伤急性炎症期、上消化道术后 3 周内。

3. 操作技术　咽喉部表面麻醉后,透视下将导管和导丝插入食管并通过狭窄部位,沿导丝将直径合适的球囊导管插入,使球囊中点部位于狭窄中部,充盈球囊扩狭窄部位;对良性狭窄主张球囊扩张后释放支架,对恶性狭窄主张直接释放支架而不使用球囊扩张。确定支架与狭窄部位的相应位置,是支架释放过程中的重要环节。

4. 疗效评价　消化道狭窄,尤其消化道良性狭窄大部分可经球囊扩张及支架置入而达到临床治愈。

5. 并发症　单纯球囊扩张的并发症较少,严重的并发症是消化道穿孔;支架置入的并发症有支架移位和再狭窄。

二、胆道狭窄

肝外段胆管良性狭窄以外科治疗效果较好。肝外段胆管恶性狭窄和肝内段胆管狭窄应用球囊扩张和支撑器置入治疗可以减少患者的手术创伤,达到甚至优于手术治疗的效果。

1. 胆管引流(PTCD)　经皮肝穿刺胆管造影明确胆管狭窄部位、程度和范围,对有胆管梗阻不能手术或者不能立即手术的患者,可行胆管外引流或者内引流,待患者全身状况好转后进行其他治疗或者终身保留引流导管。

2. 球囊扩张　胆管良性狭窄患者在造影明确胆管狭窄部位、程度和范围后,可将导丝经穿刺途径插入胆管并通过狭窄段,沿导丝将球囊导管置于狭窄部位进行扩张。扩张结束后造影复查,如果胆管通畅,可经穿刺通道留置引流管,在数日后拔除。

3. 支撑器置入　胆管恶性狭窄和经球囊扩张再狭窄的患者,应进行胆管支撑器置入。胆管支撑器分为内涵管和支架。内涵管为一种质地较硬、带侧孔的导管。支架植入多在球囊扩张后进行。内涵管的优点是能够抵抗肿瘤或肉芽组织的侵入,缺点是其内径相对较细。支架的优点是其内径较大,引流通畅(图 32-2),其缺点是肿瘤或肉芽组织容易通过网孔而造成再阻塞。

三、气管支气管狭窄

造成气管支气管狭窄的常见原因为气管、支气管癌和纵隔淋巴结转移。

气管支气管狭窄的介入治疗主要是放置内支架以保持气道通畅,而禁用球囊扩张。气管支气管支架放置的技术要点是操作迅速,以防止窒息和意外发生。恶性狭窄患者放置支架后应给以放疗或支气管动脉灌注。气管支气管支架放置后患者呼吸困难症状即刻得到改善和消失(图 32-3)。

四、输卵管闭塞再通术

输卵管闭塞是女性不孕的最常见的原因之一。输卵管闭塞再通应在月经干净后一周内进行。子宫输卵管造影明确闭塞部位后,可经阴道插入同轴导管及导丝至患侧子宫角,应用导丝对阻塞输卵管进行分离、扩张(图 32-4)。

输卵管闭塞再通介入治疗技术成功率可以达到95％以上,而受孕率仅为25％～37％。

第二节 经皮穿刺引流

一、经皮肝穿刺胆管引流

按胆汁引流的方向,胆管引流分为外引流、内引流、内外引流三种。这种简单有效的方法已经成为梗阻性黄疸患者术前减压的首选方法。

1. 外引流 首先进行经皮肝穿刺胆管造影,明确病变发生的部位、累及的范围和严重的程度后,经穿刺针置入导丝,并引入带侧孔引流导管;导管头端位于狭窄的上方,将胆管内淤积的胆汁经导管引流到体外,降低胆管内压,缓解黄疸。胆管外引流虽然可以缓解黄疸,但大量的胆汁排到体外,影响患者对食物的消化吸收和电解质的平衡。另外,由于引流导管位于体外有引起感染的危险。因此,外引流一般作为外科手术和其他介入手术前的准备。

2. 内外引流 胆管内外引流时引流导管通过狭窄的胆管进入十二指肠。因此在插入导丝时通过一定的手法将导丝头端插到十二指肠。引流导管沿导丝进入十二指肠(图 32-5)。这样,就可以避免外引流时大量胆汁引流到体外引起的消化不良,又保留了造影复查胆管系统是否通畅的途径。但是体外保留的导管依然有导致感染的危险。另外,保留的导管同时也给患者的生活带来不便。

3. 内引流 内引流根据不同的引流材料可分为:内外引流导管保留体内部分、内涵管引流和支架引流三种。内外引流导管保留体内部分的做法目前临床已经很少采用,因为导管的尾端固定于腹壁,导管和肝脏之间依然有相对运动,会引起患者肝脏损伤和不适。内涵管引流和支架引流是目前较为常用的胆管系统内引流方法(见本章第一节)。

二、经皮肾穿刺尿路引流

经皮肾穿刺尿路引流常用于上尿路梗阻术前准备和由于上尿路梗阻引起的危及生命情况的抢救。根据尿液引流的方向可以分为外引流和内引流。

1. 外引流 在 B 超、CT 等影像监视下穿刺肾盂,进行肾盂及上输尿管造影,明确病变部位、范围和程度。经穿刺针在狭窄上方引入导丝和引流管进行外引流。

2. 内引流 穿刺肾脏造影,引入导丝时,通过一定的手法将导丝插到狭窄以下,沿导丝插入多侧孔引流导管至狭窄以下。

三、囊肿和脓肿经皮抽吸引流

囊肿、脓肿、血肿等液性病灶可在 B 超、CT 等影像手段的监视下经皮穿刺引流、冲洗。引流液可进行细菌、生化和细胞学检查。性质明确的病灶可经穿刺通道注入硬化剂、抗生素等药物进行相应的治疗。

第三节　经皮穿刺减压、取出与充填术

一、经皮椎间盘切吸术

椎间盘突出是一种常见病,好发于腰椎和颈椎,传统的治疗方法是保守或手术治疗。由于椎间盘突出的原因是椎间盘内压力增高所致,20 世纪 80 年代起开始使用经皮穿刺技术进行减压,取得了较好的临床效果。操作方法是首先经皮穿刺,并使用套管针使椎间盘与外界建立起一条通道,通过套管进行减压治疗(图 32-6)。减压的方式有使用组织活检钳直接夹取髓核组织,使用负压直接抽吸髓核,使用激光将髓核汽化。近几年来,国内外均有报道,亦可使用经皮穿刺方法经穿刺针向髓核内和神经根周围注射胶原溶解酶,同样可以起到减压的作用。

此种治疗方法对中青年患者、病程较短而临床症状和体征较重者效果较好。

二、胆管取石

适用于胆管手术后残留结石。经 T 型管造影证实肝内胆管或胆总管下端有残留结石时,取石时间应在 T 型管放置 2 周后,且 T 型管周围已经形成窦道后进行。在经 T 型管造影明确结石部位、数量和形态后,经 T 型管插入导丝和网篮导管,退出导丝,送入网篮到结石处,网篮张开后,缓慢旋转网篮,套住结石后,收紧网篮,旋转状态下连同 T 型管一起退出。结石取出后,应于胆管内再次放置 T 型管或胆道引流管,观察 3 日,再次造影明确胆总管引流通畅后方可去除引流管。

若胆管结石为嵌顿性。或位于 II 级胆管分支以上,T 型管瘘过长、过于迂曲或有急性感染者不宜使用于本治疗方法。

三、椎体成形术

适用于骨质疏松、原发或转移性肿瘤引起的椎体压缩,疼痛。在透视或 CT 引导下,使用骨穿针穿入压缩或塌陷椎体的骨松质内,经骨穿针注射骨水泥到骨松质内。此种治疗方法的目的是有效地防止椎体的进一步破坏、塌陷和疼痛。

第四节　经皮穿刺活检

经皮穿刺活检是通过组织、细胞学达到明确诊断的重要手段,已经应用到身体的各部位、多器官病变。经皮穿刺活检有三种方式,即细针抽吸活检、组织切割和环钻式,前两者用于软组织脏器,后者用于骨骼系统。

一、适 应 证

（1）影像学检查发现胸腹腔内肿块性病变，怀疑或需要排除为恶性肿瘤时（图32-7）。

（2）骨骼系统发现骨质破坏或骨质硬化，怀疑为原发性或转移性肿瘤时。

二、禁 忌 证

（1）有凝血功能障碍的患者。

（2）胸部病变伴有肺大疱或重度肺气肿时。

（3）影像学检查高度怀疑为血管性病变，如动脉瘤、血管瘤或血管畸形。

（4）穿刺点皮肤有感染者。

（5）不能合作者。

（6）穿刺途径无法避开血管神经时。

三、操作方法与注意事项

经皮穿刺活检应在影像学监视下进行，根据肿块的大小、部位和所在的脏器选择活检方式；根据影像学测量决定进针方向、角度和深度。受呼吸影响而移动的器官进针时应嘱患者屏气。怀疑为恶性肿瘤性病变时，取材部位应取肿块周边部分。

四、并 发 症

（1）胸部穿刺活检的并发症有气胸和出血。

（2）腹部脏器穿刺活检的并发症主要为出血。

五、临床应用价值

在 X 线透视、超声、CT 引导下的穿刺活检技术已较完善，其准确率达 90％～95％，而 21 G 或更细穿刺针的应用，使并发症的发生率低于 1％，但获取组织或细胞较少。

经皮穿刺活检在肿瘤的诊断和鉴别诊断中已经被公认为并发症少、敏感性和特异性高的诊断方法之一，但是，细胞学检查的不足之处是难以对肿瘤的组织学来源进行准确定性，尽管如此，对临床上怀疑为恶性肿瘤的病人，在治疗前通过穿刺活检而达到定性诊断仍然具有重要的价值。

（徐 浩 李 均）

参 考 文 献

陈星荣,沈天真,段承祥等主编.1994.全身 CT 和 MRI.上海:上海医科大学出版社

焦明德,田家玮,任卫东,等.1997.临床多普勒超声学,北京:北京医科大学、中国协和医科大学
   联合出版社

卢光明,陈君坤.1999.CT 诊断与鉴别诊断.南京:东南大学出版社

陆凤翔,胡淑芳主编.2000.超声读片指南.南京:江苏科学技术出版社

荣独山.1997.X 线诊断学.第 2 版.上海:上海科学技术出版社

王纯正,徐智章主编.1993.超声诊断学.第 2 版.北京:人民卫生出版社

吴恩惠主编.2001.医学影像学.第 4 版.北京:人民卫生出版社

吴沛宏,卢丽霞,黄毅.2000.螺旋 CT 诊断学.广州:广东科学技术出版社

许达生,陈君禄,黄兆民.1998.临床 CT 诊断学.广州:广东科学技术出版社

杨小庆,陈祖培,杨爱玲.1999.枯树枝征、软藤征对梗阻性黄疸的诊断价值(附 798 例分析).中
   国临床医学影像杂志,10(2):138~139

尹青山.2000.放射诊断学.北京:中国科学技术出版社

张 运编著.1993.多普勒超声心动图学.青岛:青岛出版社

周康荣,陈祖望.2000.体部磁共振成像.上海:上海医科大学出版社

周康荣主编.1993.腹部 CT.上海:上海医科大学出版社

周永昌,郭万学主编.1999.超声医学.第 3 版.北京:科学技术文献出版社

Gorman J D,et al.1992.Schistosomiasis involving the brest.Radiol,185:423

Kopans D B,SwannCA,whithG,et al.1989.Asymmetric tissue.Radiology 171:639~643

Lane RH,et al.Primary retroperitonal neoplasms:CT finding in 90 cases with clinical and
   pathologic correlation.AJR,1989,152:83

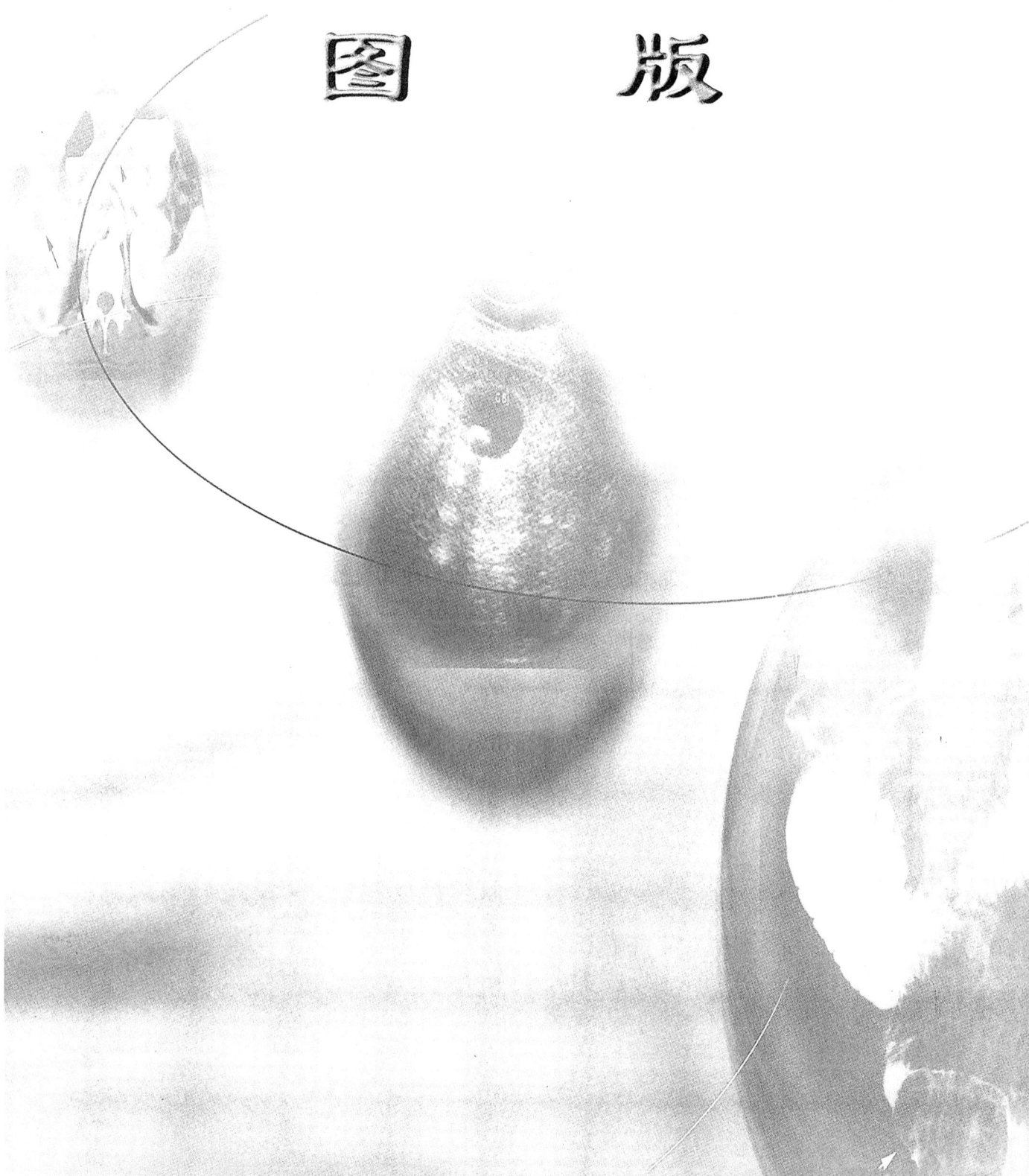

图　版

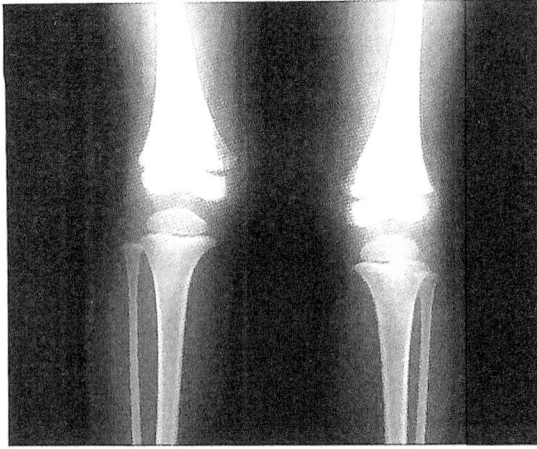

图 7-1 小儿长骨及关节示意图
显示股骨下端胫腓骨上端骨干、干骺端、骺板和骺

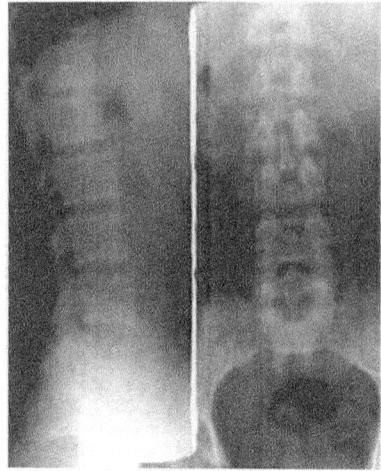

图 7-2 正常腰椎正侧位

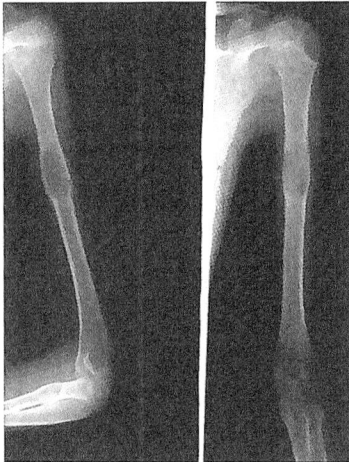

图 7-3 骨质破坏
肱骨中上段类圆形密度减低区，边界清楚，轻度膨胀，
骨密质变薄

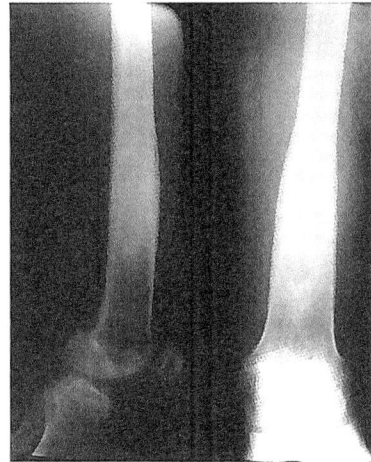

图 7-4 骨质增生
股骨骨密质增厚，轮廓增粗，髓腔变窄，骨密度
增高

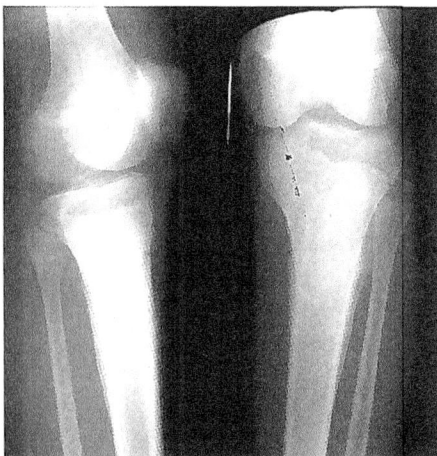

图 7-5 骨膜增生
胫骨近端见葱皮样骨膜增生致密影

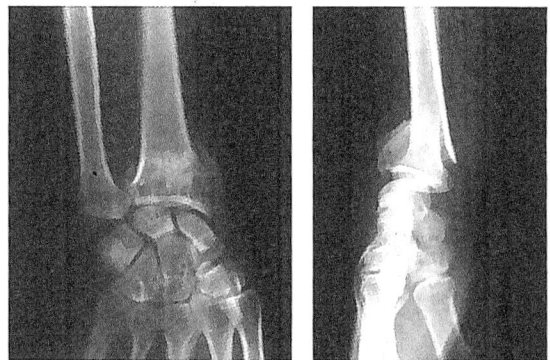

图 7-6 Colles 骨折
桡骨远端见横行骨折线，骨密质中断不连，远端向背侧桡
侧移位

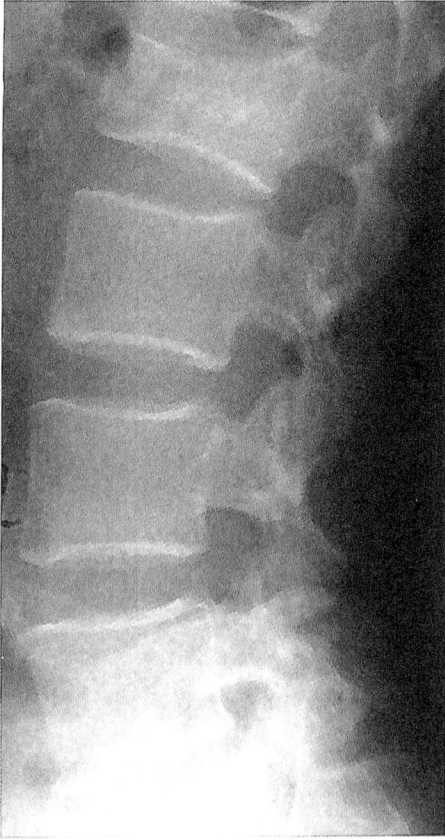

图 7-7 第 2 腰椎压缩性骨折呈楔形变

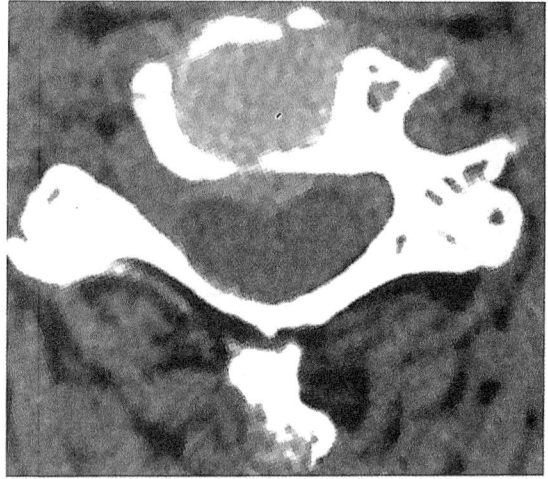

图 7-8 颈 5/6 椎间盘平面横断 CT 示椎间盘向后突出

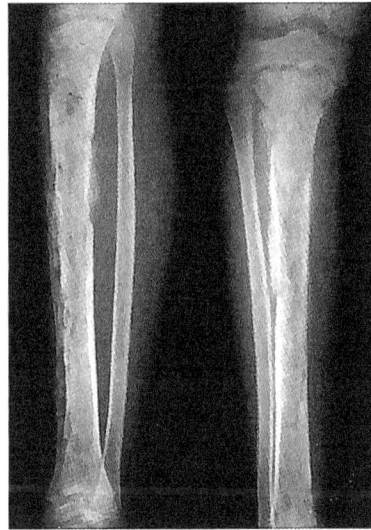

图 7-9 急性化脓性骨髓炎
胫骨不规则破坏，边界不清，骨膜反应明显

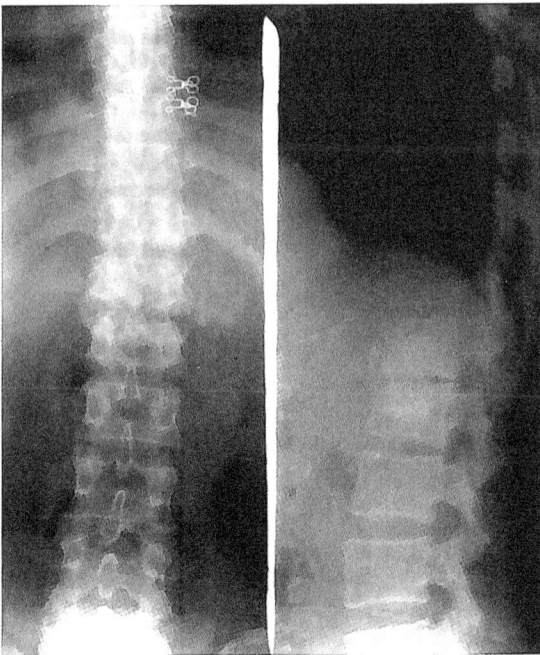

图 7-10 脊柱结核
胸 12、腰 1、2 椎体破坏，椎体轻度楔形变，椎间隙变窄，
椎旁脓肿形成并钙化

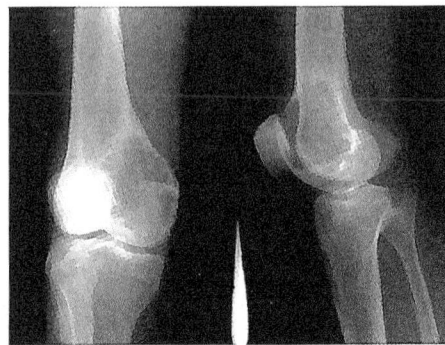

图 7-11 骨巨细胞瘤
股骨下端偏心性膨胀性骨质破坏，内见骨性分隔，
边缘清楚

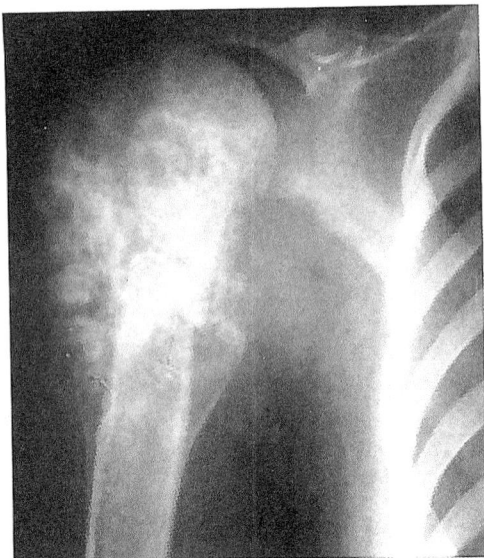

图 7-12 骨肉瘤
肱骨上端不规则骨质破坏及肿瘤骨形成，并见骨膜三角，
软组织肿块内见肿瘤骨

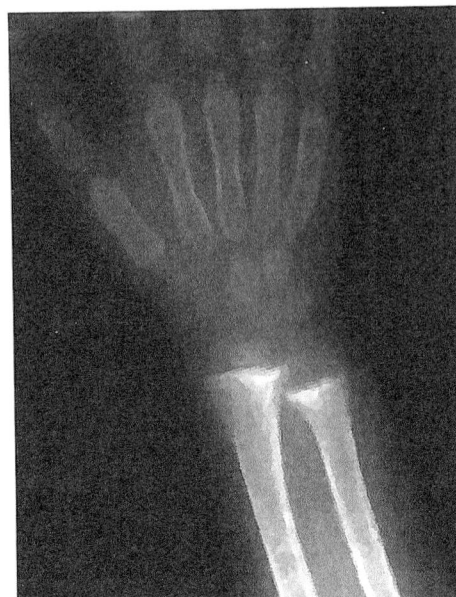

图 7-13 佝偻病
尺桡骨远端呈杯口状改变，临时钙化带模糊，消失

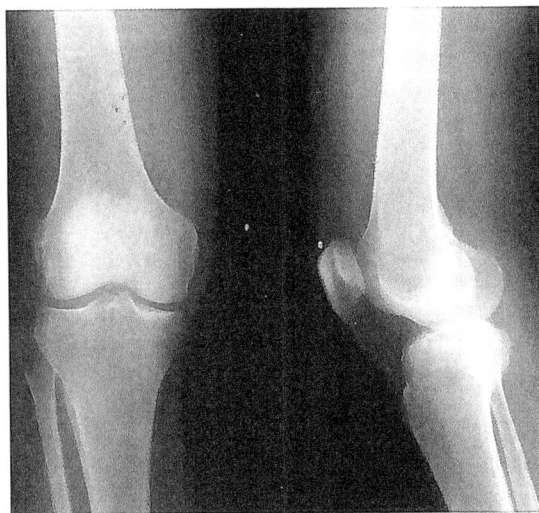

图 8-1 正常膝关节

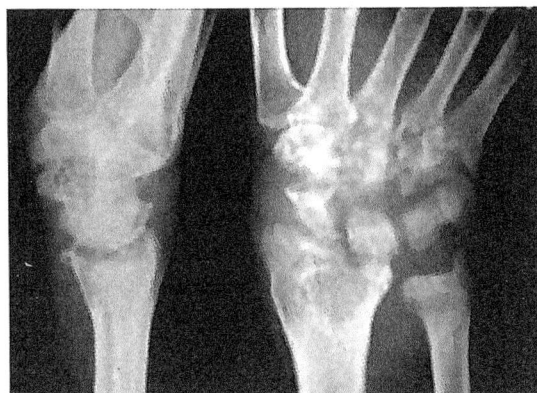

图 8-2 关节结核
腕关节诸关节面不规则破坏，关节间隙狭窄，关节囊肿胀，
邻近骨质疏松

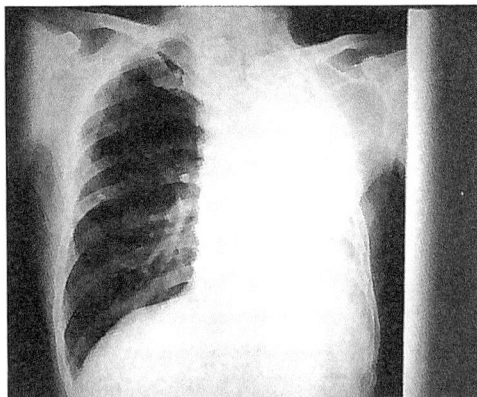

图 9-1 左侧肺不张

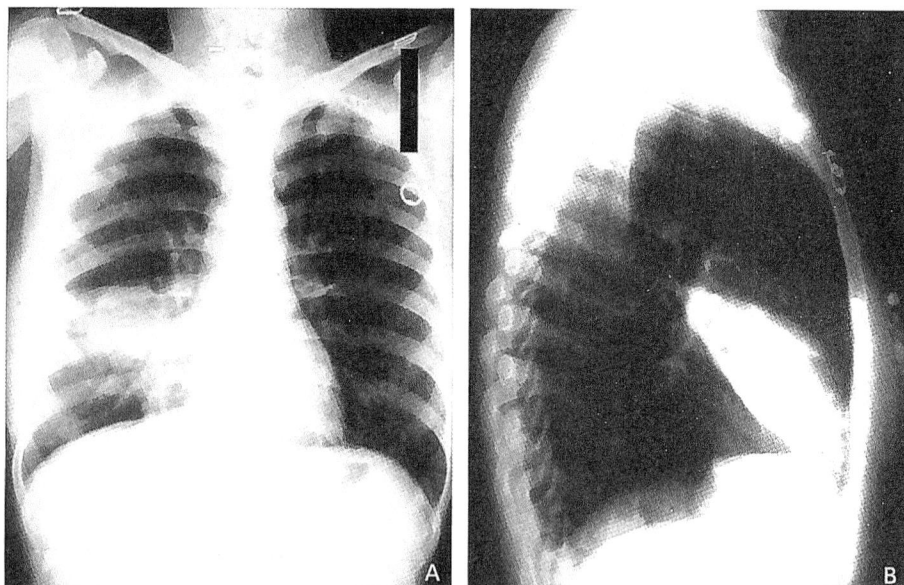

图 9-2 右中叶大叶性肺炎
A. 正位片 B. 侧位片

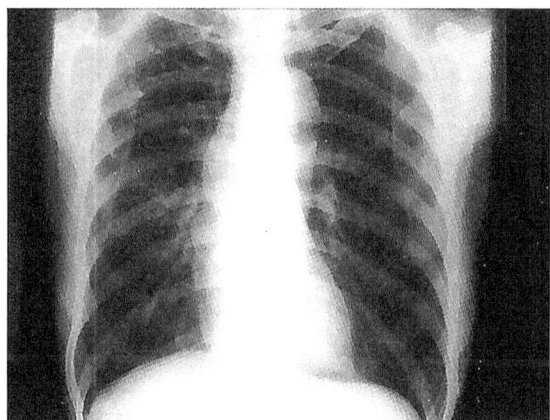

图 9-3 右上肺内钙化

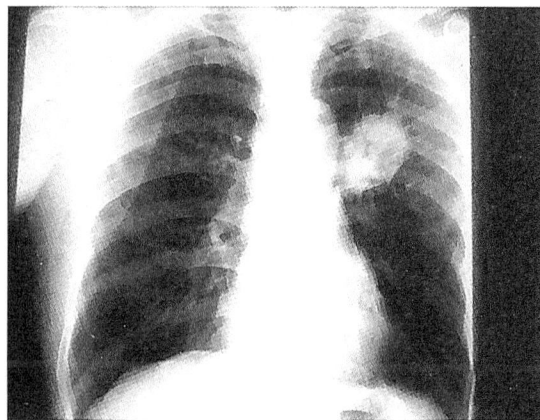

图 9-4 左侧肺癌，外周见毛刺征象

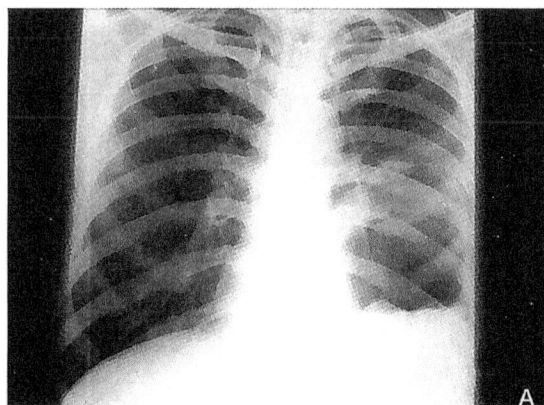

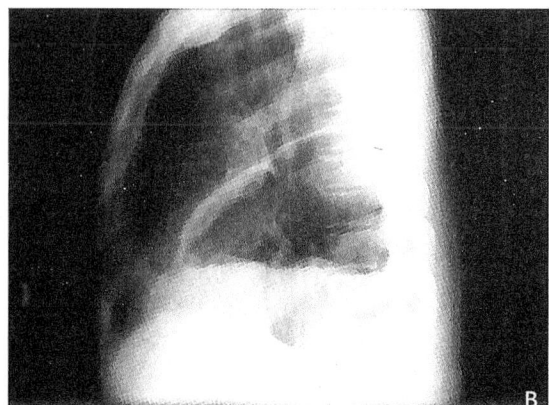

图 9-5 左肺包虫囊肿破裂，见水上浮莲征
A. 正位片 B. 侧位片

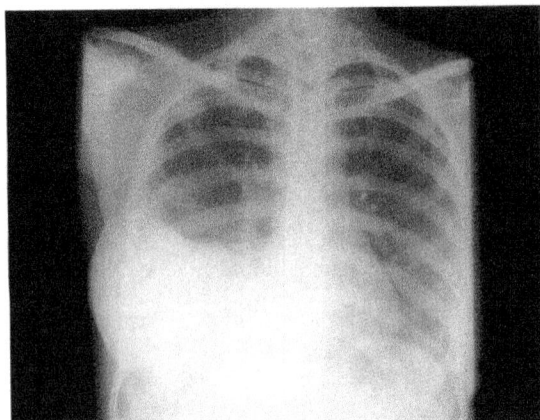

图 9-6 右侧中等量胸腔积液

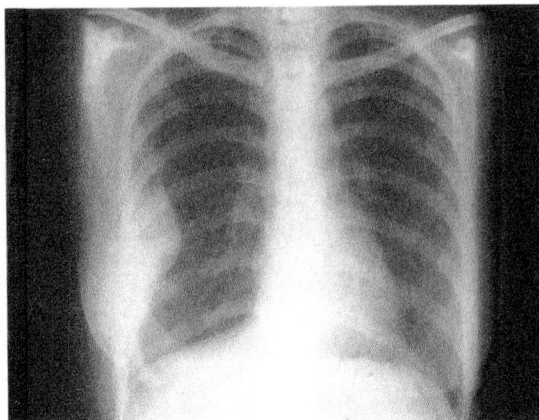

图 9-7 右侧包裹性胸腔积液

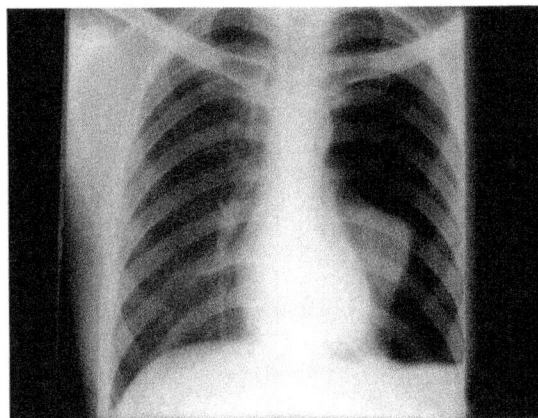

图 9-8 左侧液气胸

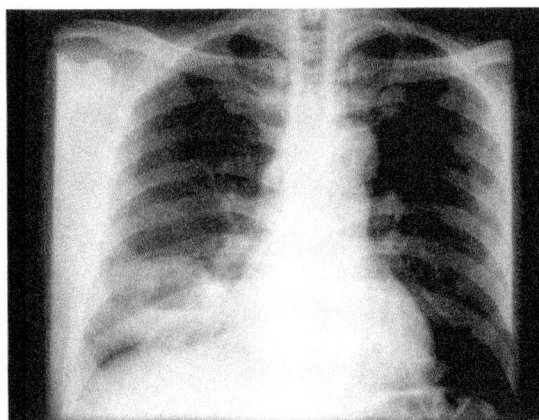

图 9-9 右肺脓肿

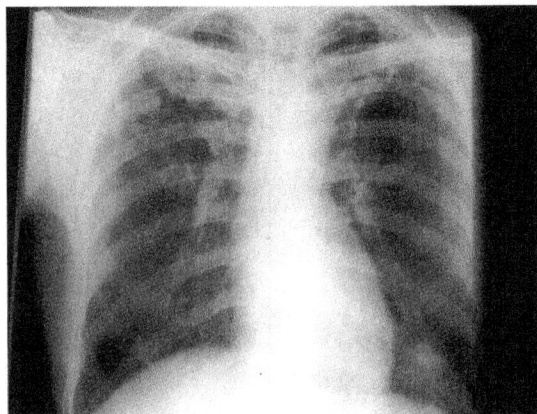

图 9-10 两上肺继发性肺结核

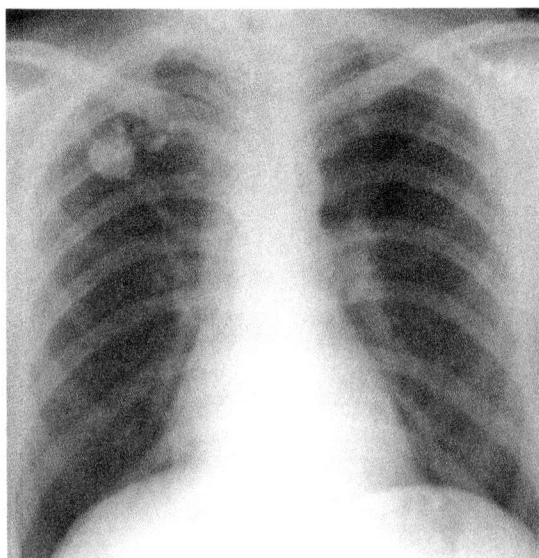

图 9-11 右上肺结核球，周围可见卫星灶

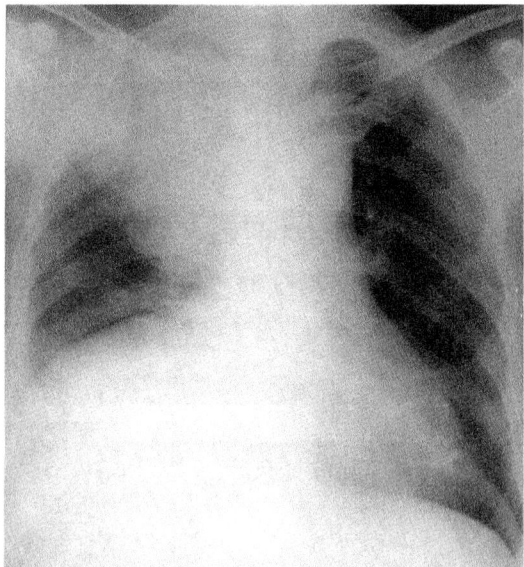

图 9-12 右中心型肺癌伴右上肺不张，形成反 S 征

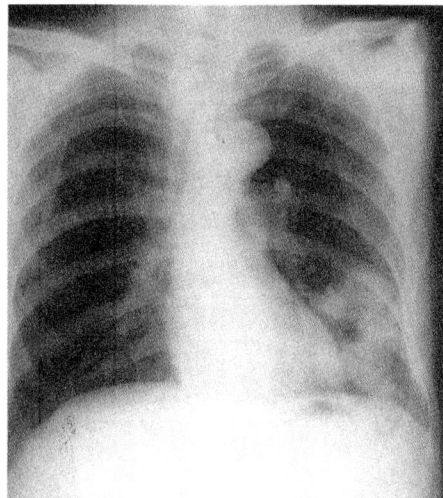

图 9-13 左下肺癌性空洞

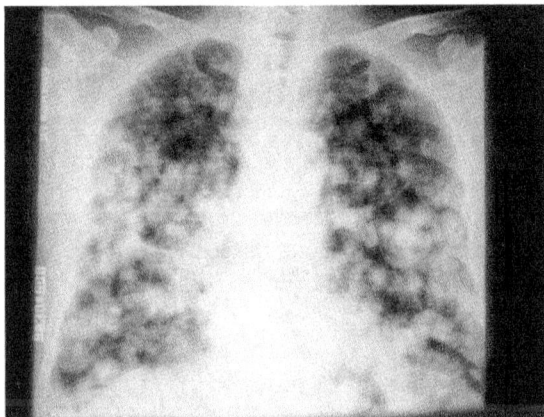

图 9-14 两肺血行转移性肺癌

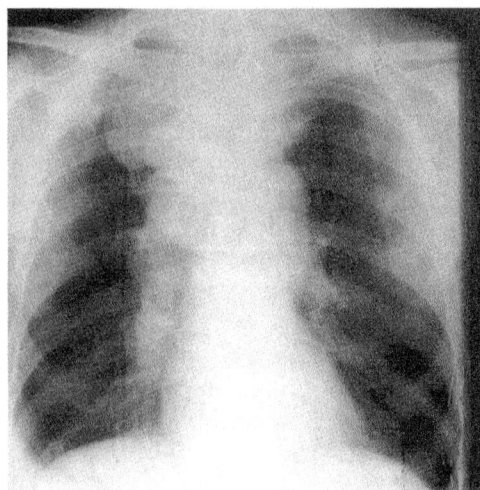

图 9-15 恶性淋巴瘤

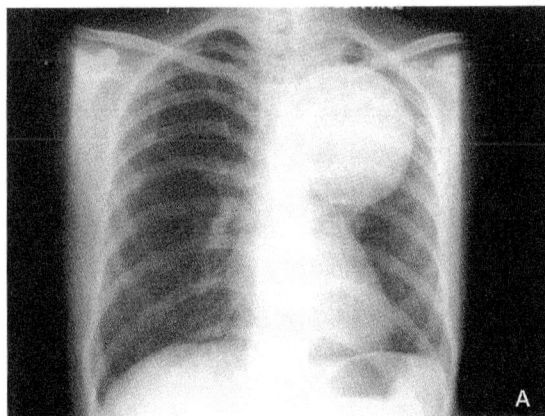

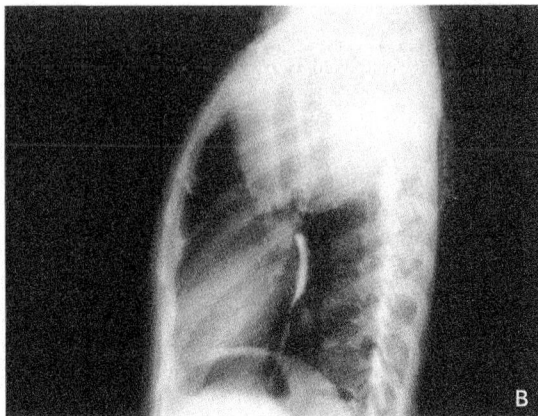

图 9-16 纵隔支气管囊肿
A. 正位片 B. 侧位片

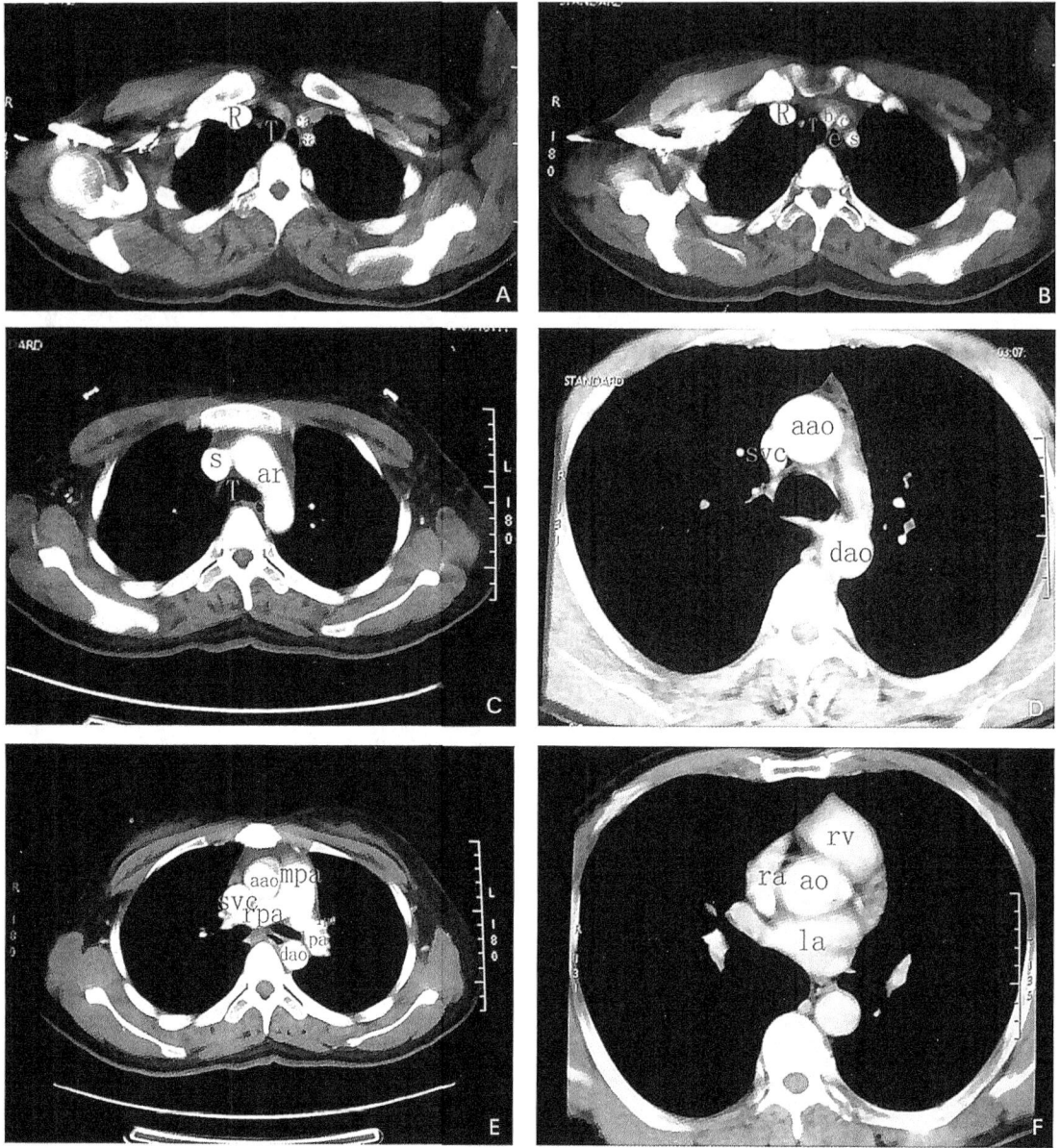

图 9-17 正常纵隔不同层面 CT 表现

A. 胸腔入口平面　T: 气管　CA: 颈总动脉　SA: 锁骨下动脉　e. 食管

B. 胸骨柄平面　R: 右侧头臂静脉　b: 无名动脉　c: 左颈总动脉　S: 左锁骨下动脉　T: 气管

C. 主动脉弓层面　ar: 主动脉弓　S: 上腔静脉　T: 气管

D. 主动脉窗平面　svc: 上腔静脉　aao: 升主动脉　dao: 降主动脉

E. 气管分叉平面　aao: 升主动脉　mpa: 主肺动脉　rpa: 右肺动脉　lpa: 左肺动脉　lpv: 左肺静脉　dao: 降主动脉　svc: 上腔静脉

F. 左心房平面　ra: 右心房　rv: 右心室　la: 左心房　ao: 主动脉

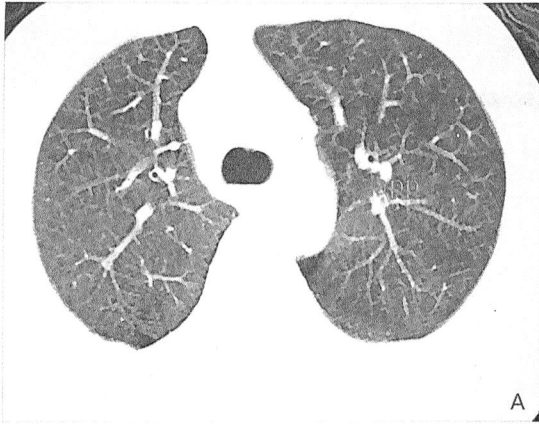

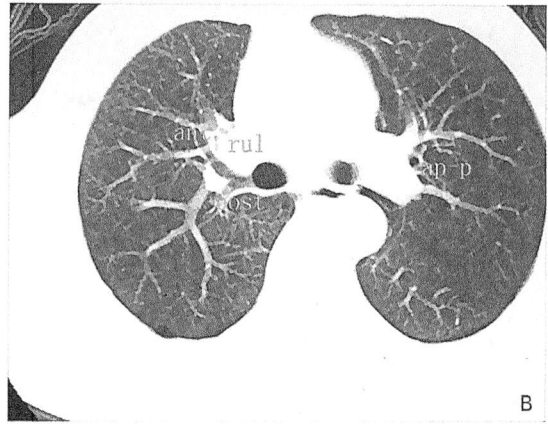

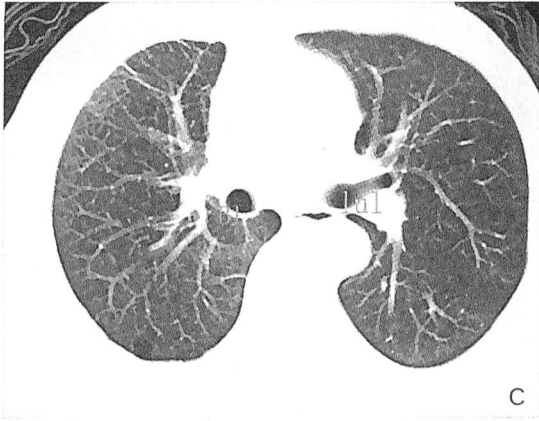

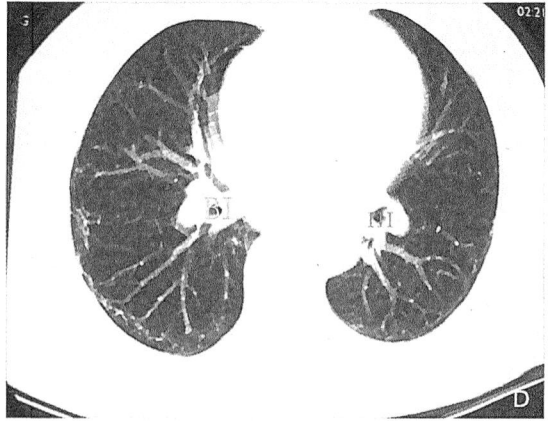

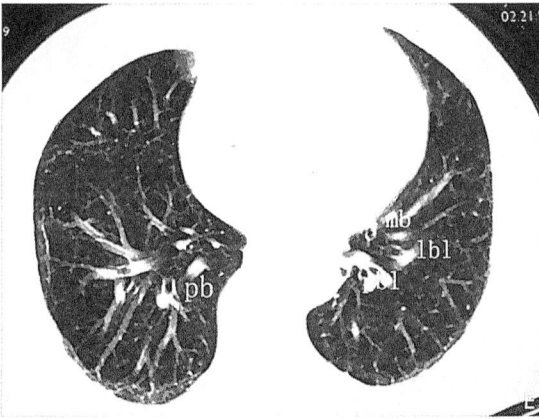

图 9-18 正常肺门及肺段支气管 CT 表现

A. 支气管分叉层面 B. 右上叶支气管层面 C. 中间支气管
层面 D. 右中叶支气管开口层面 E. 心室层面

ap: 尖段支气管 app: 尖后段支气管 ant: 前段支气管, 右
上叶支气管 post: 后段支气管 BI: 中间段支气管 lul: 左
上叶支气管 Ⅲ: 左下叶支气管 pb: 后基底段支气管 mb:
内基底段支气管 lbl: 左外侧基底段支气管 pbl: 左后基底
段支气管

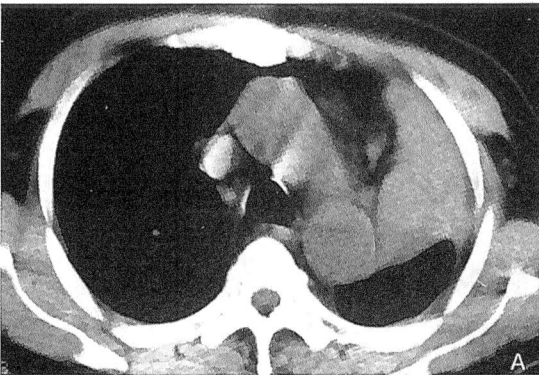

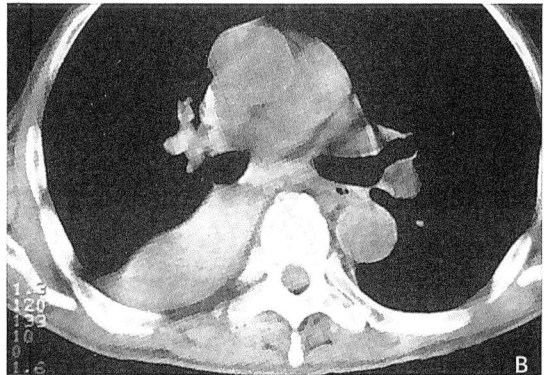

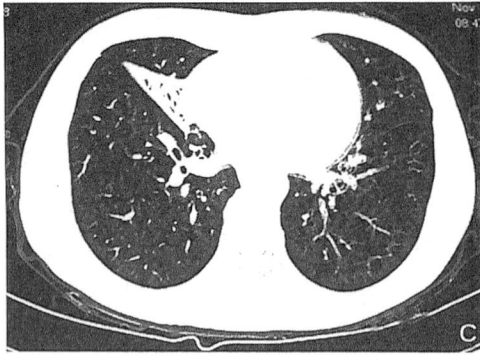

图 9-19 肺不张
A. 左上叶肺不张 B. 右下叶肺不张 C. 右中叶肺不张

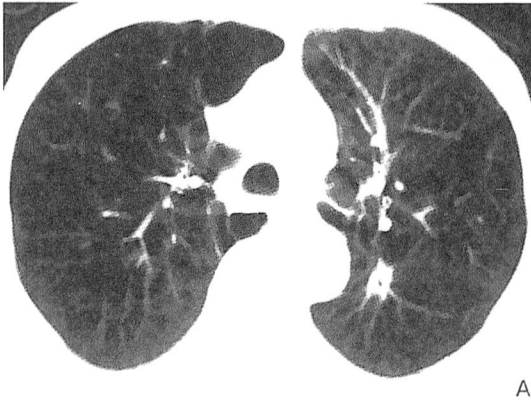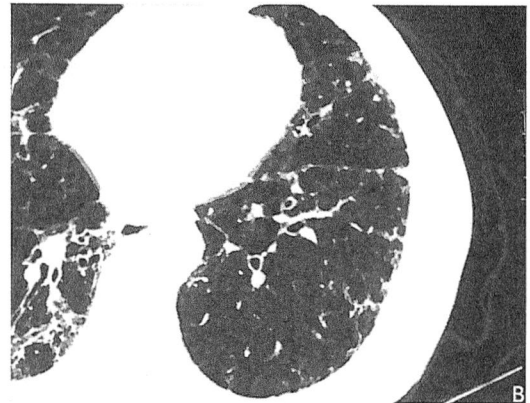

图 9-20 肺气肿
A. 全小叶肺气肿 B. 小叶中心性肺气肿

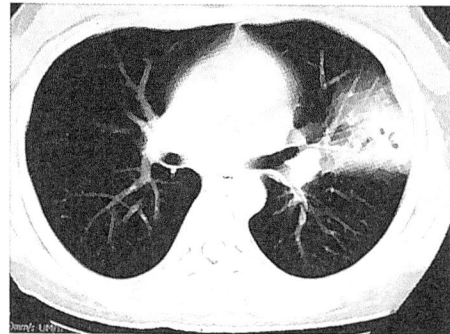

图 9-21 肺实变

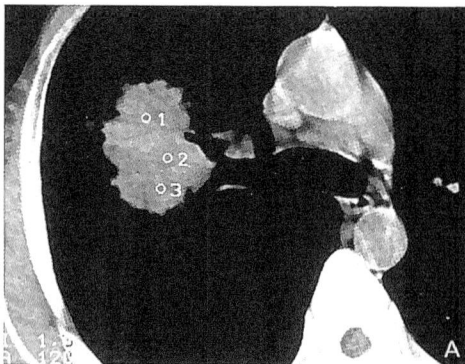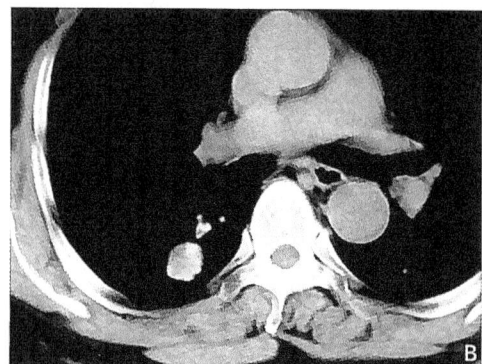

图 9-22 肺肿块
A. 肺肿块内有钙化 B. 可见分叶,棘状突起

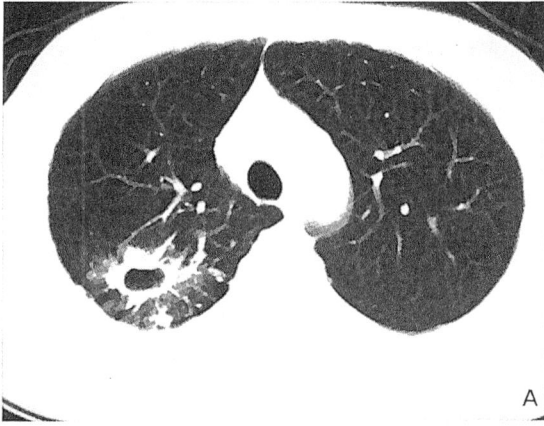

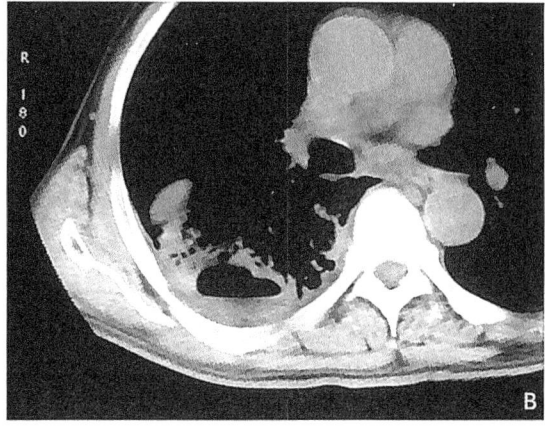

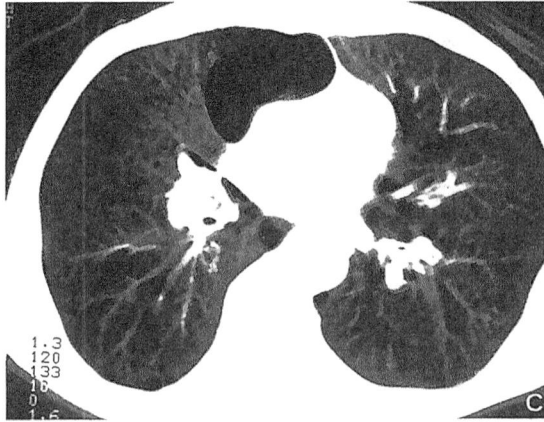

图 9-23 空洞与空腔
A. 结核空洞 B. 肺脓肿 C. 肺大疱

图 9 24 肺间质病变,蜂窝肺,胸膜下线

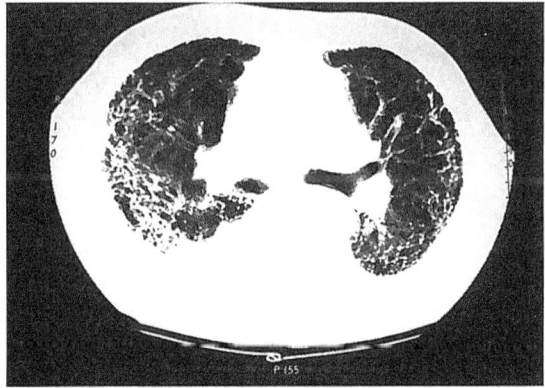

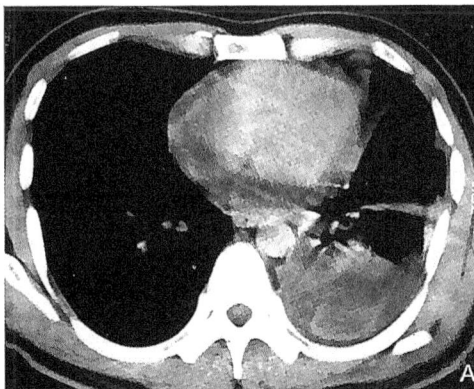

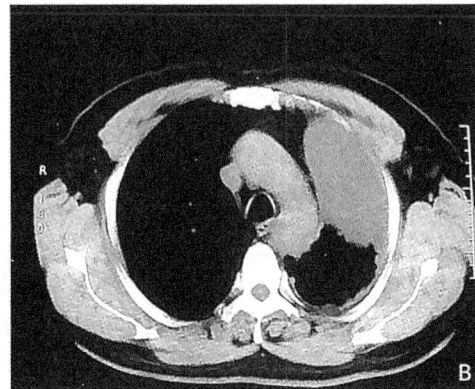

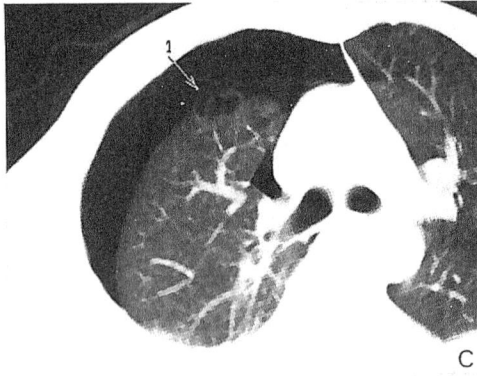

图 9-25 胸膜病变
A. 胸腔积液, 叶间积液 B. 包裹性积液 C. 气胸

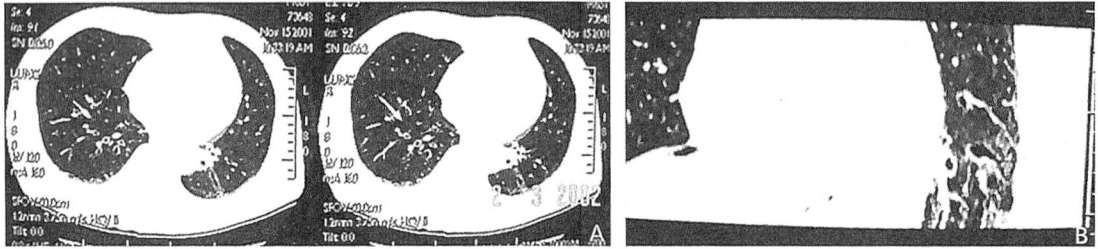

图 9-26 支气管扩张
A. 支气管扩张 B. 为矢状面重建图像

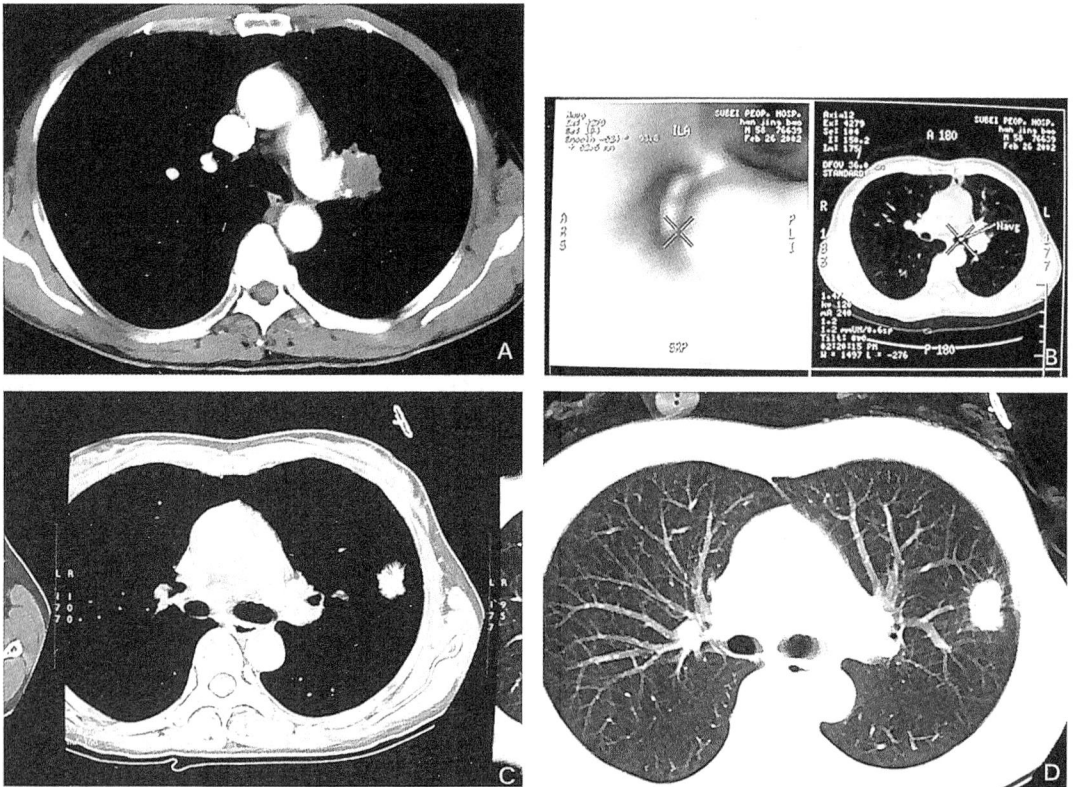

图 9-27 肺癌
A、B. 左中心性肺癌,左上叶支气管开口处肿块,支气管开口闭塞 C、D. 左周围性肺癌,左肺分叶状肿瘤,有放射状毛刺,胸膜凹陷征

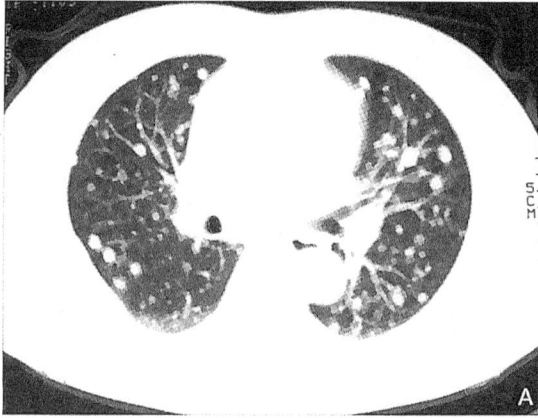

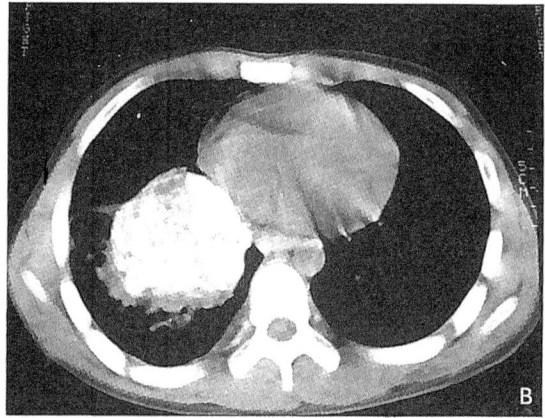

图 9-28 转移性肺癌

A.肺内多发性大小不等的结节影,为结肠癌肺转移 B.右下肺肿瘤,有钙化,为骨肉瘤肺转移

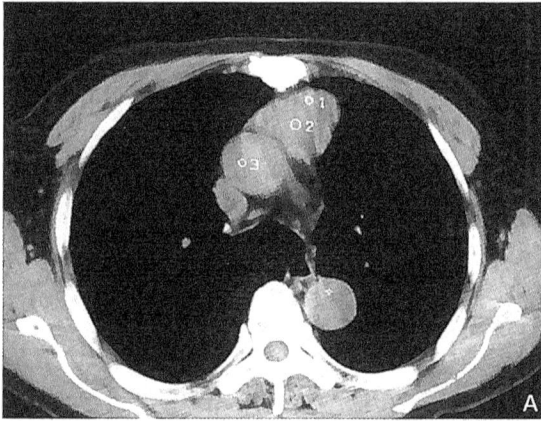

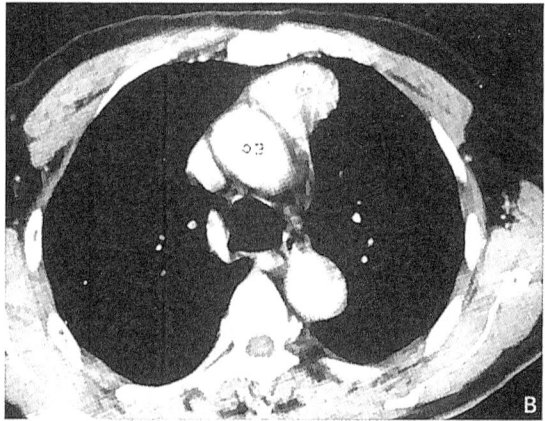

图 9-29 胸腺瘤平扫(A)和增强(B)

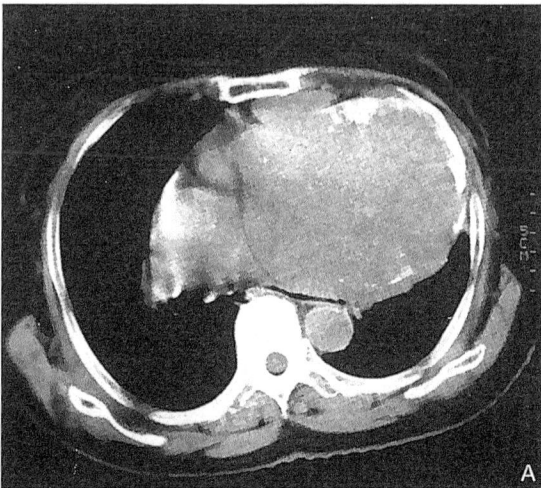

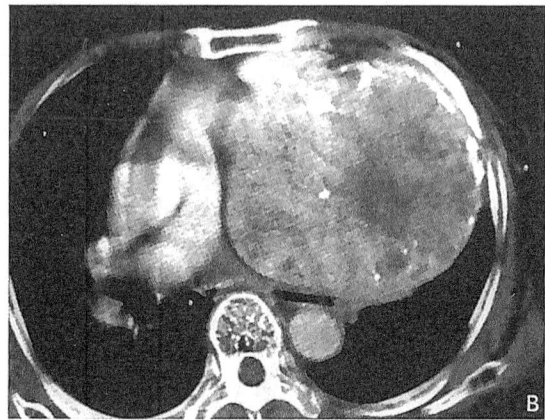

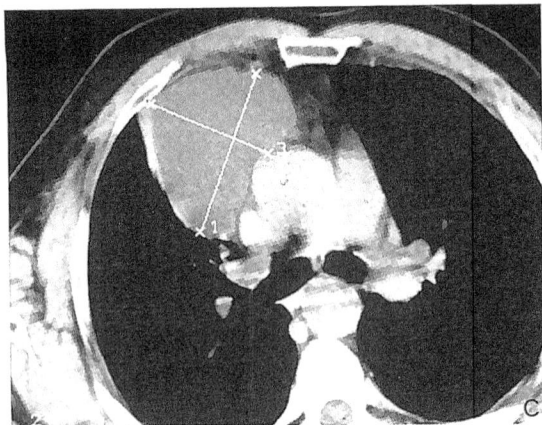

图 9-30 畸胎瘤

恶性畸胎瘤平扫(A)和增强(B)

囊性畸胎瘤(C)

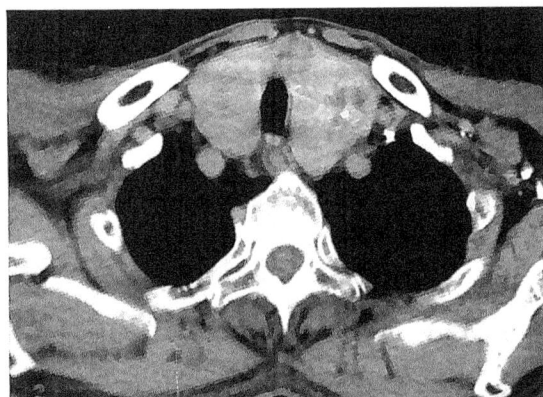

图 9-31 胸内甲状腺肿

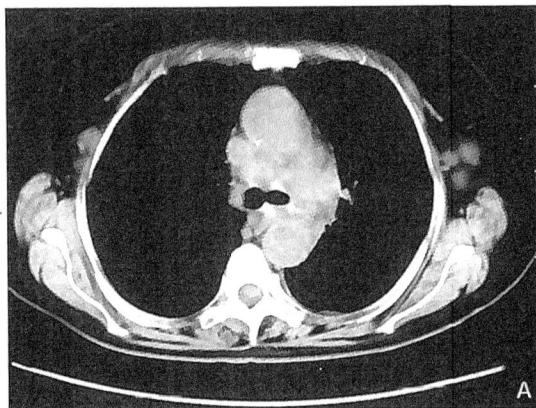

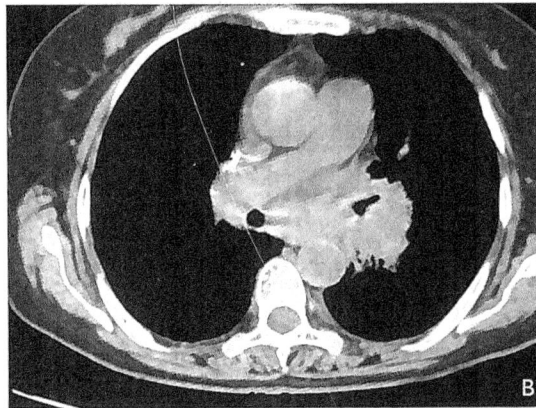

图 9-32 恶性淋巴瘤

主肺动脉窗内(A),左肺门多发肿大的淋巴结,部分融合(B)

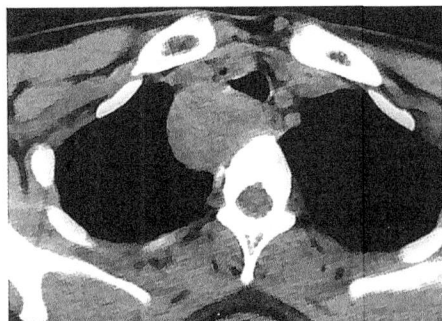

图 9-33 支气管囊肿

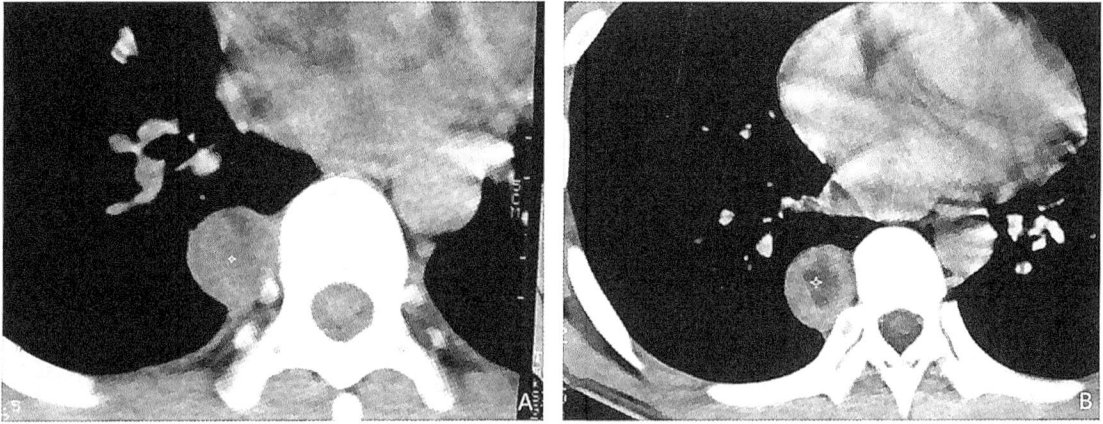

图 9-34 神经源性肿瘤平扫(A)和增强(B)

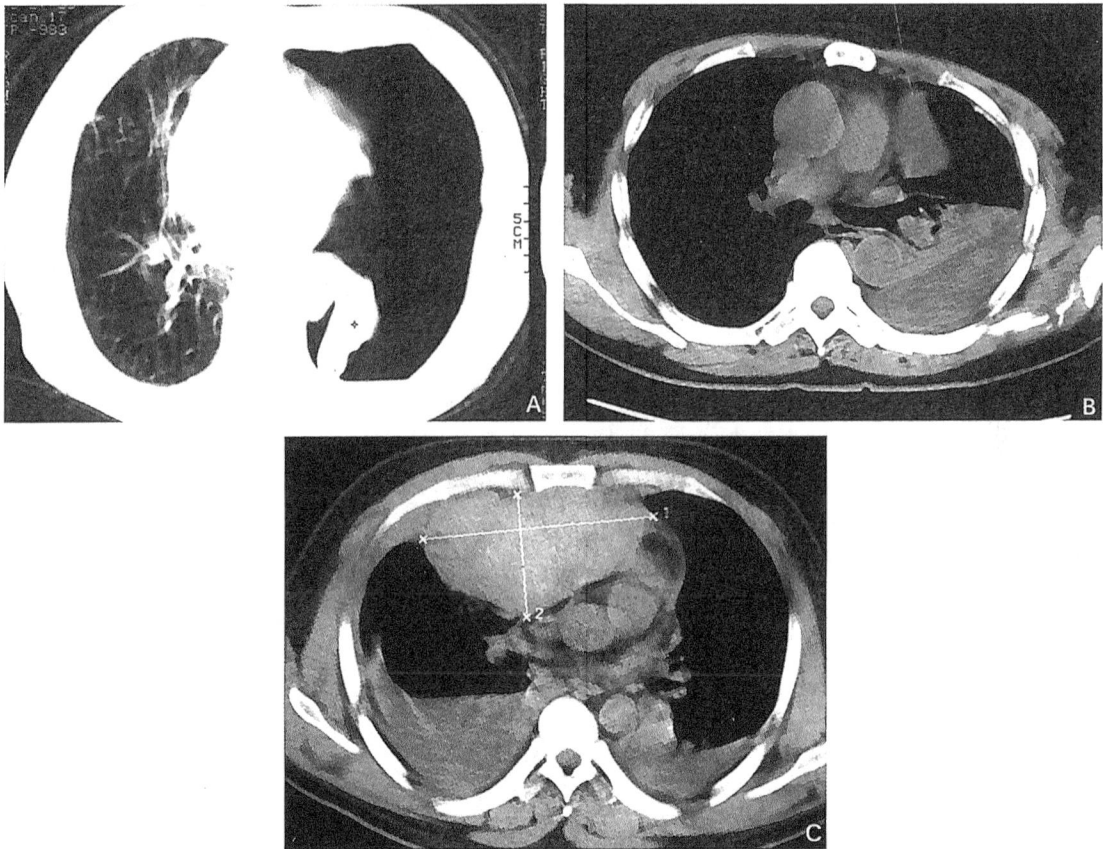

图 9-35 胸部外伤
A. 外伤性气胸 B. 左侧支气管撕裂 C. 纵隔血肿

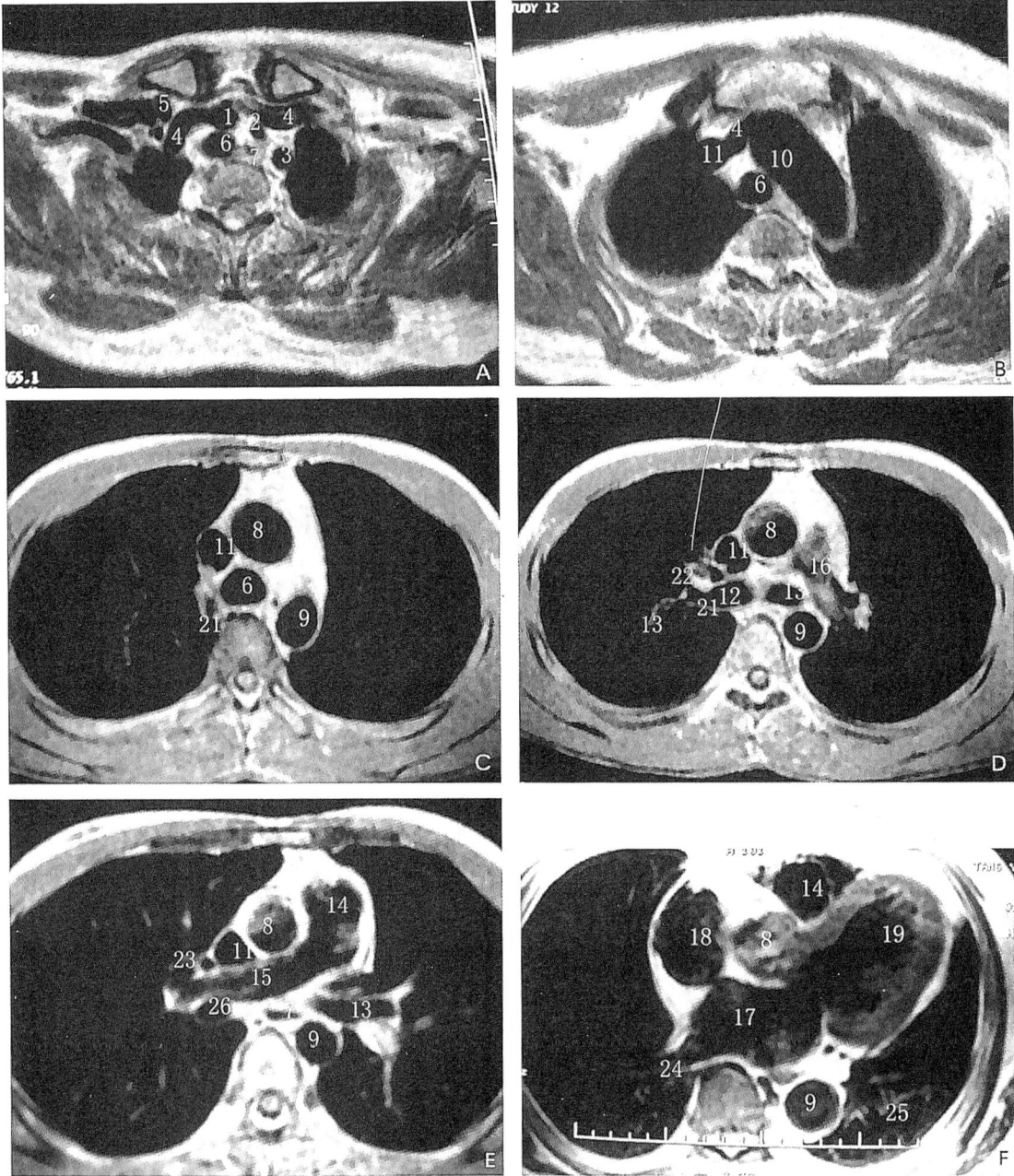

图 9-36 正常胸部横断位 MRI
A. 胸锁关节层面　B. 主动脉弓层面　C. 主动脉窗层面　D. 主肺动脉层面
E. 主肺动脉与右肺动脉层面　F. 左心房层面

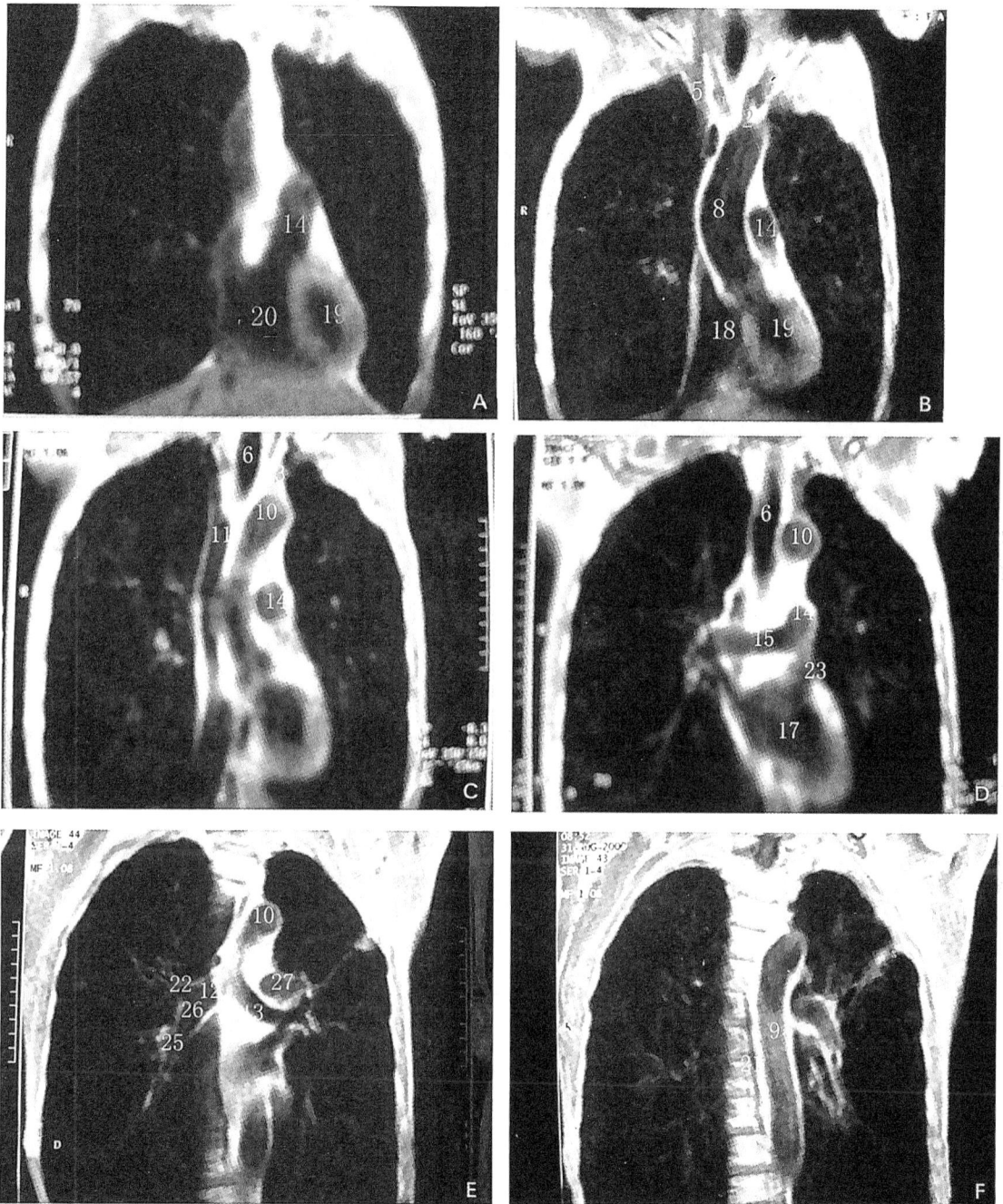

图 9-37 正常胸部冠状位 MRI

A. 右心室层面　B. 升主动脉层面　C. 上腔静脉层面　D. 肺动脉层面　E. 气管分叉层面　F. 降主动脉层面

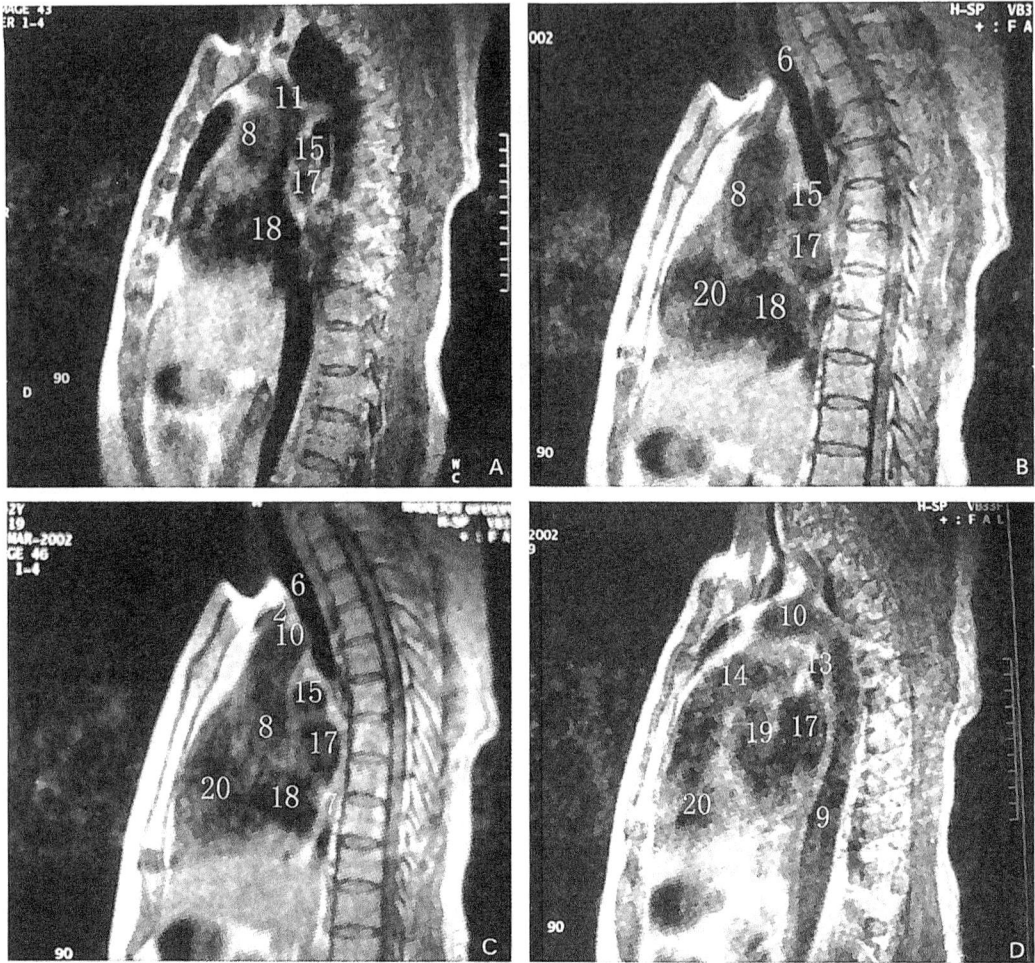

图 9-38　正常胸部矢状位 MRI

A. 上腔静脉层面　B. 升主动脉层面　C. 右心室层面　D. 右心室流出道与降主动脉层面

正常胸部 MRI 解剖注释（图 36~38）

1. 头臂动脉　2. 左颈总动脉　3. 左锁骨下动脉　4. 左头臂静脉　5. 右头臂静脉　6. 气管　7. 食管　8. 升主动脉　9. 降主动脉　10. 主动脉弓　11. 上腔静脉　12. 右主支气管　13. 左主支气管　14. 主肺动脉　15. 右肺动脉　16. 左肺动脉　17. 左心房　18. 右心房　19. 左心室　20. 右心室　21. 奇静脉　22. 上叶支气管　23. 上肺静脉　24. 下肺静脉　25. 下叶支气管　26. 中间支气管　27. 左下肺动脉

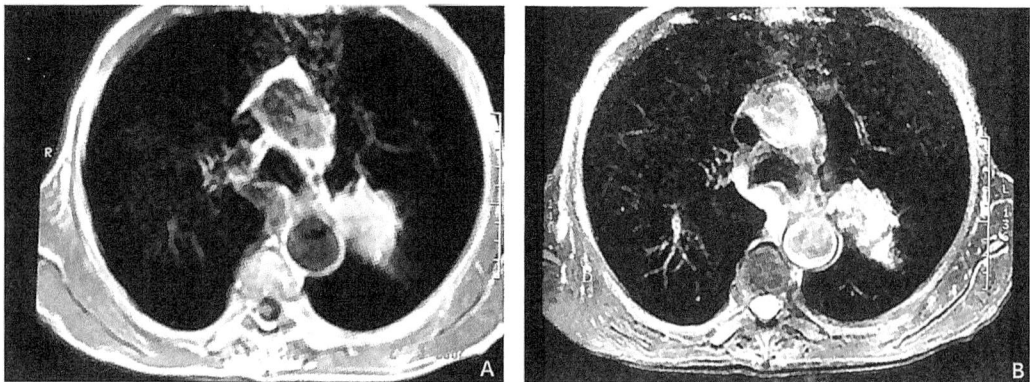

图 9-39　肺癌的 MRI 表现

A. 左侧肺门区不规则形肿块，T_1WI 上呈中等信号　B. T_2WI 上为高信号，信号不均匀

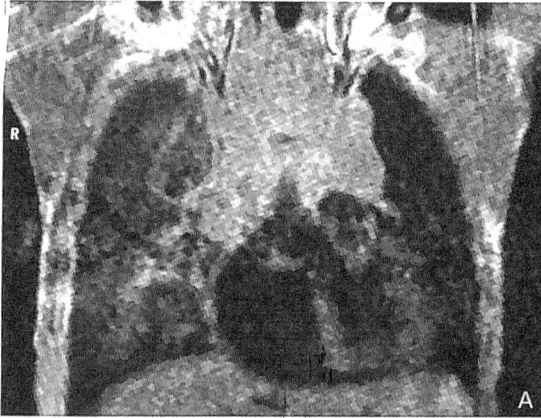

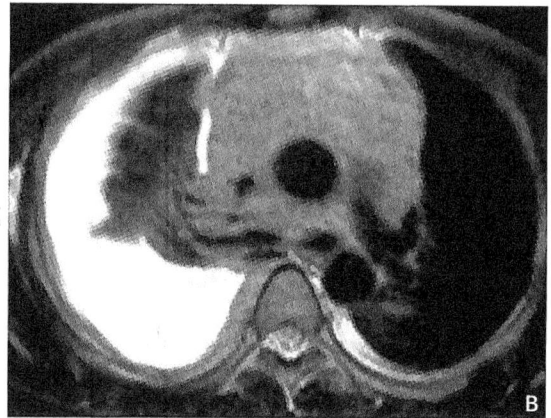

图 9-40 胸腺瘤

A. 恶性胸腺瘤，边界不清，T_1WI 上呈中等信号 B. T_2WI 上呈高信号，肿瘤弥漫侵犯纵隔各间隙，气管、大血管受侵犯并移位,侵犯胸膜产生胸膜腔积液

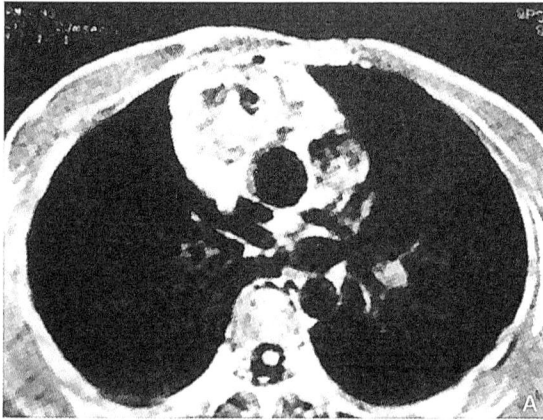

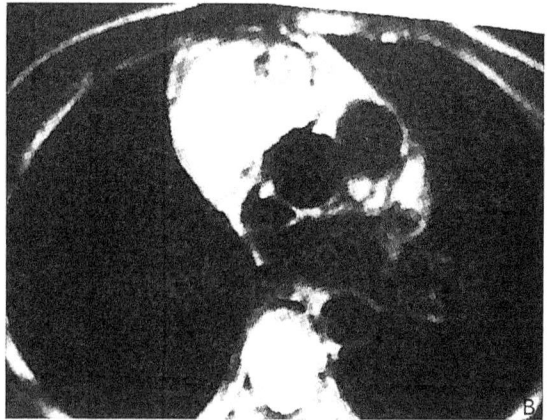

图 9-41 纵隔畸胎瘤

A. T_1WI、B. T_2WI 上肿瘤信号不均匀，呈底、中、高混杂信号

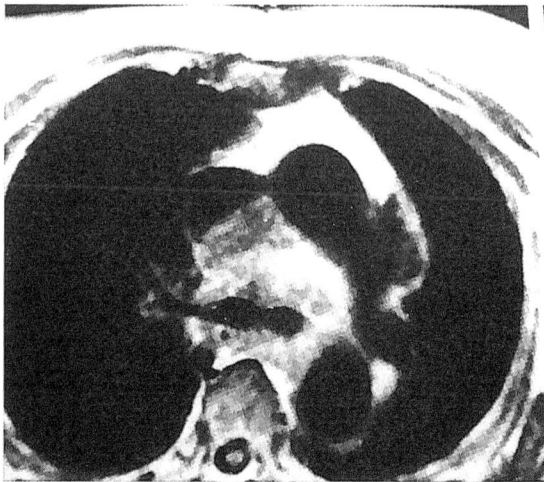

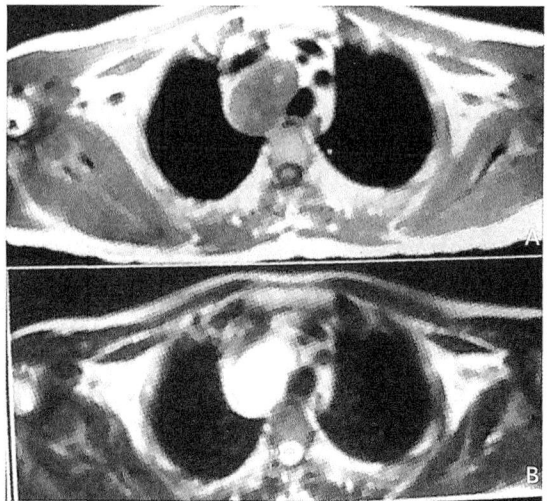

图 9-42 恶性淋巴瘤

气管隆突周围多个淋巴结肿大，呈中等信号

图 9-43 支气管囊肿

A. 囊肿呈椭圆形，T_1WI 呈中等信号 B. T_2WI 上呈高信号

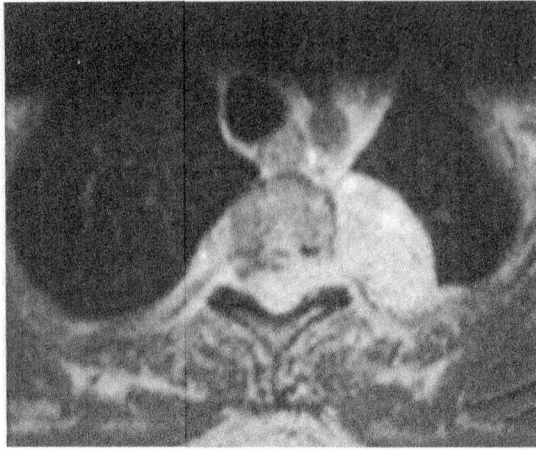

图 9-44 神经纤维瘤
增强扫描肿瘤呈高信号，信号较均匀，显示椎管内外肿瘤
呈纺锤状特征

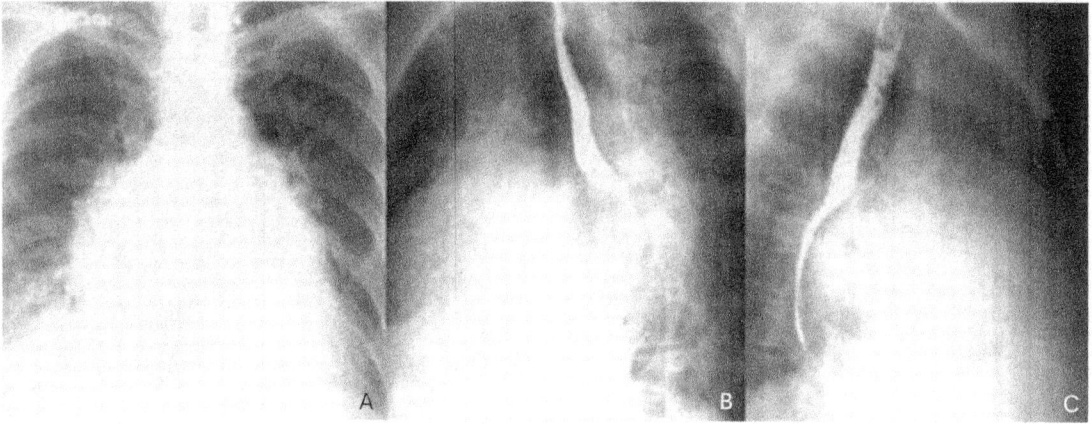

图 10-1 二尖瓣狭窄
A. 后前位 B. 左前斜位 C. 右前斜位

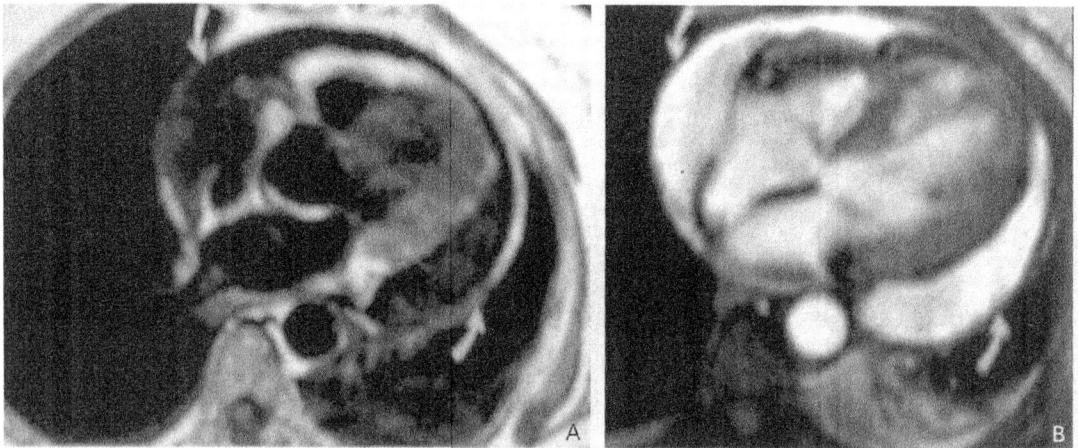

图 10-2 心包积液
A. T$_1$WI B. T$_2$WI

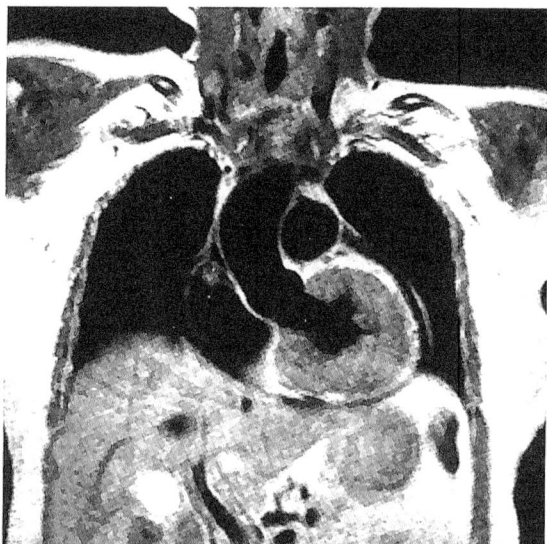

图 10-3 肥厚性心肌病

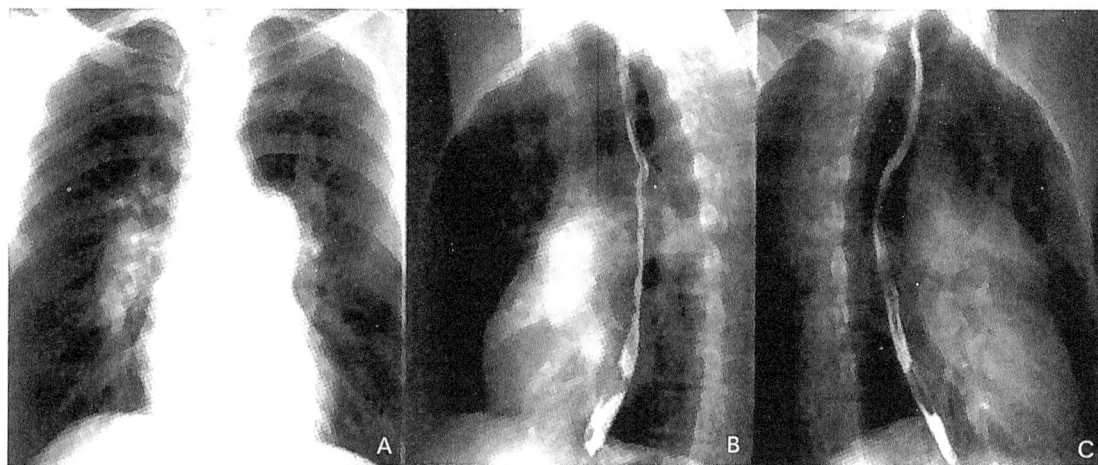

图 10-4 房间隔缺损

A. 后前位 B. 左前斜位 C. 右前斜位

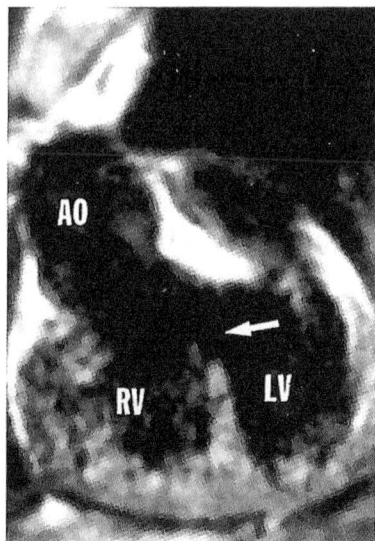

图 10-5 法洛四联症

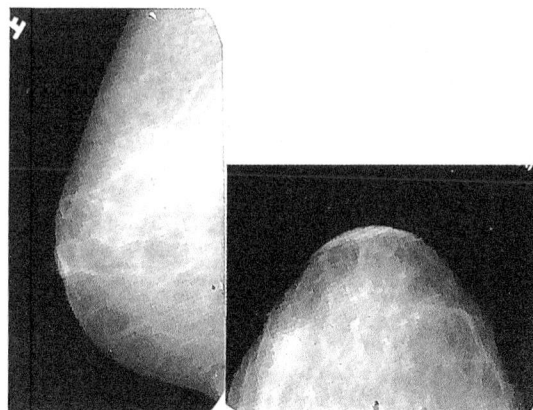

图 11-1 正常乳腺结构

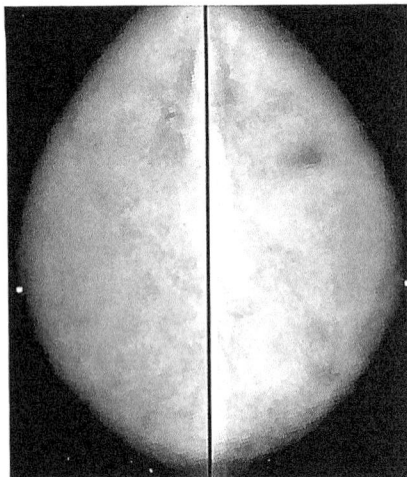

图 11-2　青春期乳腺呈密实影

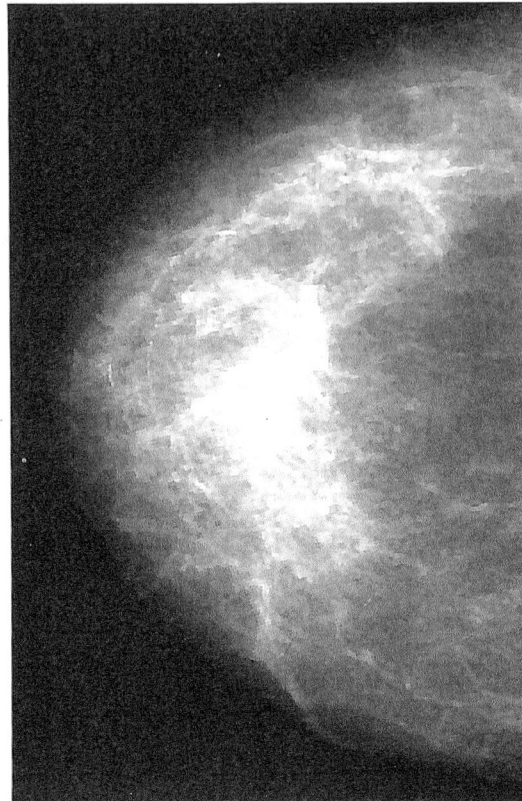

图 11-4　老年期乳房
以脂肪为主少量腺体

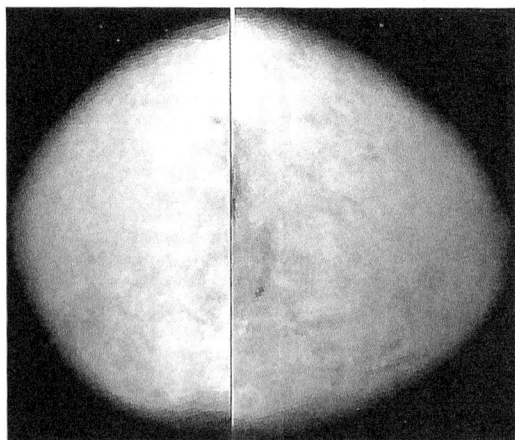

图 11-5　哺乳期乳房
腺体肥大、增生、密度高

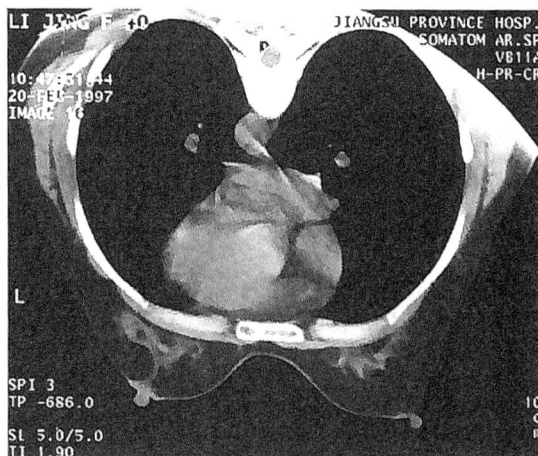

图 11-3　成人期乳房
乳腺内密度不均，杂有程度不同脂肪

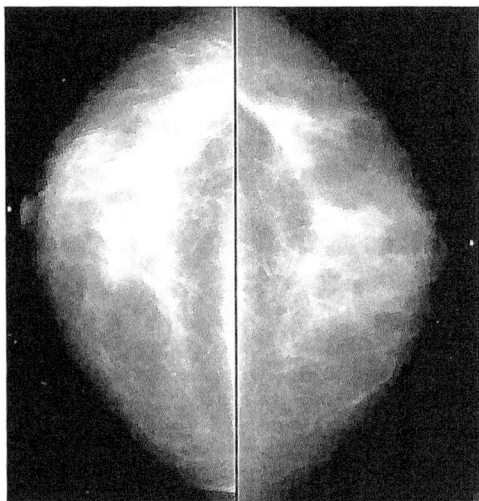

图 11-6　乳房之 CT 表现

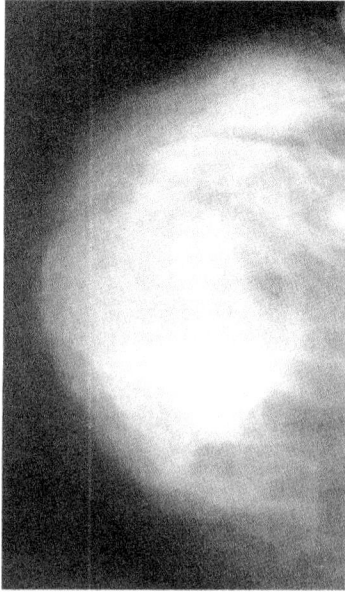

图 11-7 乳腺小叶增生

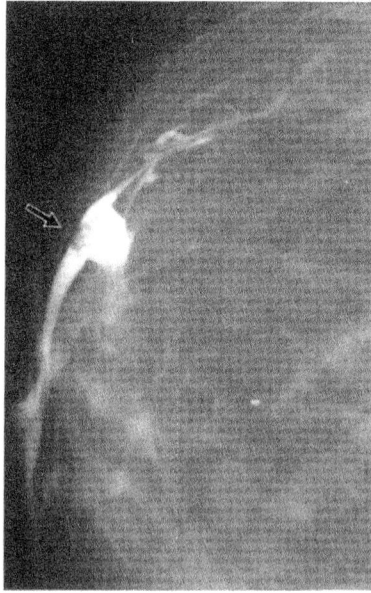

图 11-8 乳头状瘤

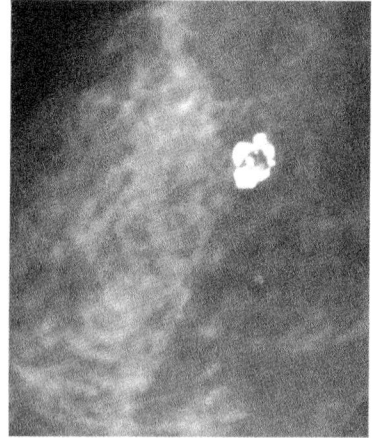

图 11-9 乳腺纤维腺瘤

可见粗大的斑块状钙化

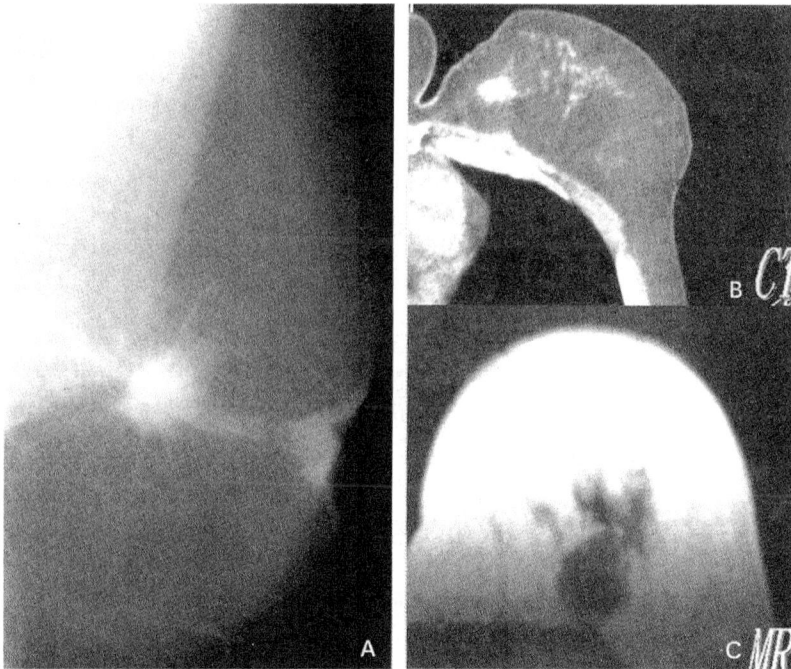

图 11-10 乳腺癌（非同一病例）

A. 钼靶片　B. CT 片　C. MRI 片

图 12-1 肿瘤性肠梗阻

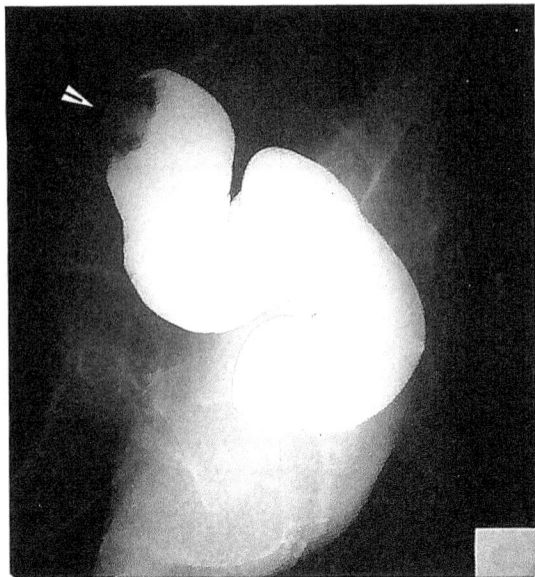

钡灌肠示乙状结肠完全性梗阻，梗阻端呈分叶状充盈缺损
（箭头所示），手术证实为结肠癌所致肠梗阻

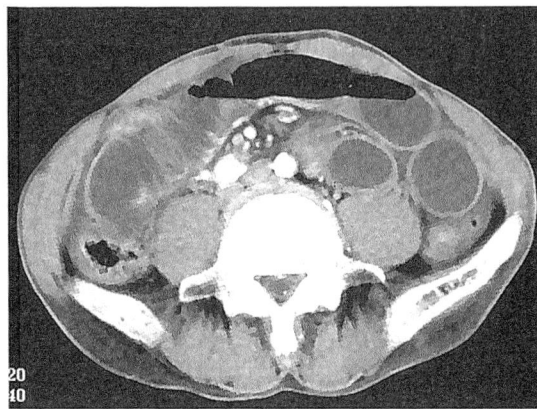

图 12-2 肿瘤性不全性肠梗阻

CT 增强扫描示低位肠梗阻，肠腔扩张、积气并见液平面，
盲肠肠壁不规则增厚并轻度强化，肠腔狭窄

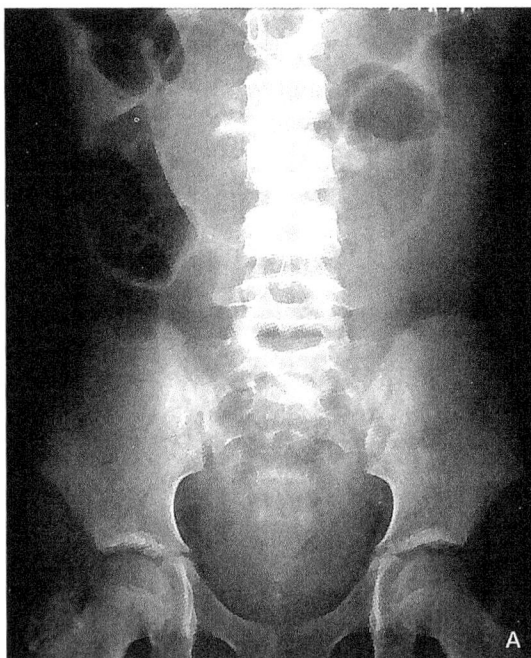

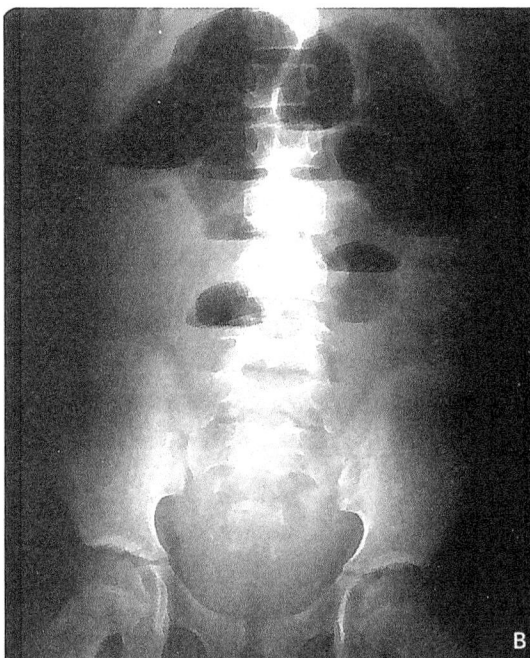

图 12-3 肠梗阻腹部平片

A. 仰卧位 B. 立位示肠腔扩张，积气积液，肠曲呈阶梯状排列

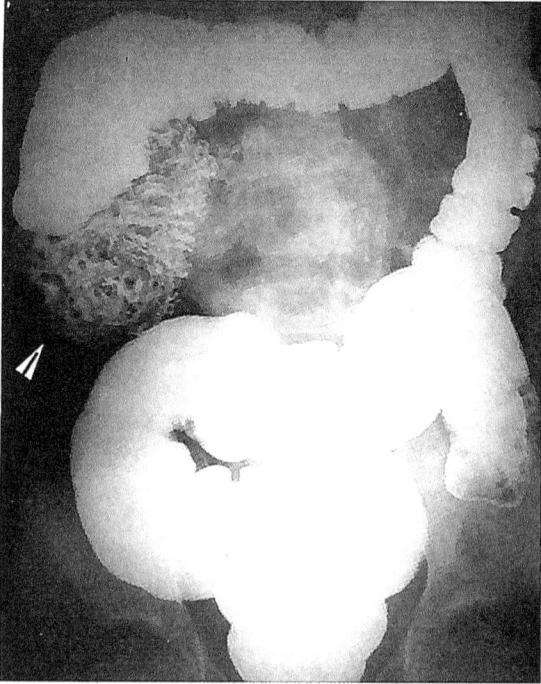

图 12-4　蛔虫性低位肠梗阻
钡灌肠示盲肠升结肠处梗阻，梗阻端见有长条状聚成团块
的蛔虫影（箭头所示）

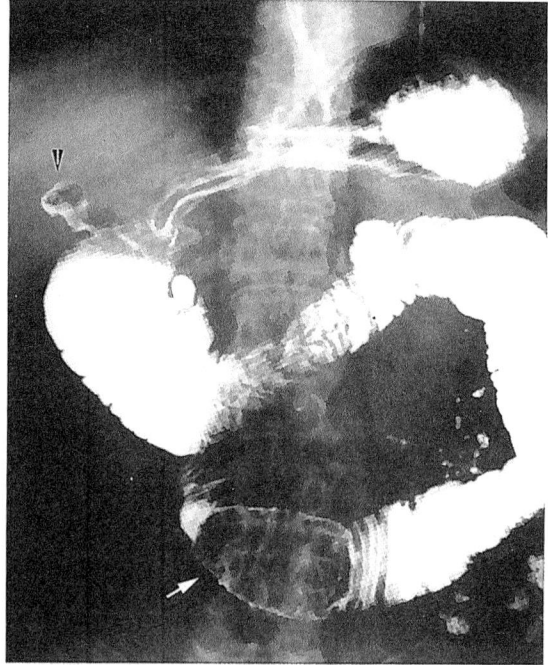

图 12-5　胆石性高位肠梗阻
钡餐检查示空肠上段巨大椭圆形充盈缺损（白箭头所示），
十二指肠球部肠腔外上方见有不规则造影剂充填影（黑箭
头所示），肝内胆管积气。手术证实为胆囊十二指肠瘘，胆
石性不全性肠梗阻

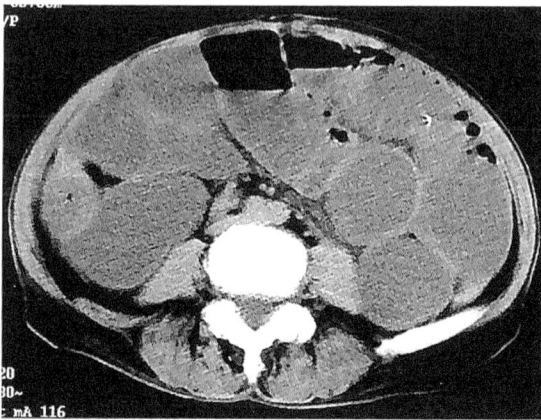

图 12-6　肠梗阻
CT平扫示肠腔扩张、积气积液

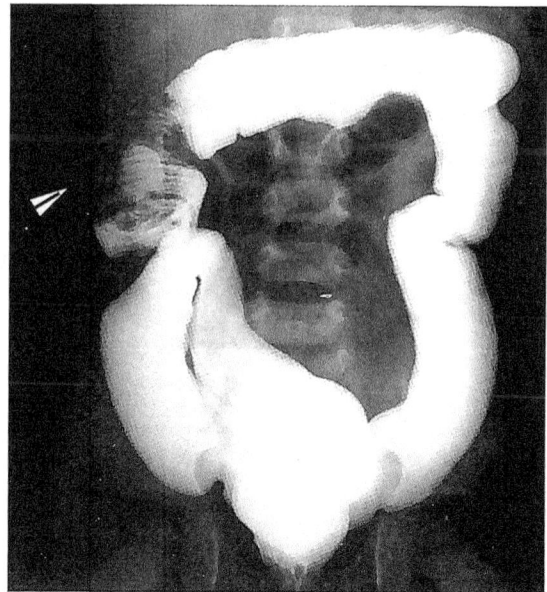

图 12-7　肠套叠
钡灌肠示结肠肝曲梗阻，梗阻端呈杯口状充盈缺损，并见
有弹簧状小肠黏膜皱襞伸入套叠部（箭头所示）

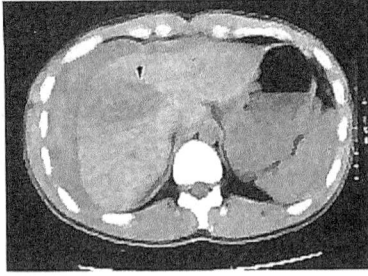

图 12-8 肝实质挫伤伴肝包膜下血肿
CT 平扫示肝右叶实质内有不规则低密度影（箭头所示），
肝包膜下见有新月状低密度影，其内夹杂有条状高密度影

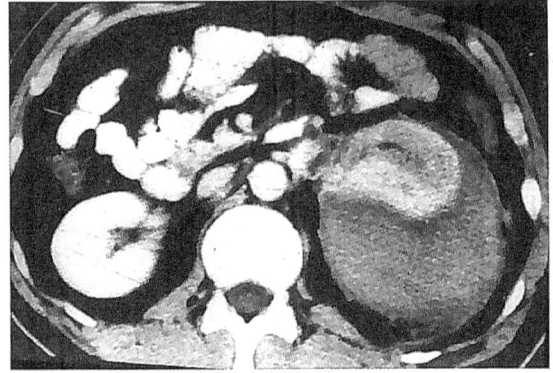

图 12-9 肾包膜下血肿
CT 增强扫描示左肾实质增强，左肾周围半月状血肿不强化
呈略低密度影，肾明显向前受压移位

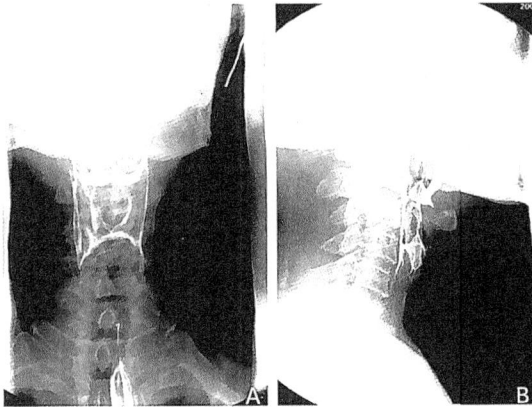

图 13-1 咽部双对比像
A. 正位 B. 侧位

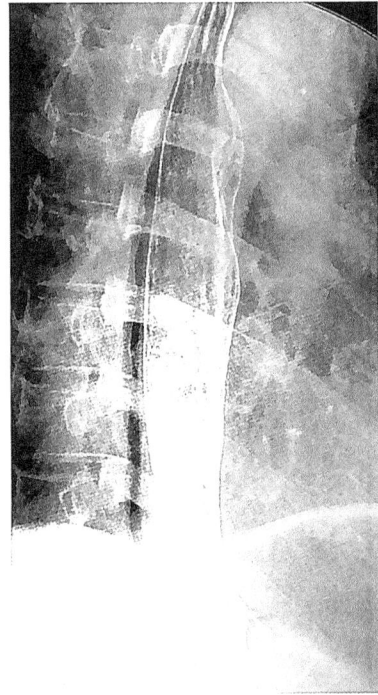

图 13-2 食管双对比右前斜位

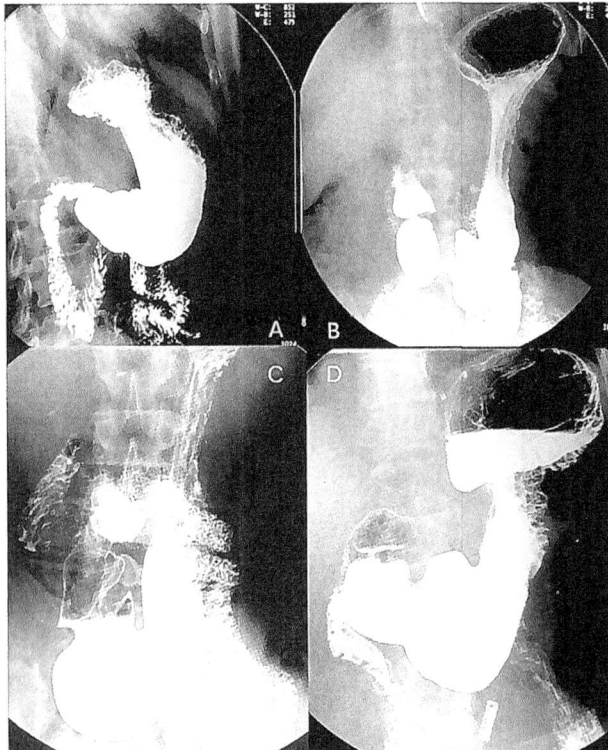

图 13-3 胃的形状
A. 牛角型胃 B. 钩型胃 C. 无力型胃 D. 瀑布型胃

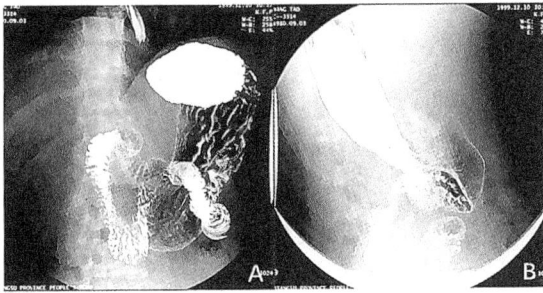

图 13-4 正常胃微皱襞
A. 传统造影法 B. 气钡双重造影

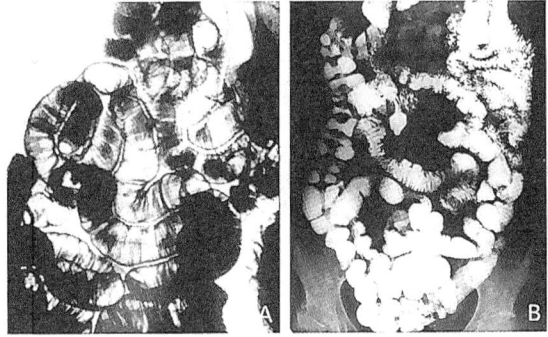

图 13-5 正常小肠造影像
A. 气钡双重造影法 B. 传统造影法

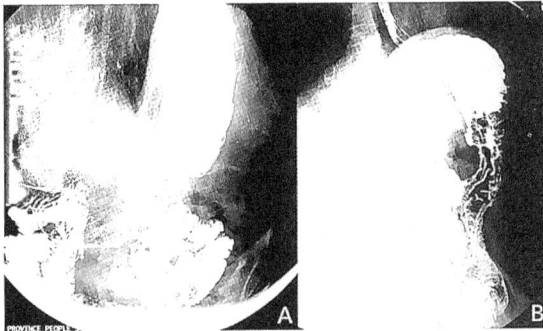

图 13-6 胃溃疡
A. 轴位龛影表现为钡斑 B. 切线位龛影呈乳头状突向轮
廓外

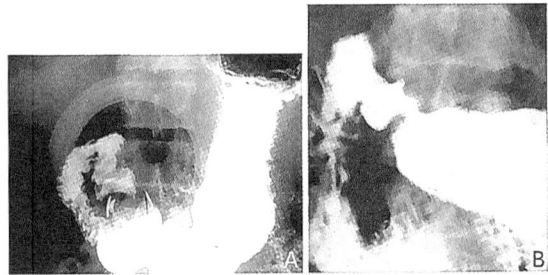

图 13-7 十二指肠球部溃疡
A. 轴位龛影表现为钡斑 B. 切线位龛影呈乳头状突向轮
廓外

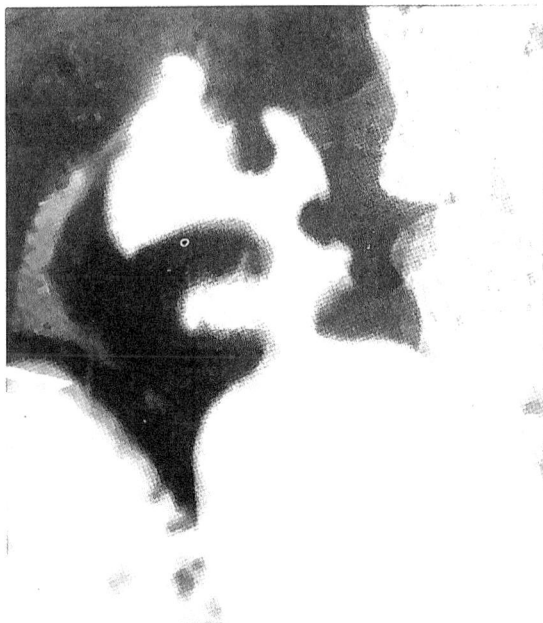

图 13-8 十二指肠球部溃疡恒久变形

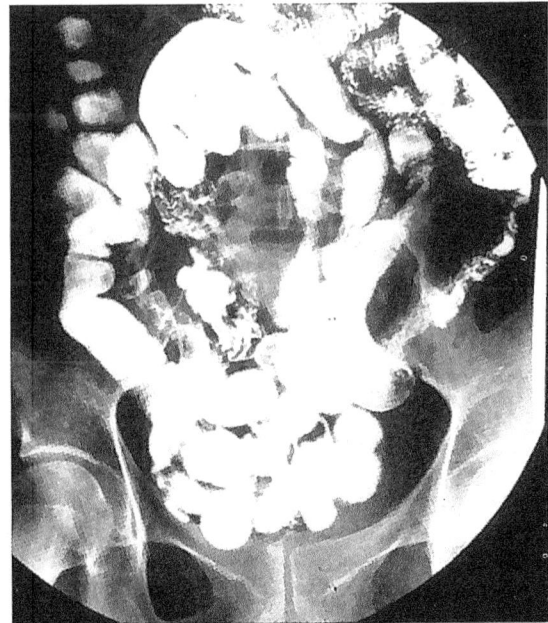

图 13-9 溃疡型肠结核

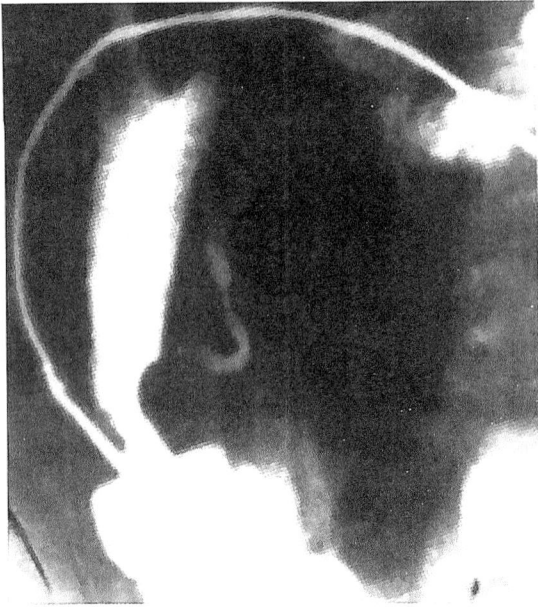

图 13-10 增殖型肠结核

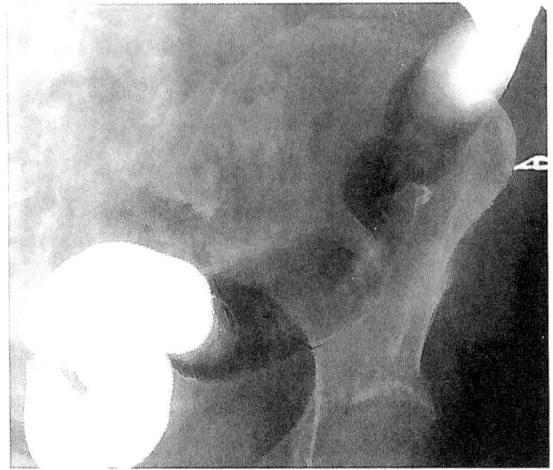

图 13-11 乙状结肠息肉恶变未侵及肌层，息肉处肠壁内陷和僵直

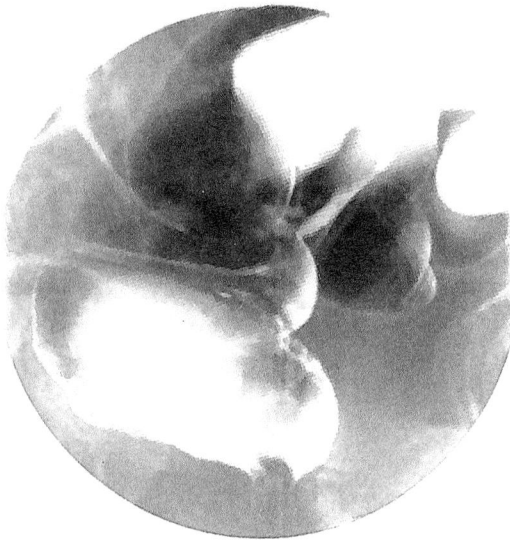

图 13-12 直肠早期癌 (隆起型)

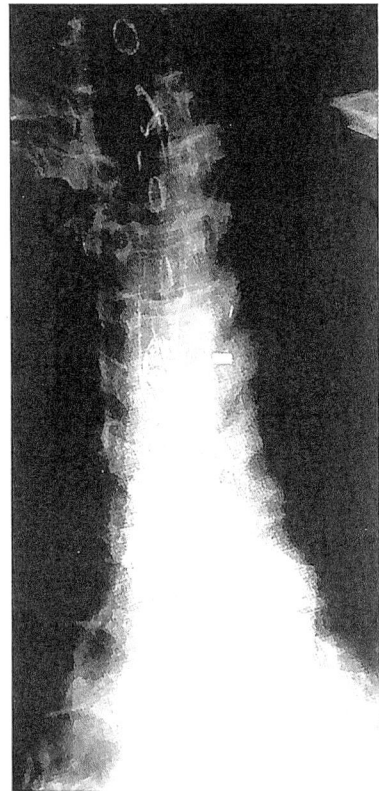

图 13-13 食管早期癌 (表浅型)

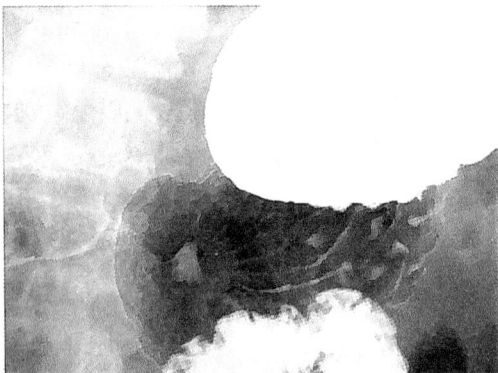

图 13-14 胃早期癌 (凹陷型)

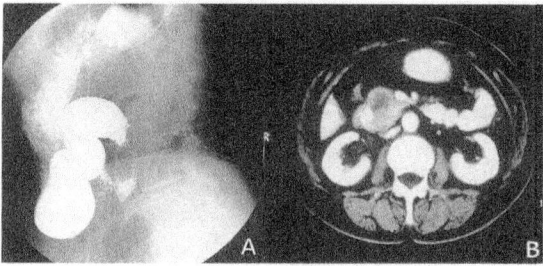

图 13-15 小肠腺癌（浸润型）

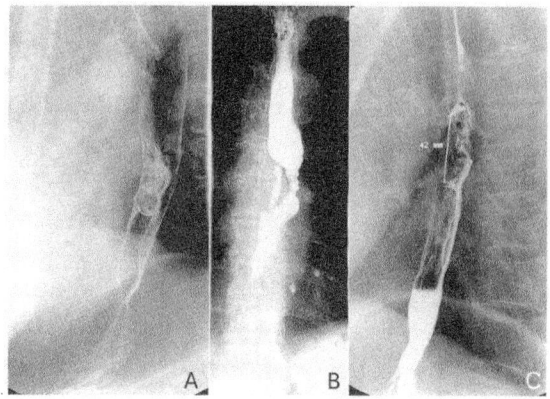

图 13-16 进展期食管癌
A. 蕈伞型 B. 溃疡型 C. 浸润型

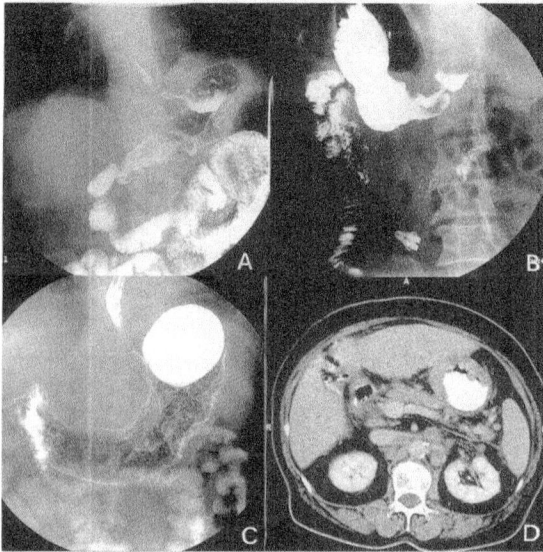

图 13-17 进展期胃癌
A. 蕈伞型 B. 溃疡型 C. 浸润型 D. 与 C 同一个病人，CT
扫描

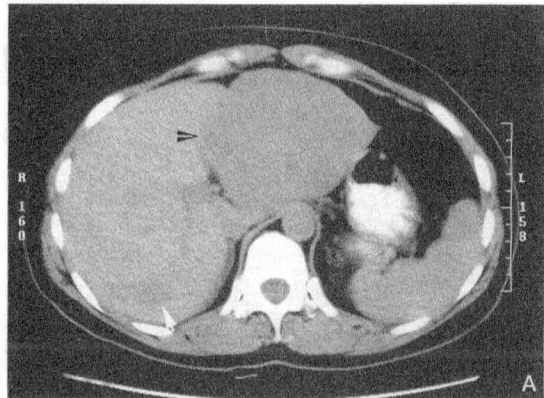

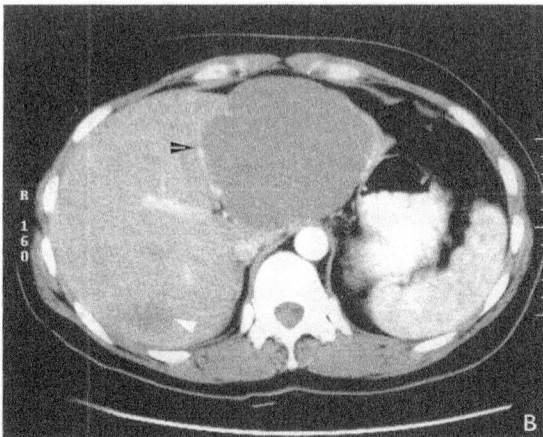

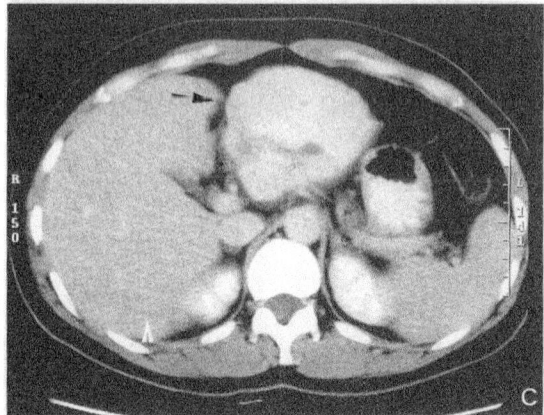

图 14-1 肝血管瘤
A. CT 平扫示肝左叶巨大低密度灶（黑箭头所示），右后叶亦见有小低密度灶（白箭头所示），境界清楚，密度均匀
B. 增强早期大小病灶周边部有强化 C. 延迟 8 分钟后扫描大病灶充填，其内见裂隙状低密度区，小病灶已完全充填

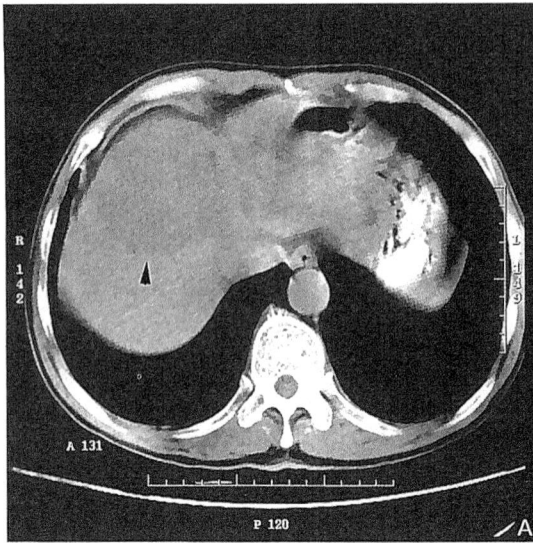

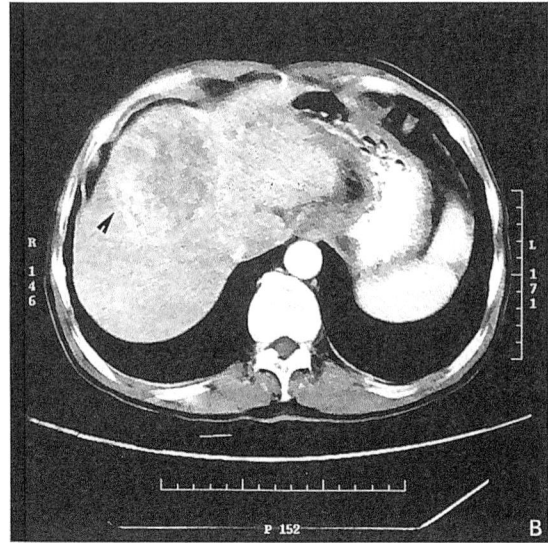

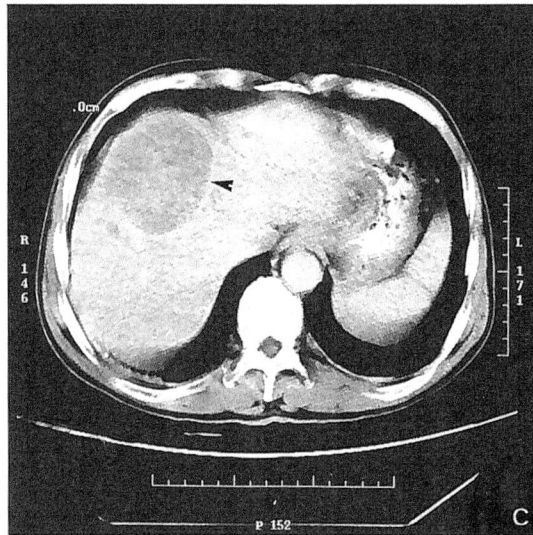

图 14-2　肝癌 CT 扫描

A. 平扫示肝右叶巨大圆形低密度占位性病灶（箭头所示）
B. 增强扫描早期，肿瘤不均匀强化（箭头所示）　C. 增强晚期，病灶呈低密度，其包膜更为清楚（箭头所示）

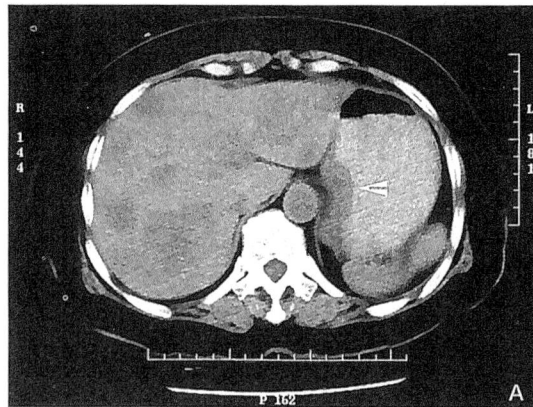

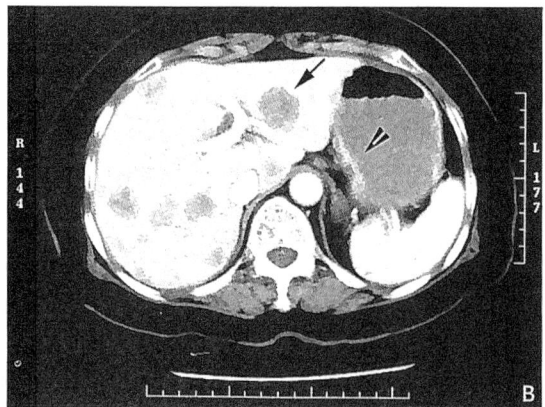

图 14-3　贲门癌肝转移

A. CT 平扫示贲门部不规则软组织肿块影（箭头所示），肝内见有多发大小不等的类圆形低密度灶　B. 增强扫描示贲门部肿块不规则强化，肝内病灶周边强化呈"牛眼征"（长箭头所示）。胃镜下活检病理证实为贲门癌

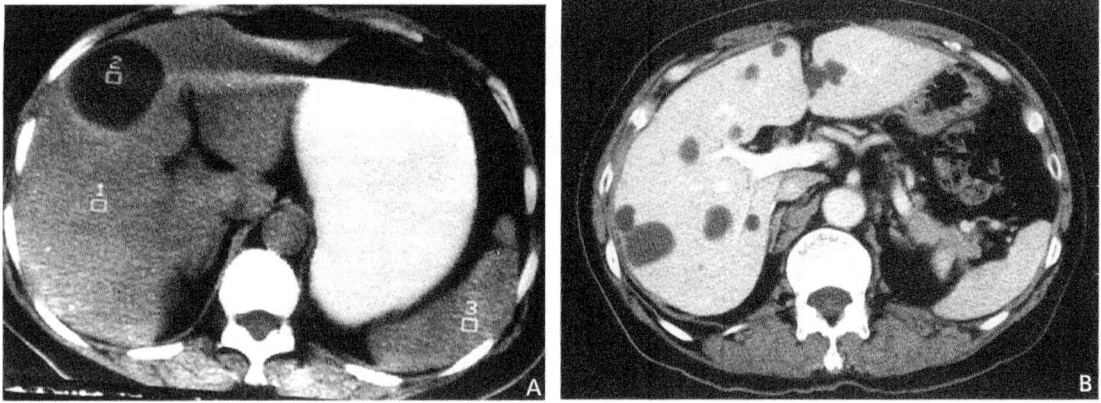

图 14-4　肝囊肿 CT 所见

A. 平扫示孤立性肝囊肿　B. 另一例增强扫描示多发性肝囊肿

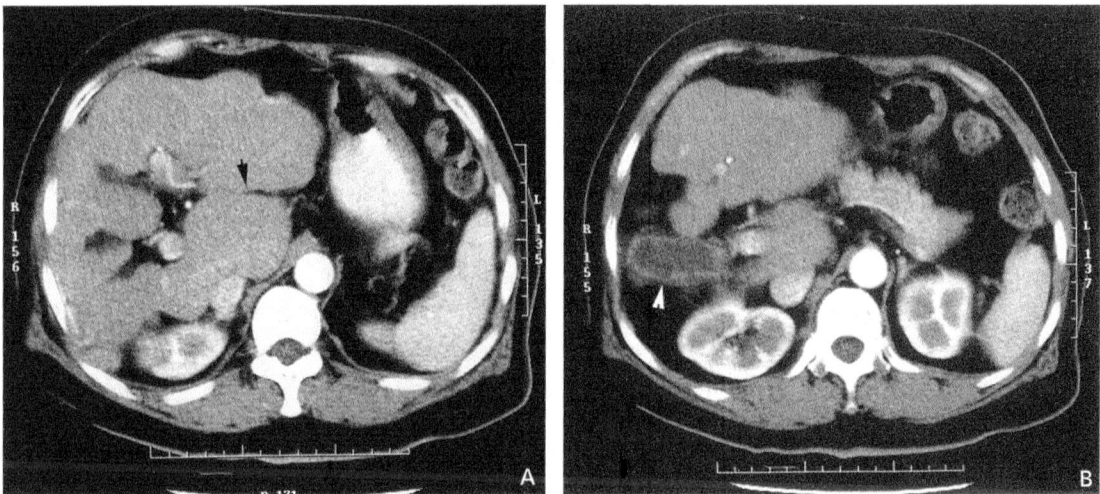

图 14-5　肝硬化伴慢性胆囊炎

A. CT 增强扫描示肝轮廓不规则呈结节状，肝叶比例失调，尾叶明显增大（黑箭头所示），肝裂增宽　B. 肝左叶增大，胆囊呈横位且胆囊壁增厚，轮廓欠清（白箭头所示）

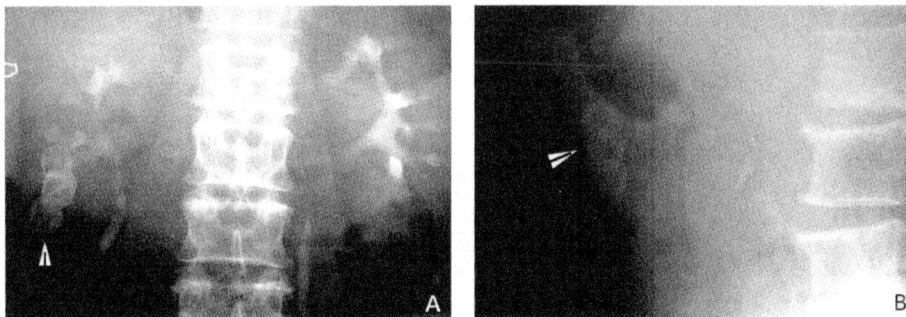

图 14-6　胆囊阳性结石

A. 静脉尿路造影片于肾区旁见有三枚多边形胆囊结石影　B. 侧位位于脊柱前方腹中部（箭头所示）

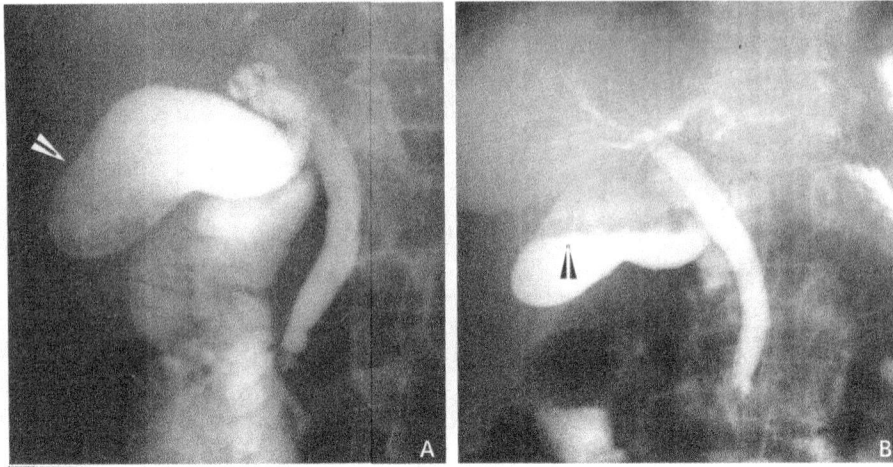

图 14-7 胆总管、胆囊阴性结石

A.胆道造影示胆囊底部及胆总管多发圆形充盈缺损（箭头所示） B.立位片示胆囊结石呈"漂浮征"（箭头所示）

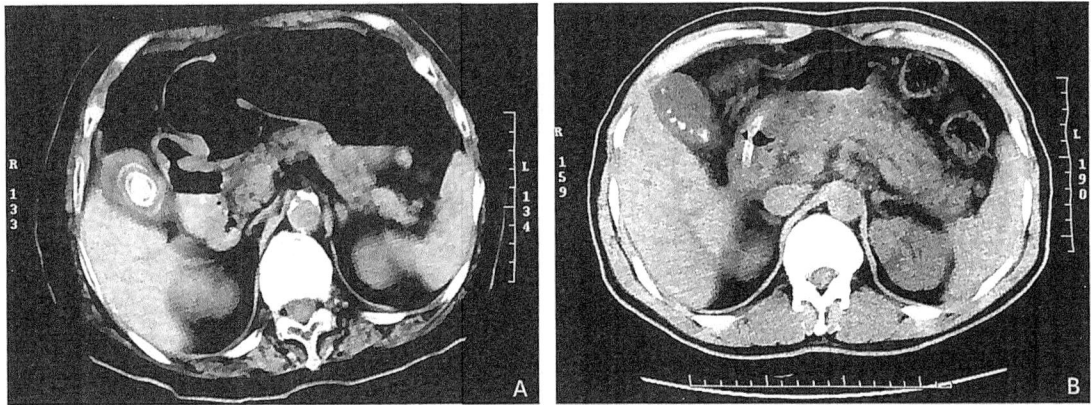

图 14-8 胆囊结石 CT 平扫

A.环形层状结石 B.类圆形高密度结石伴急性胰腺炎

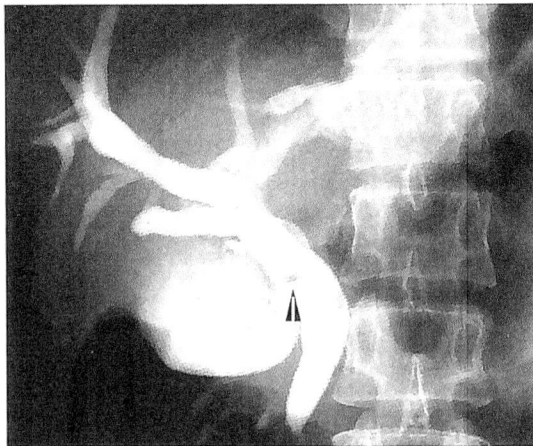

图 14-9 胆总管结石

胆管造影示胆总管内多发类圆形充盈缺损（箭头所示），肝内外胆管扩张，肝内胆管呈枯树枝征

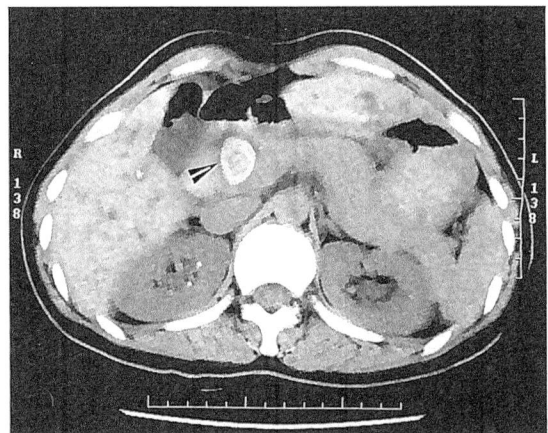

图 14-10 CT 平扫示胆总管末端高密度结石（箭头所示）

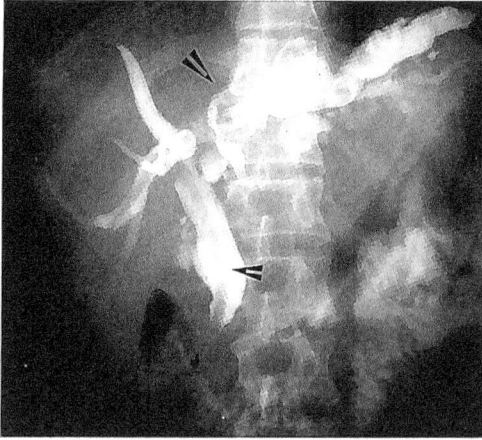

图14-11 胆管造影示左肝管结石（大箭头所示）合并左肝内胆管极度扩张及胆道蛔虫症（小箭头所示）

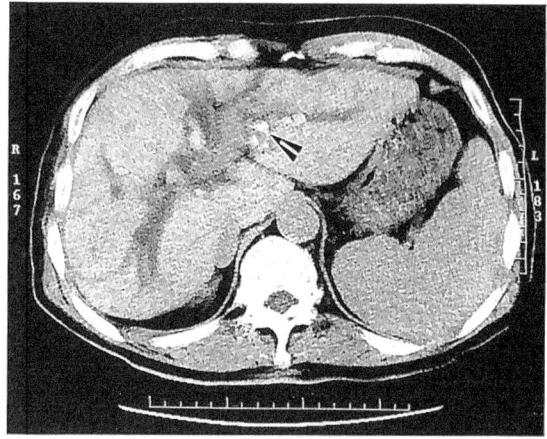

图14-12 CT平扫示肝内胆管多发结石（箭头所示）

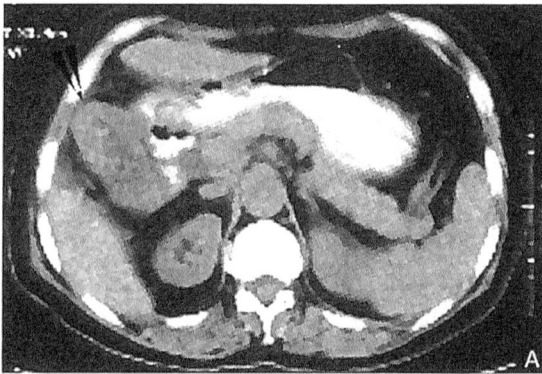

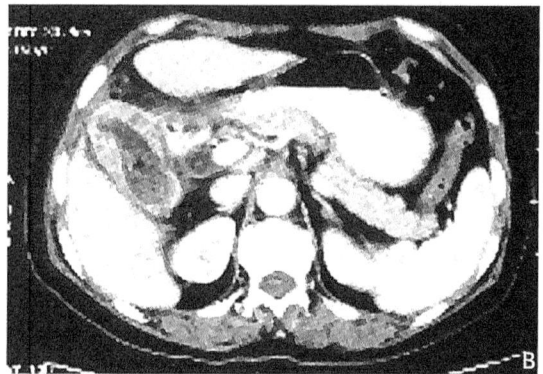

图14-13 胆囊癌伴胆囊结石
A. CT平扫示胆囊壁不规则增厚（箭头所示） B. 增强示胆囊壁明显不规则强化，腔内面见结节影

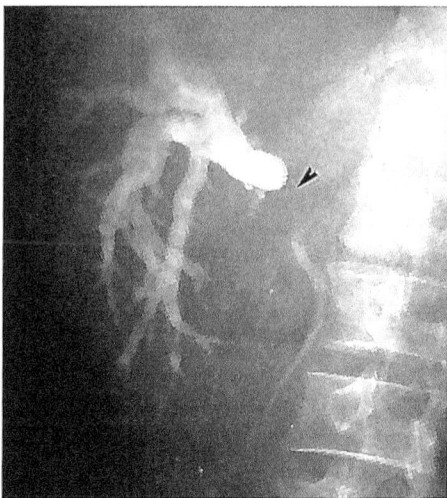

图14-14 胆管癌
PTC示肝内胆管扩张呈软藤状，肝总管充盈缺损，呈"空虚"状（箭头所示），肝外胆管不扩张，无移位

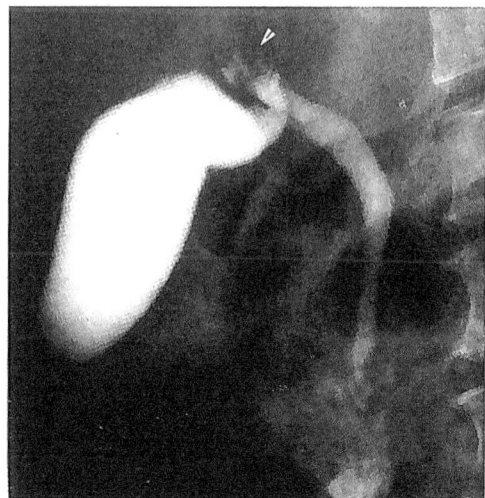

图14-15 胆管癌
ERCP示胆囊管与胆总管汇合处胆管突然完全性梗阻，梗阻端不规则（箭头所示），梗阻以下胆管无扩张，无移位

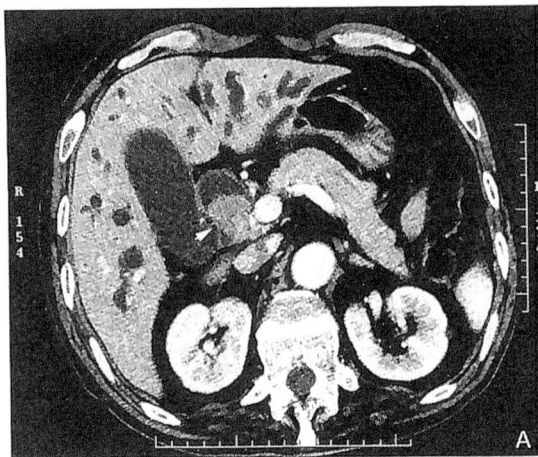

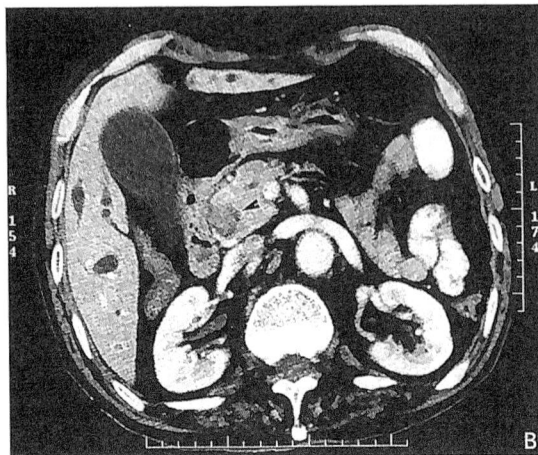

图 14-16 胆管癌
CT 增强扫描示肝内胆管明显扩张，胆总管末端腔内见有不规则软组织肿块影并轻度强化（箭头所示）

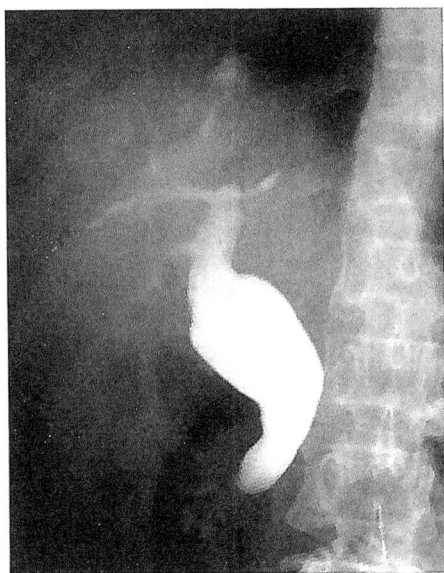

图 14-17 胆总管囊肿
胆管造影示胆总管囊状扩张，其上肝内胆管无扩张

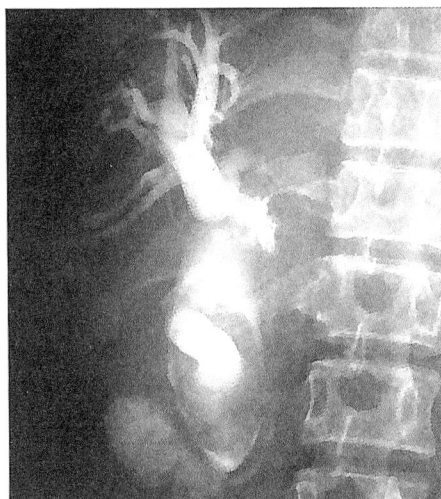

图 14-18 胆总管囊肿合并结石
胆管造影示胆总管囊肿合并巨大结石，胆囊管残端亦扩张，
肝内胆管轻度扩张

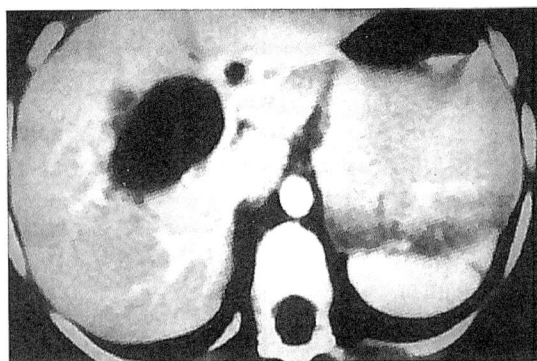

图 14-19 CT 增强示胆总管囊状扩张

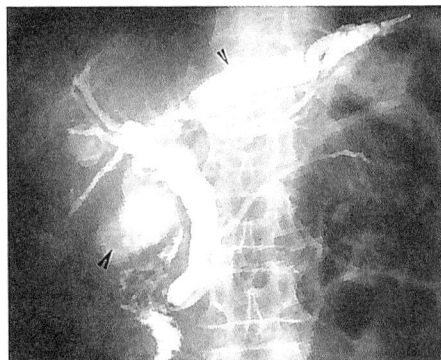

图 14-20 先天性肝内胆管扩张（Caroli 病）
胆管造影示左肝内胆管囊状扩张（小箭头所示）合并胆囊结
石（大箭头所示）

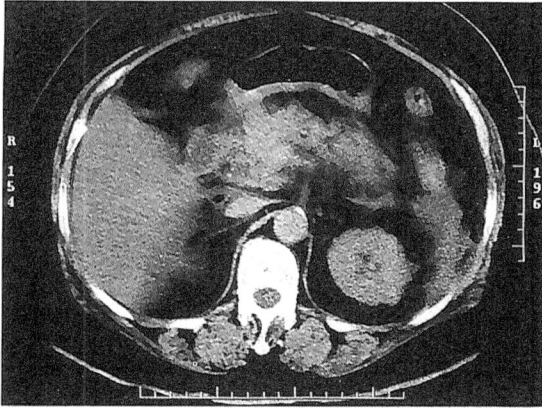

图 14-21　急性胰腺炎

CT平描示胰腺体积增大，头部为甚，边缘模糊不规则，左肾旁筋膜明显增厚

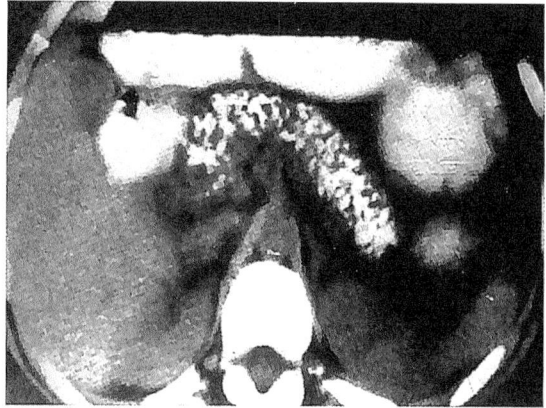

图 14-22　慢性胰腺炎

CT平扫示胰腺普遍斑点状钙化

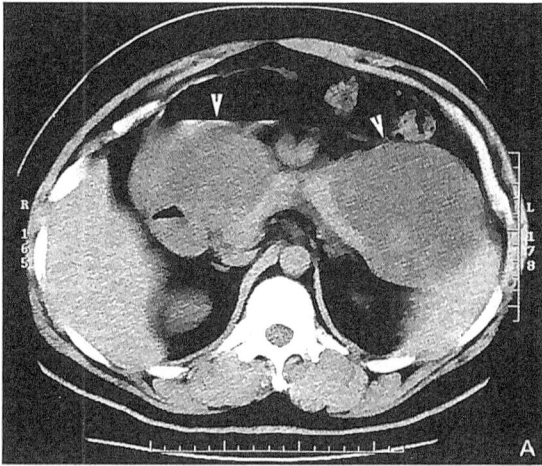

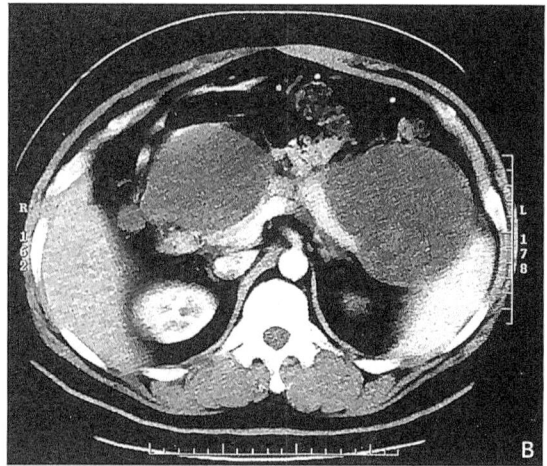

图 14-23　慢性胰腺炎合并胰腺假性囊肿 CT 扫描

A. 平扫胰腺见有两个巨大囊性低密度影，境界尚清（箭头所示）　B. 增强扫描囊肿无强化

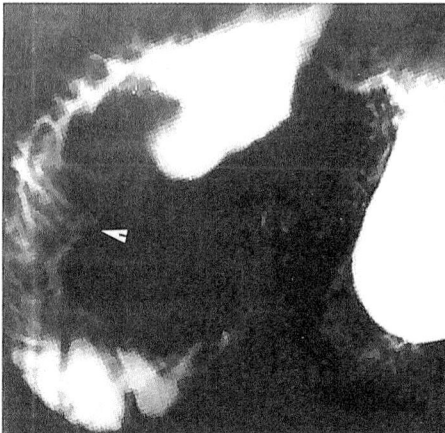

图 14-24　胰头癌

钡餐检查示反 "3" 字征（箭头所示）

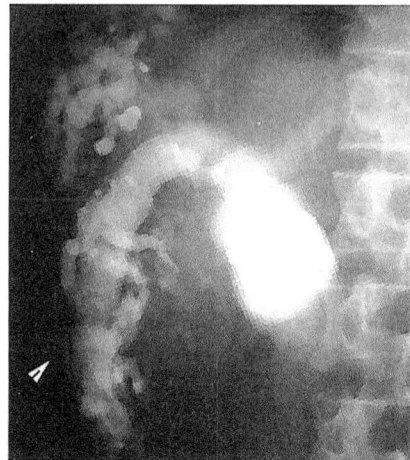

图 14-25　胰头癌

胆管造影示胆总管胰腺段完全性梗阻，梗阻端胆管内收移位，肝内胆管极度扩张呈软藤征（箭头所示）

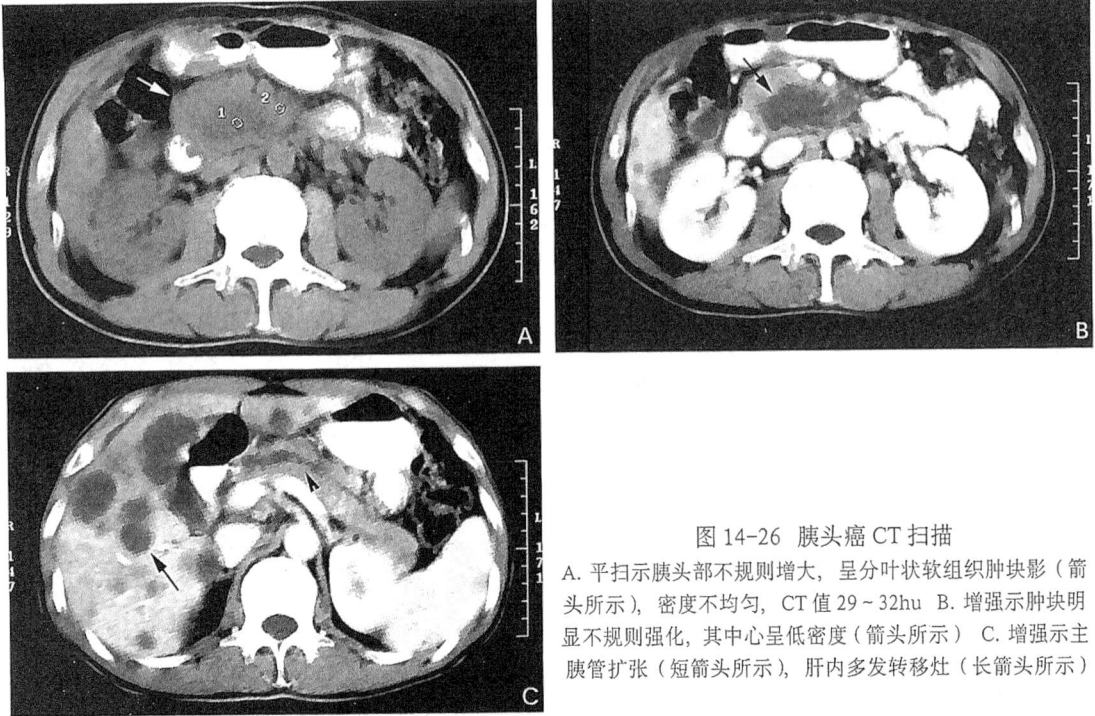

图 14-26 胰头癌 CT 扫描
A. 平扫示胰头部不规则增大，呈分叶状软组织肿块影（箭头所示），密度不均匀，CT 值 29 ~ 32hu B. 增强示肿块明显不规则强化，其中心呈低密度（箭头所示） C. 增强示主胰管扩张（短箭头所示），肝内多发转移灶（长箭头所示）

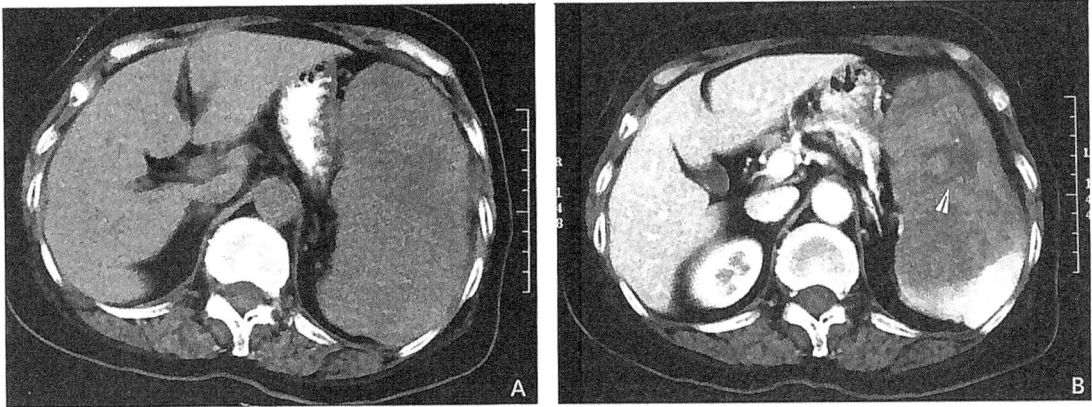

图 14-27 脾恶性淋巴瘤
A. CT 平扫示脾明显增大，轮廓呈浅分叶状，呈低密度 B. 增强后肿瘤轻度强化，肿块中央不规则液化坏死呈更低密度影（箭头所示） 手术病理证实为恶性淋巴瘤

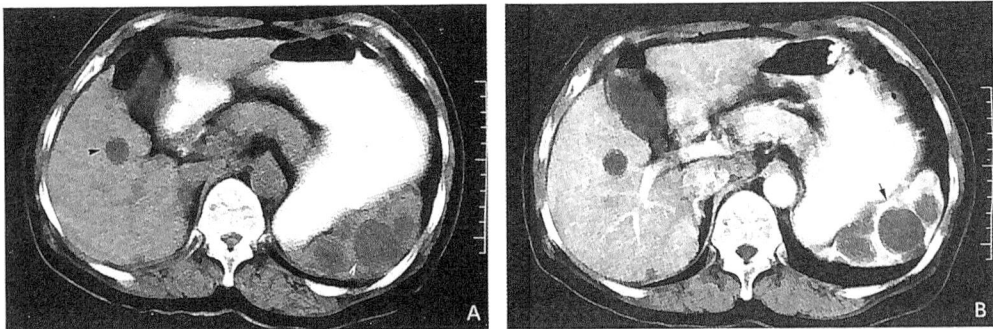

图 14-28 脾囊肿
CT 平扫 (A) 加增强 (B) 示脾多发囊肿合并肝囊肿（箭头所示）

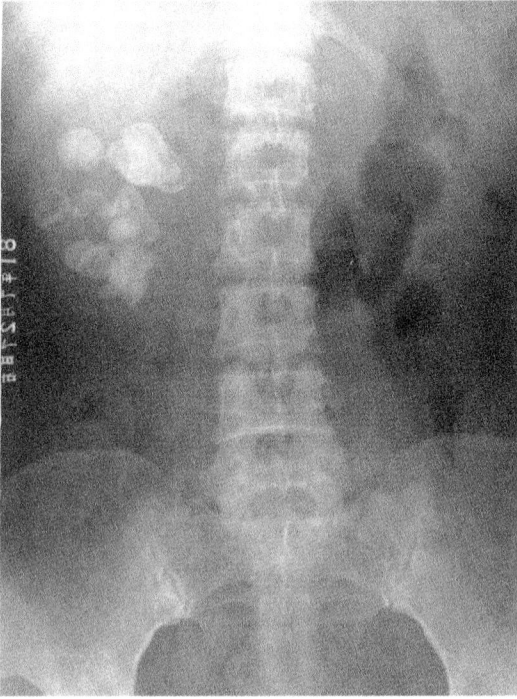

图 15-1 肾鹿角形结石

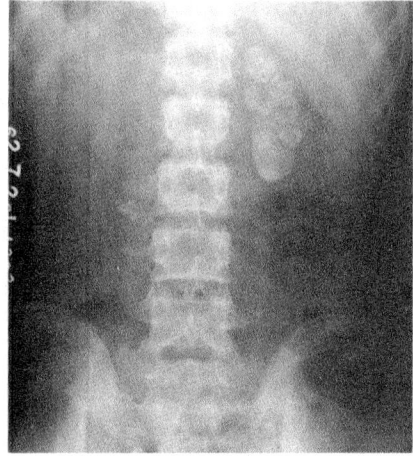

图 15-2 肾自截

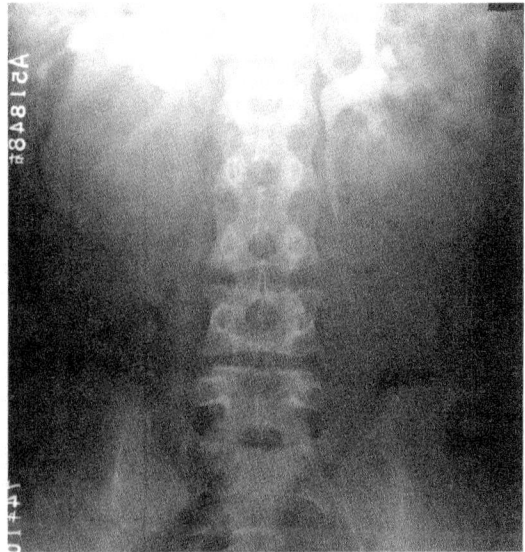

图 15-3 右侧肾癌（IVP）

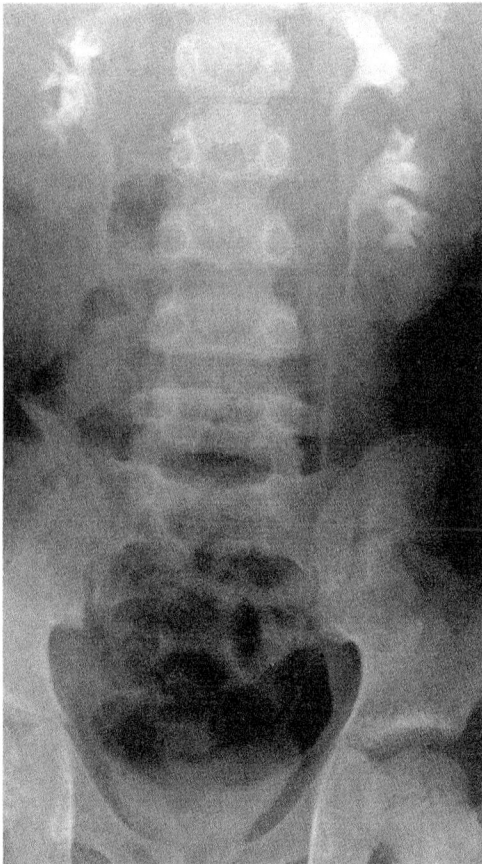

图 15-4 肾盂输尿管重复畸形

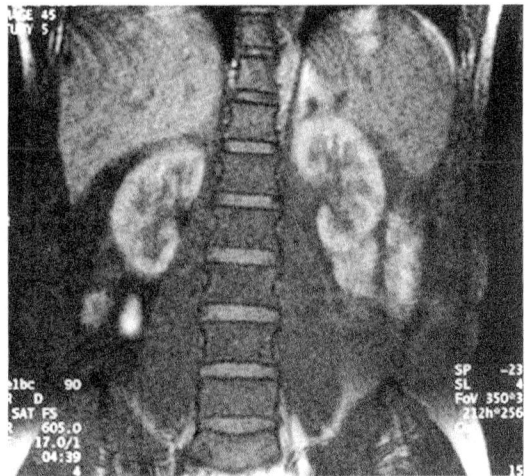

图 15-5 正常肾 MRI

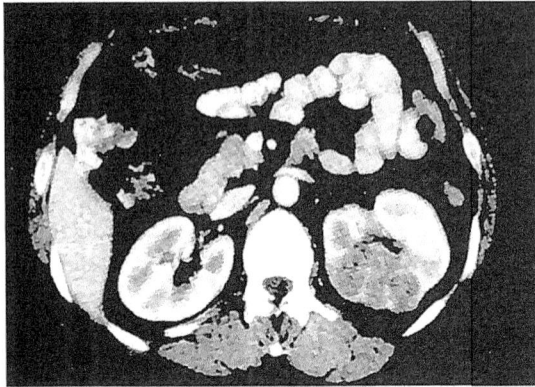

图 15-6 肾癌 CT 增强

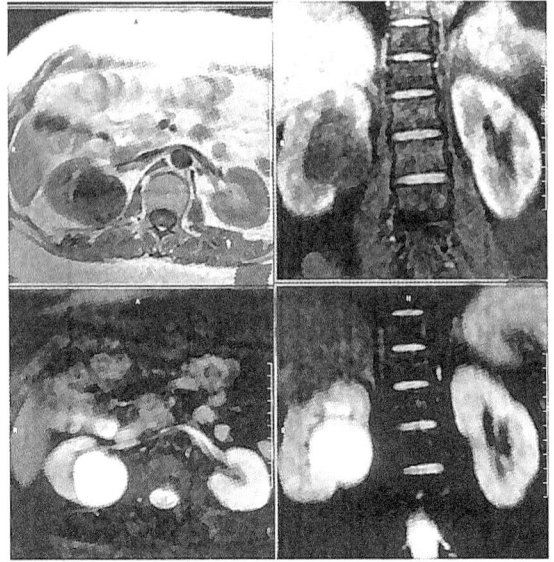

图 15-7 单纯肾囊肿 MR

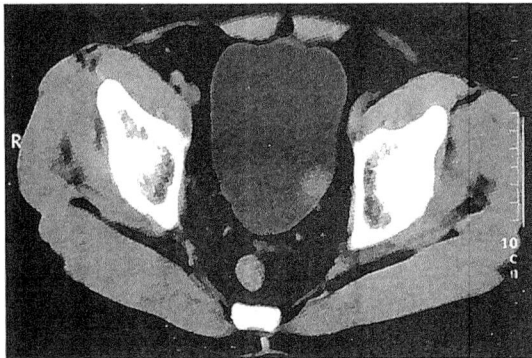

图 15-8 膀胱癌

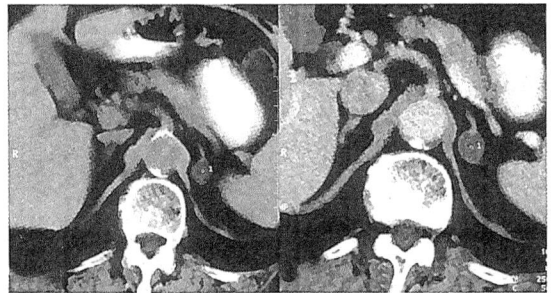

图 15-9 肾上腺腺瘤 CT

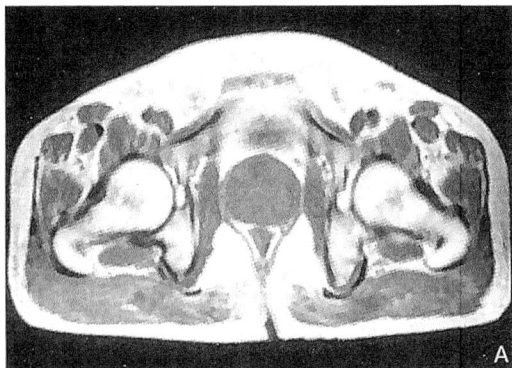

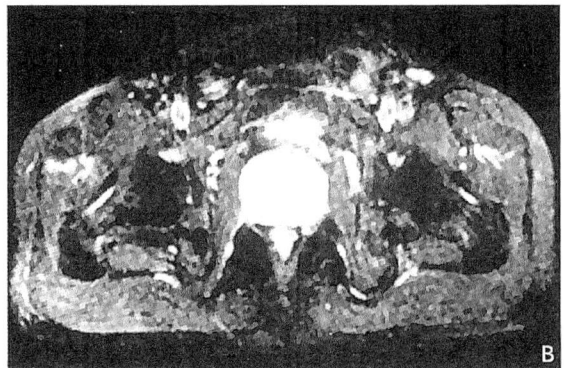

图 16-1 正常前列腺 MRI

A. T_1WI: 前列腺呈均匀低信号　B. T_2WI: 前列腺周围区呈较高信号

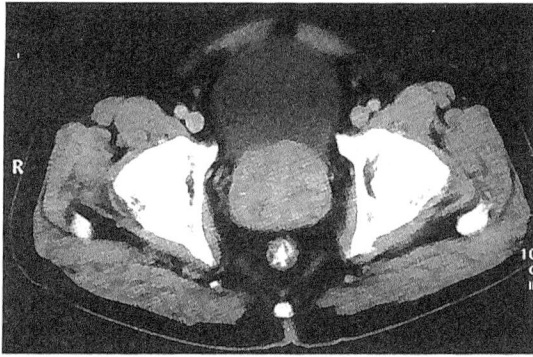

图 16-2 前列腺增生 CT
前列腺体积增大，密度均匀

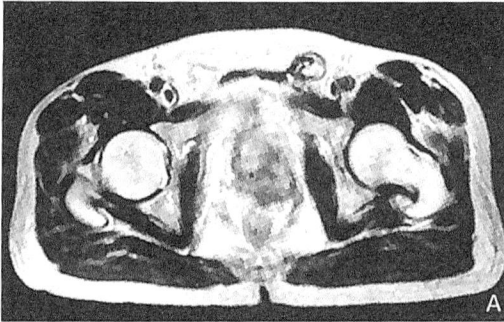

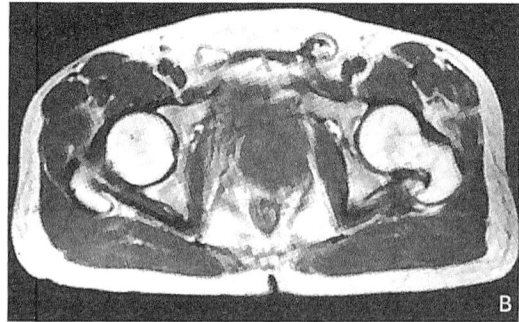

图 16-3 前列腺癌 MRI
A. T_1WI：癌结节呈稍低信号　B. T_2WI：高信号周围区内出现低信号结节

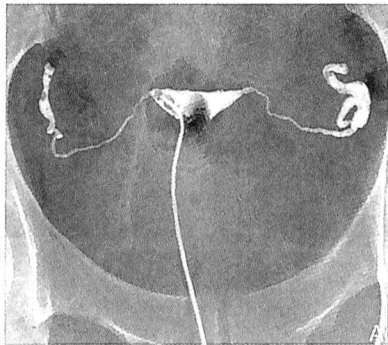

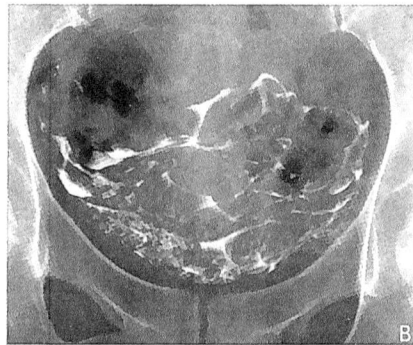

图 16-4 子宫输卵管造影
A. 正常子宫输卵管造影　B. 24 小时后复查可见造影剂进入腹腔，呈波浪状

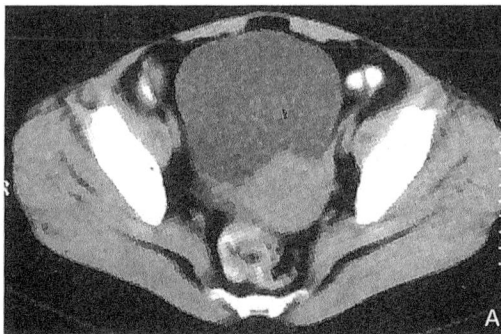

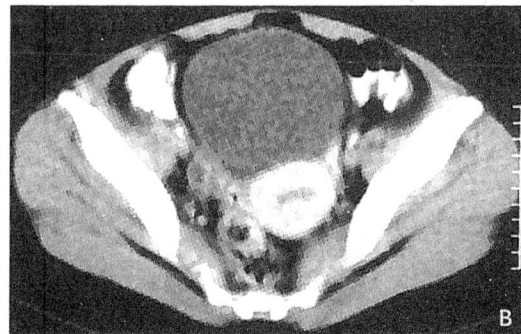

图 16-5 正常子宫 CT
A. CT 平扫，子宫体呈等密度，其中央密度稍低　B. CT 增强扫描，子宫密度均匀增加

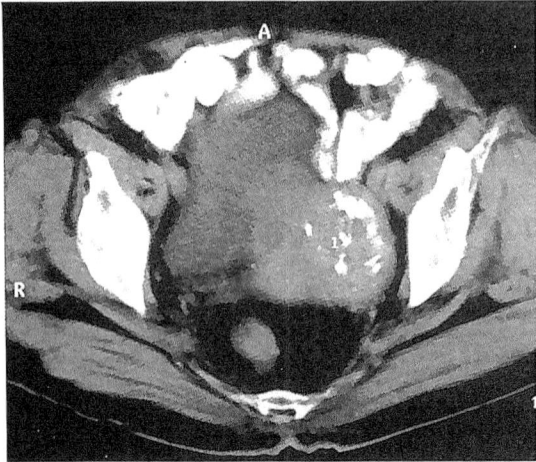

图 16-6 子宫肌瘤 CT
子宫增大，可见局部向外突起的实性肿块，密度较高，边
界较清晰，其内有钙化

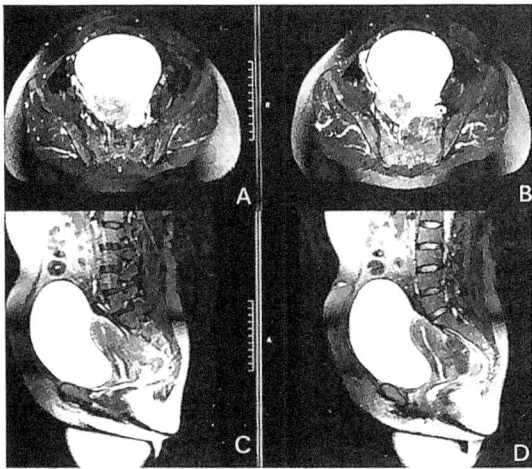

图 16-7 子宫肌瘤 MRI
A~D. MRI T_2WI 检查可见向外突起的肿块，呈混杂信号。
子宫内膜呈明显的高信号，易于识别

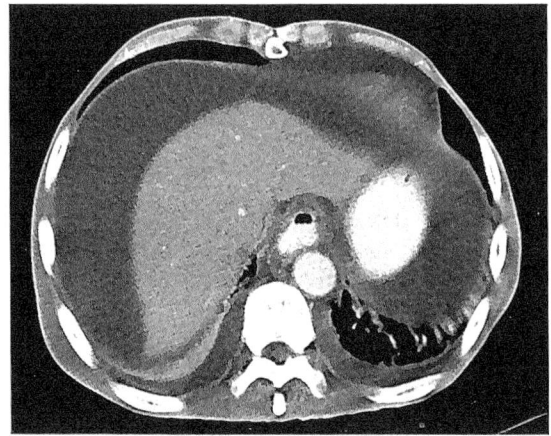

图 17-1 大量腹水
CT 平扫见肝外缘大量低密度腹水影，肝脏受压

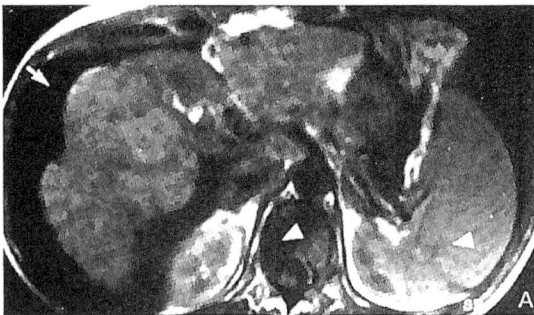

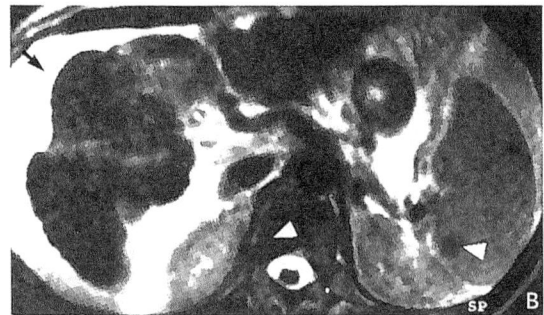

图 17-2 腹水
MRI 示肝外缘见新月形腹水信号影　A. T_1WI 为低信号　B. T_2WI 为高信号

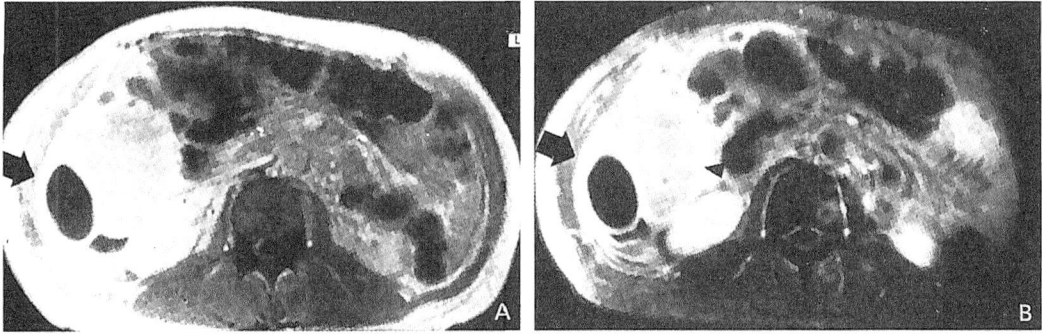

图 17-3　腹腔脓肿
A. MRI 示肝外缘下方一梭形病灶影，T_1WI 上脓腔为低信号　B. 脓腔壁为中等信号；T_2WI 上为高信号

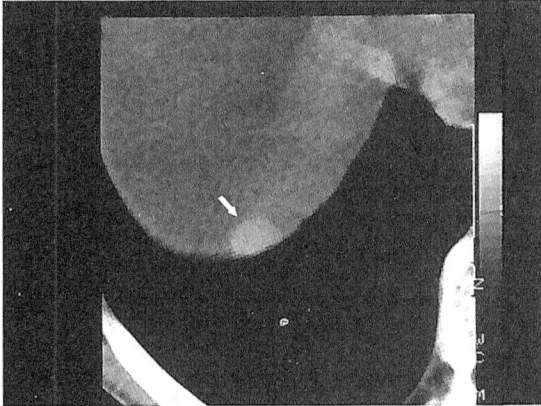

图 17-4　腹膜肿瘤
肝脏后下缘腹膜上一直径约 1.5cm 较高密度影，边缘光整，周围为腹水包绕

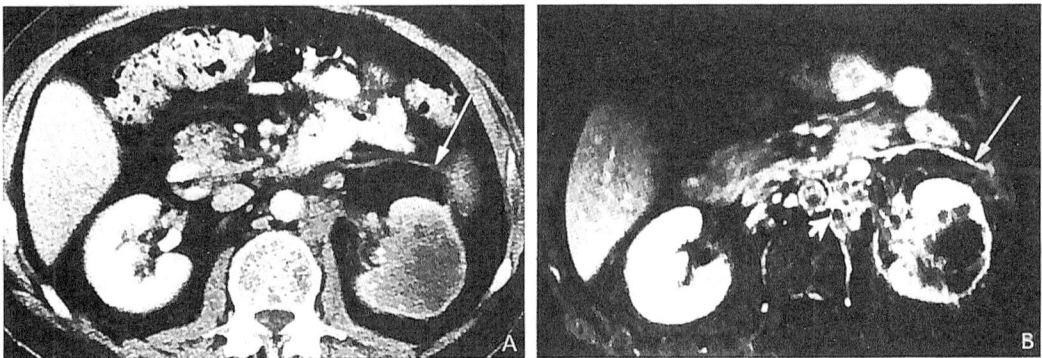

图 18-1　左肾前筋膜增厚
CT (A)、MRI (B) 示左侧肾前筋膜增厚 > 3 mm

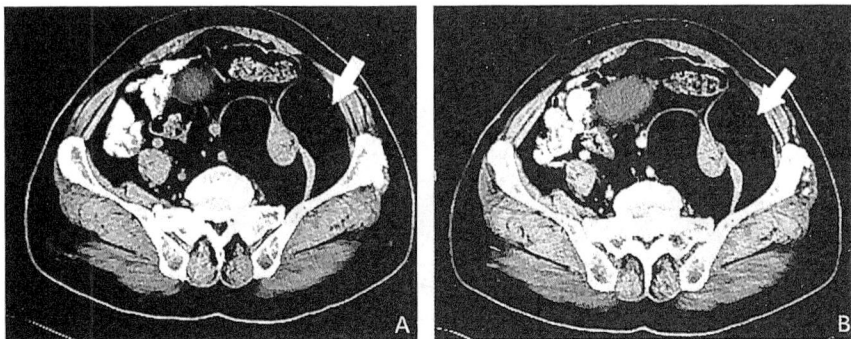

图 18-2　脂肪瘤
A. CT 平扫见左侧盆腔近骶椎处一脂肪密度病灶，其内见软组织密度，左侧腰大肌受压向右前移位，肠腔向前移位　B. 增强后脂肪部分无强化，软组织部分可见强化现象

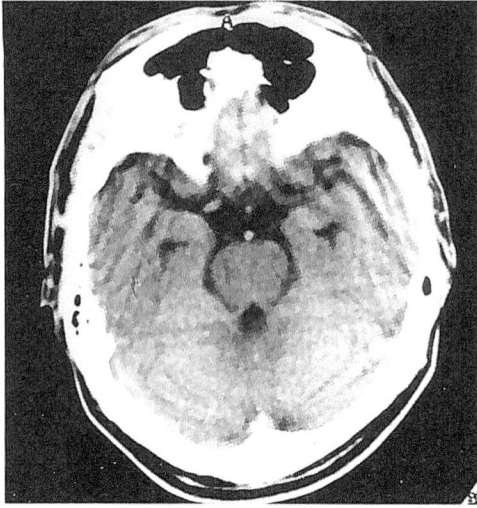

图 19-1 CT 层面图

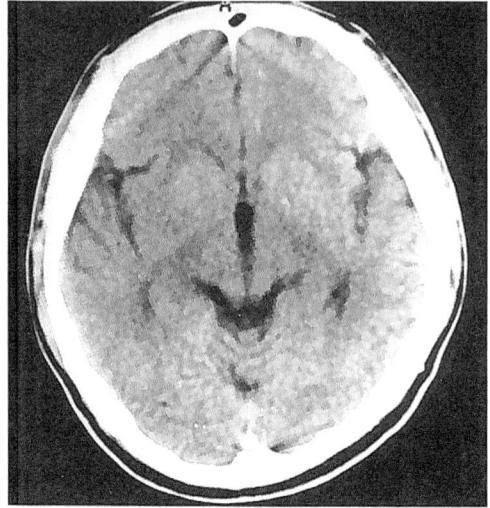

图 19-2 CT 层面图

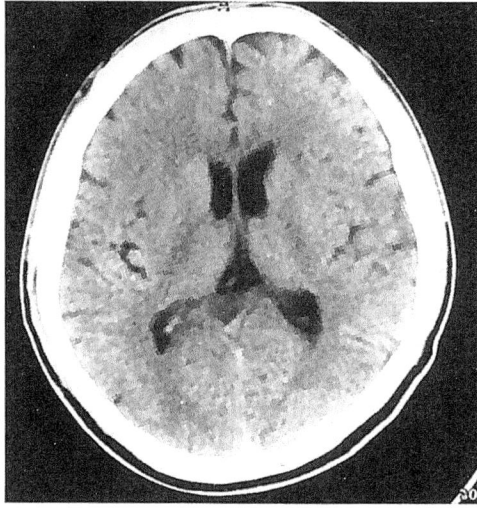

图 19-3 CT 层面图

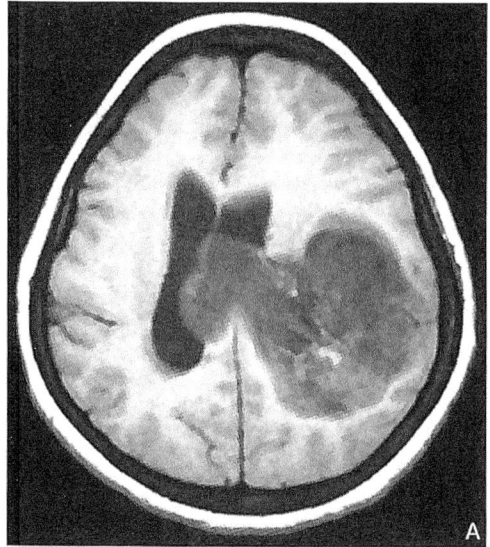

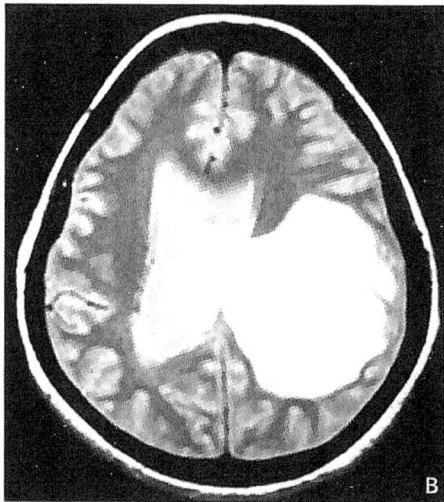

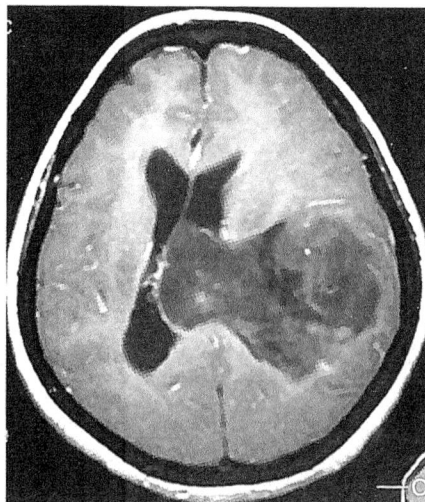

图 19-4 胶质瘤

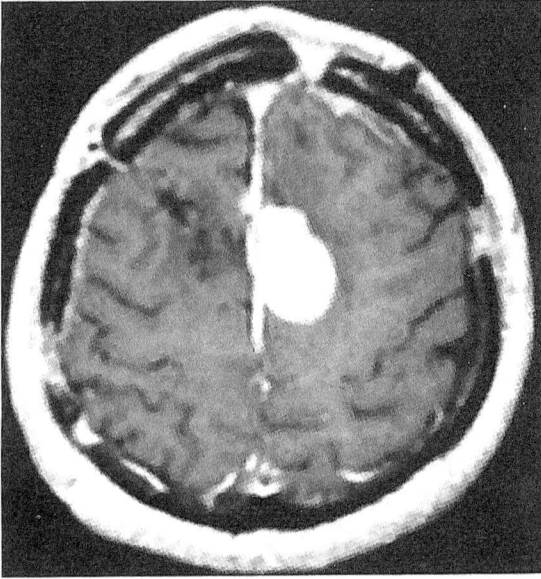

图 19-5 脑膜瘤

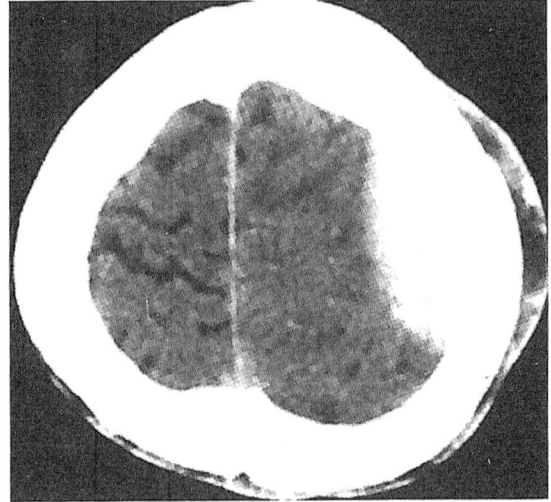

图 19-6 硬脑膜外血肿

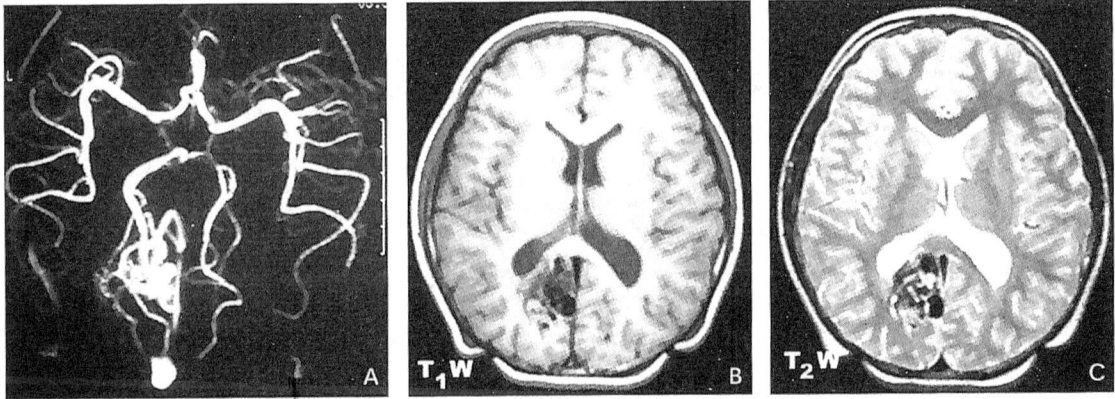

图 19-7 血管畸形

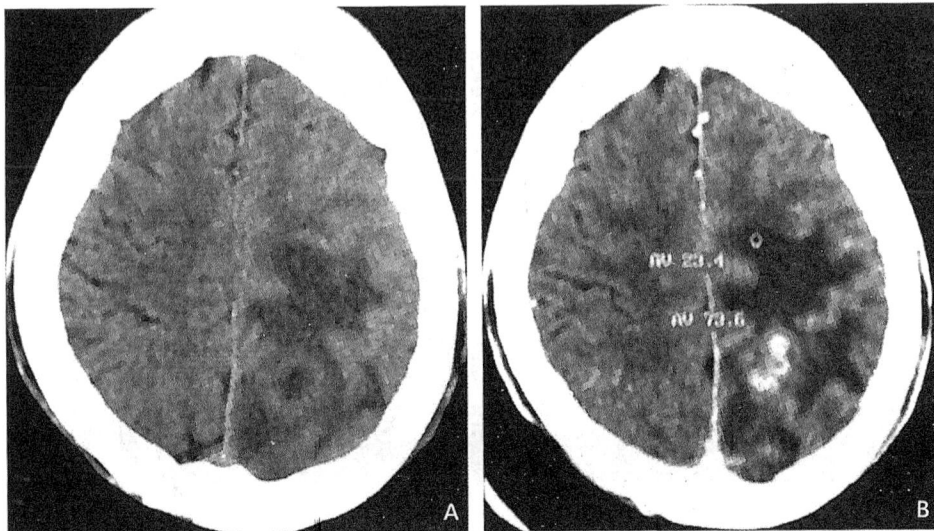

图 19-8 脑脓肿

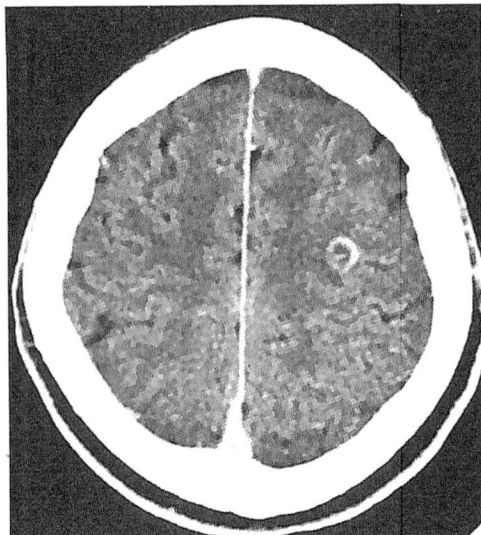

图 19-9 脑囊虫

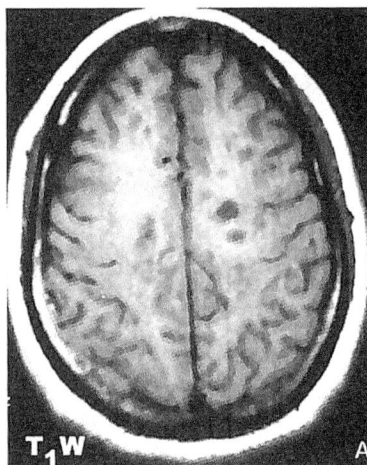

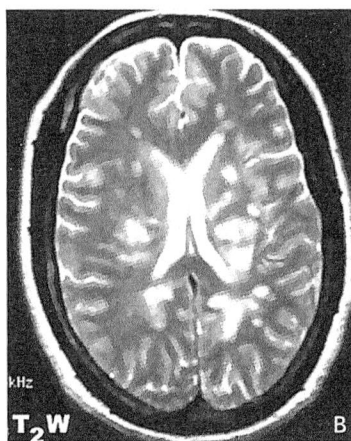

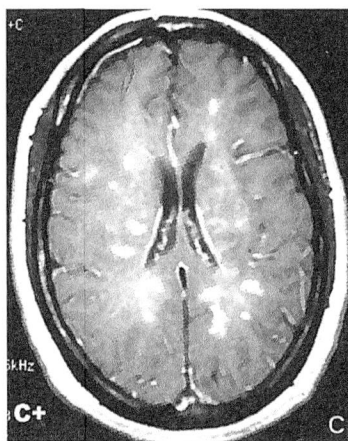

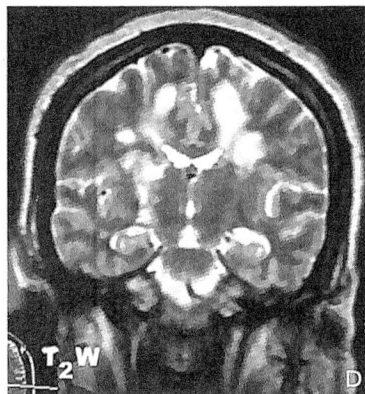

图 19-10 多发性硬化

A. T₁WI 轴位　B. T₂WI 轴位　C. T₁WI 轴位增强　D. T₂WI 冠状位

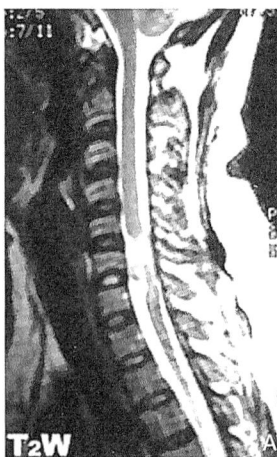

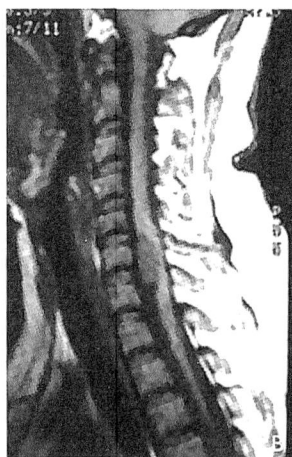

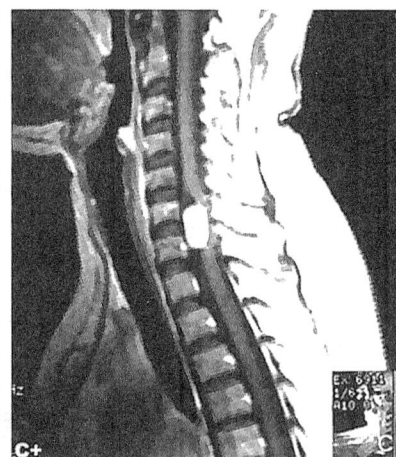

图 19-11 神经鞘瘤

A. T₂WI 矢状位　B. T₁WI 矢状位　C. T₁WI 增强扫描

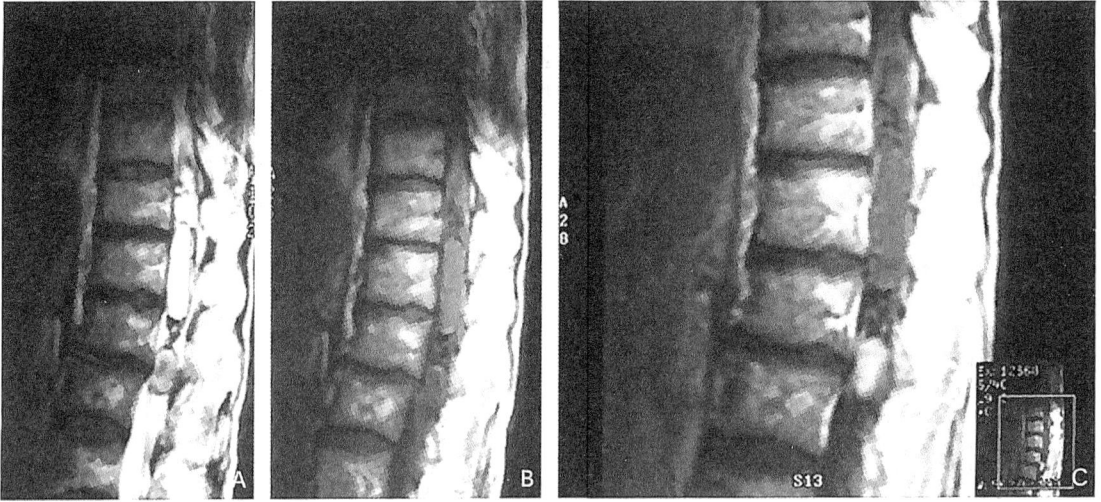

图 19-12 胶质瘤
A. T_2WI 矢状位 B. T_1WI 矢状位 C. T_1WI 增强扫描

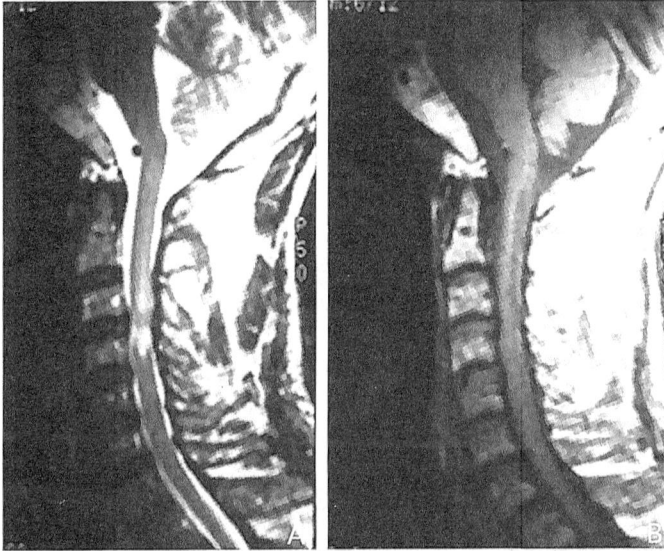

图 19-13 脊髓损伤
A. T_2WI 矢状位 B. T_1WI 矢状位

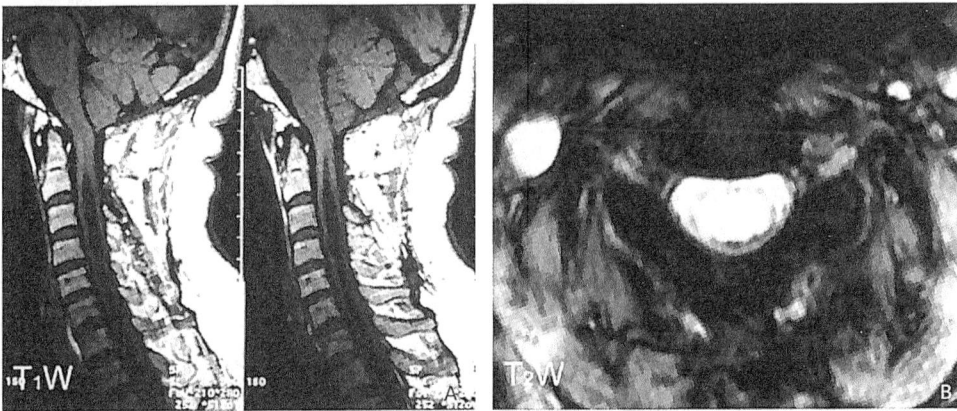

图 19-14 颈髓空洞
A. T_1WI 矢状位 B. T_2WI 轴位

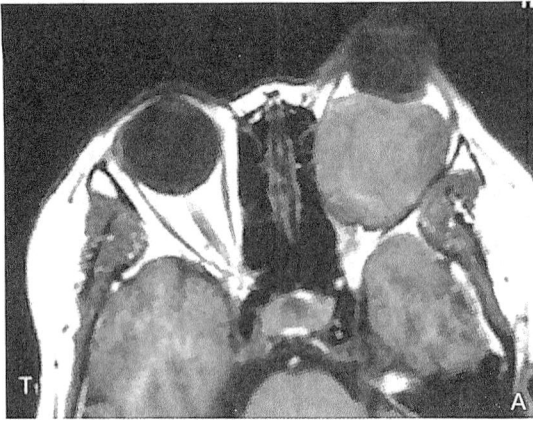

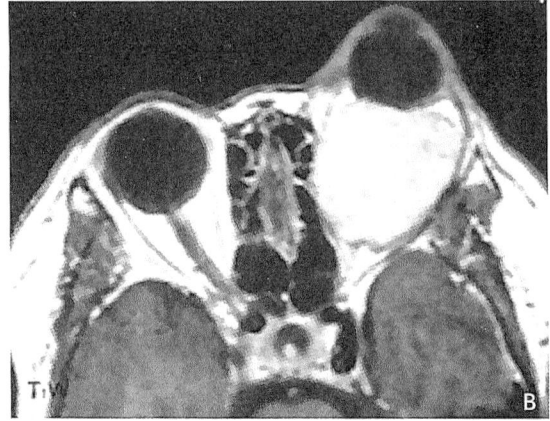

图 20-1 眼海绵状血管瘤
A. T₁WI轴位 B. T₂WI轴位

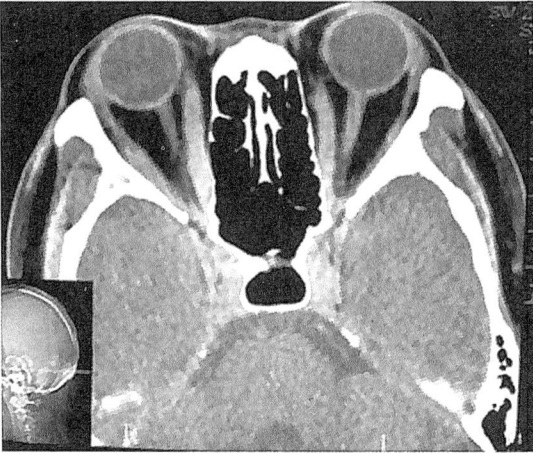

图 20-2 Graves眼病

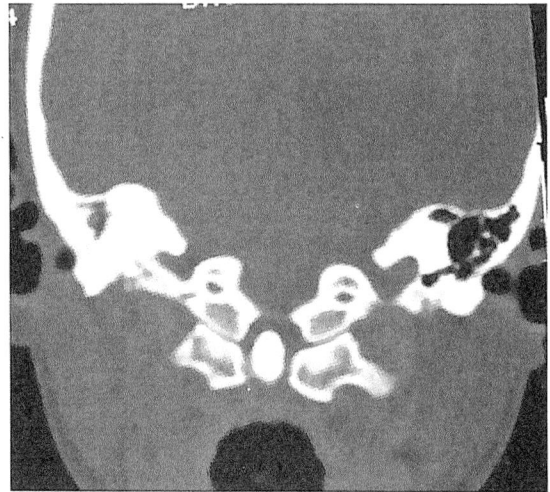

图 20-3 右侧中耳炎

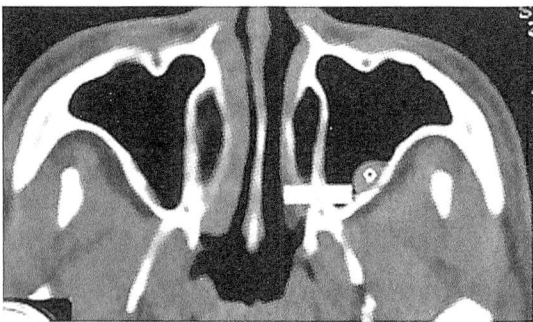

图 20-4 上颌窦囊肿

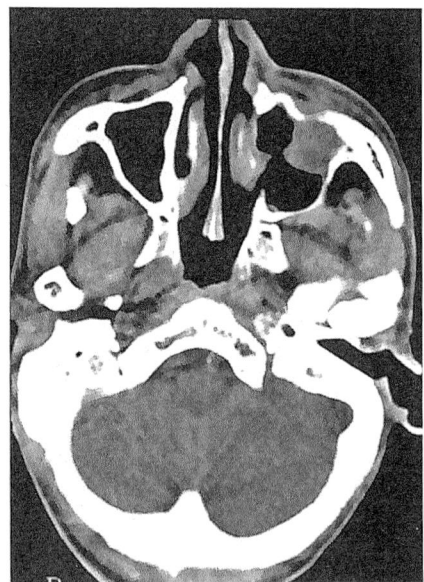

图 20-5 上颌窦癌

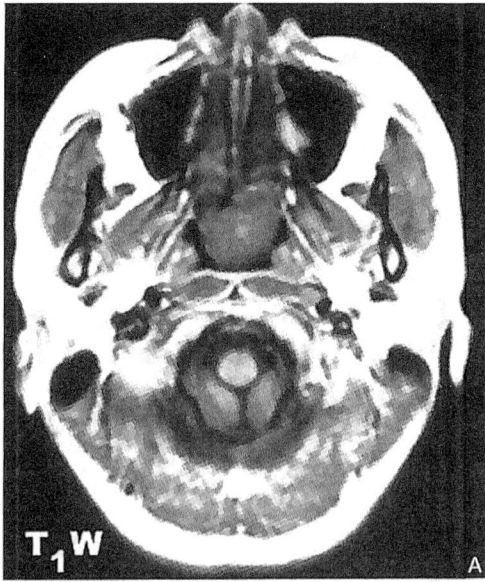

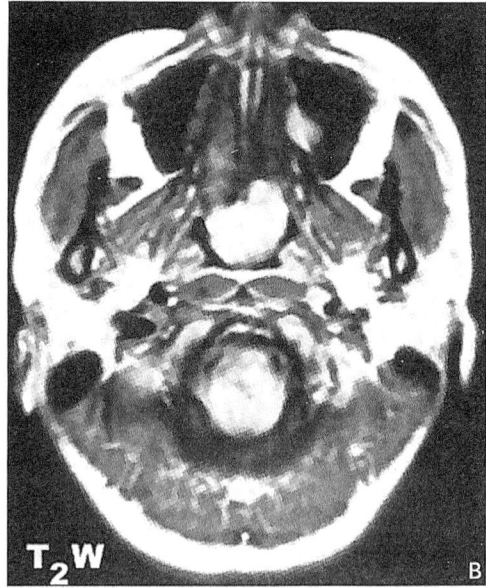

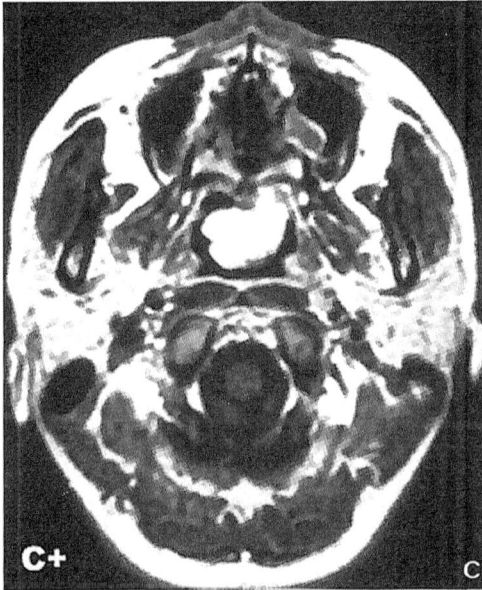

图 20-6 鼻咽纤维血管瘤
A. T₁WI 轴位　B. T₂WI 轴位　C. 增强后

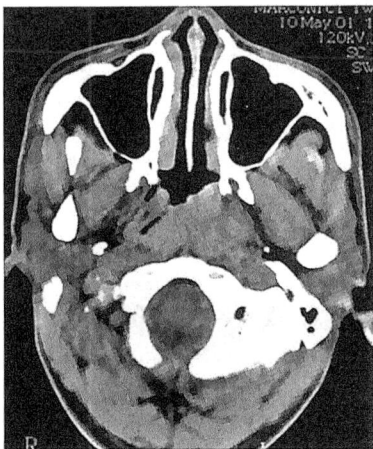

图 20-7 鼻咽癌

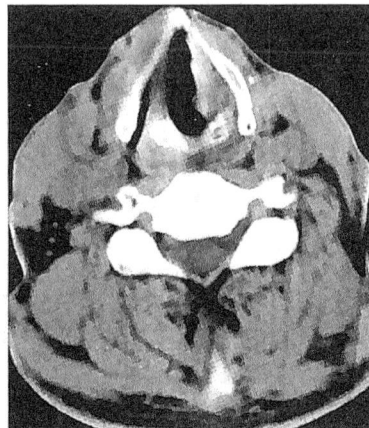

图 20-8 喉癌

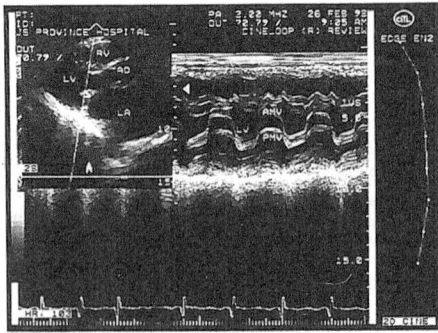

图 22-1 二尖瓣狭窄

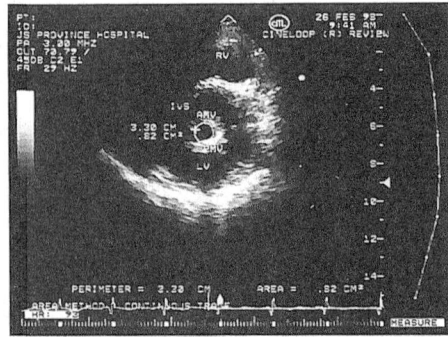

图 22-2 二尖瓣口狭窄

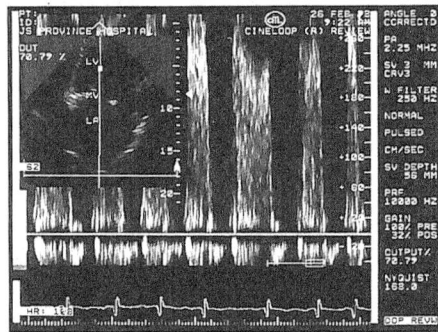

图 22-3 二尖瓣狭窄频谱

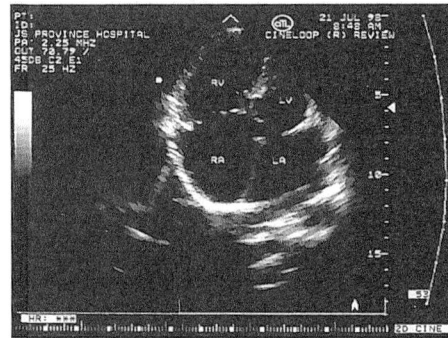

图 22-4 房间隔缺损

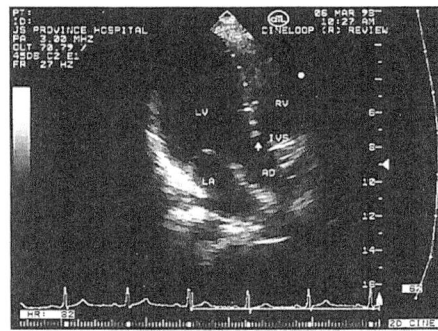

图 22-5 室间隔缺损

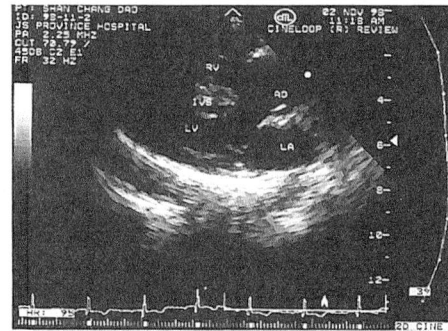

图 22-6 法洛四联症

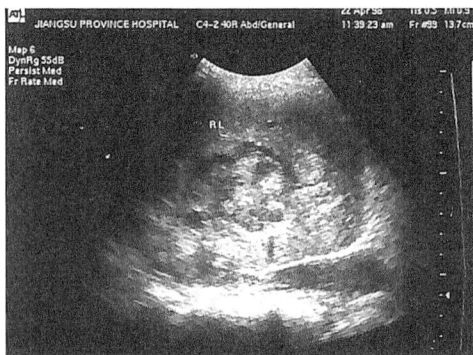

图 23-1 原发性肝癌（结节型）

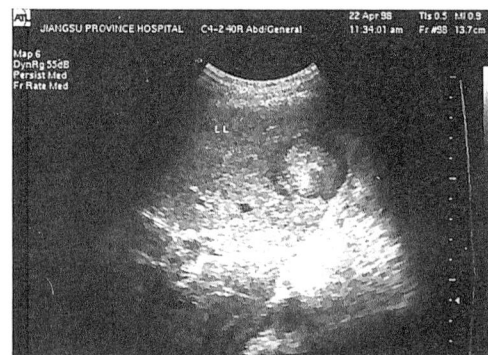

图 23-2 原发性肝癌

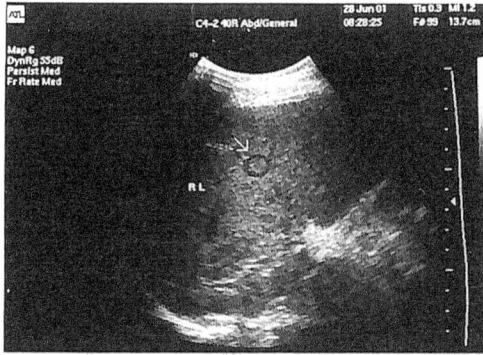
图 23-3　小肝癌

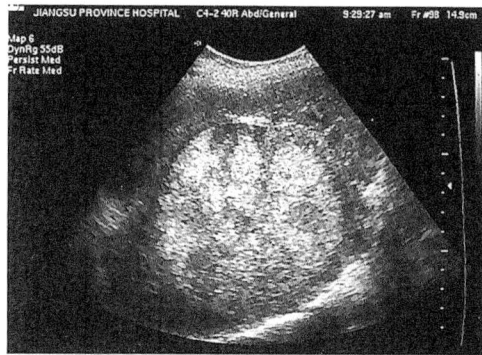
图 23-4　巨块型肝癌

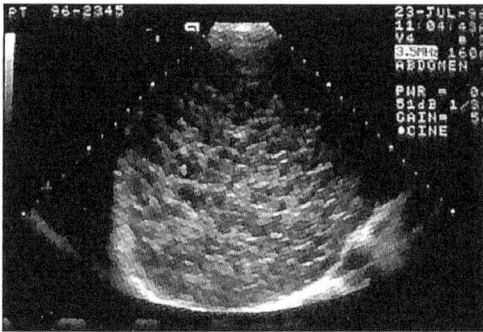
图 23-5　弥漫型肝癌

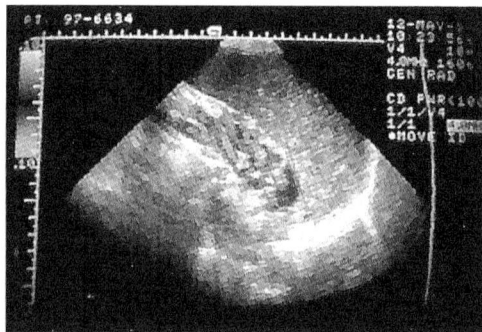
图 23-6　门静脉癌栓

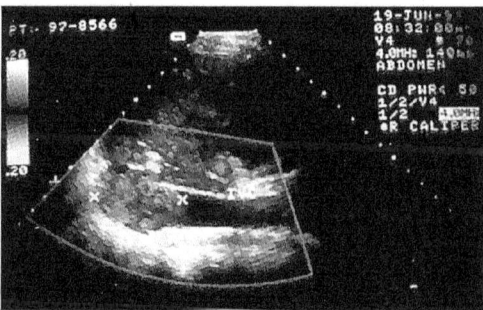
图 23-7　下腔静脉癌栓

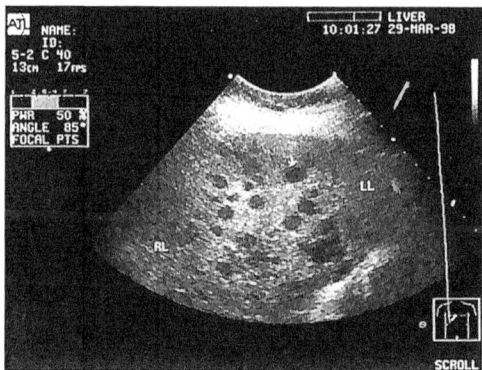
图 23-8　转移性肝癌

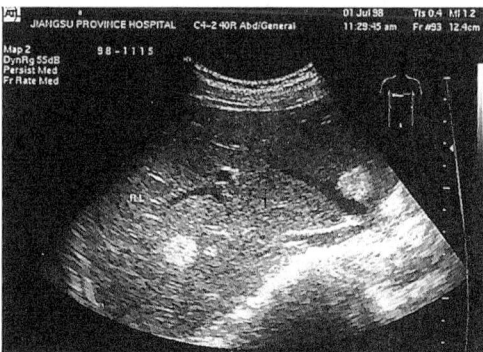
图 23-9　肝血管瘤

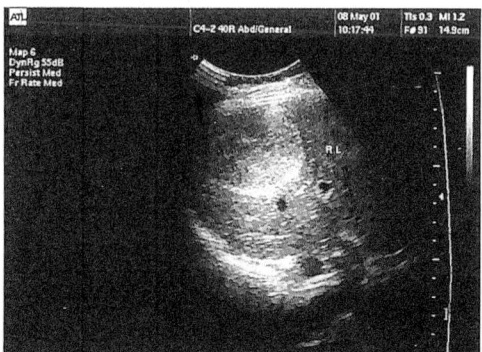
图 23-10　肝血管瘤

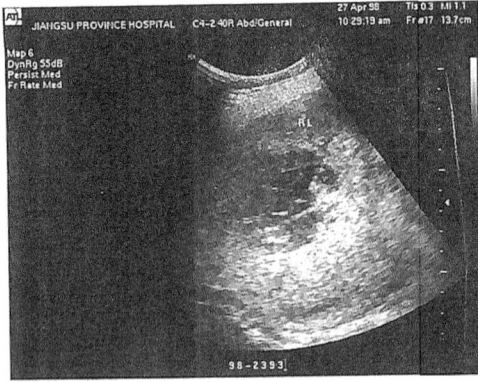

图 23-11 肝脓肿炎症期

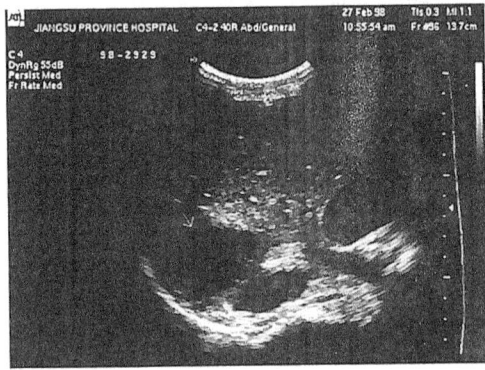

图 23-12 肝脓肿脓肿形成期

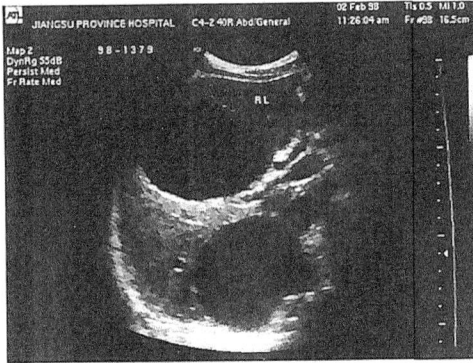

图 23-13 肝囊肿

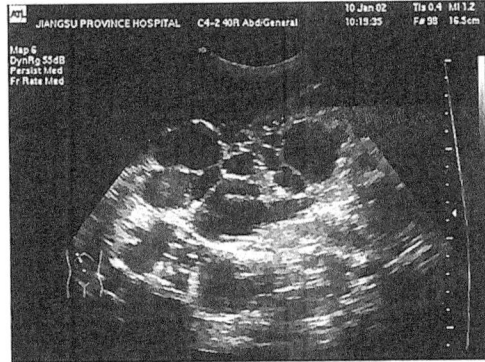

图 23-14 多囊肝

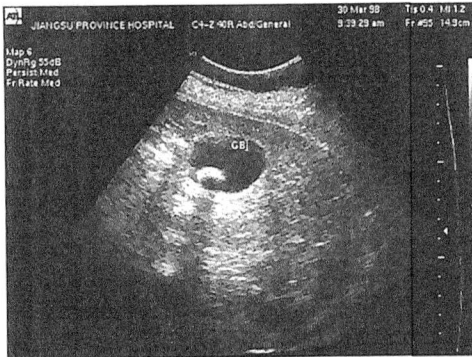

图 23-15 胆囊结石

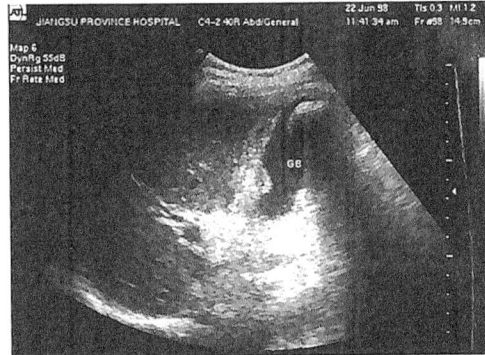

图 23-16 急性化脓性胆囊炎

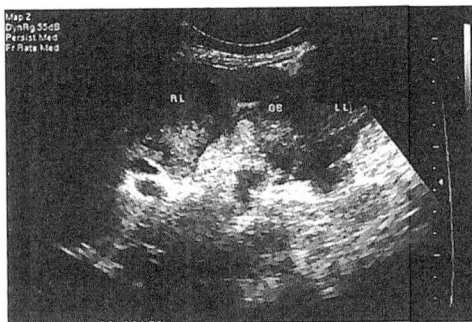

图 23-17 胆囊癌

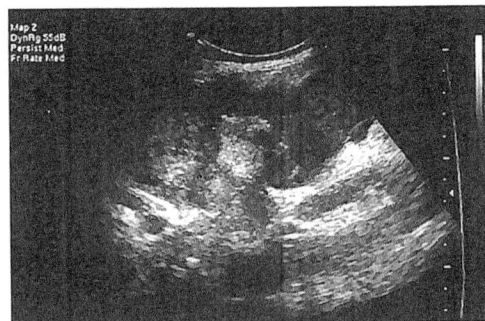

图 23-18 胆囊癌肝转移

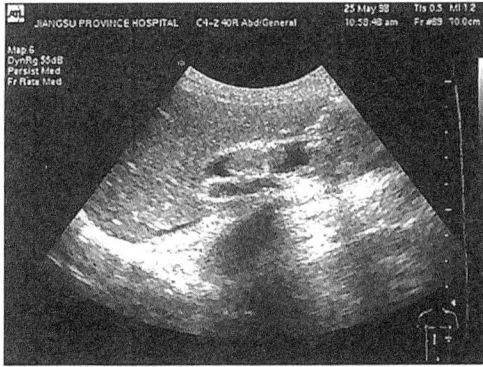

图 23-19　胆总管结石

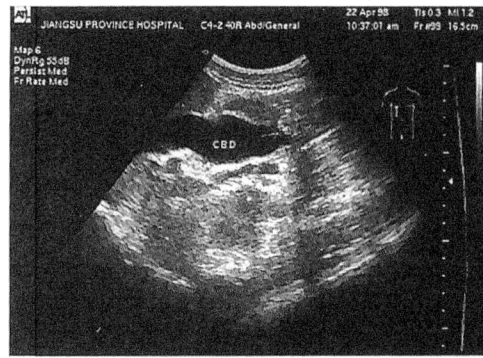

图 23-20　胆总管下段癌

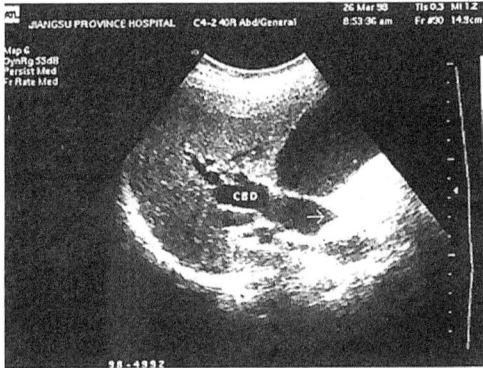

图 23-21　胆总管癌

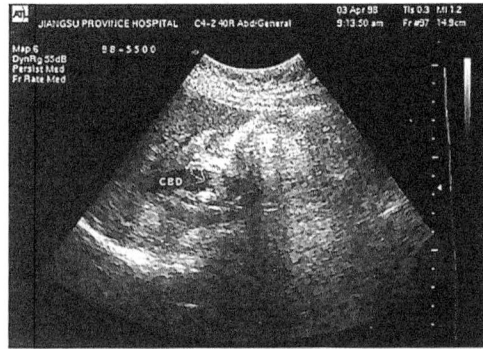

图 23-22　胆管癌

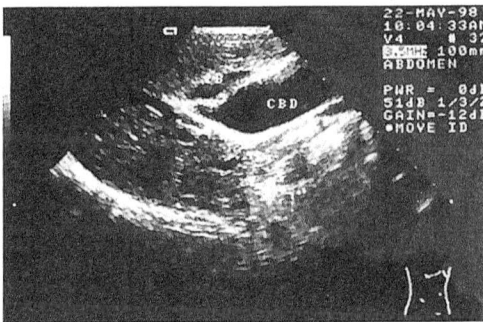

图 23-23　先天性胆总管囊肿

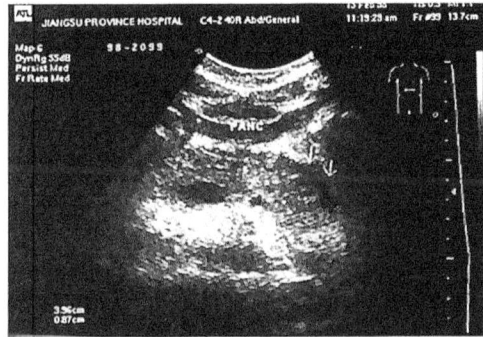

图 23-24　急性胰腺炎

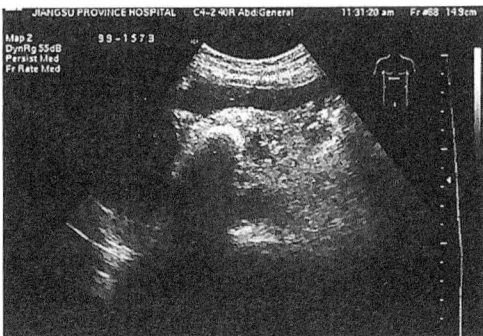

图 23-25　慢性胰腺炎

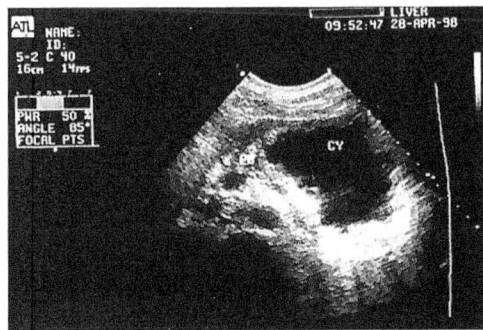

图 23-26　胰假性囊肿

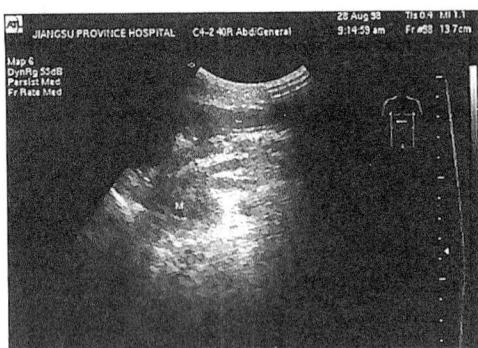

图 23-27 胰头癌

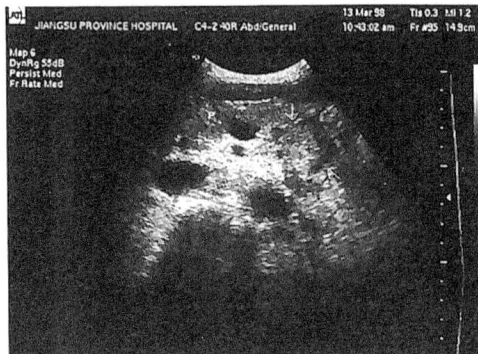

图 23-28 胰体尾癌

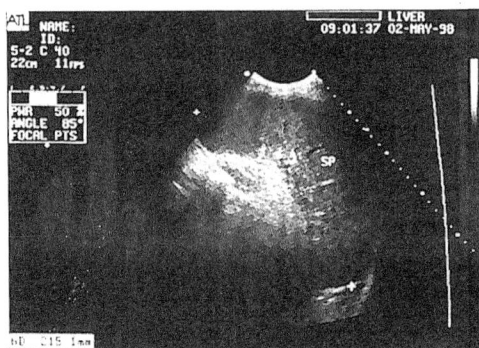

图 23-29 弥漫性脾肿大

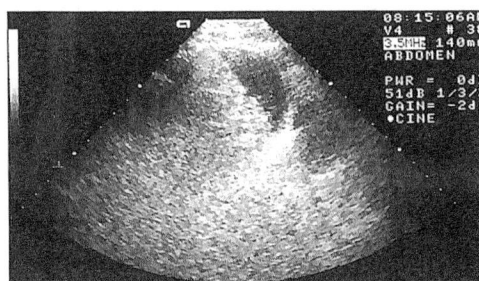

图 23-30 脾包膜下血肿

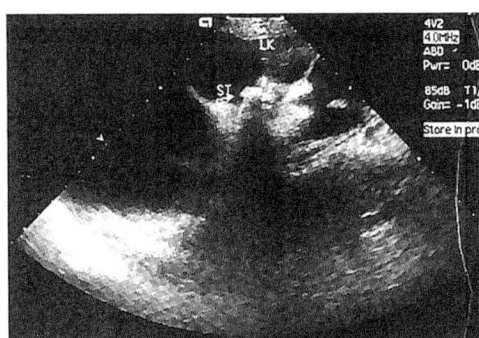

图 24-1 肾结石伴积水

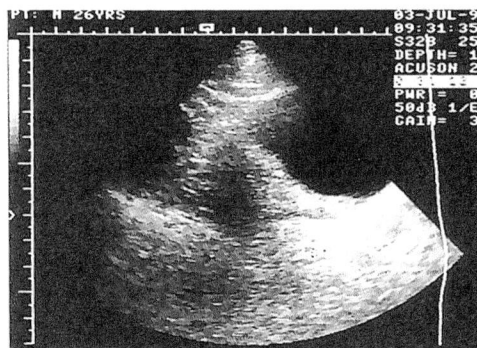

图 24-2 输尿管结石

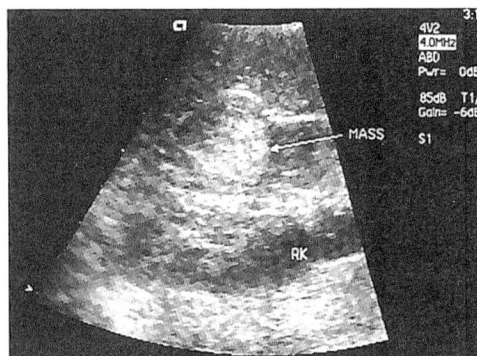

图 24-3 右肾癌

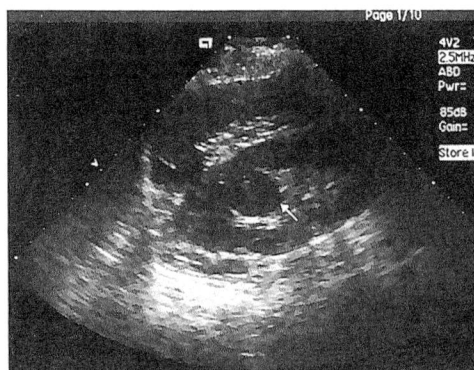

图 24-4 肾柱肥大

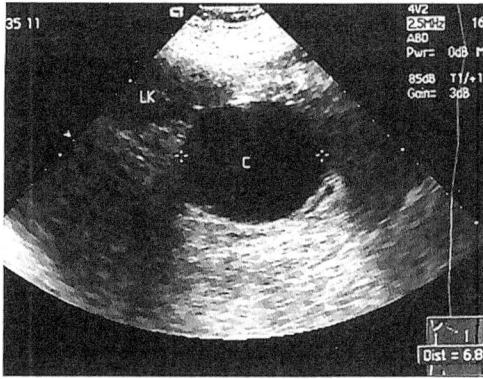
图 24-5　肾囊肿

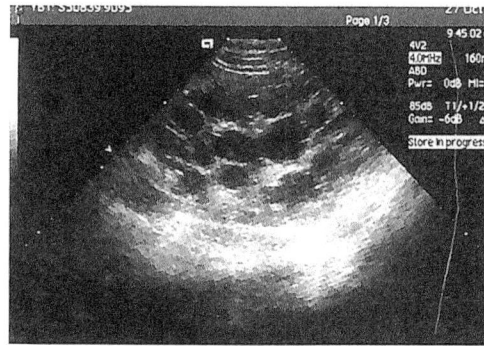
图 24-6　多囊肾

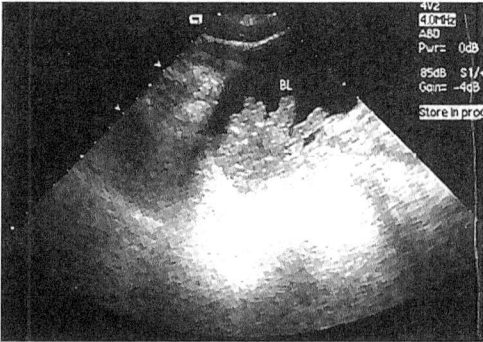
图 24-7　膀胱肿瘤

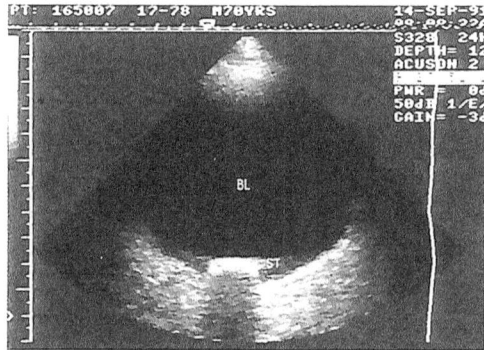
图 24-8　膀胱结石

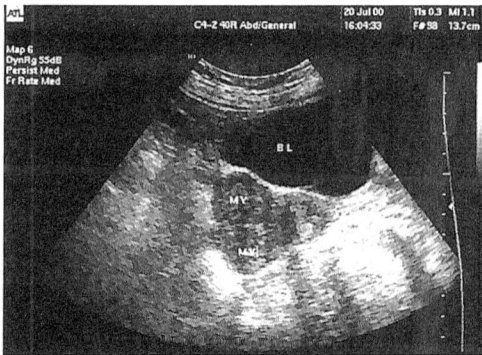
图 25-1　子宫肌瘤

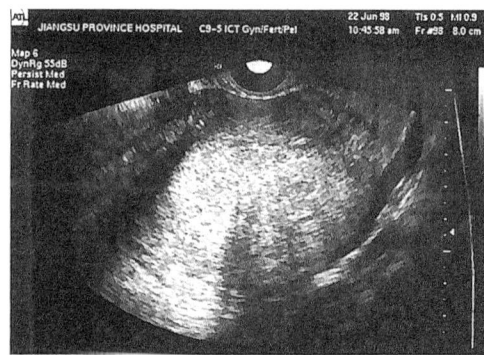
图 25-2　子宫体癌（经阴道探查）

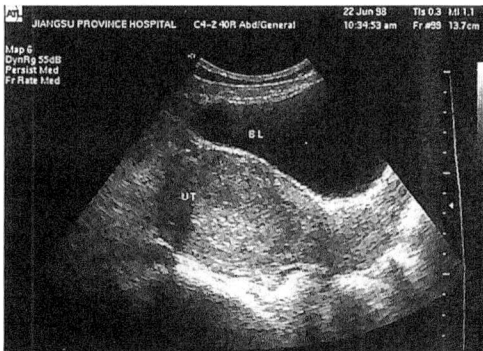
图 25-3　子宫体癌（经腹探查）

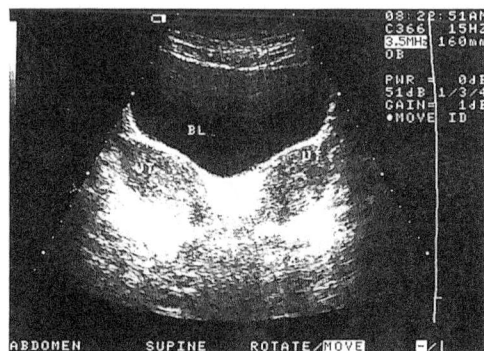
图 25-4　双子宫

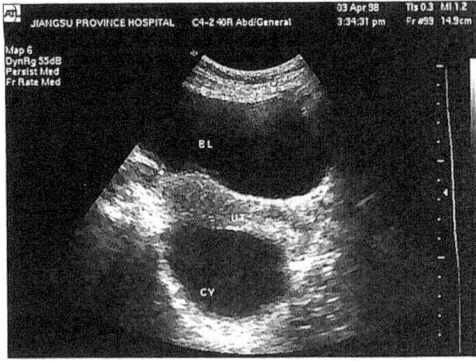

图 25-5 卵巢浆液性囊腺瘤

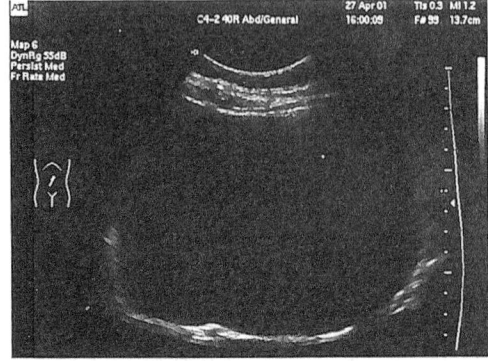

图 25-6 卵巢黏液性囊腺瘤

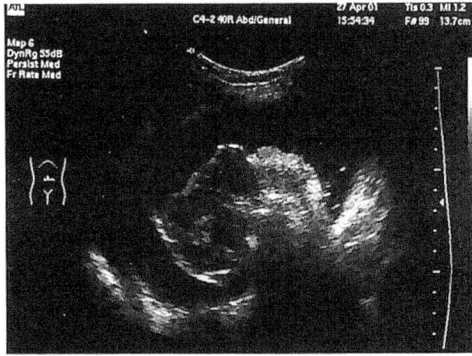

图 25-7 卵巢畸胎瘤

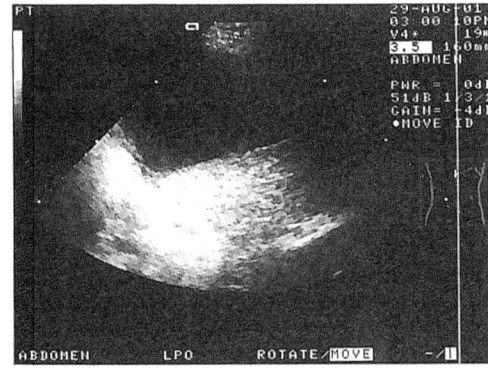

图 25-8 卵巢畸胎瘤蒂扭转

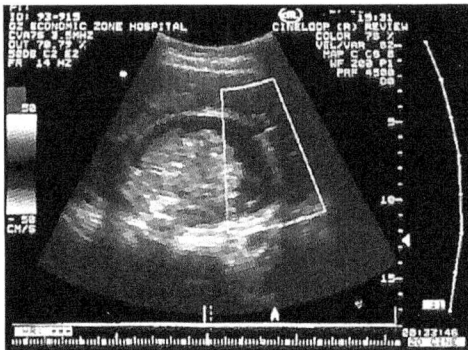

图 25-9 卵巢畸胎瘤

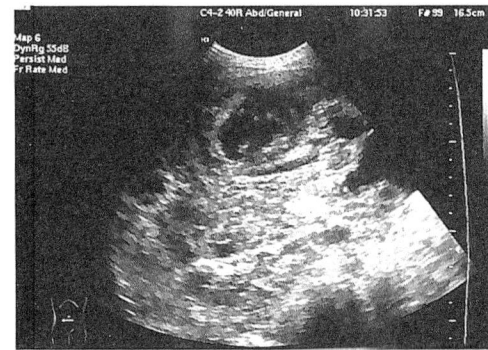

图 25-10 卵巢癌

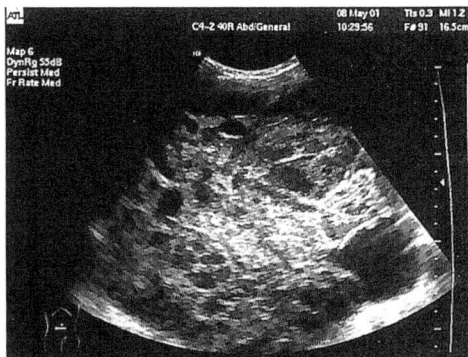

图 25-11 卵巢浆液性囊腺癌

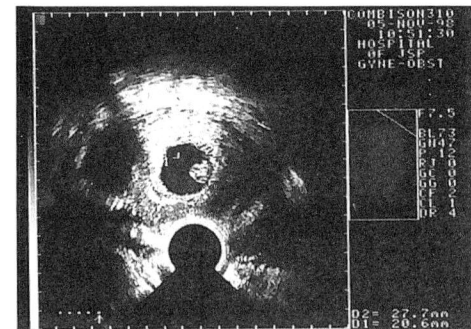

图 25-12 早孕胚囊

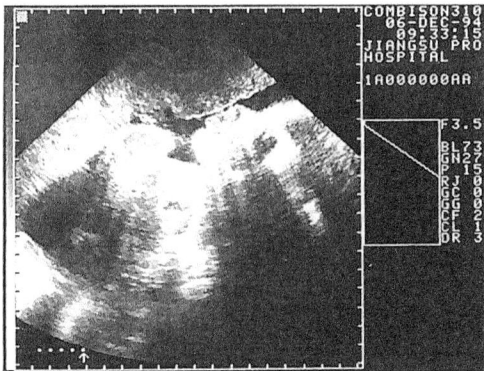

图 25-13 胎儿面部

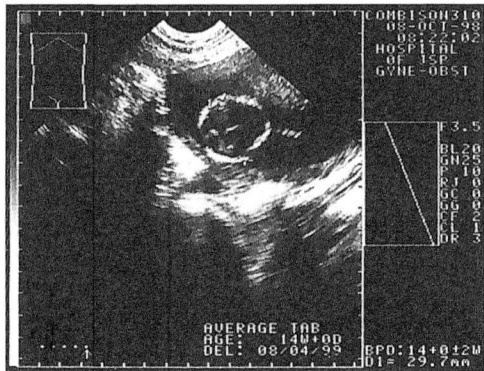

图 25-14 胎儿双顶径

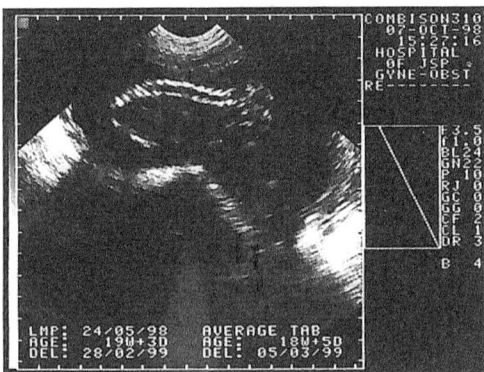

图 25-15 胎儿脊柱

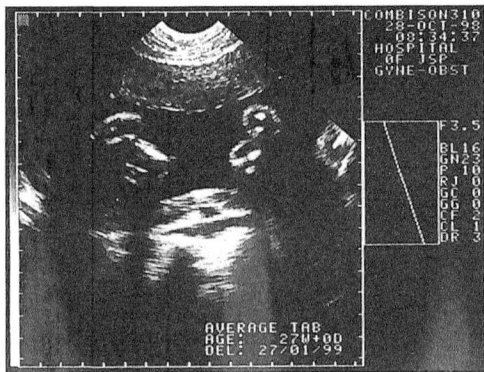

图 25-16 胎盘

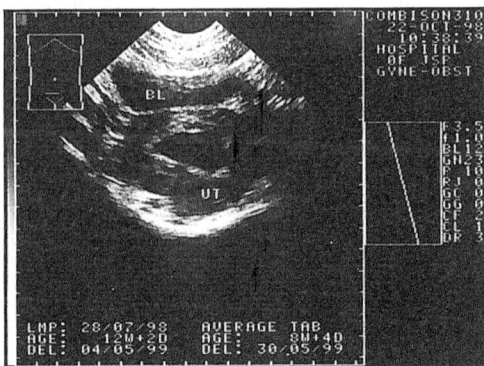

图 25-17 流产
BL: 膀胱　VT: 子宫

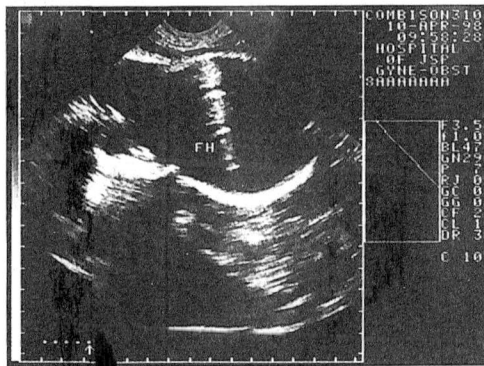

图 25-18 死胎
FH: 胎头

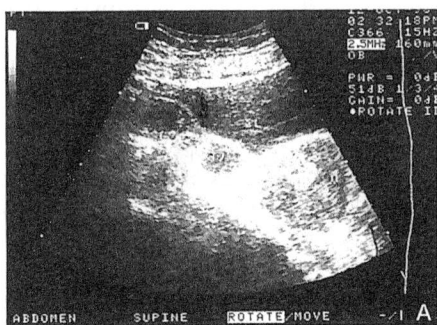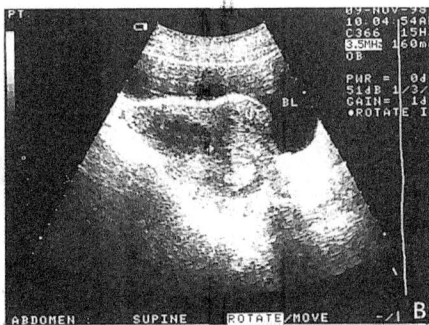

图 25-19 异位妊娠
A. 异位妊娠未破裂
B. 异位妊娠破裂

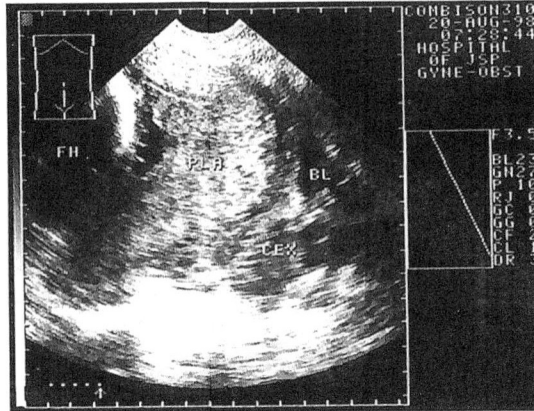

图 25-20 前置胎盘
FH: 胎头　BL: 膀胱

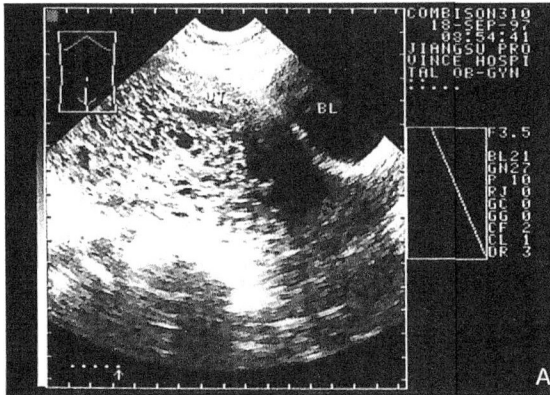

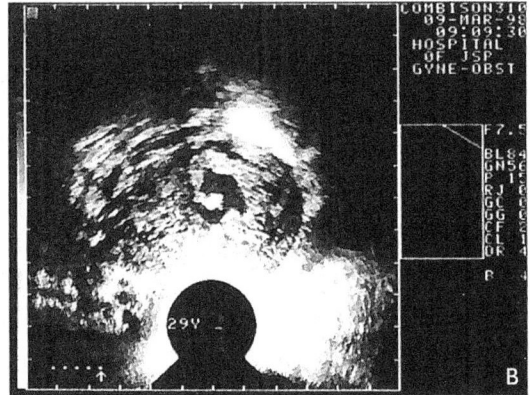

图 25-21　A. 葡萄胎　B. 侵蚀性葡萄胎

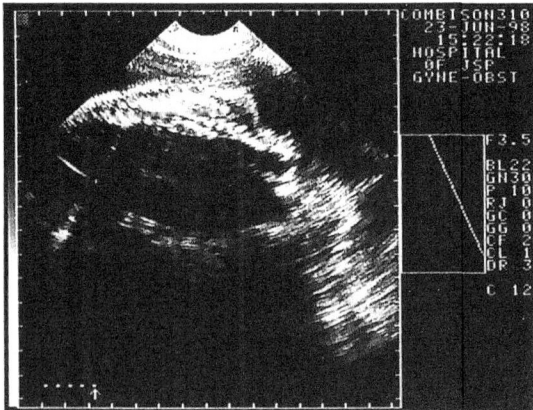

图 25-22　无脑儿

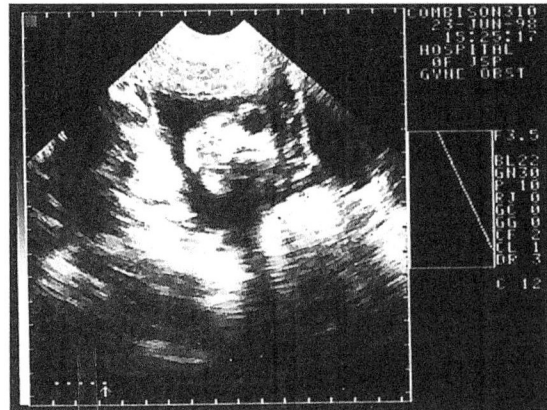

图 25-23　无脑儿

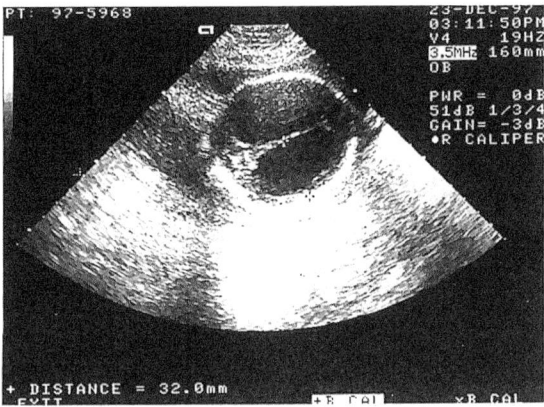

图 25-24 脑积水

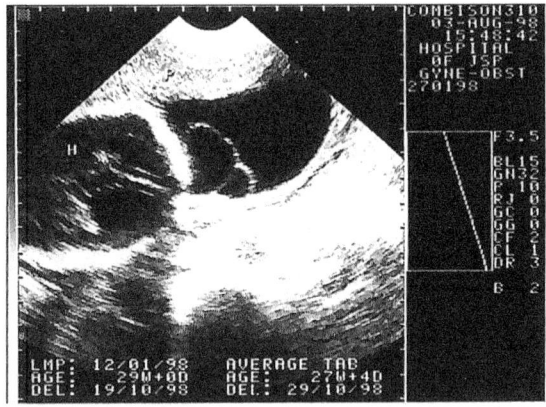

图 25-25 脑脊膜膨出

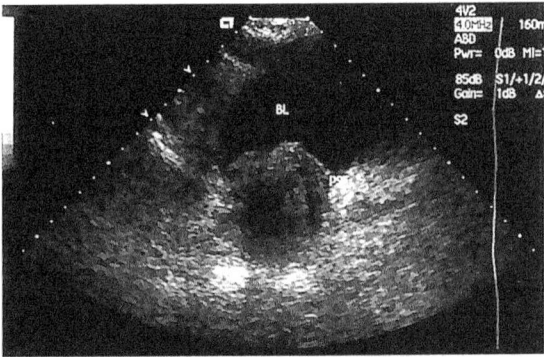

图 26-1 前列腺增生

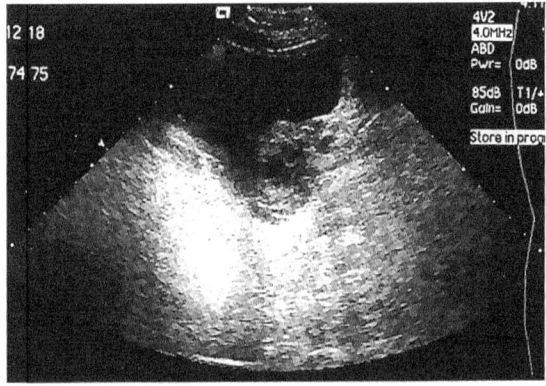

图 26-2 前列腺癌

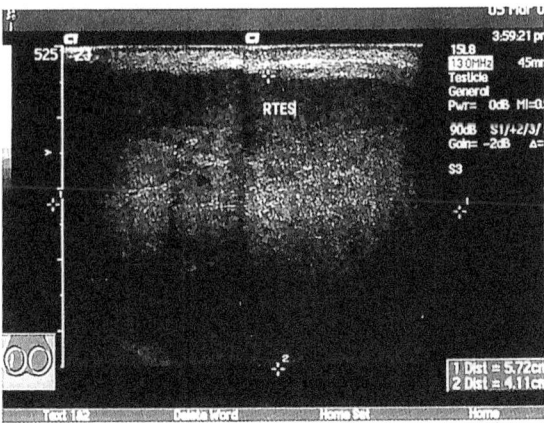

图 26-3 睾丸肿瘤

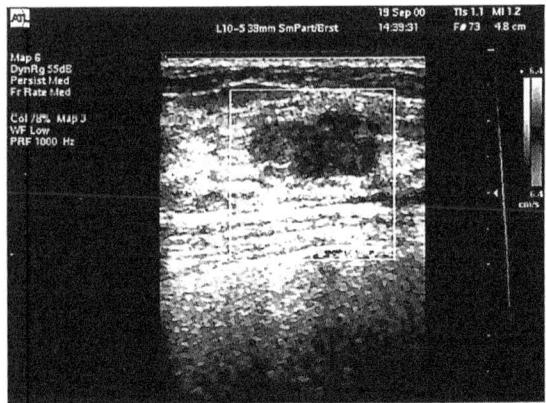

图 27-1 乳腺癌

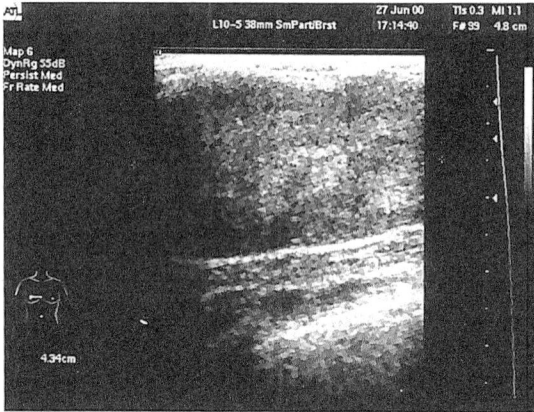

图 27-2　乳腺纤维腺瘤

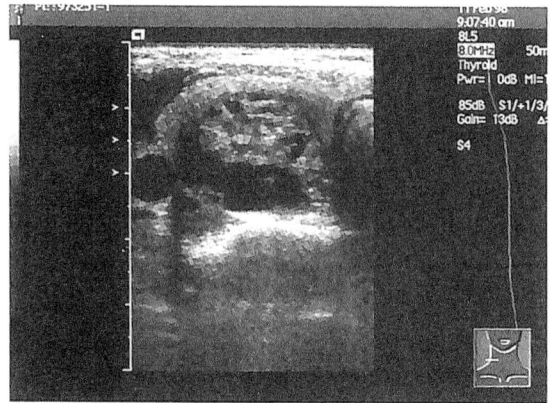

图 28-1　甲状腺腺瘤

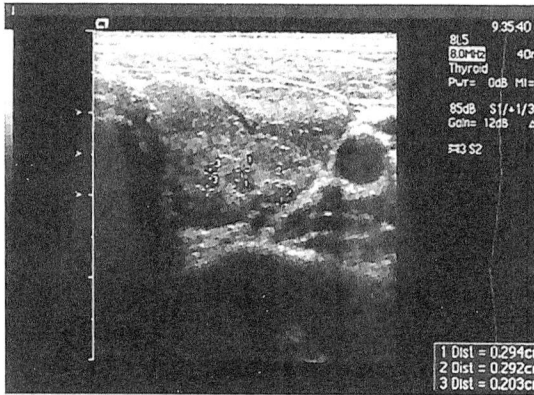

图 28-2　结节性甲状腺肿

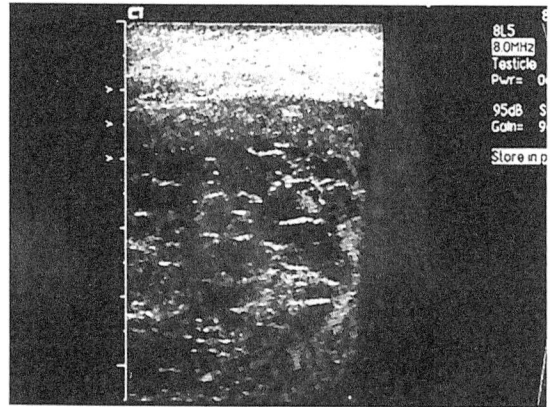

图 28-3　慢性淋巴细胞性甲状腺炎

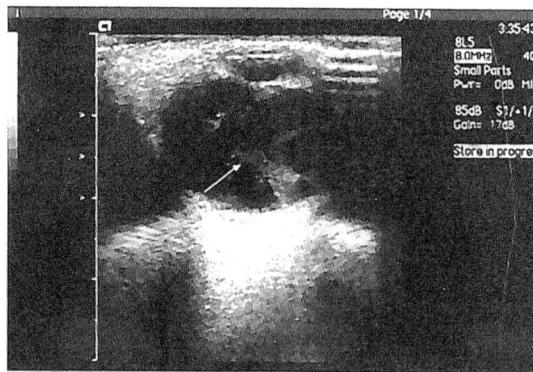

图 29-1　玻璃体积血

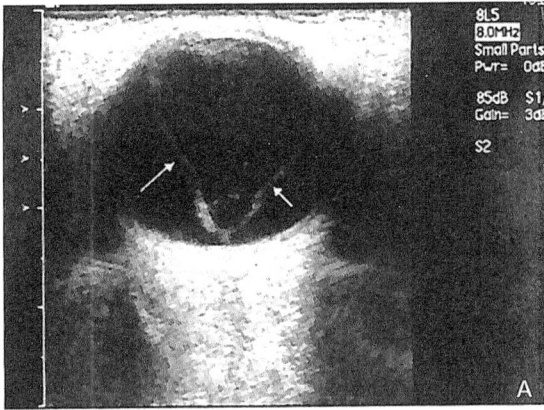

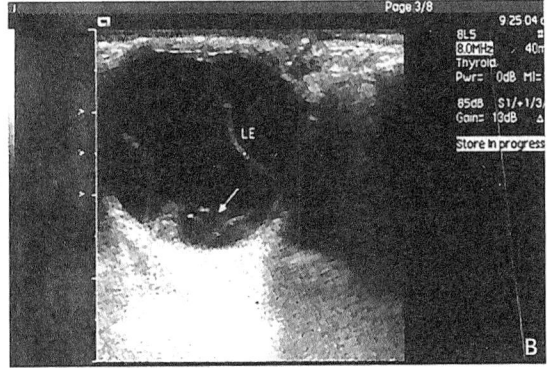

图 29-2 A. 视网膜脱离 B. 脉络膜视网膜脱离

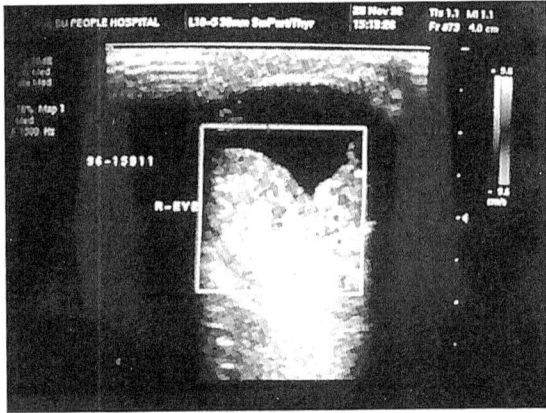

图 29-3 视网膜母细胞瘤

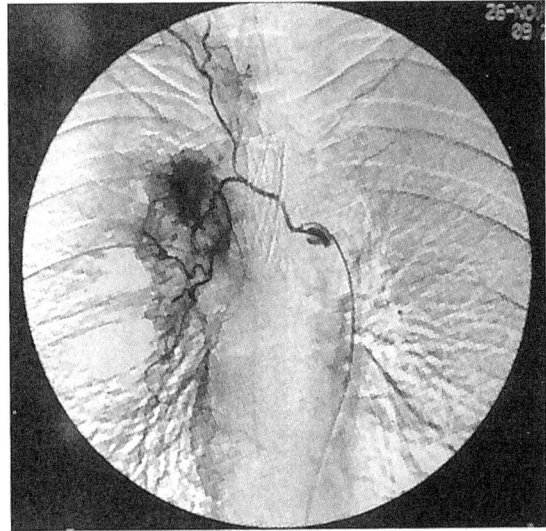

图 31-1 支气管动脉造影与灌注

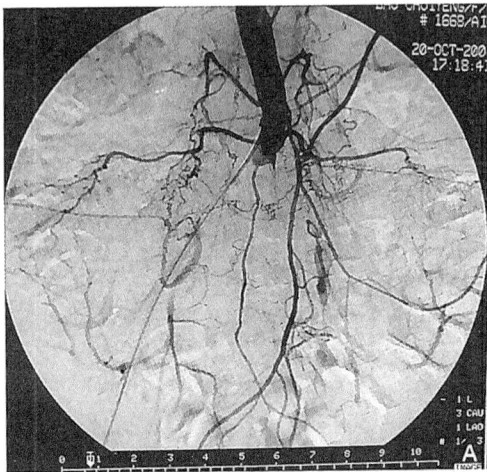

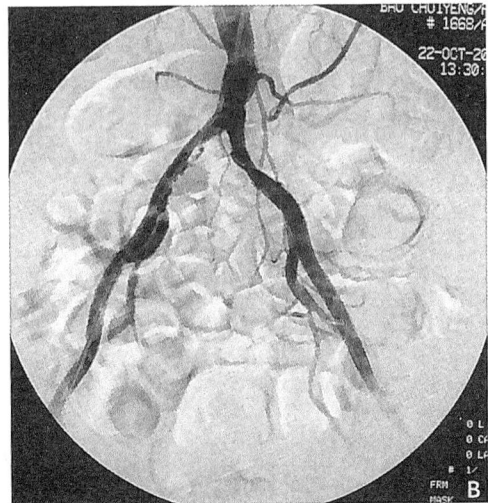

图 31-2 髂动脉血栓形成，溶栓药物 TAI 治疗
A. 主髂动脉血栓 B. 主髂溶栓后动脉

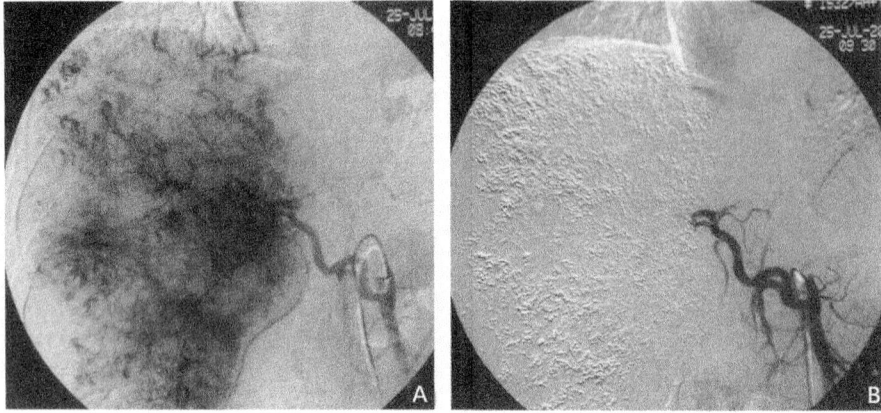

图 31-3 肝癌动脉栓塞治疗

A. 肝动脉造影示肿瘤血供丰富　B. 肝动脉栓塞后造影示肿瘤血供被阻断

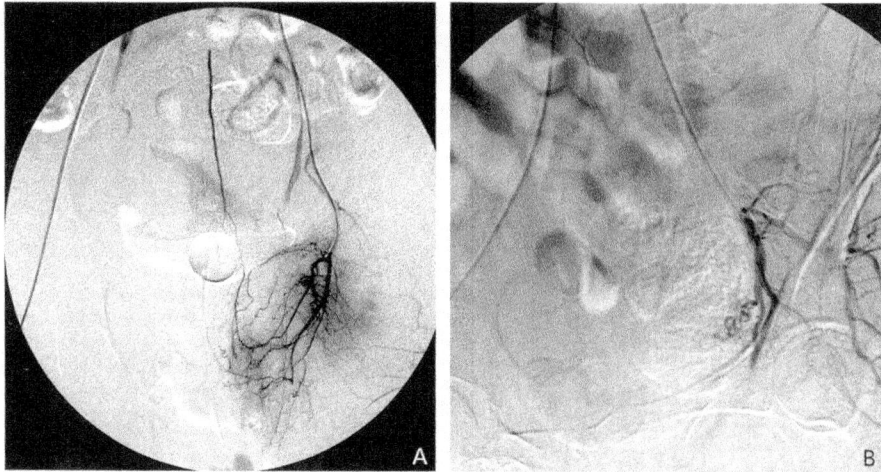

图 31-4 产后出血栓塞治疗

A. 动脉造影显示左侧阴道壁出血　B. 栓塞后造影示出血停止

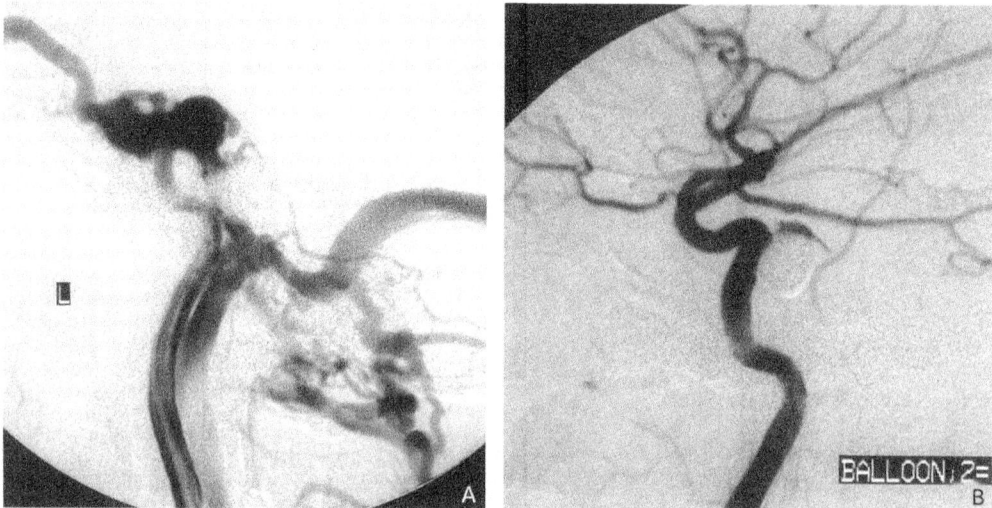

图 31-5 动静脉瘘栓塞治疗

A. 脑血管造影示海绵窦动静脉瘘　B. 可脱球囊栓塞后造影示瘘口消失

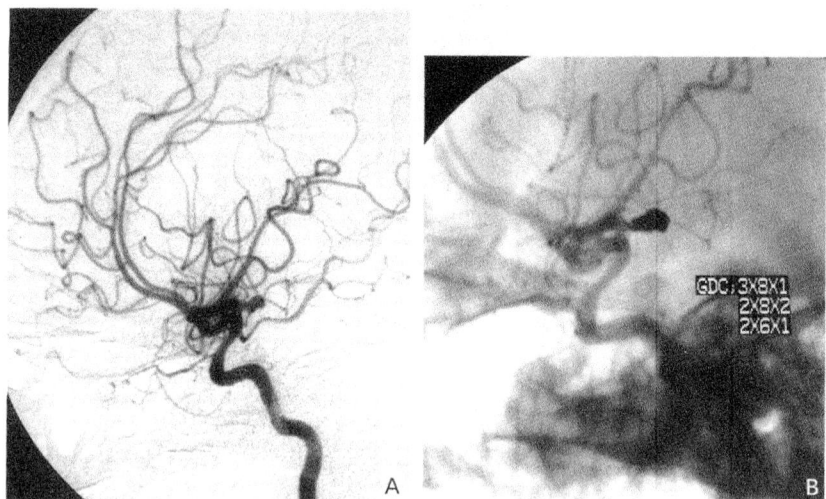

图 31-6 动脉瘤栓塞治疗
A. 脑血管造影示后交通动脉
瘤 B. 栓塞后造影示瘤体内充
满弹簧栓

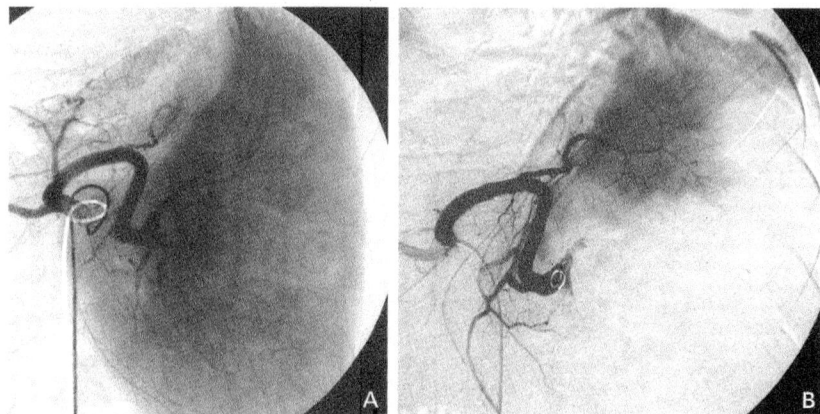

图 31-7 脾动脉栓塞治疗
脾功能亢进
A. 脾动脉造影示巨脾 B. 脾
动脉栓塞后造影

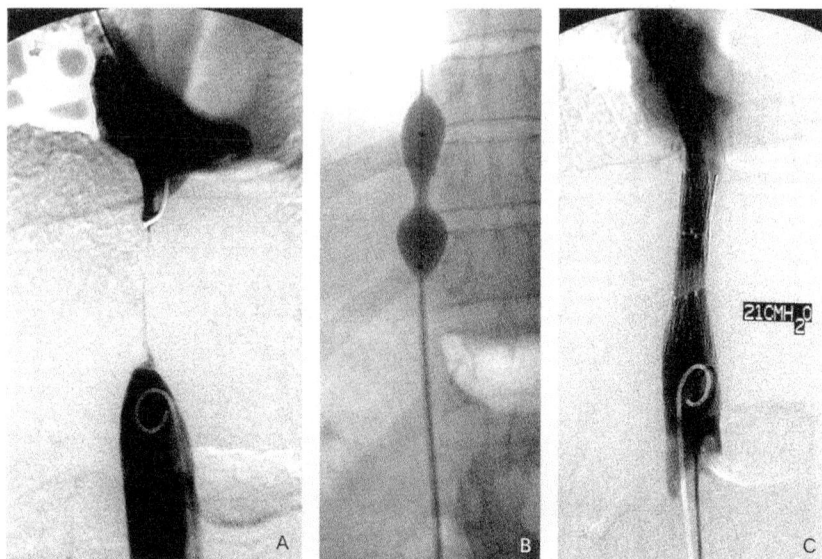

图 31-8 下腔静脉狭窄,
球管扩张成形术
A. 下腔静脉造影示节段性闭塞
B. 球囊扩张闭塞段 C. 扩张
后造影示下腔静脉通畅,并可
见放置的支撑器

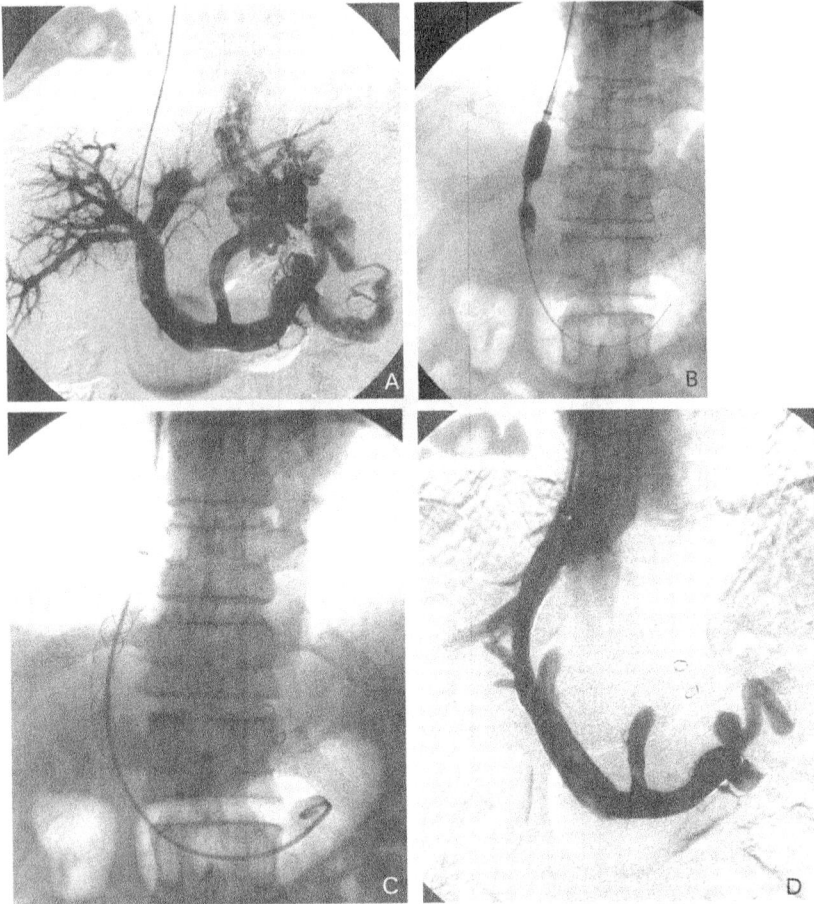

图 31-9 经颈静脉肝内门
体分流术
A. 经颈静脉途径和经肝穿刺
门静脉　B. 球囊扩张肝静脉和
门静脉通道　C. 支架放置在肝
静脉和门静脉之间　D. 复查造
影示分流道通畅

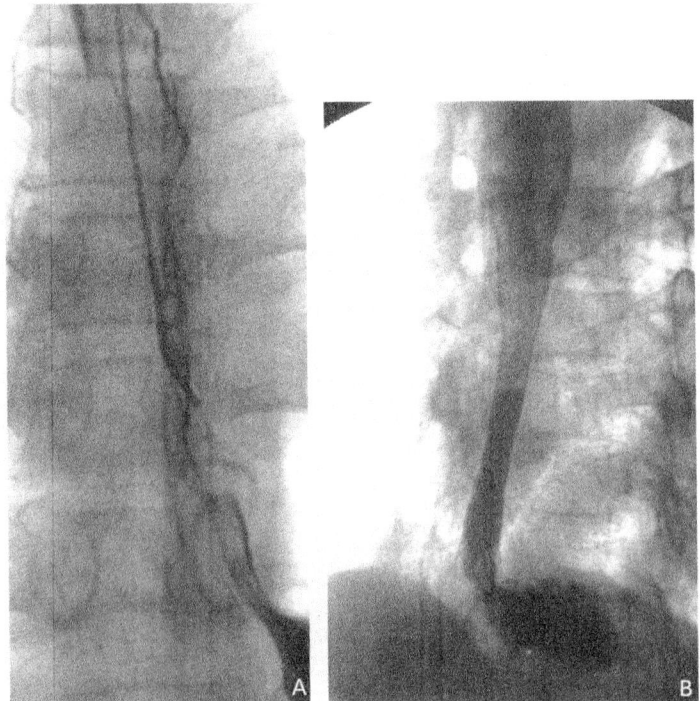

图 32-1 食管狭窄，支架置入术
A. 食管钡餐示食管下段狭窄　B. 食管支架
放置后，食管通畅

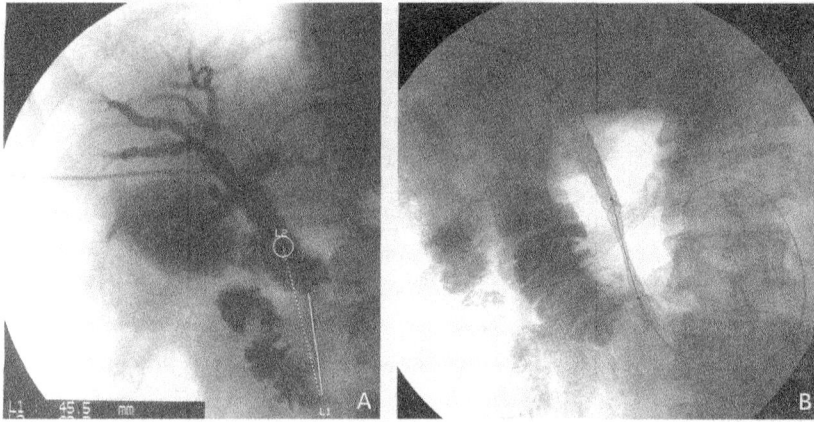

图 32-2　胆道狭窄
A. 经皮穿刺造影示胆总管闭
塞　B. 胆道支架放置后

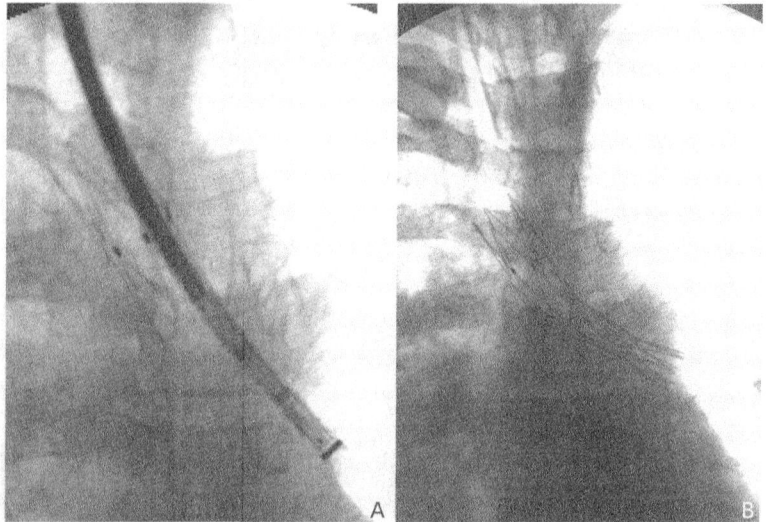

图 32-3　左主支气管狭窄支架
放置
A. 左主支气管支架放置　B. 气管
支架放置后

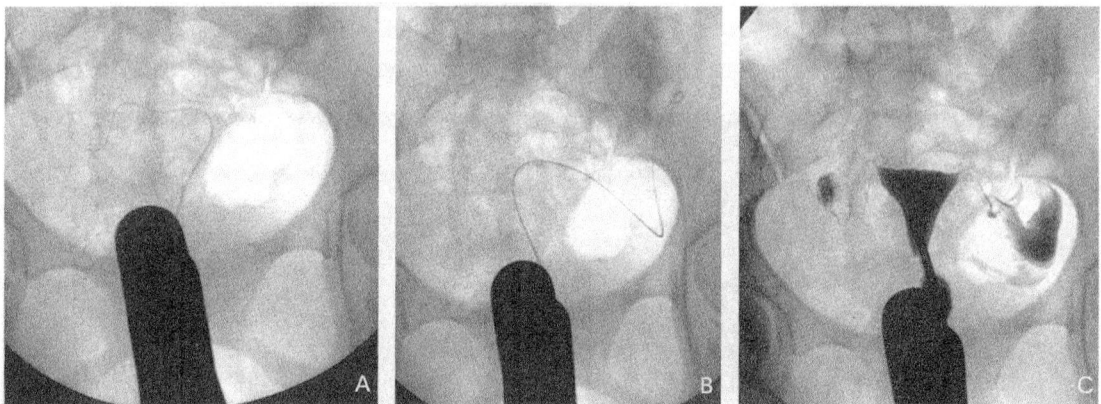

图 32-4　输卵管闭塞再通术
A. 右侧输卵管再通　B. 左侧输卵管再通　C. 输卵管再通后造影，示两侧输卵管通畅

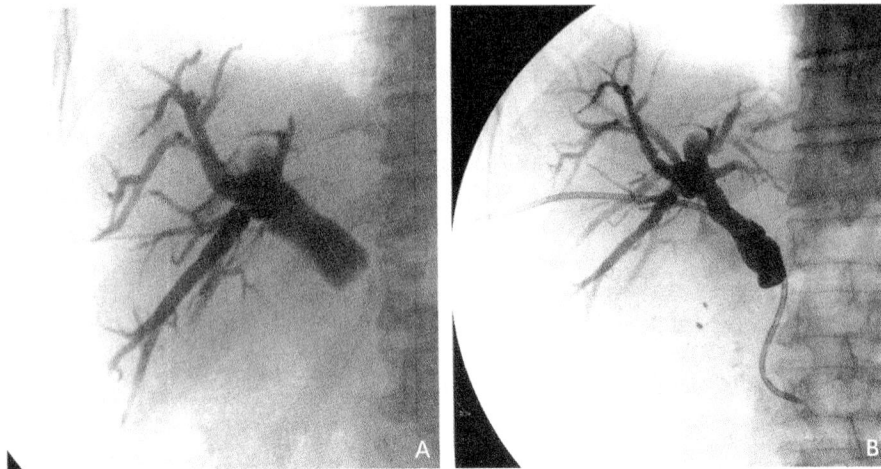

图 32-5　经皮肝穿刺胆管引流术

A. 经皮穿刺胆道造影示胆总管阻塞　B. 经皮穿刺胆道内外引流

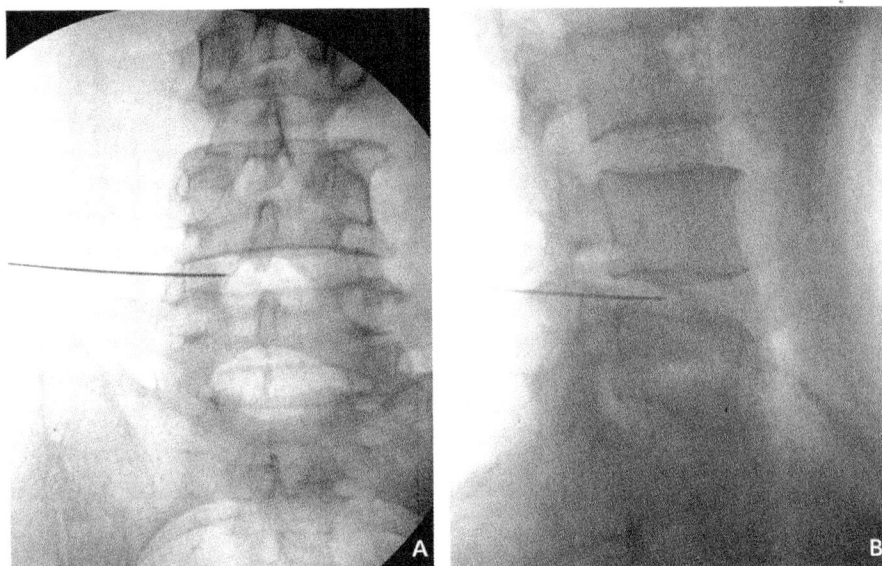

图 32-6　经皮椎间盘切吸术

A. 经皮腰椎间盘穿刺　B. 经皮腰椎间盘穿刺侧位观

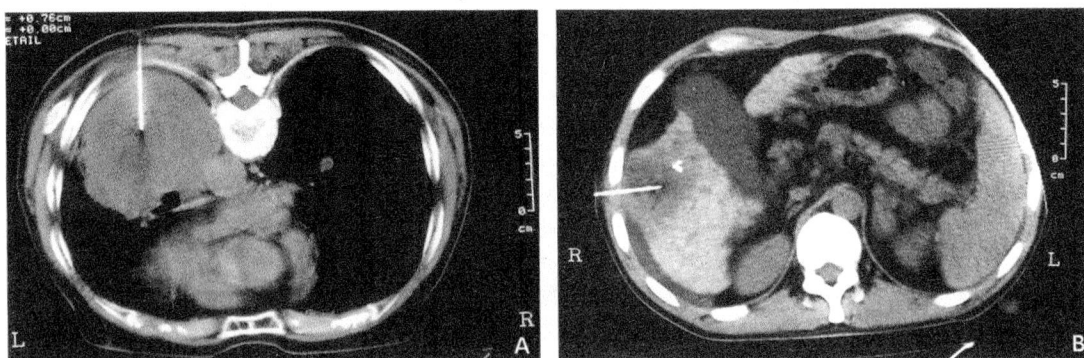

图 32-7　经皮穿刺活检术

A. 肺穿刺活检　B. 肝穿刺活检